D1866841

I. Rieber-Hunscha

Das Beenden der Psychotherapie

Inge Rieber-Hunscha

Das Beenden der Psychotherapie

Trennung in der Abschlussphase

Mit einem Geleitwort von Gereon Heuft

Mit 1 Abbildung und 7 Tabellen

Schattauer Stuttgart New York

Dr. med. Inge Rieber-Hunscha
Fachärztin für psychotherapeutische Medizin
Psychoanalyse, Psychotherapie
Ginnheimer Landstraße 167a
61043 Frankfurt

Bibliografische Information der Deutschen Bibliothek

Die Deutsche Bibliothek verzeichnet diese Publikation in der Deutschen Nationalbibliografie; detaillierte bibliografische Daten sind im Internet über <http://dnb.ddb.de> abrufbar.

Besonderer Hinweis:
Die Medizin unterliegt einem fortwährenden Entwicklungsprozess, sodass alle Angaben, insbesondere zu diagnostischen und therapeutischen Verfahren, immer nur dem Wissensstand zum Zeitpunkt der Drucklegung des Buches entsprechen können.

Das Werk mit allen seinen Teilen ist urheberrechtlich geschützt. Jede Verwertung außerhalb der Bestimmungen des Urheberrechtsgesetzes ist ohne schriftliche Zustimmung des Verlages unzulässig und strafbar. Kein Teil des Werkes darf in irgendeiner Form ohne schriftliche Genehmigung des Verlages reproduziert werden.

© 2005 by Schattauer GmbH, Hölderlinstraße 3, 70174 Stuttgart, Germany
E-Mail: info@schattauer.de
Internet: http://www.schattauer.de
Printed in Germany

Lektorat: Dipl.-Biol. Sabine Drobik, Ammerbuch
Umschlagabbildung: privates Digitalfoto
Satz: Satzpunkt Ewert GmbH, Bayreuth
Druck und Einband: Druckhaus Köthen GmbH, Köthen
Gedruckt auf chlor- und säurefrei gebleichtem Papier.

ISBN 3-7945-2355-5

Geleitwort

Wir alle beenden als praktizierende Fachpsychotherapeuten immer wieder Behandlungen – und Frau Dr. Rieber-Hunscha weist uns eindringlich darauf hin, dass wir uns die Behandlungstechnik der Abschlussphase am ehesten autodidaktisch erarbeitet haben, da bisher keine umfassende Auseinandersetzung mit dieser Thematik greifbar war.

Insofern ist diese Monografie eine Pionierleistung. Gestützt auf das umfassende Quellenstudium der erreichbaren deutsch- und englischsprachigen Zeitschriften- sowie Buchbeiträge führt uns die Autorin vom Beginn der Abschlussphase über die Auseinandersetzung mit Widerstand und Ambivalenz bis zur Dynamik der letzten Behandlungsstunden und einer postterminalen Phase. Die Darstellungen erschöpfen sich dabei keineswegs im Literaturstudium. Vielmehr ist die Autorin aufgrund ihrer mehr als 20-jährigen klinischen Erfahrung mit einem eigenen Standort klar zu identifizieren. Insofern hat dieses Buch auch den Charakter eines Lehrbuchs für die psychotherapeutische Aus- und Weiterbildung.

Die Autorin geht von der These aus, dass der Trennungsprozess in der Abschlussphase in gewissem Maße einem stereotypen Reaktions- und Verlaufsmuster folgt, und zwar relativ unabhängig vom eingesetzten psychotherapeutischen Grundverfahren. Dabei ist es der Autorin, selbst Psychoanalytikerin und Fachärztin für Psychotherapeutische Medizin, zu danken, dass sie sich in ihrer Arbeit auf die greifbare Literatur, unabhängig von der Grundorientierung gestützt hat. Dass sie die Abschlussphase mit dem Bewusstwerden und Sprechen über das Beenden der Therapie beginnen lässt, ist gut nachvollziehbar. Dabei werden die Spannungen zwischen denjenigen Psychoanalytikern, die jede Form von Zielsetzung, Reflexion der Zielerreichung und aktiver Terminierung seitens des Therapeuten ablehnen, sowie einer psychotherapeutischen Arbeit mit einer umgrenzten Aufgabenstellung, gegebenenfalls mit fokaltherapeutischer Behandlungstechnik, klar herausgearbeitet. Zugleich kann der Leser dieses aktuelle Spannungsfeld zurückführen auf einen vor mehr als 80 Jahren bereits begonnenen Diskurs zwischen Otto Rank, Sandor Ferenczi sowie Sigmund Freud.

Durch die Lektüre werden wir auch mit ungelösten Fragen konfrontiert. Ist es wirklich gerechtfertigt, dass eine tiefenpsychologisch fundierte Psychotherapie mit maximal 100 Stunden auskommen muss? Muss eine Psychoanalyse dagegen immer die „maximale", zugestandene Stundenzahl ausnutzen und möglichst darüber hinausgehen zu Lasten der Ressourcen des Patienten? Sollte auch zukünftig die Indikationsstellung methodenspezifisch sein oder eher patienten- und störungsspezifisch? Könnte sich Fachpsychotherapie dahin entwickeln, dass innerhalb eines Gesamtbehandlungsplanes Abschnitte existieren, in denen sequenziell auch verschiedene Abschnitte und damit Abschiede enthalten sind – etwa beim Wechsel von einer Methode zur anderen? Ein häufiges Paradigma einer solchen Schnittstellen-Thematik ist der Wechsel der Patienten von der stationären zur ambulanten Psychotherapie, der sicher auch unter Forschungsgesichtspunkten noch weiterer Betrachtungen bedarf.

Wenn Frau Dr. Rieber-Hunscha ihren niedergelassenen Kollegen empfiehlt, ihre Verpflichtung, Abschlussberichte zu schreiben, ernst zu nehmen, dann hat sie damit nicht nur die verbesserte Kommunikation mit den niedergelassenen somatisch tätigen Ärzten im Blick. Der Abschlussbericht kann, ebenso wie die Auseinandersetzung mit den (erreichten und auch nicht erreichten) Therapiezielen, helfen, sich selbst aktiv mit der Trennung vom jeweiligen

Patienten auseinander zu setzen. Diese Selbstreflexion könnte in den Austausch innerhalb von Qualitätszirkeln und Intervisionsgruppen einfließen und gegebenenfalls auch wissenschaftliche Fragestellungen fundieren helfen.

Ich wünsche diesem Buch, das zur Pflichtlektüre der Aus- und Weiterbildung zum ärztlichen sowie psychologischen Psychotherapeuten avancieren sollte, eine breite Leserschaft!

Univ.-Prof. Dr. med. Gereon Heuft
Klinik und Poliklinik für Psychosomatik und Psychotherapie
Universitätsklinikum Münster
Domagkstr. 22, 48149 Münster

Vorwort

Der Anfang und das Ende einer Psychotherapie sind von besonderer Bedeutung für ihren Verlauf und ihr Ergebnis. Während es beim Therapiebeginn um erste Eindrücke, das Kennenlernen und den Aufbau einer therapeutischen Vereinbarung geht, ist das Therapieende durch Trennung, Loslassen, Ablösung und Abschied gekennzeichnet. Jedes Ende einer gelungenen Therapie bedeutet einerseits den Verlust einer hilfreichen, inzwischen vertrauten Beziehung mit dem Therapeuten[1] und der dadurch bedingten Sicherheit und wohltuenden Zuverlässigkeit. Andererseits stellt das Therapieende den mehr oder weniger erfolgreichen Abschluss einer therapeutischen Behandlung und Beziehung dar und führt zum erwünschten Neubeginn von Selbstständigkeit. Da die Beendigung der Therapie neben positiven auch negative Trennungsreaktionen hervorruft und eine mehr oder weniger belastende Übergangszeit darstellt, ist es für die Bewältigung der Trennung wichtig, dass der Patient sich auf das Therapieende in psychischer Hinsicht schon während der Therapiezeit rechtzeitig in einem angemessenen Abschnitt – der Abschlussphase – vorbereitet, damit die Trennung am Therapieende gelingt und nicht zur dramatisch-traumatischen Beendigung führt.

Für die psychotherapeutische Praxis ist es entscheidend, dass der Therapeut von der Bedeutung des rechtzeitigen Beendens und der erforderlichen Vorbereitung darauf in der Abschlussphase ebenso Kenntnis hat wie von allen anderen Therapiephasen – wie die am Beginn und in der Mitte der Therapie. Denn das Wissen des Therapeuten und seine Haltung zu Beendigungsprozessen haben direkten Einfluss auf seine technischen Entscheidungen beim Beenden, auf die therapeutischen Ergebnisse, auf den posttherapeutischen Langzeitverlauf und damit auch auf ökonomische Konsequenzen wie Dauer und Kosten der Psychotherapie.

Der Trennungsprozess am Therapieende ist ähnlich wie analoge Situationen im alltäglichen Leben. Trennung ist ein allgemein menschlicher psychischer Vorgang, mit dem jeder im Alltag ständig konfrontiert ist. Die Fähigkeit, mit Trennungen unterschiedlichster Art umzugehen, ist für die psychische Balance jedes einzelnen Menschen ebenso entscheidend wie für menschliche Beziehungen, Familien, Gruppen, Politik und Gesellschaft. Psychisch nicht bewältigte traumatische Trennungserfahrungen sind häufig der Keim für spätere negative psychische Entwicklungen, Störungen und Erkrankungen. Bei vielen psychisch erkrankten Patienten ist die Trennungsfähigkeit als Begleitsymptom mehr oder weniger gravierend beeinträchtigt.

Trotzdem haben sich Psychotherapeuten jeder Art bisher nur wenig mit spezifischen Trennungsvorgängen am Therapieende auseinander gesetzt. Psychotherapeuten haben das Beenden der Therapie bisher nicht als essenziellen Teil entdeckt und in ihre Konzepte integriert. Seit über 100 Jahren werden Psychotherapien zwar begonnen und beendet, aber bis heute sind keine empirischen Daten darüber publiziert, wie und wann in der Praxis Psychotherapien beendet werden. Keine Psychotherapierichtung – wie insbesondere die psychodynamisch-psychoanalytische und die kognitiv-behaviorale – hat sich bisher mit dem Beenden gezielt befasst. Bis heute gibt es in der Psychotherapie keine schulenübergreifenden Konzepte oder gar Konsens zu theoretischen, technischen, ethischen und ausbildungsbezogenen Aspekten beim Beenden. Obwohl insbesondere Psychoanalytiker sich mit dem Thema wiederholt auseinander gesetzt haben, fehlt bisher ein Überblick über die Gesamtheit an vorliegenden psychoanalytischen Publikationen zum Beenden ebenso wie ein gewisses systematisches Konzept mit differenzierten technischen Leitlinien – sowohl in spezifisch psychoanalytischer als auch in darüber hinausgehender schulenübergreifender Hinsicht.

Schulen-, methoden- und technikübergreifende theoretische, technische und ethische Aspekte fehlen aber bisher nicht nur beim Beenden, sondern für die gesamte Psychotherapie. Erst in den letzten Jahren werden in der BRD Lehrbücher mit schulenübergreifendem oder schulenintegrierendem Anspruch publiziert[2]. Eine Gruppe führender Psychotherapeuten verschiedener Richtungen vertritt seit 2002 öffentlich die Position, dass in Zukunft eine schulenübergreifende Grundorientierung jedes Psychotherapeuten anzustreben sei und die Psychotherapie-Richtlinien entsprechend verändert werden sollten[3].

Die Psychotherapie ist noch eine verhältismäßig junge Wissenschaft, die erst seit der zweiten Hälfte des 20. Jahrhunderts allmählich als Heilmethode in westlichen Industrienationen anerkannt wurde (in der BRD seit 1968). Obwohl zu Beginn des 21. Jahrhunderts Psychotherapie in viele Gesundheitswesen integriert ist, herrscht noch immer ein Rivalitäts- und Konkurrenzkampf um Macht und Anerkennung zwischen der zunehmenden Vielzahl an verschiedenen Psychotherapieschulen. Psychoanalyse, Verhaltenstherapie, Gesprächstherapie, Gestalttherapie, Kunsttherapie, Traumatherapie, Systemische Therapie und viele andere ähneln sich bis heute in ihrem Anspruch auf Ausschließlichkeit, in der Idealisierung des Eigenen und der Entwertung anderer Therapieschulen, in der Mystifizierung von Führerpersönlichkeiten oder von starr festgelegten Theorien, Techniken und therapeutischen Rahmenbedingungen. Sowohl ärztliche und psychologische Psychotherapeuten als auch nicht-fachpsychotherapeutisch ausgebildete Berater wollen die psychotherapeutische Versorgung der zunehmenden Anzahl psychisch kranker Menschen übernehmen und sich ihren Besitzstand als psychotherapeutische Dienstleister sichern.

Mit diesem Buch soll der Versuch gemacht werden, am Beispiel von Trennungsprozessen in der Abschlussphase der Psychotherapie schulenübergreifende Aspekte in theoretischer, technischer und ethischer Hinsicht darzustellen und zu konzeptualisieren. Die ständigen Verbindungen und Wechselwirkungen zwischen Theorie, Praxis, Wissenschaft und Ausbildung sichtbar zu machen, ist ein weiteres wesentliches Anliegen dieses Buches.

Schon seit Beginn der 90er Jahre beschäftige ich mich mit der Thematik des Beendens der Psychotherapie. Im Buch „Zerreißproben. Zwischen Ausbildung und Praxis der analytischen Psychotherapie" (1996) habe ich meine berufsbiografischen Erfahrungen in der psychoanalytischen Ausbildung eigenen psychotherapeutischen Praxiserfahrungen gegenübergestellt. In einem knapp 50-seitigen Kapitel[4] sind dort meine sich daraus ergebenden Thesen zu Trennungsprozessen in der Abschlussphase der Psychotherapie erstmalig publiziert. Auch aus heutiger Sicht kann ich meine damaligen Ausführungen und Thesen nur bestätigen und muss nichts davon korrigieren.

Erst nach Erscheinen des Buches „Zerreißproben" begann ich seit etwa 1998 damit, auch englischsprachige Publikationen zur Beendigungsthematik zu lesen und darüber hinausgehende Literatur zu suchen. Zu meinem eigenen Erstaunen wurde aus dem kleinen Häufchen von Artikeln ein immer größerer Berg von überwiegend englischsprachiger Literatur. Es stellte sich bald heraus, dass meine Absicht, in kurzer Zeit und ohne viel Aufwand die vorhandene Literatur vollständig zusammenzustellen, unrealistisch war. Angeregt durch die zeitaufwändige Literatursuche, ihr Studium und durch das Neuschreiben der bisherigen Thesen löste ich mich zunehmend von bestimmten einseitigen Blickwinkeln der Psychoanalyse. Obwohl ich das „Zerreißproben"-Buch schon als leise Liebeserklärung an den noch jungen Facharzt für Psychotherapeutische Medizin (in Zukunft Facharzt für Psychosomatische Medizin und Psychotherapie) verstand, weil dessen Curriculum die psychotherapeutischen Grundverfahren (psychodynamische, kognitiv-behaviorale Therapie) und verschiedene Setting-Varianten und Techniken integriert, verschwand mein Plädoyer für eine schulenübergreifende Ausbildung 1996 leider noch hinter der Kritik an der klassischen Psychoanalyse.

Die besondere Schwierigkeit des schulenübergreifenden Denkens wurde mir erst beim Schreiben des jetzigen Buches deutlich. Sie besteht darin, Synthese und Integration von widersprüchlichen Aspekten zuzulassen und die Spannung zwischen immanenten Polaritäten auszuhalten. Sich von der weitgehend auf eine Schule bezogenen therapeutischen Identität zu lösen, ist ein keineswegs leicht zu leistender Trennungsprozess. Trotz allem Neubeginn ist die Veränderung des Blickwinkels in Richtung auf schulenübergreifendes Denken mit dem Verlust von schuleninterner Sicherheit und bisher Gewohntem verbunden. Es tauchen neue und unbekannte Probleme auf, die nicht mehr mit früheren Denkmodellen zu lösen sind. Dass das Akzeptieren von solchen unausweichlichen, immanenten Spannungen keineswegs bequem auch für andere ist, sondern in der psychotherapeutischen – auch psychoanalytischen – Szene als gefährliche Herausforderung und Bedrohung erlebt werden kann, habe ich im Laufe meines Berufslebens nicht nur einmal erfahren. Dass mein „Zerreißproben"-Buch bis heute von Psychoanalytikern nicht beachtet oder rezensiert worden ist, beruht meiner Ansicht nach nicht zuletzt darauf.

Ich habe mich bei dieser Arbeit bemüht, meine Gedanken und Thesen so weit als möglich aus einer Haltung innerer und äußerer Unabhängigkeit heraus darzustellen. Dies ist keineswegs leicht, weil damit Bindungen und Loyalitäten infrage gestellt erscheinen und die Ausgrenzung als nicht konsensfähiger Abweichler droht. Ich selbst bin Mitglied in verschiedenen psychotherapeutischen Fach- und Ausbildungsgesellschaften (AGPT, DGPM, DGPT, FAPP, VHVP[5]), die zu einzelnen Themen teilweise andere Ansichten und Ziele vertreten, als die von mir hier geäußerten. Ich entschied mich für die Priorität, dass eine Neubearbeitung der Beendigungsthematik nur dann einen weiterführenden Sinn und Wert hat, wenn ich als selbstständige Psychotherapeutin dieses Thema von einer möglichst neutralen Warte beleuchte, indem ich meine persönliche Freiheit und Unabhängigkeit von finanziellen, institutionellen und karrierebezogenen Interessen nutze. Der Zwang zum Konsens zwischen verschiedenen psychotherapeutischen Gesellschaften dient heute zwar der Integration verschiedener Interessen. Aber kreativ-innovatives Denken und strukturelle Neubewertung werden dadurch unterdrückt, weil Loyalitäts- und Machtkonflikte damit einhergehen.

Im Laufe der Jahre, die ich mit dem Studium der Literatur und der Formulierung eigener Vorstellungen zur Beendigungsthematik verbrachte, wurde es immer schwieriger, diese Arbeit selbst zu einem Abschluss zu bringen. Ähnlich wie in der Abschlussphase der Therapie konnte ich dieses Buch nur beenden, indem ich die große Vielfalt an Details sammelte, ihre Komplexität zur Kenntnis nahm, erst danach auswählte und neu strukturierte, um die Vielfalt in wenigen Grundsätzen auf den Punkt bringen zu können. Immer wieder bestand die Gefahr, in einseitigen Entweder-oder-Polaritäten festzustecken – wie entweder nichtssagender Verallgemeinerung oder doktrinärer Überspitzung der Beendigungsthematik. Nur die bewusste Integration im Sowohl-als-Auch sowie eine angemessene Balance zwischen gegensätzlichen Polaritäten führten aus solchen Sackgassen heraus.

Einerseits habe ich versucht, Trennungsprozesse in der Abschlussphase in theoretischer, technischer und ethischer Hinsicht schulenübergreifend darzustellen. Andererseits aber musste ich immer wieder erkennen, dass die Komplexität von Trennungsprozessen verhindert, den Anspruch auf möglichst umfassende Vollständigkeit einzulösen. Nur wenn Lücken, Begrenztheit, Unvollständigkeit und Widersprüche akzeptiert werden können, ist diese Thematik wenigstens annäherungsweise zu erfassen. Ich könnte mir vorstellen, dass es bisher keine vergleichbare schulenübergreifende Arbeit zur Beendigungsthematik gibt, weil es viel Zeit, Ausdauer und Überwindung erfordert, die Komplexität der Trennungsprozesse in der Abschlussphase einerseits in ihrer Gesamtheit zu erfassen und andererseits auf wenige Aspekte zu abstrahieren.

Besonders gefreut hat mich, dass kurz vor dem Abschluss dieser Arbeit deutsche Psychoanalytiker in der BRD begannen, die Beendigungsthematik zunehmend öffentlich zu diskutieren. Es erschien ein weiteres deutschsprachiges psychoanalytisches Buch zur Beendigung, das von Diederichs (2002) herausgegeben wurde (s. Kap. 2.6.11). Auf einer kleinen, von Lacan-Anhängern veranstalteten Tagung „Angst und Übertragung" in Kassel im März 2003 wurden mehrere Vorträge zur Beendigung der Therapie gehalten (s. Kap. 2.4 und 2.5.1). Das Hauptthema der Frühjahrstagung der Deutschen Psychoanalytischen Vereinigung (DPV) in Stuttgart im Mai 2003 war „Gegenübertragung und Beendigung der Behandlung" (s. Kap. 2.4). Bei diesen beiden Tagungen bestätigte sich meine schon längst mehrfach seit 1996 öffentlich formulierte Kritik an der Psychoanalyse: Die meisten heutigen Psychoanalytiker können zwar viel über Trennungsprozesse im Einzelfall berichten, aber sie haben kein Konzept zur Theorie und Technik von Trennungsprozessen in der Abschlussphase, weil sie ausschließlich in den Details der unbewussten Dynamik des Einzelfalles verharren. Sowohl konkrete Daten der jeweiligen Therapien als auch über den Einzelfall hinausgehende psychometrische Vergleiche werden häufig immer noch als unvereinbar mit dem Paradigma der Ziellosigkeit der Psychoanalyse angesehen. Psychoanalytiker bestehen oft unkorrigierbar auf ihrer einseitigen psychoanalytischen Haltung der Ziellosigkeit, die die Realität von Zeit, Begrenzung und Endlichkeit in der Therapie ignoriert. Sie haben kein Bewusstsein für die dadurch bedingten eigenen Trennungskonflikte, die eine direkte Auswirkung auf den technischen Umgang mit dem Beenden haben, und die letztlich dem therapeutischen Ergebnis und der Trennungsfähigkeit des Patienten schaden.

Diese ganz aktuellen Erfahrungen der Schwächen meiner früheren Ausbildungsorganisation der Deutschen Psychoanalytischen Vereinigung (DPV) und der meisten heutigen Psychoanalytiker sind für mich enttäuschend und lassen schon traurig stimmen, auch wenn es für mich und diese Arbeit zugleich eine Bestätigung der aus der Literatur gezogenen Rückschlüsse bedeutet. Dies ermutigt mich dazu, meine Thesen endlich in aller Konsequenz, ohne Wenn und Aber öffentlich zu vertreten. Es ist für mich auch ein erster Erfolg der über 10-jährigen Arbeit mit Beendigungsprozessen, wenn ihr Abschluss zeitlich zusammenfällt mit dem Beginn des (hoffentlich nicht nur bei Psychoanalytikern, sondern bei allen Psychotherapeuten) wachsenden Bewusstseins und Interesses am Beenden der Psychotherapie und an Trennungsprozessen in der Abschlussphase.

An dieser Stelle möchte ich mich bedanken bei all denen, die direkt oder indirekt bei der Entstehung, Durchführung und Beendigung meiner Arbeit geholfen haben. Meinen Patienten, die ich bei ihren therapeutischen Schritten begleiten durfte, möchte ich als Erstes danken.

Herr Herbert Bareuther, der Bibliothekar des Sigmund-Freud-Institutes in Frankfurt/Main, hat mir viele wichtige Hilfestellungen fachlicher und persönlicher Art im Laufe der Jahre bei der oft schwierigen Literatursuche geleistet. Dafür möchte ich ihm und dem Sigmund-Freud-Institut an dieser Stelle herzlich danken.

Trotz meiner in fachlicher Hinsicht isolierten Arbeit am Schreibtisch gab es viele Menschen, die mir sowohl mit wertvollen Hinweisen, mit weiterführenden, ermunternden Gesprächen, bei der Literatursuche und -beschaffung, bei der Vermittlung von Kontakten zu anderen Autoren als auch mit dem Leihen und Fotografieren einer Sanduhr dabei halfen, die langwierige Arbeit durchzuhalten und voranzutreiben. Neben den an dieser Stelle nicht genannten Helferinnen und Helfern möchte ich mich besonders bedanken bei Ruth und Dr. Bernard Barnett (London), bei Dr. Christiane Bassyouni, bei Dr. Waltraud Bernard, bei Teresa von Sommaruga Howard (London), bei Monika und Dr. Volker Kimbel, bei Dr. Maj-Britt Larsson Holmkvist (Stockholm), bei Florian, Elisabeth und Dr. Wolfgang Leuschner, bei Prof. Dr. Ingrid Lisop, bei Dr. Dorle Löwenstein-Schneider, bei Dr. Friedrich Markert, bei meinem Verwandten Dr. Horst Rieber, bei meiner Schwester Angelika Rieber, bei meinem Bruder Wolfram Rieber und bei Dr. Joachim Rothe.

Meiner langjährigen psychiatrisch-psychotherapeutischen Kollegin und Freundin, Frau Dr. Brigitte Leuchtweis-Gerlach, bin ich zu großem Dank verpflichtet, weil sie das inzwischen umfangreiche Manuskript fachkundig und lektorierend durchlas und mir durch ihre konstruktiven Ideen letzte Veränderungen des Textes erlaubte. Herrn Professor Dr. Gereon Heuft bin ich besonders dankbar für sein Geleitwort. Ich sprach ihn vor ungefähr zwei Jahren darauf an, insbesondere weil er als Forscher von Alterspsychotherapie mit der Abschlussphase des Lebens befasst ist, als Facharzt für Psychosomatische Medizin und Psychotherapie und Mitglied derselben Fachgesellschaft (DGPM) angehört und aus seinen Arbeiten eine mir vertraute schulenübergreifende psychotherapeutische Haltung deutlich wird. Trotz des großen Umfanges und der zeitlichen Belastung las er das gesamte Manuskript und gab noch wertvolle Anregungen für letzte Korrekturen. Sein Geleitwort bedeutet für mich eine unschätzbare Belohnung und Entschädigung für alle mit dieser Arbeit verbundenen Mühen.

Dem Team des Schattauer-Verlages verdanke ich die von mir selbst nicht mehr zu leistende Fertigstellung des Buches: Die vom ersten Moment an positive Haltung meines Verlegers Dr. Wulf Bertram war wohltuend, die intensiven Verhandlungen mit ihm waren immer loyal und fruchtbar. Frau Dr. Andrea Heinrich hat als verantwortliche Lektorin die Koordination in ihrer direkten und klaren Art hervorragend erreicht und Frau Sabine Drobik hat auf diskrete Weise dem Text noch den letzten Schliff gegeben. Dass der medizinisch und psychotherapeutisch orientierte Schattauer-Verlag mit schulenübergreifender Orientierung meine Arbeit verlegt, ist für mich ebenso erfreulich und stimmig wie die überschaubare Verlagsgröße, die menschlich-herzliche Betreuung und nicht zuletzt das in der Stuttgarter Hölderlinstraße gelegene, heimelige Verlagshaus, das mit Ursprüngen meiner eigenen familiären Geschichte erstaunlich konkret verknüpft ist.

Der wichtigste Sponsor in fachlicher, lektorierender, materieller und menschlicher Hinsicht war mein Mann. Ohne seine jederzeit zur Verfügung stehende Gesprächsbereitschaft, seine fachkundige lektorierende und computerbezogene Hilfe und Unterstützung wäre die Arbeit an diesem Buch neben Familie, Praxis, Haushalt, Freunden und vielem mehr nicht möglich gewesen. Ihm gilt mein größter Dank.

Frankfurt am Main, Herbst 2004

Inge Rieber-Hunscha

Fußnoten

1 Im Folgenden wird das maskuline Geschlecht als geschlechtsübergreifende Bezeichnung benutzt.

2 z. B. Ahrens 1997, Heuft et al. 2000, Reimer et al. 1996, Rudolf 2000, Senf et al. 1996, Uexküll 1996; s. Kap. 14 und Anhang, Tab. 6.

3 vgl. Fliegel/Fürstenau/Grawe/Senf 2002; Diskussion in der Zeitschrift Psychotherapie im Dialog (PiD): z. B. Broda/Senf 2003, 2003a, Fürstenau 2003, Lieberz 2003.

4 Rieber-Hunscha 1996.

5 AGPT – Arbeitsgemeinschaft für die Weiterbildung zum Erwerb der Zusatzbezeichnung „Psychotherapie“; DGPM – Deutsche Gesellschaft für Psychosomatische Medizin und Psychotherapie; DGPT – Deutsche Gesellschaft für Psychoanalyse, Psychotherapie, Psychosomatik und Tiefenpsychologie; FAPP – Frankfurter Arbeitskreis Psychoanalytische Psychotherapie; VHVP – Verband Hessischer Vertragspsychotherapeuten.

Inhalt

1 Einleitung

1.1 Schulenübergreifende Definition der Abschlussphase

Jede Psychotherapie hat einen Anfang und ein Ende. Das ideelle Ziel jeder begonnenen Psychotherapie besteht wie bei allen anderen therapeutischen Maßnahmen in einer rechtzeitigen und möglichst erfolgreichen Beendigung[1].

Betrachtet man den gesamten Therapieverlauf im Rückblick, kann der Eindruck entstehen, dass es eine „natürliche"[2] Entwicklung der Psychotherapie vom Anfang bis zum Ende gibt. Richtet man dagegen den Blickwinkel auf einzelne Therapiephasen und Details der therapeutischen Entwicklung, wird deutlich, dass das Beenden **keineswegs linear und zwangsläufig verläuft**, sondern das Ergebnis vieler komplexer Vorgänge und prozesshafter Entwicklungen bewusster und unbewusster, äußerer und innerer Art ist, die mit wiederholten, kleineren und größeren Entscheidungen von Patient und Therapeut in Verbindung stehen.

Wann das Beenden in der Therapie eine Rolle spielt, *wie* die dadurch beeinflusste letzte Therapiephase verläuft und *wie* die Therapie schließlich endet, ist einerseits **individuell unterschiedlich** und das Produkt aller miteinander vernetzten Details dieser gesamten Psychotherapie. Andererseits sind aber **überindividuelle, stereotype** Verläufe beobachtbar.

Relativ unabhängig vom Setting, der Technik, dem Verlauf und den Ergebnissen werden bei allen Psychotherapien **spezifische (überindividuelle) Trennungsvorgänge** in Gang gesetzt, deren Auslöser die zunehmende Realisierung der Beendigung, der dadurch bedingte Zeitdruck und die unausweichliche Terminalität des Beendens sind. Da eine Psychotherapie fast immer eine lebenswichtige Phase im Leben eines Menschen bedeutet, die mit einer besonderen Art der therapeutischen Beziehung verbunden ist, entstehen durch die Beendigung unweigerlich mehr oder weniger intensive intrapsychische Trennungsreaktionen und Trennungsvorgänge, wie auch bei anderen wichtigen Trennungssituationen des Lebens. Trennungsfähigkeit ist für das psychische Gleichgewicht jedes Menschen entscheidend, denn Trennung, Abschied und Verlust sind allgegenwärtig. Psychisch nicht ausreichend bewältigte Trennungen können längerfristig der Keim für spätere psychische Störungen und Erkrankungen sein[3].

Trotzdem kann das Beenden einer Psychotherapie im Einzelfall sehr **unterschiedlich** erfolgen: Das Ende kann vorzeitig, rechtzeitig oder verzögert sein; es kann plötzlich und unvorbereitet geschehen; es kann einseitig von außen vorgegeben oder durch Patient oder Therapeut veranlasst sein; es kann in einer mehr oder weniger langen Abschlussphase vorbereitet und mutuell zwischen Therapeut[4] und Patient abgesprochen sein; der Zeitpunkt der letzten Stunde kann von Anfang an festgelegt sein aus äußeren, vom Therapeuten vorgegebenen technischen oder vom Patienten ausgehenden psychischen Gründen; er kann im Laufe der Therapie langfristig oder kurzfristig fixiert werden.

Wird die Beendigungsthematik rechtzeitig, bevor ein Endtermin festgelegt ist, beachtet, dann können Patient und Therapeut sich auf das Therapieende einstellen, es planen und sich darauf vorbereiten, damit die Trennung gelingt. Dieser letzte Therapieabschnitt, in dem das **Therapieende zum Fokus** oder „Aktualkonflikt"[5] wird, ist mit der **Abschlussphase** gemeint. Weil in der Abschlussphase die Trennung vor dem eigentlichen Therapieende **antizipatorisch** vorbereitet wird, ist sie als eine Phase der vorgezogenen Trennung und des vertieften Abschiednehmens anzusehen[6].

Fehlt eine antizipatorische Abschlussphase und endet eine Psychotherapie ohne sie plötzlich, muss dieses Therapieende unabhängig von den Gründen als **Abbruch** bezeichnet werden (s. Kap. 8.4 und 8.5). Ohne Abschlussphase ist die Therapie zwar beendet, aber nicht abgeschlossen („finished but not terminated"[7]). Auch eine von außen oder von Anfang an zeitlich begrenzte Psychotherapie kann ein Patient wie einen Therapieabbruch erleben, wenn nicht eine gewisse vorbereitende Abschlussphase stattgefunden hat.

Das Erleben, das Verarbeiten und die **Lösung der Trennungsreaktionen** am Therapieende sowie die Verbesserung der Trennungsfähigkeit sind wesentliche **Therapieziele** der Abschlussphase jeder Psychotherapie. Weil die psychisch nicht oder nicht ausreichend bewältigbare Trennung von der Therapie Keim für einen Rückfall oder andere psychische Störungen und Erkrankungsprozesse jeder Art sein kann, ist die therapeutische Arbeit in der Abschlussphase auch für die postterminale Zeit und den posttherapeutischen Langzeitverlauf entscheidend.

Da das Beenden und seine Vorbereitung in der Abschlussphase bei *jeder* Psychotherapie von grundsätzlicher Bedeutung sind, habe ich mich in dieser Arbeit bemüht, die Abschlussphase und ihre speziellen Trennungsaspekte weniger aus der Sicht von einzelnen psychotherapeutischen Verfahren, Techniken oder Setting-Varianten zu sehen, sondern insbesondere die allen gemeinsamen Strukturen und Prozesse herauszuarbeiten, ohne aber die jeweiligen Unterschiede und Besonderheiten zu vernachlässigen. Dies verstehe ich unter **schulenübergreifender Definition** oder Sichtweise. Auch wenn der Begriff „schulenübergreifend" keineswegs exakt ist, symbolisieren sich doch in ihm die vergangene Geschichte, gegenwärtige Konflikte und möglicherweise zukünftige Entwicklungen der Psychotherapie. Trotz aller Bedenken habe ich diesen Begriff gewählt, weil jeder damit sofort das verbinden kann, was gemeint ist.

Meine Thesen zur Trennung in der Abschlussphase bestätigen in vieler Hinsicht die von **Bowlby** zum **Trauerprozess** (vgl. Literaturverzeichnis). Seine schon vor über 30 Jahren geäußerten pionierhaften Thesen vom Trennungsprozess sind zwar ausschließlich auf Trauer und Verlust durch Todesfall bezogen, doch meiner Ansicht nach haben sie für alle Trennungsprozesse Gültigkeit: der spezielle phasenhafte Ablauf (s. u.), die besondere Bedeutung und der spezielle Verlauf von Affekten (s. Kap. 4), insbesondere von Trennungsangst (s. Kap. 5), die Gefahr von Widerstand und pathologischer Entwicklung der Trennungsbewältigung (s. Kap. 6), der ambivalente Wechsel (s. Kap. 7), die Verknüpfung mit früheren Trennungstraumata (s. insbes. Kap. 4 und 5), die Wechselwirkung zwischen äußerer Realität, Kognition, Verhalten und instinkthaft-genetischer Determinierung einerseits und intrapsychischen unbewussten Konflikten, Prozessen und Strukturen sowie umweltbedingten Einflüssen andererseits (s. u.). Bowlbys Mut und sein vorausschauender Blick bezüglich Trennungsprozessen wurden jedoch bisher nur selten zur Kenntnis genommen oder angemessen gewürdigt[8], weil er ein Grenzgänger zwischen Psychoanalyse und Verhaltenstherapie war: einerseits wurde der Psychoanalytiker Bowlby wegen seiner an Realität und Verhalten orientierten Ausrichtung von der Psychoanalyse als Dissident ausgeschlossen und andererseits von den Verhaltenstherapeuten nicht als Psychoanalytiker, sondern ausschließlich wegen seiner Verhaltensorientierung und Bindungstheorie ernst genommen.

Schon am **Beginn jeder Psychotherapie**, bei der Therapievereinbarung und der Indikationsstellung, spielt die antizipatorische Vorstellung vom Therapieende, von Dauer und Verlauf der gesamten Therapie eine entscheidende Rolle, auch wenn der jeweilige reale Verlauf der Abschlussphase einer Psychotherapie nicht vom Therapiebeginn an vorhersagbar ist. Während manche Patienten am Therapiebeginn mit dem Kennenlernen und Einstellen auf die noch unbekannte Therapie befasst sind und keine oder wenig konkrete Vorstellungen vom Therapieende haben, sind andere Patienten absolut davon überzeugt, dass und wie sie in einer bestimmten, jeweils individuellen Zeitspanne ihre Therapie beenden wollen und können.

Bei manchen Patienten kann zu Beginn der Therapie der Wunsch nach kurzer und begrenzter Therapie dominant sein, während erst in der Abschlussphase oder direkt vor dem Beenden der Kurztherapie **Angst und Widerstand gegen das Beenden** entstehen. Die Schwierigkeit des Patienten, sich am Therapiebeginn ein Ende vorzustellen oder später aktiv die Verantwortung für die Terminsetzung zu übernehmen, kann für den Therapeuten ein Hinweis darauf sein, dass latente, nicht bewusste Trennungskonflikte vorliegen, die das Beenden erschweren und die Dauer der Abschlussphase verlängern können. Ob und wie der Therapeut die Beendigungsthematik und die zeitliche Dauer der Therapie schon am Therapiebeginn mit einbezieht, ist für die zukünftige Beendigung bedeutend.

Ist die Therapie in Gang gekommen und dauert eine Weile, tritt das Beendigungsthema in der **Mittelphase** im Allgemeinen in den Hintergrund des Bewusstseins des Patienten. Das scheinbare **Vergessen der Trennungsthematik** ist für viele Patienten eine wichtige Voraussetzung, um sich davon ungestört auf sich selbst, ihre psychischen Funktionen, Störungen, Konflikte und vor allem die therapeutische Beziehung einzulassen – so wie man auch nicht ständig in Angst vor dem Tode leben kann, selbst wenn man seine Sterblichkeit doch immer wieder bewusst erlebt.

Erst wenn schließlich das Ende der Therapie gedanklich und zeitlich näher kommt, erhält die Beendigungsthematik mit **Beginn der Abschlussphase** eine **neue Aktualität und Realität** (s. Kap. 3). Wie auch immer die Vorstellungen und Therapiepläne zum Beenden am Therapiebeginn waren, können sich dann, wenn das Beenden real wird, unerwartete intrapsychische Konflikte und Widersprüche, kognitive und Verhaltensveränderungen sowie prozesshafte Entwicklungen einstellen, die unter dem Fokus oder dem Motto der Trennung stehen.

Als entscheidende Schlussfolgerung aus dem Studium der umfangreichen Literatur zur Abschlussphase, aus den eigenen Praxiserfahrungen mit dem Beenden von Psychotherapien und aus der reflektierenden Arbeit an diesem Buch möchte ich die folgende These aufstellen:

Trotz aller Vielfalt und Varianz folgt der Trennungsprozess in der Abschlussphase in gewissem Maße einem **stereotypen Reaktions- und Verlaufsmuster**[9]. Unabhängig von der therapeutischen Technik oder dem Setting werden in Psychotherapien jeder Art sowohl beim Patienten als auch beim Therapeuten in gewissem Maße bestimmte Trennungsthemen, Trennungsreaktionen, Trennungskonflikte und kognitiv wahrnehmbare Verhaltensphänomene in der Abschlussphase ausgelöst. Es kommt ein psychischer, bewusster und unbewusster Trennungsprozess in Gang, wie er meiner Ansicht nach für alle Trennungsvorgänge des Menschen typisch ist: Verlustangst löst psychische Spannungen aus, die durchlebt werden müssen, damit die psychische Readaption gelingt und zur Trennungsfähigkeit führt.

Weder die jeweilige psychische Störung des Patienten oder die Art der Persönlichkeit und der psychischen Struktur, noch die jeweils angewandte psychotherapeutische Technik und das Setting oder der spezielle Verlauf der gesamten Psychotherapie scheinen alleinige Ursache für diese unbewussten und in gewisser Hinsicht stereotypen Entwicklungsprozesse zu sein. Wesentliche Aspekte von Trennungsprozessen scheinen vielmehr Ausdruck von **überindividuellen**, allgemein menschlichen psychosomatischen Reaktionen und **phasenhaften Ent-**

wicklungen auf Trennung zu sein, die in mancherlei Hinsicht auch **genetisch determinierten** tierischen Trennungsmustern bei höheren Primaten ähnlich sind, wie es schon Hermann (1933) und insbesondere Bowlby[10] seit den 60er Jahren des 20. Jahrhunderts für Trauerprozesse vermutete. In keiner der hier genannten Arbeiten zum Beenden der Psychotherapie werden aber stereotype Aspekte der verschiedenen Trennungssituationen diskutiert oder gar auf den Pionier Bowlby in dieser Hinsicht zurückgeführt.

Schon S. Freud[11] hat die Einflüsse von somatischen Vorgängen auf Psychisches mit seinem „Trieb"-Begriff in seine ersten Theorien dezidiert integriert: „Unter einem ‚Trieb' können wir zunächst nichts anderes verstehen als die psychische Repräzentanz einer kontinuierlich fließenden, innersomatischen Reizquelle, ... Trieb ist so einer der Begriffe der Abgrenzung des Seelischen vom Körperlichen."[12] Damit hat er die von Ethologen – wie schon Darwin (1872) – vertretene These indirekt bestätigt, dass Psychisches durch somatische, auch genetische Einflüsse beeinflusst ist[13]. Dieses somatische Verständnis von Freuds Triebbegriff wurde aber im Laufe des 20. Jahrhunderts von Psychoanalytikern verworfen, weil die Bedeutung von Erleben und Umwelt in westlichen Industrienationen zunehmend Priorität errang. Erst seit dem Ende des 20. Jahrhunderts, als Folge der zunehmenden Gen- und Hirnforschung, werden somatische und genetische Aspekte wieder gezielt beachtet.

Die heutigen Ergebnisse der **neurobiologischen Forschung** bestätigen die frühere Annahme, dass beim Menschen psychische bewusste und unbewusste Vorgänge mit somatischen in komplexer Weise wechselseitig verknüpft sind (z. B. „bio-psychopathologisches Vulnerabilitätsmodell" von Egle et al. 2002)[14]. Man nimmt heute an, dass sowohl neurobiologische als auch psychische Funktionen weniger auf somatisch fixierte Strukturen zurückgehen, sondern mehr auf komplexen, ständig sich verändernden Netzwerken basieren, deren Balance sich immer wieder aufs Neue verändert und anpasst. Psychische Gesundheit, insbesondere Beziehungs- und Trennungsfähigkeit, ist insofern nicht ein starrer Zustand, sondern das momentane Ergebnis von sich in unterschiedlichen Momenten und Situationen verändernden, vielfältigen Funktionen und Mechanismen, die bewusst und unbewusst, psychisch und somatisch ablaufen, und die untrennbare Teile der individuellen und kollektiven Gesamtheit sind.

Beim Menschen sind **gewisse Stereotypien**[15] von Trennungsprozessen zu beobachten, die aber trotz aller Ähnlichkeit deutlich weniger als beim **Tier** starr determiniert sind[16]. Menschliche Trennungsprozesse unterscheiden sich von tierischen Trennungsvorgängen dadurch, dass die zerebralen, mentalen und psychischen Vorgänge beim Menschen differenzierter, von äußeren Einflüssen und Erfahrungen, Wechselwirkungen zwischen Lernen und Erfahrung, äußeren und inneren Strukturen besonders in prägenden Entwicklungsphasen der Kindheit abhängiger sind und die individuelle Varianz neben aller Stereotypie von größerer Bedeutung ist[17].

Soweit wir das wissen, ist der Mensch das einzige Lebewesen, das sich seiner Sterblichkeit von der frühen Kindheit an bewusst wird. Durch seine mentalen Fähigkeiten ist der Mensch der psychischen Dualität zwischen dem Wissen um die Endlichkeit des Lebens und dem Streben nach Unsterblichkeit unentrinnbar ausgeliefert. Zu allen Zeiten gingen Denker davon aus, dass die immanente dialektische Spannung zwischen diesen Polen ein entscheidender Stimulus für die individuell-psychische, geistige, gesellschaftliche, kulturelle, politische, soziale und religiöse Entwicklung darstellt. Obwohl die individuelle Trennungsfähigkeit ohne Frage mit der Bindungs- und Beziehungsfähigkeit in Wechselbeziehung steht, obwohl fixierte Reaktionsmuster erkennbar sind, halte ich eine starre Wenn-dann-Relation für unangemessen. Sie erinnert an die Typologien der Psychiatrie am Ende des 19. Jahrhunderts, die zu diesem Zeitpunkt – ähnlich wie jetzt zu Beginn des 21. Jahrhunderts – von den stürmischen Entdeckungen der damaligen Genforschung beeinflusst waren.

Auch wenn es bisher dafür keine empirischen Beweise gibt, scheint die Trennungsfähigkeit des Individuums sowohl auf **individuelle Trennungserfahrungen** während des gesamten Lebens zurückzugehen – insbesondere während prägender Kindheitsphasen – als auch möglicherweise auf angeborene, genetisch vorgegebene, pränatal oder in der frühen Kindheit festgelegte neurobiologische Prozesse[18]. Meinem Eindruck nach ist beispielsweise die menschliche Trennungsfähigkeit auch durch geschlechtsspezifische Einflüsse mitbestimmt[19].

Wenn aber heutige Bindungsforscher, die sich auf Bowlby berufen, meinen, dass die **Trennungsfähigkeit** nur eine zwangsläufige Folge der genetisch angelegten und schon in der Kindheit erkennbaren **Bindungsfähigkeit** sei und vorhersagbare Rückschlüsse auf diese Fähigkeiten im Erwachsenenleben zulasse[20], wird der Einfluss von inneren und äußeren Erfahrungs- und psychischen Entwicklungsprozessen und -bedingungen des Menschen im Unterschied zum Tier ignoriert und die integrative Sowohl-als-Auch-Sichtweise Bowlbys aufgegeben. Trennung muss man meiner Ansicht nach trotz aller stereotypen Determinierung vom ersten Lebenstag an ebenso erfahren und lernen, wie eine Bindung einzugehen und sie zu halten. Nähe und Getrenntheit in einer Beziehung zu integrieren und als Teilelemente zu differenzieren, ist für erwachsene psychische Gesundheit so wichtig, weil Bindung und Trennung unausweichliche Polaritäten des Lebens darstellen. Für die psychische Entwicklung der Trennungsfähigkeit in der Kindheit, Jugend und insbesondere der Adoleszenz ist nicht entweder nur die Trennungsfähigkeit oder nur die Bindungsfähigkeit entscheidend, sondern ihre der jeweiligen Situation und Lebensphase angepasste Balance des Sowohl-als-Auch.

Wenn heute in westlichen **Mediengesellschaften** die Kindererziehung ausschließlich auf Befriedigung, Spaß, Lust, Selbstverwirklichung, Wunscherfüllung und Gewähren-Lassen basiert, ist sie ebenso einseitig – nur umgekehrt – wie die bis in die 60er Jahre des 20. Jahrhunderts herrschende Priorität von Frustration, Gehorsam, Ordnung, Unterordnung, Autoritätshörigkeit und Strenge.

Im Alltag gibt es viele einer Trennung vorausgehende und damit einer Abschlussphase ähnliche Situationen, die durch Lösung, Beenden, Abschluss, Verlust, Trauer und Abschied charakterisiert sind. Wird in der Abschlussphase der Therapie die Trennungs- und Verlustthematik durch das Beenden aktiv, dann werden vom Patienten regelhaft **frühere Trennungserfahrungen** in Phantasien und Träumen assoziiert. Zusammen mit den damaligen Affekten kommen sie in der Abschlussphase zu Bewusstsein, auch wenn der Patient sie schon lange nicht mehr erinnert oder sie sogar vergessen hatte (Amnesie).

Mit Trennung verbundene, mehr oder weniger gravierende oder bewusste Übergangssituationen sind im Alltag ubiquitär („termination as a universal human experience“[21]). Solche analoge antizipatorische Trennungssituationen des Alltags werden in der analytischen Literatur häufig als metaphorische Vergleiche zur Verdeutlichung herangezogen[22]. Wie bei allen metaphorischen Vergleichen dienen diese **Analogien** zwar der Verdeutlichung einzelner übereinstimmender Aspekte; andere, nicht-identische Aspekte aber bleiben dabei unbenannt. Denn auch wenn Analogien des Alltags Ähnlichkeiten zur Abschlussphase der Psychotherapie haben, sind sie doch in jeweils unterschiedlicher Weise keineswegs identisch mit ihr. Besonders fatal ist es, wenn metaphorisch-blumige, philosophisch-abgehobene Vergleiche in Publikationen oder von Therapeuten in der Behandlung dafür benutzt werden, fallübergreifende Aussagen, reale Details oder gar Daten mitzuteilen. Dem Leser oder Patienten erscheinen diese Vergleiche zwar sofort evident, aber erst beim Nachdenken wird erkennbar, dass höchstens unscharfe Andeutungen gegeben werden, während eine klar und eindeutig formulierte Aussage fehlt.

In vielen Arbeiten wird die Abschlussphase der Therapie mit „Schwellensituationen der lebensgeschichtlichen Entwicklung“[23] verglichen, weil sie als **Übergang von einem bisherigen Zustand in einen neuen** anderen mit einer Trennung einhergehen – wie Separation und Individuation[24], Ende der Schwangerschaft[25], Geburt[26], Tod[27], „Untergang“ des Ödipuskomplexes[28], Adoleszenz[29]. Sogar das Einschlafen des Säuglings am Ende des Stillens[30], Entwöhnung und Abstillen[31] oder die Heilung einer „Trennungswunde“[32] werden als Analogien zur Abschlussphase genannt.

Die Phase vor dem Ende eines **kreativen Schaffensprozesses** wird wiederholt mit der Abschlussphase verglichen[33]. Vor vielen einschneidenden Trennungen und Veränderungen im Leben sind ähnliche Phasen und Phänomene erkennbar – wie vor dem Ende der Schule, der Ausbildung, vor Heirat, Berentung, Umzug und vielem anderen mehr[34]. Auch die Phase vor der Trennung einer Liebesbeziehung oder von einer wichtigen Beziehungsperson hat manche Ähnlichkeit mit der Abschlussphase der Psychotherapie[35].

Die Phase vor dem Ende von **kurzen Zeiteinheiten** kann ebenfalls durch abschlussphasenähnliche Phänomene gekennzeichnet sein – wie das Ende der Schulstunde, einer Therapiestunde[36], eines psychologischen Tests[37] oder das Ende der hypnotischen Trance[38].

Freud[39] vergleicht mit der berühmten Schachspielmetapher die Endphase der Therapie mit der Endphase beim **Schachspiel**. Buxbaum (1950) und Rieber-Hunscha[40] benennen die Ähnlichkeit der Abschlussphase mit dem letzten Teil eines Musikstückes – dem **Finale** –, in dem noch einmal alle Leitmotive zusammen konzertieren. Einen ähnlichen Aspekt sieht Eckstein[41], der die Abschlussphase vergleicht mit dem letzten Teil eines **Theaterstückes**, kurz bevor der Vorhang fällt, oder mit den letzten Tagen vor der Vergabe der **Zeugnisse** in der Schule. Für Weigert[42] entspricht die Abschlussphase der psychoanalytischen Therapie dem **Landemanöver eines Flugzeuges** am Ende des Fluges.

Der **Trauerprozess** nach einem Todesfall wird in vielen Arbeiten mit der antizipatorischen Abschlussphase der Therapie verglichen[43]. Auch der Verarbeitungsprozess nach schweren **Traumata,** Stresszuständen und Krisen wird wiederholt als Analogie zur Abschlussphase genannt[44]. Erstaunlicherweise wird in keiner Arbeit zum Beenden die Analogie mit dem **Altern** und dem Sterbeprozess benannt, obwohl die Ähnlichkeit mit der Abschlussphase vor dem **Ende des Lebens** auf der Hand liegt. Auch in den Arbeiten zum Altern oder zur Psychotherapie älterer Menschen[45] wird diese Analogie nicht aufgegriffen. Der allmähliche Prozess des **Sterbens**, wie er beispielsweise von Kübler-Ross[46] mit den „Phasen des Sterbens“ und auch von Eissler (1955) beschrieben wird, ähnelt durchaus dem Trennungsprozess der Abschlussphase, ebenso wie auch dem Trauerprozess nach dem Todesfall einer geliebten Person.

In keiner Arbeit wird auf den unterschiedlichen **Zeitpunkt** dieser inneren Trennungsprozesse hingewiesen: während der kreative Schaffensprozess, der Sterbensprozess und der Prozess der Abschlussphase *vor* der Trennungssituation in der Therapie stattfinden und einen antizipatorischen Effekt haben, geschieht der Trauerprozess und die Traumabewältigung erst *nach* dem Trennungsereignis, das meist plötzlich und unvorbereitet eintritt. In keiner Arbeit wird dieser bedeutsame Unterschied hinterfragt und überdacht.

Auch diese **Analogien** von menschlichen Trennungsprozessen lassen eine gewisse **Stereotypie** von Trennungsreaktionen und ihrem zeitlichen Verlauf erkennen, die relativ unabhängig davon ist, ob die Trennung antizipatorisch (wie bei Sterben und Abschlussphase) oder nach dem Ereignis (wie bei Trauer und Trauma) erfolgt. Die innere Trennungsbewältigung braucht in jedem Fall eine gewisse Zeit – sei es vorher und/oder im Anschluss.

Die Verläufe von Trauer-, Traumabewältigungs- und Abschlussphasenprozess sind dadurch charakterisiert, dass ein **innerer, bewusster und unbewusster Anpassungsprozess innerhalb einer bestimmten Zeit abläuft**[47]. Während zu Beginn aller genannten Prozesse negative Affekte, Widerstand und ambivalente Zerrissenheit zur psychischen Belastung führen, gelingt allmählich und zunehmend eine psychische Umstrukturierung und Neuorganisation, durch die die neue Realität anerkannt, Neubeginn und Versöhnung mit dem Verlust möglich werden.

Beobachtet man die Trennungsvorgänge in der Abschlussphase der Psychotherapie detailliert und vergleicht sie miteinander, kann man feststellen, dass die Abschlussphase unabhängig von der Art und Technik der Therapie einen **phasenhaften Verlauf** mit speziellen Einschnitten, Unterteilungen und Subphasen nimmt[48]. Der Trennungsprozess in der Abschlussphase wird deswegen als unbewusst ablaufender, stufenweise sich aufeinander aufbauender Entwicklungsprozess beschrieben („epigenetische Sequenz“[49]).

Fast alle psychoanalytischen Autoren, die über das Beenden schreiben, sind sich darin einig, dass innerhalb der Abschlussphase selbst ähnlich wie bei der gesamten Therapie eine Anfangs-, Mittel- und Endphase zu erkennen ist[50].

Bei allen Formen der Psychotherapie kann der **Verlauf der Abschlussphase** durch die folgenden **Subphasen und Einschnitte** charakterisiert werden:

- Beginn der Abschlussphase: Sich-bewusst-Werden und Benennen des Therapieendes;
- Terminsetzung: der Zeitpunkt der letzten Stunden wird fixiert;
- letzte Stunden: das Therapieende ist unausweichliche Realität;
- postterminale Phase: innere Anpassung des Patienten an die neue Situation ohne Therapie.

Als **Beginn der Abschlussphase** wird von Psychoanalytikern seit Glover (1955) nicht mehr die Terminsetzung, sondern das Bewusstwerden und Benennen des Therapieendes bezeichnet (s. Kap. 3). Zu Beginn der Abschlussphase werden regelhaft mehr oder weniger intensive und gravierende Trennungsreaktionen und Trennungskonflikte aktualisiert, die mit Trennungsängsten, Widerstand, Verstärkung von Übertragungen und Vermeidungsverhalten bis hin zu kritischen Zuspitzungen einhergehen können (s. Kap. 5 und 6). Bleiben die negativen Reaktionen passager und werden nach kurzer Zeit überwindbar, sind sie ein wichtiger Test und heilsame Chance für die Veränderung und Verbesserung der Trennungsfähigkeit.

Im Patienten führt das Nebeneinander von Trennungsangst und Trennungswunsch vor allem zu Beginn der Abschlussphase bis zur Terminsetzung zu ambivalenter Unentschiedenheit und Zerrissenheit (s. Kap. 7). Der Patient kann dieses **ambivalente Zwischenstadium** erst verlassen, wenn er einerseits mit der Trennung immanent verbundene innere Widersprüche hinnehmen kann und sich andererseits durch bewusste, eindeutige Prioritätensetzung und Entscheidung für das Ziel der realen Beendigung davon lösen kann. Vor allem die Fähigkeit zur Integration von Widersprüchen und die Auflösung von pathologischer Ambivalenz wird jetzt gefordert, um die Spannung zwischen unumgänglichen Polaritäten auszuhalten – wie insbesondere zwischen auf das Beenden gerichteter Zielorientiertheit einerseits und entspannter Lockerheit und Ziellosigkeit andererseits. Wie bei einer Prüfungsvorbereitung muss sich der Patient einerseits dem zeitlichen Plan zum Beenden beugen und zielgerichtet auf den letzten Termin hinarbeiten können. Andererseits gelingt die Trennung nur, wenn dabei auch regressives Loslassen, ziellose Entspannung und Genuss möglich sind.

Viele Autoren, die über die Abschlussphase schreiben, sehen die **Terminsetzung** als wesentlichen Zeitpunkt und Meilenstein in der Abschlussphase an (s. Kap. 8). Die erfolgreiche Terminsetzung ist Symbol für den gelungenen Schritt nach vorne in Richtung realer Beendigung (s. Kap. 8). Zwischen der Terminsetzung und den letzten Stunden finden weitere psychische Veränderungen statt, die sowohl eine Reaktion auf das nun erreichte Ziel, wie auch eine Einstellung auf die nächste Etappe der Abschlussphase darstellen. In diesem Abschnitt können unter dem speziellen Gesichtspunkt der Trennung noch einmal alle Themen der psychischen Störung im jetzt veränderten Licht der Festlegung eines Endtermines verdichtet und verkürzt zur Sprache kommen. Die erfolgreiche Trennung am Therapieende besteht in psychischer Hinsicht darin, dass der Patient sich mit dem Verlust der bisher bestehenden therapeutischen Abhängigkeit und mit der bevorstehenden Ablösung und der neuen Selbstständigkeit arrangiert (s. Kap. 9). Nur wenn diese Veränderungen und die durch das Therapieende veränderte Realität von Patient und Therapeut begrüßt und bejaht werden, gelingt die Trennung in psychischer Hinsicht. Der Rückblick auf die vergangene Therapie, die Beurteilung von Zielen und Ergebnissen der gesamten Therapie (s. Kap. 10) sind weitere positive Möglichkeiten, mit dem Therapeuten noch die gemeinsam erlebte Therapie zu verarbeiten und abzuschließen.

Während die **„makroskopische" Zielrichtung** der Abschlussphase in Richtung Therapieende eindeutig ist, verlaufen Entwicklungslinien von einzelnen Detailaspekten aus **„mikroskopischer" Sicht** keineswegs so eindeutig und linear, sondern sind vielmehr Schwankungen, unruhigem und sprunghaftem Auf und Ab, Vorwärts und Rückwärts von gegenläufigen Entwicklungen unterworfen. Neben den phasenhaften Abschnitten der Abschlussphase gibt es bestimmte Sequenzen des Verlaufes, Schwerpunkte, Themen, Konflikte, Phänomene und technische Aspekte, die in der Abschlussphase fast regelhaft eine mehr oder weniger gewichtige Rolle spielen – wie affektive Reaktionen und Entwicklungen (s. Kap. 4), Trennungsangst (s. Kap. 5), Widerstände gegen und Vermeidung von Trennung (s. Kap. 6), ambivalenter Wechsel zwischen Trennungswunsch/Loslassen und Trennungsangst/Festhalten (s. Kap. 7), Umgang mit der Zeit und Terminsetzung (s. Kap. 8), Lösung von Gewöhnung und Abhängigkeit (s. Kap. 9), Rückblick auf Ziele und Ergebnisse (s. Kap. 10), Lösung von Übertragungen (s. Kap. 11).

Die **letzten Stunden** sind durch den besonderen Zeitdruck der Terminalität charakterisiert (s. Kap. 12). Da der Patient sich in einer kurzen **postterminalen Phase** nach der letzten Stunde an die neue Selbstständigkeit adaptiert, verstehe ich erst das Ende der postterminalen Phase als das eigentliche Ende der Psychotherapie und der Abschlussphase (s. Kap. 13). Innere Umstrukturierungsprozesse der Trennung während dieser ersten Zeit danach sind die Ursache für die besondere psychische Vulnerabilität des Patienten. Entscheidende Voraussetzung für das Gelingen der postterminalen Trennung ist einerseits die antizipatorische Vorbereitung in der Abschlussphase und andererseits die Möglichkeit des Patienten, bei nicht allein zu bewältigenden Spannungen während dieser Zeit zum Therapeuten zu wenigen Gesprächen zurückkehren zu können.

Da die Abschlussphase eine **wesentliche therapeutische Funktion** hat – sowohl in der aktuellen Behandlung als auch in prophylaktischer Hinsicht –, sollte ein gewisses Maß an antizipatorischer Abschlussphase angestrebt werden.

Die Trennungsfähigkeit des Patienten verbessert sich, wenn der Patient den Trennungsprozess in der Abschlussphase noch unter therapeutischer Begleitung erleben kann. Auch wenn Verluste immer schmerzhaft und letztlich nie antizipatorisch vor der Trennung vollständig zu bewältigen sind, kann die Fähigkeit, Trennung, Verlust und Loslösung zu verarbeiten, in der Abschlussphase in gewissem Maße vorweggenommen, erlebt, kennen gelernt und geübt werden. Die besten Voraussetzungen dafür, dass die Trennung psychisch erfolgreich in progressiver Hinsicht bewältigt und genutzt werden kann, sind dann gegeben, wenn äußere Entscheidungen, kognitiv bewusstes und manifestes Verhalten mit unbewussten, intrapsychischen Anpassungsveränderungen synchron verlaufen.

1.2 Terminologie

In der durchgesehenen englisch- und deutschsprachigen Literatur zur Beendigungsthematik gibt es **keine einheitliche Terminologie** für die Phase vor dem Ende der Psychotherapie. Aus der verwirrenden Begrifflichkeit und undefinierten Terminologie wird deutlich, dass inhaltliches Bewusstsein, Wissen und Konsens um Trennungsvorgänge in der Abschlussphase der Psychotherapie bis heute fehlen. In den meisten Arbeiten werden unterschiedliche Begriffe benutzt, ohne klare Definition dessen, was jeweils konkret damit gemeint ist[51]. „The term ‚terminal phase‘ is an element of the psychoanalytic vocabulary that almost all analysts employ in their accounts to one another of their professional experience. Despite its wide usage there is a broad spectrum of meaning attachted to the term that tends to be idiosyncratically determined“[52].

Sogar die Begriffe „Trennung“ und „Ablösung“ werden von verschiedenen Psychotherapieschulen in jeweils unterschiedlichem Sinne benutzt. Während verhaltensorientierte Schulen mit Trennung die äußere Realität meinen, verstehen Psychoanalytiker unter Trennung und Ablösung ausschließlich die intrapsychische Getrenntheit, die keineswegs gleichbedeutend mit äußerer Trennung in der Realität ist. Ich selbst verstehe beide Begriffe nicht in diesem auf jeweils nur eine Polarität eingeengten und ausschließlichen Sinne, sondern als übergeordnete Begriffe, die ein breites Spektrum von inneren und äußeren Aspekten erfassen. So gesehen ist die Beendigung der Therapie eine Trennung in der Realität, die dann am besten gelingt, wenn innere *und* äußere Trennungsvorgänge synchron verlaufen, miteinander in Verbindung stehen und aufeinander abgestimmt sind.

Im **englischen Sprachbereich** verstehen die Pioniere Allen (1942) und Glover (1955) unter „terminal phase“ den Therapieabschnitt, der mit dem Bewusstwerden der Thematik des Beendens beginnt und mit der letzten Stunde endet. Nur die letzten Stunden sind für Glover (1955) die eigentliche „end phase“. Novick[53] und Shane et al. (1984) verwenden die Begriffe „preterminate phase“ für die Phase vor der Terminsetzung, den Begiff „terminate phase“ von der Terminsetzung bis zum letzten Termin und den Begriff „postterminate phase“ für die Phase nach der letzten Stunde[54]. Conway (1999) dagegen subsumiert unter dem Begriff „preterminate phase“ die gesamte Abschlussphase vor der letzten Stunde.

Die meisten englischsprachigen Autoren benutzen inzwischen den Begriff „termination phase“[55]. Der von Glover vorgeschlagene Begriff „terminal phase“ wird heute nur noch von wenigen Autoren angewandt[56], ebenso wie „end phase“[57]. Murdin (2000) spricht nicht von „termination“, sondern von „ending“, ohne dies aber terminologisch eindeutig zu definieren. Sehr wenige Autoren verwenden den Begriff „closing phase“[58] oder „concluding phase“[59]. Manchmal werden innerhalb einer Arbeit zwei bis drei unterschiedliche Begriffe ohne Erklärung benutzt[60].

Für mich als deutschsprachige Leserin besteht das Problem der englischen Terminologie darin, dass der Begriff „termination“ vieldeutig ist. Pedder (1988) und Wittenberg (1999) als englische Psychotherapeuten kritisieren aus diesem Grund die Anwendung des englischen Begriffes „termination“ in diesem Zusammenhang. „Termination“ kann sowohl die Bedeutung der aktiven Beendigung haben, als auch die der Terminsetzung oder des finalen Endpunktes[61]. Die jeweilige Bedeutung herauszufinden ist oft schwer oder gar nicht eindeutig möglich. Im Unterschied dazu fokussieren die Begriffe „closing“ oder „concluding“ auf den Prozess des Abschlusses[62].

Im **Deutschen** werden ebenfalls unterschiedliche Begriffe undefiniert benutzt. Am häufigsten kommen die Begriffe „Beendigungsphase“[63], „Endphase“[64], „Terminationsphase“[65] vor. In mehreren Arbeiten wird der Begriff „Abschlussphase“ benutzt[66]. Sogar in Lehrbüchern werden die jeweiligen Termini nicht hinterfragt oder definiert (s. Kap. 14.1). Innerhalb eines Textes tauchen unterschiedliche Begriffe auf, ohne dass dies thematisiert wird[67]. Im Sammelband von Diederichs (2002) wird zwar in zwei Beiträgen[68] auf die Terminologie eingegangen, aber ansonsten werden beliebig die verschiedensten Begriffe gebraucht. Die undefinierte Beliebigkeit der Begriffe wird erst recht in den deutschen Übersetzungen von englischsprachigen Arbeiten erkennbar[69].

In den zurzeit gültigen Psychotherapie-Richtlinien der BRD taucht der Begriff der „Abschlussphase“ sogar einmal ohne weitere Erklärung im Informationsblatt für die Antragstellung von tiefenpsychologischer und analytischer Psychotherapie auf. Erst im Zusammenhang mit dem Ergänzungsbericht, der bei Inanspruchnahme der Höchstgrenzen erforderlich ist, sollen bestimmte Fragen zum Beenden beantwortet werden. Bei der letzten Frage (4) taucht der Begriff auf: „Welche Stundenzahl wird für die Abschlußphase der psychotherapeutischen Behandlung unbedingt noch für erforderlich gehalten?“. Aus dem führenden Kommentar zu den Psychotherapie-Richtlinien von Faber/Haarstrick (1989/2003) wird das fehlende Bewusstsein für das rechtzeitige Beachten der Beendigung ebenfalls deutlich. Die unterschiedliche und unklare Terminologie ist ein Indiz für fehlende theoretische Vorstellungen der Autoren zu Beendigungsprozessen.

Welcher Begriff letztlich benutzt wird, ist aber nur dann nebensächlich und Geschmacksache, wenn seine Definition eindeutig und bekannt ist. Da ich im Folgenden meine eigene Terminologie benutzen werde, möchte ich an dieser Stelle deswegen **meine Definition** des Begriffes **„Abschluss- oder Beendigungsphase“** klarstellen.

Ich präferiere den Begriff der Abschlussphase, der dem englischen Begriff closing phase oder concluding phase am nächsten kommt. Unter der Abschlussphase verstehe ich den letzten Therapieabschnitt, der durch den Fokus der Trennungsthematik und den antizipatorischen Trennungsprozess vor dem Ende einer Psychotherapie gekennzeichnet ist. Die aktiven Begriffe Abschließen und Beenden halte ich in diesem Zusammenhang für angemessen und sinnvoll, weil sie den prozessualen Entwicklungscharakter der Abschlussphase und seine Abhängigkeit von aktiven Entscheidungen der beteiligten Personen zum Ausdruck bringen.

Die Abschlussphase beginnt mit dem Bewusstwerden und Sprechen über das Beenden der Therapie, während die Terminsetzung in der Regel erst danach erfolgt. Nur die letzten Stunden haben einen finalen und terminalen Charakter. Im Unterschied zu Glover[70] verstehe ich die letzten Stunden nicht als Endphase, sondern nur als einen Teil der Abschlussphase unmittelbar vor dem realen Therapieende. Auf die letzte Stunde folgt eine kurze „postterminale Phase", die ich ebenfalls noch als zur Abschlussphase zugehörig ansehe (s. Kap. 13). Diese postterminale Anpassungsphase an die Zeit ohne Therapie unterscheidet sich grundlegend von dem posttherapeutischen Langzeitverlauf.

1.3 Zielsetzung und Methode dieser Arbeit

1.3.1 Umfassender Überblick der deutsch- und englischsprachigen Literatur zum Beenden der Psychotherapie

Mit dieser Arbeit soll ein möglichst umfassender Überblick der deutsch- und englischsprachigen Literatur zum Beenden im Verlauf des 20. Jahrhunderts dargestellt werden. Insgesamt wurden 293 Titel durchgesehen, die die Beendigung zum Haupt- oder Kapitelthema haben (s. Anhang, Tab. 1 u. 2). Sämtliche Arbeiten wurden vollständig gelesen, miteinander verglichen und unter bestimmten Gesichtspunkten zum Teil tabellarisch zusammengestellt (s. Anhang). Arbeiten, bei denen nur das Abstract vorlag, wurden nicht zitiert und nicht in die Tabelle aufgenommen. Da in den vorliegenden Arbeiten so gut wie keine Daten genannt werden, keine vergleichbaren empirischen Befunde angegeben sind und keine einheitliche Terminologie besteht, ist eine statistische Aufarbeitung der durchgesehenen Literatur in Form einer Metaanalyse irreführend und sinnlos.

Zur Literaturrecherche wurden elektronische Dateien zu Hilfe genommen (Psyklit, Psyndata, Psyndex, Psyc/Info). Im Englischen wurde unter den Stichworten „termination", „termination phase" und „closing phase" gesucht, im Deutschen unter „Abschlussphase" und „Beendigung". Die Stichworte „Trennung" und „Separation" konnten wegen der zu geringen Spezifität nur bedingt recherchiert werden, weil viele Arbeiten genannt werden, bei denen es nicht um das Beenden sondern um andere Dinge geht. Es wurde deutlich, dass elektronische Dateien einerseits uferlos, andererseits unvollständig sind. Viele Arbeiten zur Thematik wurden nicht über elektronische Dateien gefunden, sondern nur durch ihre Zitierung in den Arbeiten selbst. Die in der gelesenen Literatur zitierten Arbeiten stellen also eine weitere wesentliche Quelle der Literaturrecherche dar.

Die Auswahl der Titel erfolgte nach bestimmten Kriterien: aus sprachlichen Gründen wurden nur deutsch- und englischsprachige Titel genommen (von insgesamt 293 Arbeiten sind 226 englisch- und 67 deutschsprachig, s. Anhang, Tab. 1 und 2); die Arbeiten, die oft zitiert wurden und von Bedeutung erschienen, wurden herangezogen. Da zur Thematik des Beendens überwiegend psychoanalytische Arbeiten vorliegen, wurde die Literatur weitgehend auf diese beschränkt. Als deutlich wurde, dass weitere Arbeiten keine wesentlichen inhaltlich neuen Aspekte mehr aufzeigen, sondern nur eine Verlängerung der zitierten Literatur erbrachten, wurden nur noch die psychoanalytischen Arbeiten einbezogen, die für die Verfasserin in der Bibliothek des Sigmund-Freud-Institutes in Frankfurt am Main leicht zugänglich waren. Wegen der großen Anzahl der Publikationen zu der Thematik des Beendens wurde auf Vollständigkeit verzichtet. Über die Beendigungsthematik hinausgehende Literatur wurde mit einbezogen, wenn sie im inhaltlichen Kontext von Bedeutung ist.

1.3.2 Eigene psychotherapeutische Erfahrungen mit dem Beenden

Eigene psychotherapeutische Erfahrungen mit dem Beenden in **selbst durchgeführten ambulanten psychoanalytischen und psychoanalytisch-psychodynamisch orientierten Psychotherapien** werden dargestellt und mit den in der Literatur genannten Erfahrungen verglichen. Einige Daten der eigenen Praxisdokumentation werden unter bestimmten Aspekten der Abschlussphase zusammengestellt und anhand prozentualer Relationen aufgeführt (s. Kap. 1, 3, 8, 13).

Meine persönlichen Praxiserfahrungen gehen auf meine ärztlich-psychotherapeutische Einzelpraxis zurück, die sich in einer deutschen Großstadt befindet und seit 24 Jahren besteht. Aufgrund meiner verschiedenen psychotherapeutischen, tiefenpsychologischen und psychoanalytischen Ausbildungen[71] und meiner Erfahrungen als Fachärztin für Psychotherapeutische Medizin (in Zukunft: Psychosomatische Medizin und Psychotherapie) biete ich psychoanalytische und tiefenpsychologisch fundierte Einzelpsychotherapie im breiten Setting-Spektrum von Kurz- bis Langzeittherapie an. Die Patienten werden mir von niedergelassenen somatischen Ärzten verschiedener Fachrichtungen, von niedergelassenen und klinischen psychiatrischen und psychotherapeutischen ärztlichen Kollegen überwiesen oder von der Vermittlungsstelle des Frankfurter Arbeitskreises Psychoanalytische Psychotherapie (FAPP[72]) zugewiesen. Aus eigenen psychohygienischen Gründen gebe ich keine Spezialisierungen an und habe somit ein breit gestreutes Klientel von Patienten verschiedenster psychischer, vor allem neurotischer, psychosomatischer und somatopsychischer Störungen behandelt. Ausgenommen sind Patienten mit schweren chronischen psychischen Störungen, bei denen ich zu wenig therapeutische Veränderbarkeit annehme. Ich bemühe mich um eine differenzierte Indikationsstellung, informiere den Patienten schulenübergreifend, überweise auch zu anderen Therapeuten und Schulen, schreibe kurze Abschlussberichte an überweisende Ärzte, Psychotherapeuten oder Kliniken. Gegenüber der Dauer und Frequenz der Psychotherapie bin ich offen und bemühe mich, gemeinsam mit dem Patienten einen auf ihn maßgeschneiderten Therapierahmen zu kreieren, der innerhalb der gegebenen Möglichkeiten den besten therapeutischen Erfolg verspricht[73]. Ich bemühe mich grundsätzlich – den schon von Hippokrates formulierten therapeutischen Prinzipien folgend –, mein therapeutisches Vorgehen an den jeweiligen Patienten anzupassen: so kurz und wenig intensiv wie möglich, aber so lang und intensiv wie nötig zu behandeln.

Die hier in prozentualen Relationen vorgestellten **Praxisdaten**, die auf den von mir dokumentierten Patientenakten basieren, habe ich auf den Zeitraum von 10 Jahren (1991–2001) beschränkt, unter den jeweiligen Aspekten des Beendens aufgearbeitet und in diese Arbeit integriert. Alle innerhalb dieses Zeitraumes beendeten Therapien sind darin enthalten. Seit über drei Jahren wende ich zum Therapiebeginn und am Therapieende von mir modifizierte Psy-BaDo-Fragebögen[74] an, die sowohl Patient als auch Therapeut ausfüllen. Diese sind bei der dargestellten Praxisstatistik hilfreich. Viele darüber hinausgehende, von mir nicht in Daten erfasste Details beim Beenden – wie Angst vor dem Ende, Widerstand, Trennungsambivalenz, Abhängigkeit/Gewöhnung, Ziele, die letzten Stunden – sind im Text mit einbezogen und praxis- und realitätsnah dargestellt.

Auch wenn die wenigen hier mitgeteilten Praxisdaten keineswegs statistisch signifikant sind und nur begrenzt generalisiert werden können, habe ich sie in den Text mit einbezogen, um exemplarisch aufzuzeigen, dass jeder Psychotherapeut mit einfachen Mitteln Grunddaten erheben und als Basis einer Praxisstatistik nutzen kann. In vielen Arbeiten zum Beenden wird beklagt, dass keine naturalistischen Daten aus der Praxis des niedergelassenen Psychotherapeuten vorliegen. Weder die Befragung von Therapeuten zu ihrer Haltung zur und ihrem Umgang mit Beendigung[75] noch wissenschaftlich-experimentelle Studien können die in der therapeutischen Situation selbst erhobenen Daten und Beobachtungen ersetzen. Nur wenn in Zukunft der psychotherapeutischen Praxis angemessene, einheitliche Fragebögen zur Basisdokumentation vorliegen, die den Interessen der Niedergelassenen ebenso wie Klinikern und Wissenschaftlern entsprechen, können Daten erstellt werden und Erfahrungen von niedergelassenen Therapeuten in wissenschaftlich fundierte Leitlinien einfließen.

Darüber hinaus besteht ein Ziel dieser Arbeit auch darin, Grenzen von Daten und Dokumentation aufzuzeigen. Denn mit Empirie und Statistik können die Erfahrungen von Praktikern nur partiell erfasst werden. Das Hinterfragen, Analysieren, Reflektieren und Verstehen von Eindrücken und nur intuitiv erfassbaren Details, wie auch von darüber hinausgehenden Zusammenhängen wird dadurch keineswegs ersetzt, sondern höchstens ergänzt und vertieft.

1.3.3 Einzelfallübergreifende Darstellung

Die einzelfallübergreifende Darstellung in dieser Arbeit dient dem Ziel, über den individuellen Fall hinausgehende Aspekte und Strukturen deutlich werden zu lassen. Die in fast allen psychoanalytischen Arbeiten enthaltenen Einzelfalldarstellungen oder -vignetten sind meiner Ansicht nach trügerisch, weil sie eine fallübergreifende Aussage mit Hilfe eines einzigen, metaphorisch bedeutungsvollen Falles ersetzen wollen. Während in der Supervision oder Intervision die Einzelfalldarstellung ein unersetzbares Mittel zur Weiter- und Fortbildung ist, verführen Vignetten in Publikationen dazu, die subjektiven Sichtweisen des Einzelfalls mit fallübergreifenden Thesen und objektiven Daten zu verwechseln. Die Unschärfe und fehlende Objektivierbarkeit von Einzelfallberichten in Publikationen dienen häufig weniger der Darstellung der Realität als dem narzisstischen Ziel des Autors nach Anerkennung. Deswegen habe ich in meiner Arbeit bewusst darauf verzichtet, Vignetten in den Text einzubauen. Gleichzeitig habe ich mich aber bemüht, Details der therapeutischen Situation, der therapeutischen Haltung und des technischen Verhaltens in den einzelnen Kapiteln zu den verschiedenen Aspekten der Abschlussphase so direkt, so konkret und so realitätsnah wie möglich zu benennen.

1.3.4 Theoretische, technische und ethische Implikationen beim Beenden der Psychotherapie

In dieser Arbeit sollen Zusammenhänge zwischen theoretischen, technischen und ethischen Implikationen beim Beenden der Psychotherapie gezielt und praxisnah herausgearbeitet werden. Spezifische Aspekte der Abschlussphase sollen in theoretischer und technischer Hinsicht soweit als möglich systematisch konzeptualisiert werden. Da die theoretischen und technischen Haltungen des Therapeuten zum Beenden ethische Wertvorstellungen implizieren, habe ich mich bemüht, ethische Aspekte von Trennungsprozessen mit einzubeziehen. Aus den erst in den letzten Jahren publizierten Arbeiten zur Ethik in der Psychotherapie[76] wird deutlich, dass es bisher wenig Bewusstsein dafür gibt, wie wichtig die Haltung des Therapeuten zum Beenden für ethische Aspekte der gesamten Psychotherapie ist. Wie wenig sogar klassische Psychoanalytiker ihre diesbezüglichen eigenen theoretischen und technischen Paradigmen hinterfragen, wird aus ihren Arbeiten deutlich[77]. Da Ethik weniger theoretisch fassbar ist, sondern nur direkt in der jeweiligen Situation der Praxis definiert werden kann, habe ich kein gesondertes Kapitel dazu geschrieben, sondern gehe bei den einzelnen Aspekten der Abschlussphase so konkret wie möglich darauf ein.

1.3.5 Grundsätze zum Beenden der Psychotherapie

Für alle Psychotherapeuten geltende Grundsätze zur Praxis des Beendens der Psychotherapie sollen aus dem Literaturstudium, aus einigen Daten der eigenen Praxisdokumentation und aus darüber hinausgehenden Erfahrungen beim Beenden von Psychotherapie entwickelt werden (s. Kap. 15). Diese Grundsätze sollen sowohl in Theorie und Praxis wie auch in Ausbildung und Fortbildung Gültigkeit haben und anwendbar sein. In dieser Arbeit sollen sowohl **gemeinsame**

Schnittstellen wie auch **trennende Differenzen** insbesondere zwischen den beiden psychotherapeutischen Grundverfahren – psychodynamisch-psychoanalytische und kognitiv-behaviorale Therapierichtung – zur Sprache kommen. Ich benutze den Begriff Psychotherapie als Oberbegriff für alle Psychotherapierichtungen.

Auch wenn es zwischen den verschiedenen Psychotherapiemethoden, ihren Settings und Techniken viele Unterschiede gibt, können doch gleichzeitig viele Aspekte beim Beenden beschrieben werden, die allen gemeinsam sind. Meiner Ansicht nach sind die Unterschiede in der Praxis des Beendens zwischen den verschiedenen Therapieschulen im Kern gar nicht mehr so groß, wie es jede Therapieform für sich in Anspruch nimmt[78].

Die heute weltweit meistens methodengetrennten psychotherapeutischen Ausbildungen, Theorien und Techniken sind meiner Ansicht nach die Ursache dafür, dass mehr technik- und theoriebezogene Aspekte die therapeutischen Entscheidungen der Psychotherapie bestimmen und weniger die Bedürfnisse des Patienten selbst. Damit wird verhindert, dass jeder Therapeut jenseits von eigener Ausbildung, theoretischer und technischer Festlegung aktiv die Verantwortung für das rechtzeitige und in einer Abschlussphase angemessen vorbereitete Beenden der Psychotherapie übernimmt.

Eine wesentliche Grundlage dieser Arbeit sind die Theorien und therapeutischen Erfahrungen von **Psychoanalytikern** mit Trennung, Separation und Loslösung. Einerseits haben sich Psychoanalytiker im Unterschied zu anderen Therapiemethoden mit Trennungsprozessen theoretisch und entwicklungspsychologisch intensiver befasst. Für alle Psychoanalytiker sind Trennung, Separation und Loslösung wesentliche Elemente des gesamten therapeutischen Prozesses. Andererseits haben die meisten Psychoanalytiker ebenso wie auch andere Therapieschulen die Realität der Trennung in der Abschlussphase und ihre Bedeutung für den Trennungsprozess in der Therapie vernachlässigt und ignoriert. Bis heute entwerten viele klassische Psychoanalytiker die fokussierte Beschäftigung mit der Abschlussphase, weil sie meinen, die Vorgänge des Trennungsprozesses seien weder theoretisch noch technisch als eine spezielle Phase am Ende der Therapie anzusehen. Die Worte Ferenczis (1927) als Alibi benutzend vertreten viele Psychoanalytiker bis heute die Ansicht, dass der psychoanalytische Prozess ohne aktives Zutun wie „natürlich" und durch „Erschöpfung" zum Ende komme (s. Kap. 2.1). Die Frühjahrstagung 2003 „Gegenübertragung und die Beendigung der Behandlung" der Deutschen Psychoanalytischen Vereinigung (DPV) in Stuttgart (s. Kap. 2.4) machte mir erneut deutlich, dass für die meisten heutigen Psychoanalytiker intrapsychische Prozesse vorrangiger sind als Realitäten – wie die Dauer der Therapie, pathologische Abhängigkeiten durch zu lange Psychoanalysen und vieles andere mehr.

In der Formulierung **schulenübergreifender Grundsätze** zum Beenden der Psychotherapie kommt meine eigene kritische Auseinandersetzung mit und meine partielle Trennung von den Dogmen der heutigen Psychoanalyse zum Ausdruck. Im schulenübergreifenden Konzept dieser Arbeit sollen erstens einseitige Schwächen und Mängel der psychoanalytischen Theorie und Praxis beim Beenden überwunden werden, ohne aber die schulenspezifischen Besonderheiten, die therapeutischen Stärken und die eigene psychoanalytische Identität aus dem Auge zu verlieren. Zweitens sollen ausgehend von psychoanalytischen Sichtweisen schulenübergreifende Grundsätze zum Beenden entwickelt werden, indem wertvolle psychische Erkenntnisse der Psychoanalyse berücksichtigt und integriert werden.

Da psychoanalytische Arbeiten häufig in einer speziellen Fachsprache so formuliert sind, dass sie von Therapeuten anderer Schulen nicht verstehbar sind – eine Ausnahme macht beispielsweise S. Freud –, habe ich mich bemüht, meine Arbeit nicht in dieser Fachsprache sondern so allgemeinverständlich zu formulieren, dass sie für jeden Psychotherapeuten und fachkundigen Laien verstehbar ist. Vom Wissen und vom Erfahrungsschatz der Psychoanalytiker können andere Psychotherapeuten nur dann profitieren, wenn psychoanalytische Erkenntnisse verstehbar sind.

Mit dieser Arbeit soll ein Beitrag dazu geleistet werden, dass die Bedeutung von Beendigungsprozessen für jede Psychotherapie bewusster wird, damit theoretische, technische und ausbildungsbezogene Veränderungen in Gang kommen (s. Kap. 14 und 15).

1.4 Zusammenfassung

Die erfolgreiche Beendigung der Psychotherapie in angemessener Zeit ist das Ziel jeder psychotherapeutischen Maßnahme. Wegen der besonderen Bedeutung einer Psychotherapie im Leben des Patienten und der speziellen Beziehung zum Therapeuten entstehen bei der Beendigung psychische Trennungsreaktionen, wie sie für alle Trennungsvorgänge des Menschen typisch sind: Verlustangst löst psychische Spannungen aus, die durchlebt werden müssen, damit Readaption gelingt und schließlich zur Trennungsbewältigung und zum Neubeginn führt.

Trotz aller individuellen, störungs- und verlaufsspezifischen Einflüsse sind überindividuelle, stereotype Trennungsreaktionen und Trennungsverläufe ähnlich wie bei Tieren zu erkennen, die unabhängig von der jeweiligen psychotherapeutischen Methode, dem Setting oder der Art der Störung auftreten und analogen Trennungsreaktionen im Alltag entsprechen. Diese stereotypen Trennungsreaktionen sind sowohl durch frühere Trennungserfahrungen, als auch möglicherweise somatisch-genetisch-neurobiologisch determiniert.

In der antizipatorischen Abschlussphase wird das Therapieende zum zentralen Fokus und zugleich zunehmend aktuell und real. Da die Fähigkeit zur Bewältigung von Trennung und Verlust für die psychische Ausgeglichenheit entscheidend ist, sollte in jeder Therapie die Trennung vor dem Therapieende antizipatorisch in einer angemessenen Phase therapeutisch vorbereitet werden. Obwohl viele unterschiedliche Begriffe für die antizipatorische Abschlussphase gebraucht werden, ziehe ich den Begriff der Abschlussphase wegen der Nähe zu Abschließen, Abschied und Beenden als aktivem Prozess vor.

Der antizipatorische Trennungsprozess selbst hat einen phasenhaften Verlauf mit spezifischen Einschnitten, Unterteilungen und entspricht einem sich stufenweise aufbauenden Entwicklungsprozess. Es sind vier Einschnitte zu beschreiben: der Beginn der Abschlussphase ist durch das Bewusstwerden und Benennen des Therapieendes charakterisiert; bei der Terminsetzung wird der Zeitpunkt der letzten Stunde festgelegt; in den letzten Stunden steht das fixierte Therapieende kurz bevor und ist unausweichliche Realität; in der postterminalen Phase findet die innere Anpassung des Patienten an die neue Situation ohne Therapie statt.

Das Ziel dieser Arbeit besteht in einem umfassenden Überblick der deutsch- und englischsprachigen Literatur zum Beenden der Psychotherapie; dieser Literatur werden eigene therapeutische Erfahrungen mit der Beendigung von ambulanten Psychotherapien gegenübergestellt. In fall- und methodenübergreifender Weise sollen therapeutische Grundsätze in theoretischer, technischer und ethischer Hinsicht formuliert werden.

Fußnoten

1 vgl. Allen 1942, S. 265.

2 Ferenczi 1928.

3 vgl. z. B. für den Trauerprozess: Bowlby 1980, Kap. 9, S. 179–223; ähnlich für somatoforme Störungen: Egle et al. 2000, 2002; bei Traumabewältigung vgl. Traumatherapeuten.

4 Im Folgenden wird das maskuline Geschlecht als geschlechtsübergreifende Bezeichnung benutzt.

5 Heuft et al. 1997.

6 ähnlich: „anticipatory grief reaction“ als Trennungsreaktion ohne Todesfall; vgl. Horowitz 1999, S. 147; ähnlich beim Beenden der stationären Therapie: vgl. Leikert et al. 2003, S. 299.

7 Murdin 2000, S. 34ff.

8 Ausnahme: Spiegel 1973, Bd. 3, Exkurs I: „John Bowlby: Trennungsangst und die Suche nach dem verlorenen Objekt“, S. 16f.

9 ähnlich Bowlby 1969, S. 51: „prototypische Strukturen“ und Bowlby 1973, S. 45: „typische Sequenz“; ähnlich auch Leikert et al. 2003, S. 299.

10 vgl. Bowlby 1960, S. 437–445, Bowlby 1960a, Bowlby 1969, Teil II, S. 49–167, Bowlby 1973, Bowlby 1979, Kap. 2, S. 40–61, 90; s. Kap. 2.1 und 2.2.

11 Freud 1905d, G.W., Bd. 5.

12 Freud 1905d, G.W., Bd. 5, S. 67.

13 vgl. z. B. Bowlby (s. Fußnote Nr. 8), Burkholz 1995, Caplan et al. 1984, Dunn 1993, Ritvo 1965, 1974, 1990.

14 vgl. z. B. für die Psychoanalyse: Kaplan-Solms/Solms 2000, Solms 1999; Tierversuche: Meyer 1989; für die Psychosomatik: Egle et al. 2002, Rüegg 2003, Schiepek 2003; vgl. auch Zeitschrift Psychosom. Med. Psychother. Heft 4, 2002.

15 Bowlby wendet sich dezidiert gegen den Begriff „stereotyp“, weil er zu wenig umweltbedingte, nicht

determinierte Aspekte berücksichtige: Bowlby 1961, S. 333. Clarkin/Yeomans/Kernberg (1999, S. 245) sprechen beiläufig in ihrem kurzen Kapitel zum Beenden der Psychotherapie bei Borderline-Persönlichkeit vom „Prototyp" der Trauerreaktion. Ich habe den Begriff „stereotyp" trotzdem gewählt, weil er sofort von allen verstanden wird, und weil mir kein passenderer bekannt ist.

16 vgl. Bowlby 1973, S. 75ff.

17 vgl. Bowlby 1973, S. 75ff, Bowlby 1979, S. 51ff.

18 vgl. z. B. Egle et al. 2002.

19 vgl. z. B. Luft 1998, Chertoff 1989.

20 vgl. z. B. Strauß et al. 2002.

21 Edelson 1963, S. 19.

22 vgl. zusammenfassend Stoltzenberg 1986, S. 32, Novick 1997.

23 Hirsch 1994.

24 z. B. Blanck/Blanck 1983, 1985, Etchegoyen 1991, Lanyado 1999, Pedder 1988, Quinodoz, J.-M. 1991, Simone 1994.

25 Coltart 1996.

26 Rank 1924, Fenichel 1953, Silverman 1971.

27 Freud 1937c, G.W., Bd. 16, Coltart 1996, Silverman 1971.

28 z. B. Zetzel, 1970, S. 270, Rieber-Hunscha 1996, S. 208ff, Loewald 1988.

29 z. B. Blos 1967, Dewald 1982, Hurn 1970, Jackl 1966, Loewald 1988, Novick 1988, 1997, Shane/Shane 1984, Schellart 1990, Ticho, G. 1971, S. 47, Wittenberg 1999, Wolfenstein 1969.

30 Ekstein 1966, S. 85.

31 z. B. Auchter 2001, S. 407, Klein 1950, Meltzer 1984, S. 212, Wittenberg 1999.

32 vgl. Rieber-Hunscha 1996, S. 244; bezogen auf Trauerprozess vgl. Bowlby 1963, S. 501, 1980, S. 62.

33 z. B. Auchter 1978, 2001, Gunn 2002, Kogan 1996, Kohut 1977.

34 vgl. Hirsch 1994.

35 vgl. Auchter 2002 (in Diederichs), Hirsch 1994, Novick 1997, Simone 1994, Stoltzenberg 1986.

36 vgl. z. B. Bruns 1988, 1991, Gabbard 1982, Markert 1985, 1989.

37 Appelbaum 1961.

38 Schneck 1956.

39 Freud 1913c, G.W., Bd. 6, S. 84.

40 Rieber-Hunscha 1996, S. 208.

41 Ekstein 1966, S. 221.

42 Weigert 1952, S. 468.

43 vgl. z. B. Battegay 1987, Bohrer 1997, Caruso 1968, Ehlert-Balzer 2000, Fleming/Altschul 1963, Garza-Guerrero 2000, Grinberg 1964, Jordt 1988, Kast 1994, Kimmerle 2000, Kogan 1995, 1996, Krystal 1978, Kübler-Ross 1969, 1981, 1983, 1997, Lindemann 1979, Loewald 1962, 1988, Pertim 1994, Pollock 1961, 1975, 1989, Raguse 1996, Rösing 1987, Schultz 1984, Schulz 1978, Spiegel 1973, Stern, M. 1968, 1968a, 1972, Wolfenstein 1966, 1969, Zetzel 1970, Kap. 6.; s. Kap. 4.

44 vgl. insbes. Auchter 1978, 2002 (in Diederichs) Coltart 1996, Dewald 1966, Edelson 1963, Ehlert-Balzer 2000, Eickhoff 1975, Ekstein 1966, Erikson 1959, S. 169–175, Ferraro 1995, Firstein 1978, 2001, Fordham 1969, Greenson 1965, Hurn 1970, Kinston et al. 1988, Kogan 1995, Kohut 1977, Kupers 1988, Langs 1974, Leupold-Löwenthal 1981, Murdin 2000, Niederland 1989, Novick 1980, 1992, Payne 1950, Rangell 1966, 1976, Simone 1994, Stamm 1974, Stoltzenberg 1984, Kap. 3.2.5., Ticho, E. 1972, Zetzel 1970, Kap. 6; s. Kap. 5.

45 vgl. z. B. Heuft et al. 2000, Luft 1998, 2003, 2003a, Peters et al. 2002, Radebold 1992, 1998, 2002, Schoenberg et al. 1974, Schulz 1978.

46 Kübler-Ross 1969, 1997.

47 Rangell 1966, Stoltzenberg 1986, Kohut 1977; beim Trennungsprozess vgl. Bowlby z. B. 1960, 1961, 1973, Kap. 1, S. 19ff, 1980, 6. Kap., S. 109–147; ähnlich auch beim Beenden von stationärer Therapie: vgl. Leikert et al. 2003.

48 vgl. insbes. Dam et al. 1975, Firestein 1974, 1978, 1982, 2001, Fleming 1966, Glover 1955, Kramer, Y. 1986, Loewald 1988, Müller-Ebert 2001, Novick 1976, 1992, Rangell 1966, Shane/Shane 1984, Ticho, E. 1972; ähnlich die Phasen der Trauer bei Bowlby z. B. 1960, 1961, 1973, Kap. 1, S. 19ff, 1980, 6. Kap., S. 109–147; ähnlich auch beim Beenden von stationärer Therapie: vgl. Leikert et al. 2003.

49 Kohut 1977, S. 45; vgl. insbes. Stoltzenberg 1986.

50 insbes. Firestein 1978, 1982, Glover 1955, Novick 1976, 1992, Rangell 1966.

51 vgl. Grenell 2002.

52 Hurn 1971, S. 332.

53 Novick 1992, S. 345.

54 auch Firestein 2001, S. 231ff.

55 z. B. Abend 1988, Ablon 1988, Dam et al. 1975, Ekstein 1955, Frank, G. 1999, Firestein 2001, Loewald 1988, Novick 1988, Olinick 1989, Rangell 1966, Schachter et al. 1997, Ticho, E. 1972, Tyson 1996.

56 Blum 1989, Fenichel 1953, Hurn 1970, 1971, Macalpine 1950, Miller 1965.

57 Kohut 1977, Shane/Shane 1984, Ticho, E. 1972.

58 Gaskill 1980, Grinberg 1980.

59 Blum 1989, Firestein 1978, S. 62, Simone 1994.

60 z. B. Firestein 1978: „termination phase" und auch mal „concluding phase"; Blum 1989: „terminal phase" und „concluding phase"; Novick 1976: „termination phase" und „terminal phase"; Shane et al. 1984: „end phase", „termination phase" und „pretermination period".

[61] vgl. Auchter 2001.

[62] vgl. Auchter 2001, S. 398, Auchter 2002 (in Diederichs), S. 93.

[63] Eickhoff 1975, Mertens 1991, Thomä/Kächele 1988.

[64] König 1991, Leupold-Löwenthal 1981, Stoltzenberg 1986.

[65] Eickhoff 1975.

[66] Berna 1971, Bräutigam 1983, Eickhoff 1975, Goudsmit 1990, Hohage et al. 1987, Rieber-Hunscha 1996, 1999, 2000, Rippe 1995.

[67] z. B. Eickhoff 1975, Mertens 1991, Müller-Ebert 2000.

[68] Diederichs 2002, S. 7, Auchter 2002 (in Diederichs), S. 93.

[69] wie Balint 1965, Bergman 1997, 1998, Blanck/Blanck 1986, Fromm-Reichmann 1950, Kohut 1977, Kubie 1967, Lanyado 1999, Meltzer 1984, Novick 1997, Rangell 1966, Wittenberg 1999, Wolf, E. 1988; s. Kap. 2.4.

[70] Glover 1955, S. 139.

[71] vgl. Rieber-Hunscha 1996, Kap. II.

[72] vgl. Rieber-Hunscha 1996, S. 20ff.

[73] vgl. Rieber-Hunscha 1996, S. 131 – 165.

[74] Psy-BaDo = Basisdokumentation für psychische, psychosoziale und psychosomatische Kontakte; vgl. Heuft et al. 1998.

[75] vgl. Glover 1955, Viorst 1982, Rendely 1999, Müller-Ebert 2001.

[76] z. B. Gabbard et al. 1995, Tress/Langenbach 1999.

[77] z. B. Sandler/Dreher 1996.

[78] vgl. z. B. auch Beuthler et al. 2000.

2 Historischer Überblick über die psychotherapeutische Literatur zur Beendigungsthematik

Schon mit dieser Literaturübersicht zur Beendigungsthematik wird deutlich, wie untrennbar Theorie und Praxis des Beendens mit der Geschichte der Psychotherapie verknüpft sind; denn allein aus dem genauen chronologischen Studium der vorliegenden Literatur kann die Entwicklung der Psychoanalyse als Ganzes abgeleitet werden[1].

Umso erstaunlicher ist es, dass in keiner der durchgesehenen Arbeiten ein umfassender historischer Überblick der Literatur zur Beendigungsthematik dargestellt wird – weder in psychodynamisch-psychoanalytischer noch in psychotherapie-schulenübergreifender Hinsicht. In 39 englisch- und deutschsprachigen Arbeiten werden zwar historische Überblicke zur Geschichte der Beendigung gegeben (s. Anhang, Tab. 3). Sie bleiben aber trotz aller Ausführlichkeit immer nur persönlich selektierte und thematisch fokussierte Partialübersichten.

Rangell (1966) bringt das in seiner oft zitierten Arbeit zur Beendigung sehr passend auf den Punkt: „Ein erster Blick auf die recht spärliche Literatur zu diesem Thema zeigt nun aber, daß sich die meisten Autoren angesichts der zugegebenen Vielfalt und Breite des Gegenstandes einige wenige Hauptpunkte aussuchen, die sie für entscheidend halten und mit denen sie sich dann ausschließlich oder doch fast ausschließlich beschäftigen. Man könnte diese Vorgehensweise angesichts eines komplexen und umfangreichen Gebietes für völlig gerechtfertigt halten. Ich habe dabei aber doch immer das Gefühl, daß man sich auf ein paar große Bäume konzentriert und darüber den ganzen Wald aus den Augen verliert."[2].

Der im Folgenden dargestellte historische Überblick versucht erstmalig eine möglichst umfassende Bestandsaufnahme der englisch- und deutschsprachigen psychotherapeutischen Literatur zur Beendigungsthematik zu geben. Es musste aber auch in dieser Arbeit auf Vollständigkeit der Literaturaufarbeitung zur Beendigungsthematik verzichtet werden, da die Vielzahl an Arbeiten dies nicht erlaubt. Aus sprachlichen Gründen wurde nur die englisch- und deutschsprachige Literatur berücksichtigt, obwohl auch in anderen Sprachbereichen weitere psychoanalytisch-psychodynamisch orientierte Arbeiten zur Beendigungsthematik vorliegen – wie im europäischen Dänemark, Finnland, Frankreich, Italien[3], Portugal, Spanien, Schweden[4] sowie im Spanisch sprechenden Lateinamerika[5], in Brasilien und Israel.

Vom natürlichen Ablauf her gehört die geschichtliche Entwicklung eines Themenkreises an den Beginn seiner Erörterung. Ich habe diesen historischen Überblick daher an den Anfang meines Buches über das Beenden gestellt. Da aber jedem einzelnen der folgenden Kapitel eine kurze Literaturübersicht zum jeweiligen Themenkreis vorangestellt ist, kann der ungeduldige oder daran nicht interessierte Leser auch gleich bei Kapitel 3 („Beginn der Abschlussphase") einsteigen und den Literaturteil (Kap. 2) jederzeit später nachholen. Die Reihenfolge ist eine Frage des persönlichen Geschmacks, die sich daran entscheidet, ob man eher die Aktualität des Themas Beenden der Psychotherapie vor dem Hintergrund der Geschichte der Psychoanalyse verstehen will oder umgekehrt die geschichtlichen Entwicklungslinien der Psychotherapie und Psychoanalyse vor dem Hintergrund eines heute noch aktuellen Themas.

Es wurden insgesamt 293 englisch- und deutschsprachige Arbeiten oder Kapitel durchgesehen, die die Beendigung der Psychotherapie zum Hauptthema haben und von ärztlichen oder psychologischen Fachpsychotherapeuten verfasst sind (s. Anhang, Tab. 1 und 2). 77%[6] dieser Arbeiten sind aus dem englischen und nur 23%[7] aus dem deutschen Sprachbereich. Immerhin zwölf Monografien oder Sammelbände zur Thematik des Beendens wurden mit einbezogen (s. Kap. 2.6). Arbeiten zum Beenden, die von nicht-fachpsychotherapeutischen Beratern aus Sozialarbeit, Counselling[8], Pädagogik[9], Familien-, Tanz-, Musiktherapie und anderen sowie aus Patientensicht[10] geschrieben sind, wurden wegen der Unterschiede zur fachgebundenen Psychotherapie nicht in die tabellarische Übersicht aufgenommen, jedoch im Text mit einbezogen und an einigen Stellen im Folgenden zitiert (s. insbes. Kap. 2.8).

97%[11] aller durchgesehenen und in die Tabelle aufgenommenen Arbeiten sind von Psychoanalytikern verfasst (s. Kap. 2.5). Nur 2% sind aus schulenübergreifender Sicht, 2% aus der Sicht der stationären Psychotherapie und 1% von kognitiv-behavioralen Psychotherapeuten geschrieben (s. Kap. 2.7). 61%[12] aller Arbeiten sind eine allgemeine Übersicht zum Beenden, während 39% auf einzelne Aspekte der Abschlussphase fokussiert sind (s. Anhang, Abb. 1).

Auch wenn S. Freud nicht die Psychotherapie als solche erfunden hat und es vor und zu seiner Zeit viele andere, weniger bekannte Psychiater und Psychologen gab, die mit unterschiedlichen psychotherapeutischen Techniken gearbeitet haben, so ist doch Freud als wichtigster und bekanntester Wegbereiter der Psychotherapie im 20. Jahrhundert anzusehen. Freud ist darüber hinaus der Entdecker und erste Pionier der Psychoanalyse. Deswegen möchte ich diesen historischen Überblick mit ihm beginnen.

2.1 Von Freud bis Glover (1955)

Nur 9%[13] aller Arbeiten oder Kapitel, die die Beendigung der Psychotherapie zum Haupt- oder Kapitelthema haben, stammen aus dieser Zeit. Mit Ausnahme von Wolberg (1954) sind alle Arbeiten dieser Zeit von Psychoanalytikern verfasst. Davon ist die Arbeit von Ferenczi (1928) die einzige, die urspünglich in deutscher Sprache geschrieben ist.

S. Freud selbst hat die Thematik, Psychodynamik und Technik der Abschlussphase in seinen Schriften zwar wiederholt kurz aufgegriffen, hat aber dazu weder eine eigene Arbeit geschrieben, noch ein eigenes Konzept zu Trennungsprozessen in der Abschlussphase entwickelt. Dies wird auch aus umfassenden Freud-Biografien deutlich[14], in denen keine eigenen Kapitel dazu und, wenn überhaupt, höchstens wenige, vereinzelte Seiten zum Stichwort „Trennungsangst" zu finden sind. Indirekt wird jedoch in mehreren Falldarstellungen und in seinen technischen Schriften erkennbar, dass er in seiner Praxis oft damit konfrontiert war und sich oft damit auseinander gesetzt haben muss (s. auch Kap. 5.1, 6.1, 8.1).

Aus Freuds frühen Falldarstellungen wird seine pragmatische, dem jeweiligen Fall angepasste Haltung zum Beenden und sein Umgang damit deutlich[15]. Schon beim Fall Anna O.[16] spielten Probleme mit dem Beenden eine gewichtige Rolle. Beim Fall Dora[17] beendete die adoleszente Patientin von sich aus vorzeitig die Behandlung und hinterließ einen unzufriedenen Freud[18]. Beim Wolfsmann dagegen setzte Freud[19] von sich aus einseitig einen Endtermin ein Jahr im Voraus fest, weil die Therapie stagnierte[20]. In einem Brief Freuds an seinen Kollegenfreund Fließ vom 21.09.1897 werden Freuds Unsicherheit beim Beenden und seine Unzufriedenheit über zu geringe therapeutische Erfolge deutlich[21]. Mit dem kargen Begriff „Abschiedsschwierigkeiten" deutet Freud ebenfalls Probleme in der Abschlussphase in einem Brief an Abraham 1909 an[22].

In seinen wenigen Arbeiten zur Technik äußert sich Freud zum Beenden nur beiläufig. In „Zur Einleitung der Behandlung"[23] benutzt er beispielsweise die vielzitierte Schachspielmetapher: „Wer das edle Schachspiel aus Büchern erlernen will, der wird bald erfahren, daß nur die Eröffnungen und Endspiele eine erschöpfende systematische Darstellung gestatten,..." (ebd.). In derselben Arbeit deutet Freud Probleme seiner Patienten mit dem Beenden an; im Unterschied zur Schachspielmetapher wird der folgende Satz aber nur selten zitiert: „In den ersten Jahren meiner psychoanalytischen Tätigkeit fand ich die größte Schwierigkeit, die Kranken zum Verbleiben zu bewegen; diese Schwierigkeit hat sich längst verschoben, ich muß jetzt ängstlich bemüht sein, sie auch zum Aufhören zu nötigen." (ebd.).

Anfang der 20er Jahre wurden in Freuds kollegialem Arbeitskreis – der Wiener Mittwochsgesellschaft – wiederholt technische Fragen diskutiert, aber die Beendigungsthematik oder gar die Abschlussphase wurde in den Protokollen nie als Thema eines Treffens vermerkt[24]. Dass der Arbeitskreis sich damit nie fokussiert befasst hat, ist merkwürdig, weil seit 1922 das Beendigungsthema die Kollegen intensiv beschäftigt haben muss, denn es wurde zum Zankapfel zwischen den führenden Köpfen der psychoanalytischen Bewegung.

Zwischen 1922 und 1923 traten zunehmend Meinungsverschiedenheiten im von Freud schon 1912 gegründeten Geheimen Komitee[25] auf, die mit der Person Otto Ranks und seinen theoretischen und technischen Ansichten zum Beenden zusammenhingen[26].

Rank, der viele Jahre Freuds Sekretär war und wie ein Adoptivsohn von ihm beruflich gefördert wurde[27], machte sich Freuds[28] einseitige Terminsetzung mit dem Wolfsmann zu eigen, er entwickelte eine eigene therapeutische Technik für das Beenden und leitete davon theoretische Konzepte ab. Er ist insofern der erste psychoanalytische Pionier, der sich gezielt mit Trennungsprozessen beim Beenden befasst hat. Rank hat aber keine gesonderte Arbeit geschrieben, die die Thematik der Terminsetzung und des Beendens zum Titel hat. Sowohl im Buch „Trauma der Geburt" (1924a), in der Falldarstellung „Eine Neurosenanalyse in Träumen" (1924) wie auch im mit Ferenczi[29] verfassten Büchlein „Entwicklungsziele der Psychoanalyse" werden diese Themen eher beiläufig erwähnt. Dagegen spielen sie in seinem dreibändigen Werk „Technik der Psychoanalyse"[30] eine zentralere Rolle und werden etwas ausführlicher dargestellt.

Rank meint, dass die konkrete Terminierung von psychoanalytischen Therapien unbewusste Trennungskonflikte reaktualisiere, an die psychische Oberfläche bringe und sie somit der psychoanalytischen Bearbeitung zugänglich mache. Die Behandlungsdauer von Analysen werde damit wesentlich verkürzt[31]. Er habe bei bestimmten Patienten entdeckt, dass „die Ablösung vom Psychoanalytiker regelmäßig als Geburt" symbolisiert werde[32], wenn der Psychoanalytiker einen Abschlusstermin festlege. Die „Schmerzhaftigkeit der typischen Geburtsreaktion" als eine psychische Repräsentanz des „Traumas der Geburt"[33] werde im Widerstand gegen die „Terminierung der Analyse" reaktualisiert[34]. Analog der Entwöhnung von der Mutterbrust entwickele sich durch die „Entwöhnung" von der Psychoanalyse unter dem „drohenden" Ende eine „künstliche Neurose", die aber nicht identisch mit der infantilen sei, wie Freud es meine[35].

Für Rank ist die Technik der Terminierung „...zum konstruktiven Abschluß der Analyse, zur Lösung der Übertragung, zur psychischen Selbständigkeit des Patienten und zur Neuanpassung seines Ichs unerläßlich"[36]. Die Aufgabe des Psychoanalytikers sei es, sich dafür verantwortlich zu fühlen, dass der Patient in einer angemessenen Zeit die Therapie mit Erfolg beenden könne[37]. „Lange Analysen"[38] endeten dagegen gewöhnlich nicht „trotz, sondern wegen ihrer Dauer mit ungelöster Übertragung"[39].

Der mit Rank vorerst befreundete **Ferenczi** schloss sich zu Beginn der 20er Jahre zunächst Ranks Technik und Theorien an und verfasste mit ihm die gemeinsame Arbeit „Entwicklungsziele der Psychoanalyse"[40], die als Geschenk für Freuds 60. Geburtstag gedacht war. In dieser Arbeit setzen sich Ferenczi und Rank zwar kritisch mit damals herrschenden Sichtweisen Freuds auseinander, deuten aber ihre Kritik an Freud und an der Thematik des Beendens eher indirekt an, als sie offen auszusprechen. Theoretische und technische Aspekte von Trennungsprozessen beim Beenden werden von ihnen nicht direkt benannt. Trotz ihres Bemühens, die direkte Konfrontation mit Freud zu vermeiden, verschärfte diese Publikation die immer heftigeren Spannungen, Meinungspolarisationen und persönlichen Animositäten innerhalb des Geheimen Komitees.

Ferenczi trennte sich sowohl in menschlicher, als auch in technischer und theoretischer Hinsicht von Rank, als sich die Konflikte zwischen den Kontrahenten Freud und Jones auf der einen und Rank auf der anderen Seite zuspitzten[41]. Rank verließ wahrscheinlich deswegen 1924 Wien und den Kreis um Freud. Als kurz darauf Abraham plötzlich und unerwartet im selben Jahr 1924 verstarb, lösten sich das Geheime Komitee und die Wiener Mittwochsgesellschaft endgültig auf[42]. In seiner Arbeit „Zur Psychoanalyse von Sexualgewohnheiten" drückt Ferenczi (1925) im Unterkapitel „Entwöhnung von der Psychoanalyse"[43] seine widersprüchliche Haltung zur Terminsetzung aus: einerseits stimme er ihrer „hervorragenden" Wirkung zu, andererseits kenne er aber auch „unangenehme Folgen".

1926 publizierte **Nunberg** (1926) den öfter zitierten kurzen Artikel „The Will to Recovery", in dem weniger direkt, sondern mehr indirekt das Beendigungsthema über den Genesungswunsch als Therapieziel abgehandelt wird.

Kurz darauf brandmarkte Freud[44] in einem Brief an Eitingon Rank als „Hochstapler", als fachlich inkompetent und verurteilte ihn damit als Verursacher der Dissenzen mit ihm. **Ferenczi** löste seine freundschaftliche und fachliche Verbindung mit Rank und schloss sich der Sichtweise Freuds an.

Sowohl in der Rezension von Ranks erstem Technikbuch (Ferenczi 1927) wie auch in der Arbeit „Das Problem der Beendigung der Analysen“ (Ferenczi 1928) schrieb Ferenczi seine jetzt kritische und negativ-entwertende Haltung gegenüber Rank nieder, indem er sich entschieden gegen die Art des Beendens und die Kurztherapie Ranks wendet.

„Die richtige Beendigung einer Analyse ist wohl die, bei der weder der Arzt noch der Patient kündigt; die Analyse soll sozusagen an Erschöpfung sterben, wobei immer noch der Arzt der Argwöhnerische bleiben und daran denken muß, daß der Patient mit seinem Weggehenwollen etwas Neurotisches retten will“[45]. „All diese Beobachtungen habe ich Ihnen heute zur Stütze meiner Überzeugungen vorgebracht, daß die Analyse kein endloser Prozeß ist, sondern bei entsprechender Sachkenntnis und Geduld des Analytikers zu einem natürlichen Abschluß gebracht werden kann. Fragen Sie mich, ob ich schon viele solcher vollständigen Analysen zu bezeichnen habe, so muß ich darauf mit Nein antworten“[46]. „Dieses ‚früher oder später‘ erhält einen Hinweis auf die Bedeutsamkeit des Zeitmomentes für eine voll zu beendigende Analyse. Eine solche ist nur möglich, wenn dem Analytiker sozusagen endlose Zeiten zu Gebote stehen. Ich stimme also mit jenen überein, die behaupten, daß die Behandlung umso mehr Aussichten auf raschen Erfolg hat, je unbeschränkter wir über die Zeit verfügen“[47]. Dass „rascher Erfolg“ und „unbeschränkte Zeit“ ein unvereinbarer Widerspruch ist, scheint aber Ferenczi selbst, ebenso wie anderen Psychoanalytikern, bisher nicht aufgefallen zu sein.

Als Ferenczi 1933 plötzlich verstarb, war die Freundschaft mit Freud durch Differenzen der beiden aber ebenfalls getrübt. Obwohl sie bis zuletzt in freundschaftlichem Briefwechsel standen und Freud[48] einen Nachruf auf Ferenczi schrieb, distanzierte sich Freud[49] in späteren Arbeiten von Ferenczis Ansichten und Techniken. Dies führte ähnlich wie bei Rank dazu, dass Ferenczi lange Zeit als Dissident der Psychoanalyse galt und seine Schriften vom psychoanalytischen Establishment ignoriert wurden. Obwohl Rank sowohl als Pionier der Beendigungsthematik, als auch wegen seiner Versuche, die Dauer der analytischen Therapie durch aktive Terminsetzung abzukürzen, als Wegbereiter der erst später entwickelten analytischen Fokal- und Kurztherapie anzusehen ist, wurden seine Leistungen durch Freud und Ferenczi gezielt entwertet und damit längerfristig erfolgreich vernichtet. Bis heute ist weder die Bedeutung Ranks in dieser Hinsicht den meisten Psychoanalytikern bekannt, noch werden seine Arbeiten zitiert[50].

Dafür werden fälschlicher und irreführender Weise umso häufiger Ferenczis Worte von 1928 zur Beendigung der Analyse wiedergegeben: „Die Analyse stirbt an Erschöpfung“ und das **„natürliche Ende“**[51]. Obwohl Ferenczi in dieser Arbeit viele zentrale Themen der Beendigung – wie Timing, Ziele, Technik der Ziellosigkeit, Widerstand – anspricht, sind seine Ausführungen ähnlich vorläufig und unbeholfen, allgemein, widersprüchlich und vieldeutig wie die von Rank. Meiner Ansicht nach charakterisiert Ferenczi mit den Begriffen des „natürlichen“ Endes durch „Erschöpfung“ und der „endlosen Zeit“ der Analyse weniger den Trennungsprozess selbst und seine Dauer, sondern grenzt sich von Rank, seiner Art der einseitigen Terminsetzung und der begrenzten Therapiedauer ab.

Insbesondere heutige klassische Psychoanalytiker verstehen dagegen Ferenczis Begriff vom „natürlichen Ende“ als Begründung dafür, dass die psychoanalytische Therapie zeitlich ziellos verlaufen, ohne eine eigenständige Abschlussphase und ohne das aktive Zutun des Psychoanalytikers in einem natürlichen Prozess zu Ende gehen solle[52]. Trotz der späteren Kritik Freuds[53] an der allzu ziellos-abwartenden Haltung Ferenczis und seinem allzu kritiklosen therapeutischen Optimismus[54], benutzt die klassische Psychoanalyse heute diese Worte Ferenczis, seine Haltung zum Beenden, die Überbewertung der Ziellosigkeit und deren Folgen auf die Dauer der hochfrequenten Langzeitanalyse als Legitimation für die psychoanalytische Ausbildung und Praxis.

1932 hielt **Balint**[55] – ein Landsmann und Schüler Ferenczis – einen erst 1939 publizierten Vortrag zum Phänomen des „Neubeginnes“, in dem das Therapieende nur an einer Stelle einmal beiläufig erwähnt wird. Sein Artikel „Das Endziel der psychoanalytischen Behandlung“[56] befasst sich zwar mit therapeutischen Zielen; auf die Abschlussphase selbst geht er aber zu diesem Zeitpunkt immer noch nicht direkt ein. 1934 schrieb der Franzose **Laforgue** (1934) eine Arbeit über Widerstände beim Abschluss der Therapie und nahm zu früheren Arbeiten zur Beendigung Stellung.

1936 muss in London ein **Symposium** „Criteria of Success in Treatment“ stattgefunden haben[57], das von Jones, Brierly und Glover eröffnet wurde. Außer von Glover (ebd.) sind über diese Tagung aber keine weiteren Hinweise in Publikationen zu finden. Im selben Jahr wurde der 14. Internationale Psychoanalytische Kongress in Marienthal zur selben Thematik „Die Theorie der Therapeutischen Resultate“ abgehalten. Dort stellte **Freud**[58] eine seiner letzten Arbeiten „Die endliche und unendliche Analyse“ vor, so als wollte er selbst mit seinen Ansichten den weiterhin schwelenden Streit um diese Themen schlichten und den weiteren Weg weisen. Auch wenn er mehrfach auf die Beendigungsthematik kurz eingeht, ist das Hauptthema nicht der Trennungsprozess in der Abschlussphase, sondern Ziele und Grenzen der psychoanalytischen Therapie.

Neben Freud trugen noch viele andere bekannte Psychoanalytiker[59] ihre Ansichten zu Therapiezielen vor, die damals als entscheidende „Kriterien“ zur Beendigung angesehen wurden. Aus der Tatsache, dass sich kein Beitrag – nicht einmal der von Glover – mit Trennungsprozessen in der Abschlussphase befasst, wird das fehlende Bewusstsein oder das Schweigen zum ungelösten Dissens in der damaligen Psychoanalytikergeneration zur Beendigungsthematik zwei Jahre vor dem Tod Freuds indirekt deutlich.

Freud[60] setzt sich in seiner Arbeit **„Die endliche und unendliche Analyse“** zwar mit Zielen und Grenzen analytischer Therapien auseinander, aber er tut dies weniger in technik- und praxisbezogener, sondern vielmehr in theoretisch-abstrakter Hinsicht. Es sind nur wenige konkrete Hinweise auf die Bedeutung der Abschlussphase in der Praxis der psychoanalytischen Psychotherapie darin zu finden. Umso mehr benutzt er seine eigenen psychoanalytischen Theorien als Begründungen für Themen, die bei der Beendigung von Psychotherapien wesentlich sind. Immer wieder wägt er Widersprüche von immanenten Polaritätenpaaren gegeneinander ab – wie Endlichkeit und Unendlichkeit der Psychoanalyse, innerer Prozess und äußere Realität, erreichbare und unerreichbare Ziele, aktive und passive Technik. Auch wenn er sich mit der Bedeutung des Themas der Terminsetzung, der Dauer der Psychoanalyse, mit Therapiezielen, Therapieergebnissen, Lehranalyse und Reanalyse befasst, bewegen sich seine Formulierungen zum Beenden häufig in einer metaphorisch-abstrakten, manchmal auch platttrivialen Form wie: „Wie immer man sich theoretisch zu dieser Frage stellen mag, die Beendigung der Analyse ist, meine ich, eine Angelegenheit der Praxis. Jeder erfahrene Analytiker wird sich an eine Reihe von Fällen erinnern können, in denen er rebus bene gestis vom Patienten dauernd Abschied genommen hat.“[61]. In diesen Worten kommt – wahrscheinlich von Freud ungewollt – die Geringschätzung der therapeutischen Praxis zum Ausdruck, für die Freud außer diesem kurzen Hinweis kein Wort mehr übrig hat.

Nur der sachkundige Leser kann die kritische Auseinandersetzung Freuds mit Ferenczis und Ranks Haltungen zum Beenden erkennen, die nur in kurzen Andeutungen enthalten sind. Freud entwertet Ranks Art der Terminsetzung als „heroisches Mittel“[62] sowie seine kurze Therapiedauer („ein Rest jener ungeduldigen Geringschätzung“[63]). Er kritisiert Ferenczis technische Variationen („vergeblichen therapeutischen Bemühungen“[64]), seine Ausführungen zum Einfluss der Persönlichkeit des Psychoanalytikers in der Therapie[65], seine zu hohen Erwartungen an therapeutische Veränderungen („Die Erwartungen der Optimisten“[66]) wie auch seine unvollständige Lehranalyse bei ihm selbst[67].

Freud warnt dezidiert vor den Gefahren von zu kurzer Dauer und von zu hohen Erwartungen an kurz- und langfristige Erfolge und weist auf die Begrenztheit des therapeutischen Einflusses, insbesondere auch in Lehranalysen, hin. Bezieht man Freuds Aussagen auf die seit dem Zweiten Weltkrieg praktizierte psychoanalytische Therapie und Lehranalyse, dann erscheinen seine eigenen Worte wie die prophetischen Sätze eines weisen Mannes, der die zukünftige Entwicklung vorhersieht und davor warnt. Die klassische Psychoanalyse von heute aber hat diese Warnungen Freuds bisher nicht ernst genommen, sondern nur als die pessimistische Sicht eines alten und kranken Mannes abgetan. Jahrzehntelang ist diese Arbeit Freuds[68] nur von wenigen Analytikern beachtet worden[69]. Dagegen wird sie regelhaft von allen Psychoanalytikern zitiert, die über die Bedeutung von Trennungsprozessen in der Abschlussphase geschrieben haben.

Erst 50 Jahre nach Erscheinen von Freuds „Die endliche und unendliche Analyse" beginnen sich die psychoanalytischen Gesellschaften allmählich wieder auf Tagungen und in Publikationen mit dieser Arbeit zu befassen[70]. Aber in keiner der genannten heutigen Publikationen wird auf Trennungsprozesse in der Abschlussphase eingegangen oder gar zu Dauer und Frequenz von psychoanalytischen Therapien Stellung genommen. Das heutige psychoanalytische Establishment ist mit Trennungsprozessen beim Beenden noch weniger befasst, als es die Pioniere der Psychoanalyse Freud, Ferenczi und Rank waren.

1937 hielt Melitta **Schmideberg** (1938) – eine Tochter und umstrittene Kritikerin M. Kleins – vor der Britischen Psychoanalytischen Gesellschaft in London einen interessanten, aber nur selten zitierten Vortrag „After the Analysis...", in dem neben der Beendigungsthematik viele kritische Bemerkungen zur damaligen Psychoanalyse benannt sind. Der Londoner Psychoanalytiker **Glover**, der kurze Zeit in Lehranalyse bei Schmideberg gewesen war, führte im selben Jahr (1938) eine Umfrage zur therapeutischen Praxis von ausgebildeten Psychoanalytikern durch. Die Ergebnisse dieser Umfrage publizierte er in seiner unbekannten Arbeit erstmalig 1940. Aber erst mit dem erneuten Abdruck in seinem 1955 erschienenen Lehrbuch „Technique of Psychoanalysis"[71] wurden diese Ergebnisse der Umfrage zur Kenntnis genommen. Vor allem den von den befragten Psychoanalytikern oft nur als „intuitiv" benannten Umgang mit dem Beenden scheint Glover als empörend empfunden zu haben, weil er das als Ausdruck von fehlender fachlicher Kompetenz seiner psychoanalytischen Kollegen beim Beenden ansah.

Aus den genannten Publikationen von **Balint**, **Glover** und **Schmideberg**[72] wird erkennbar, dass sich in London Ende der 30er Jahre mehrere Psychoanalytiker mit der Beendigungsthematik aktiv beschäftigten. Seit 1938 waren auch Freud und seine Tochter Anna im Exil in London. 1939 starb Freud in London. Aus dem erst posthum veröffentlichten, in London geschriebenen kurzen Kapitel „Die psychoanalytische Technik" (Kap. VI. im „Abriß der Psychoanalyse"[73]) wird deutlich, dass auch Freud sich mit dem Beendigungsthema befasste. In einem Satz geht er vielsagend, in verdichteter und abgemessener Form auf therapeutische Ergebnisse ein: „Wir sind nicht enttäuscht, sondern finden es durchaus begreiflich, wenn wir zum Schluß kommen, daß der Endausgang des Kampfes, den wir aufgenommen haben, von quantitativen Relationen abhängt, von dem Energiebetrag, den wir zu unseren Gunsten beim Patienten mobilisieren können, im Vergleich zur Summe der Energien der Mächte, die gegen uns wirken."[74].

Nach Freuds Tod entbrannten in London heftige theoretische Auseinandersetzungen („Controversary Discussions"), die sich an den persönlichen Animositäten der beiden Kontrahentinnen **Anna Freud** und **Melanie Klein** kristallisierten[75]. Als leibliche Tochter verteidigte A. Freud das Erbe ihres Vaters, während Klein sich als eigentliche psychoanalytisch-theoretische Tochter von Freud verstand. Inzwischen waren die beiden psychoanalytischen Zentren Berlin und Wien durch den Nationalsozialismus und den Zweiten Weltkrieg seit Anfang der 40er Jahre praktisch ausgelöscht und von den Instituten in London und New York abgelöst worden[76].

Glover war als Vorsitzender der Britischen analytischen Gesellschaft in die Streitigkeiten in London verstrickt. Ähnlich wie Balint, A. Freud und Schmideberg war er gegen den zunehmenden Einfluss der Klein'schen Anhänger, die die Institutionalisierung der psychoanalytischen Ausbildung und eine immer längere Dauer der Lehranalyse anstrebten. Er verstand sich ebenfalls als Anhänger und Verteidiger der Sichtweisen von S. Freud[77], was aber von Klein und ihren Anhängern nicht geteilt wurde, weil sie sich selbst aus anderen Gründen als die eigentlichen klassischen Psychoanalytiker ansahen.

Wie schon Ende der 20er Jahre vertiefte sich die Spaltung innerhalb der psychoanalytischen Gemeinschaft zwischen den Befürwortern der zeitlichen Ziellosigkeit eines „natürlichen" Endes einerseits und andererseits den Psychoanalytikern, die für die aktive und in einer Abschlussphase vorbereitete Beendigung der Psychoanalyse eintraten. 1944 führte Glover eine Abstimmung herbei, mit der er den Einfluss der Anhänger von Klein ausschalten wollte. Als er wider Erwarten bei dieser Abstimmung unterlag, trat er aus der Britischen Gesellschaft aus und wurde Mitglied der Schweizer Gesellschaft, obwohl er weiterhin als Psychoanalytiker in London praktizierte[78]. Seine Gegner – Klein und ihre Anhänger – diffamierten und entwerteten ihn in fachlicher und persönlicher Hinsicht durch Rufmord[79], so wie es anderen Dissidenten vor ihm auch schon widerfahren war. Der Londoner **Ernest Jones** (1948) – ein früher Weggefährte und der erste Biograf Freuds, nach dessen Tod der erste Vorsitzende der Internationalen Psychoanalytischen Vereinigung (IPV) – verfasste 1948 eine Arbeit über die Ziele von psychoanalytischen Therapien und drückt nur indirekt durch Auslassung und Nicht-Benennung aus, dass ihn die Abschlussphase und die Londoner Kontroversen über dieses Thema nicht interessieren.

Obwohl der in London kaltgestellte Glover wie im analytischen Exil lebte, geht er im Vorwort seines Lehrbuches[80] mit keinem Wort auf sein persönliches und fachliches Schicksal in London ein, so als wolle er niemand anschuldigen oder anklagen. Ähnlich wie Roazen (2000) habe ich den Eindruck, dass Glover als Gentleman bemüht war, sich nicht zu rächen für das, was ihm angetan worden war. Heute erscheinen diese Psychoanalyse-internen Konflikte in London insofern gelöst, als die unterschiedlichen drei Fraktionen – Kleinianer, Freudianer und Middle-Group – in London friedlich unter dem gemeinsamen Dach der klassischen Psychoanalyse vereint sind[81]. Erstaunlich ist aber, dass beispielsweise im englischsprachigen Buch von Sandler und Dreher (1996) diese Konflikte der 40er Jahre nur kurz gestreift werden, aber an keiner Stelle auf die historische Bedeutung und Entwicklung dieser Konflikte und Spaltungen für die heutige psychoanalytische Ausbildung und Praxis hingewiesen oder dies gar detailliert ausgeführt wird. Werden die damaligen Konflikte heute verschwiegen, weil sie immer noch wirksam und ungelöst aktiv sind?

Im Unterschied zu London wurden Glover und seine Umfrage auch zur Beendigung in den USA zu dieser Zeit beachtet[82], zumal dort schon in den 40er Jahren Psychotherapeuten über die Beendigungsthematik schrieben. Die erste, ziemlich umfassende Darstellung der Abschlussphase ist im bis heute immer wieder nachgedruckten amerikanischen Lehrbuch von **Allen** (1942) „Psychotherapy with Children" zu finden. Ausgehend von der psychoanalytischen Kinder-und-Jungendlichen-Therapie schreibt Allen in einem immerhin 31-seitigen Kapitel „The Ending Phase of Therapy"[83] sowie auf mehreren weiteren Seiten des Buches in allgemein verständlicher Diktion zu Phänomenen und Aspekten der Abschlussphase, wie sie in jeder Psychotherapie zu beobachten sind. Da er nicht auf eine therapeutische Schule, Theorie oder Technik festgelegt oder eingeengt ist, kann er als der erste Autor bezeichnet werden, der den Trennungsprozess in der Abschlussphase aus schulenübergreifender Sicht behandelt. Er betont insbesondere das therapeutische Ziel der Beendigung[84], den Prozesscharakter der antizipatorischen Abschlussphase[85], Trennungsängste[86], Widerstände, Rückkehr von Symptomen, Trennungsambivalenz[87], die Bedeutung des Therapieplanes beim Beenden und der Vereinbarungen für die postterminale Zeit sowie andere technische Details. Da sein Beendigungskapitel von den kommenden Psychoanalytikern, die zur Abschlussphase geschrieben haben, nicht erwähnt oder zitiert wird[88], sind die seiner Zeit weit vorausgehenden Ausführungen bisher wohl unentdeckt geblieben. Er teilt dasselbe Schicksal wie Rank vor ihm, den er zwar nicht in dieser Hinsicht, aber in anderem Zusammenhang mehrfach zitiert. Ihre Haltung zum Beenden war zu ihrer Zeit nicht-konsensfähige Avantgarde innerhalb der Psychoanalyse und Psychotherapie.

Das Lehrbuch von **Lorand** (1946) „Technique of Psychoanalytic Therapy" enthält ein 10-seitiges Kapitel zur „Termination"[89], in dem er auf die Umfrageergebnisse Glovers (1940) hinweist. 1949 fand in New York erstmalig ein Treffen der analytischen Gesellschaft zum Thema „Termination of Analysis" statt[90]. Kurz darauf wurde 1949 ein weiteres Symposium „On the Criteria for Termination of Psychoanalysis" in London veranstaltet, dessen kurze Beiträge im International Journal of Psychoanalysis 31 (1950) abgedruckt sind[91]. Als entscheidendes Kriterium zur Beendigung wurde damals vor allem das Erreichen von Therapiezielen als Voraussetzung für die Terminsetzung angesehen.

Balint[92] benennt als einziger in seinem Beitrag „Über die Beendigung der Psychoanalyse" an einer Stelle andeutungsweise, ja sybillinisch den Konflikt zwischen den Kontrahenten: „Interessanterweise sind die Analytiker, die die reife Genitalität nicht für die einfache Summierung eines bunten Gemisches von sexuellen Teiltrieben, sondern für eine Funktion per se halten, auch bereit, Gesundheit als ein ‚natürliches' Gleichgewicht und die Beendigung der psychoanalytischen Kur als einen ‚natürlichen' Prozeß zu betrachten. Im anderen Lager dagegen hält man ziemlich einstimmig die Gesundheit, die Beendigung der Analyse und die reife Genitalität für parallele Resultate eines Zusammenspiels zahlreicher Kräfte, Tendenzen und Einflüsse und die Annahme eines alle beherrschenden ‚natürlichen' Prozesses nicht für berechtigt"[93]. Obwohl Balint schon 1948 und erneut 1954[94] offen seine Kritik an der langen Dauer der Lehranalyse („Supertherapie") veröffentlichte, spricht er an dieser Stelle ebenfalls nicht direkt aus, was er über die Dauer, die Ziellosigkeit und das fehlende Ziel der Beendigung der analytischen Therapie denkt.

Bei dem Symposium 1950 in London fehlen neben Allen insbesondere Glover und Lorand als Psychoanalytiker, die sich mit dieser Thematik schon zuvor befasst und darüber publiziert hatten. Obwohl A. Freud die Ansichten Glovers und Balints partiell geteilt haben muss, findet sich von ihr ebenfalls kein Beitrag zum Symposium 1949 in London. Im Unterschied zu Klein und ihren Anhängern hat sie ihre Ansichten dazu nicht öffentlich mitgeteilt und sie nicht offensiv als Machtinstrument eingesetzt.

Von **A. Freud** (1968) gibt es nur eine Publikation zur Beendigungsthematik: 1957 hielt sie einen Vortrag zur „Beendigung der Behandlung bei Kinderanalysen", der aber erst 1970 veröffentlicht wurde[95]. Im von Sandler et al. (1980) herausgegebenen Buch „Kinderanalyse – Gespräche mit A. Freud" sind einige weitere Aussagen von ihr in einem gesonderten Unterkapitel wiedergegeben[96].

Auch in den USA, wohin seit 1933 viele deutschsprachige Psychoanalytiker inzwischen emigriert waren, meldeten sich seit den 50er Jahren zunehmend Psychoanalytiker mit Arbeiten zum Beenden zu Wort – parallel zur zunehmenden Kritik an der wachsenden Institutionalisierung der Psychoanalyse, zur Verschulung der Ausbildung und der damit einhergehenden Forderung nach zunehmender Dauer der Lehranalyse[97]. Psychoanalytiker, die offene Kritik an der Psychoanalyse äußerten, waren nicht selten Kritiker des natürlichen Endes und betonten die Bedeutung der Abschlussphase[98]. Dass beispielsweise Benedek in den 40er Jahren klinische Studien zu psychischen Reaktionen auf Trennung durch Tod und Trauma durchgeführt hat, ist nur bei Bowlby[99] zu lesen. Ähnlich wie Balint, A. Freud und Glover in England hatten diese Psychoanalytiker in den USA den Mut, sich auch kritisch zu bestimmten Aspekten der Psychoanalyse öffentlich zu äußern, obwohl sie überzeugte Psychoanalytiker waren und blieben.

Fenichel schrieb 1953 einen Fallbericht über die Abschlussphase und **Orens** (1955) über die Bedeutung der Terminsetzung in der Abschlussphase. Im psychotherapeutischen Lehrbuch des amerikanischen Verhaltenstherapeuten **Wolberg** (1954) aus dieser Zeit findet sich sogar ein 18-seitiges Kapitel „Goals in Terminating Treatment"[100], in dem er auch zur Praxis des Beendens Stellung nimmt.

Die wichtigsten und grundlegendsten Ausführungen zum Beenden finden sich im Lehrbuch von **Glover** (1955) in zwei insgesamt fast 30-seitigen Kapiteln „The Terminal Phase"[101]. Seine entschiedene und klare Haltung zur Abschlussphase kommt verdichtet in einem immer wieder in englischsprachigen Arbeiten zur Beendigungsthematik erwähnten Satz am besten zum Ausdruck: „Es ist zweifelhaft, ob eine psychoanalytische Behandlung überhaupt stattgefunden hat, wenn sie keine Abschlußphase hat."[102].

Obwohl Glover schon seit der Umfrage Ende der 30er Jahre der Praxis der Psychoanalytiker im Umgang mit dem Beenden kritisch gegenübergestanden haben muss, publiziert er erst 1955 eigene Thesen zur Abschlussphase. Aber ebenso wie seine Vorgänger benennt er die Kritik an der seiner Meinung nach undifferenzierten Haltung der meisten Psychoanalytiker zur Abschlussphase nicht offen und direkt, sondern sie ist nur indirekt erkennbar: mit seiner These, dass der Psychoanalytiker dafür verantwortlich ist, dass der Patient gut vorbereitet in einer Abschlussphase die Therapie beendet, widerspricht Glover erstmalig der undifferenzierten Haltung zur Abschlussphase, die damals bei den meisten Psychoanalytikern herrschte – insbesondere auch bei den Referenten des Symposiums in London 1949[103]. Der Umgang des Psychoanalytikers mit dem Beenden in der Abschlussphase ist also für Glover der vielzitierte „Prüfstein"[104] für die gesamte Behandlung.

Da in keiner der durchgesehenen Arbeiten darüber berichtet wird, wie damals die psychoanalytischen Kollegen auf die Thesen von Glover reagierten, kann ich nur meine eigenen Vermutungen mitteilen: ich glaube, dass Glovers Thesen vor allem in den USA und England sofort als Bedrohung erlebt und in psychoanalytischen Kreisen sehr intensiv diskutiert wurden, weil sie alle bisherigen Ausführungen dazu – insbesondere die Beiträge des Symposiums in London 1949 – in den Schatten stellten. Ähnlich wie die früheren Thesen von Rank haben die von Glover spätere Arbeiten beinflusst, auch wenn darauf nicht immer direkt Bezug genommen wird. Vor allem in den USA führte sein Ansehen vorerst zur Anerkennung und Weiterführung seiner Thesen, während sie in England und insbesondere auch im Nachkriegs-Deutschland ignoriert und verschwiegen wurden. Am Ende des 20. Jahrhunderts werden meiner Ansicht nach weltweit – auch in den USA – Glovers Thesen zum Beenden von der heutigen klassischen Psychoanalyse als überholt und dissident angesehen. Dies wird aber nicht offen ausgesprochen, sondern kommt – wie so oft – nur indirekt durch Auslassungen zum Ausdruck. Beispielsweise fehlen Glovers Beendigungskapitel sogar in der ausführlichen Literaturzusammenstellung zur Beendigung von Frank (1999).

2.2 Englischsprachige psychoanalytische Literatur von 1956 bis 1966

Nur 6%[105] aller englisch- und deutschsprachigen, auf die Beendigung fokussierten Arbeiten und Kapitel sind in diesem Zeitraum seit Glovers Beendigungskapiteln erschienen. Da seit den 50er Jahren die Anzahl an englischsprachigen Publikationen deutlich überwiegt – von 1956 bis 1966 ist nur eine deutsche Arbeit von Ruffler[106] zu finden –, werde ich die englischsprachige Literatur ab 1956 im Folgenden getrennt von der deutschsprachigen besprechen.

Parallel zu den weltweiten Wirschaftskrisen der Nachkriegszeit und den beginnenden Folgen des kalten Krieges zwischen den kommunistischen und kapitalistischen Ländern der MacCarthy-Zeit begann sich in den USA eine rigide Ich-Psychologie zu etablieren, die sich als die „klassische" Psychoanalyse verstand[107]. Während dieser Zeit scheint sich vor allem in den USA eine Spaltung in Gegner und Befürworter der Abschlussphase zu formieren.

Menninger/Holzman (1958) nehmen in ihrem Lehrbuch im 26-seitigen Kapitel „Der Abschluß"[108] zu Beendigungsprozessen ausführlich Stellung. Dabei schließen sie sich dezidiert der Sichtweise Glovers (1955) an. Dagegen reflektiert **M. Kramer** (1959) über die unendliche Fortsetzung des psychoanalytischen Prozesses in Form einer selbstanalytischen Funktion nach dem Therapieende. Nur indirekt durch Auslassung ist erkennbar, dass sie damit dem Sinn einer Abschlussphase widerspricht und somit zur Fraktion der Gegner der Abschlussphase gehört. 1959 hält **Loewald** einen 1962 erstmalig publizierten Vortrag „Verinnerlichung, Trennung, Trauer und Über-Ich"[109], in dem er die Bedeutung von Trennungsprozessen beim Beenden hervorhebt. **Hall/Wallerstein** (1960) berichten über operationale Probleme von empirischen Untersuchungen beim Beenden von Psychotherapien.

1960 und 1961 publiziert der Londoner Psychoanalytiker **Bowlby** (1960, 1960b, 1961) seine ersten Arbeiten über den Trauerprozess und eine erste kurze Arbeit über Ethologisches und Objektbeziehung (1960a). In seiner bis heute unübertroffenen Arbeit „Die Trennungsangst" (1960) geht es aber nicht um den Trennungsprozess am Therapieende, sondern nur um Trennungsreaktionen von Kindern, die Eltern durch Tod verloren hatten. **Lipton** (1961) schreibt einen kurzen Artikel über die letzte Stunde, während **Wallach** (1961) bei einem kinderanalytischen Fall über das Ende als Verlust nachdenkt. Ebenfalls 1961 berichtet **Pfeffer** (1961, 1963) über eine Follow-up-Studie und schreibt 1963 einen Artikel über die Bedeutung des Psychoanalytikers nach dem Ende. Mehrfach streift **Myerson** (1963) in seinem Aufsatz über die Assimilation unbewussten Materials auch die Beendigung. **Fleming/Altschul** (1963) erwähnen in ihrer Arbeit über Trauern und psychoanalytische Veränderung die Reaktivierung von Trennungstraumata in der Abschlussphase.

Die erste Monografie über das Beendigungsthema „The Termination of Intensive Psychotherapy" wird vom analytisch-orientierten Psychotherapeuten **Edelson** (1963) publiziert und von Wallerstein[110] rezensiert (s. Kap. 2.6.1).

In einem Artikel diskutiert **Kestemberg** (1964) spezielle Trennungskonflikte bei einer schweren Charakterneurose. **Miller** (1965) geht in zwei langen Falldarstellungen auf die Rückkehr von Symptomen in der Terminalphase der Psychoanalyse ein. **Gray** (1965) berichtet vom Panel „Limitations of Psychoanalysis". Der Franzose **Nacht** (1965) schreibt einen Artikel im International Journal of Psychoanalysis zu Kriterien und zur Technik bei der Beendigung der Psychoanalyse. In dieser Arbeit wird der Konflikt zwischen den Lagern schon in den ersten Sätzen angesprochen: „When may we consider that an analysis is terminated? It might seem that natural good sense would provide the answer: the analysis is terminated when the patient is cured."[111]. 1966 publiziert **Dewald** eine erste Arbeit über die Reaktionen mehrerer Patienten auf die einseitige Terminsetzung (Forced Termination) durch ihn wegen Umzuges. Im ersten Satz dieses Artikels schreibt er erstaunlicherweise, dass die Indikation zur Terminsetzung und die verschiedenen damit einhergehenden Phänomene in der klinischen Praxis allgemein bekannt seien[112]. Allein daraus wird indirekt deutlich, dass er zu den Befürwortern der Abschlussphase gehört.

Im selben Jahr schreibt **Fleming** (1966) ein 30-seitiges Kapitel „The Supervisory Process: End phase" in dem von ihm und Benedek herausgegebenen Lehrbuch „Psychoanalytic Supervision"[113]. Im Sammelband des ersten Panamerikanischen Kongresses für Psychoanalyse finden sich im Teil III vier Arbeiten mit anschließender Diskussion zur „Termination of Analysis": **Toledo/Grinberg/Langer** (1966) schreiben über die Beendigung der Lehranalyse[114], **Ekstein** (1966) zum Durcharbeiten beim Beenden[115] und **Parres/Ramirez** (1966) allgemein zur Beendigung[116]. Als Diskussionsbeitrag ist ein Statement von **Kohut**[117] zur Beendigung der Lehranalyse abgedruckt[118].

Der bekannteste Artikel aus diesem Band wurde aber der von **Rangell** (1966) „An Overview over the Ending of Analysis", der bis heute in den meisten amerikanischen Arbeiten zum Beenden als Grundlagenarbeit zitiert wird. Es gelingt ihm, die Spaltung der Lager zu überwinden, indem er gegensätzliche Pole integriert. Er betont einerseits die Bedeutung der Abschlussphase, nennt Kriterien für ihren Beginn, geht auf technische Besonderheiten und spezifische Aspekte wie die Terminsetzung, die selbstanalytische Funktion und die postanalytische Phase ein.

Andererseits bestätigt er die Gegner, indem er die individuelle Unterschiedlichkeit, die Unvorhersagbarkeit und Eigendynamik des Trennungsprozesses sowie die Fortdauer von Übertragungsreaktionen im Unterschied zur Übertragungsneurose nach dem Therapieende betont. Während er die Fragebogenaktion Glovers und einige andere Arbeiten zitiert, lässt er andere wichtige Arbeiten aus – wie die von Lorand, Glover, Menninger/Holzman sowie die Monografie von Edelson[119]. Trotz der die gegensätzlichen Positionen versöhnenden Haltung Rangells wird aus diesen, meiner Ansicht nach gezielten Auslassungen deutlich, dass interne

Konflikte auf verändertem Niveau weiterbestanden. Dass Frank (1999) sogar in seiner Literaturübersicht zum Beenden die amerikanische Arbeit von Rangell (1966) nicht zitiert, verstehe ich als Hinweis auf die auch heute noch bestehenden, ungelösten Dissenzen um Theorie und Praxis des Beendens.

2.3 Englischsprachige psychoanalytische Literatur von 1967 bis 2002

Immerhin 63%[120] aller Arbeiten und 82%[121] aller englischsprachigen auf die Beendigung fokussierten Arbeiten stammen aus diesem Zeitraum. Während zwischen 1950 und 1979 die Anzahl der Arbeiten zur Beendigung in der englischsprachigen Literatur nur 19%[122] beträgt, wird in den kommenden 22 Jahren (1980 bis 2002) eine für den einzelnen Leser kaum mehr überschaubare Anzahl von Arbeiten dazu publiziert. Da ich in den folgenden Kapiteln des Buches auf viele Arbeiten immer wieder im entsprechenden inhaltlichen Kontext detailliert eingehen werde, habe ich an dieser Stelle nur eine zeitliche Chronologie und die thematischen Schwerpunkte der von mir durchgesehenen Arbeiten zusammengestellt, die sich mit diesem Thema gezielt befassen. In den vielen Publikationen finden sich wichtige und interessante Aufarbeitungen zur Beendigungsthematik, die eine Vielzahl von Teilaspekten beleuchten und benennen. Die Literatur zur Beendigungsthematik in psychotherapeutischen Ausbildungen sowie deren Darstellung in Lehrbüchern ist im Kapitel 14 dieses Buches gesondert zusammengestellt.

Firestein[123] und **Novick**[124] scheinen diejenigen Psychoanalytiker in den USA zu Beginn des 21. Jahrhunderts zu sein, die sich am intensivsten mit der Beendigungsthematik befasst und sie in gewissem Maße konzeptualisiert haben. Meine in diesem Buch dargestellten Konzepte zur Abschlussphase stimmen mit ihren weitgehend überein. Neben Ranks[125], Glovers (1955) und Rangells (1966) Ausführungen ist der prägende Einfluss der Monografie von Firestein (1978) „Termination in Psychoanalysis" unübersehbar (s. Kap. 2.6.2).

Sehr häufig zitiert werden auch die Arbeiten von **E. Ticho** (1972), der über Lebens- und Therapieziele beim Beenden schreibt, und seiner Frau **G. Ticho** (1967), die eine Arbeit über die Bedeutung der Selbstanalyse geschrieben hat.

Bowlby (1973) stellt in seinem Buch „Trennung" ebenso wie in seinen anderen Arbeiten keinen Bezug zur Abschlussphase in der Therapie her. Es ist das zweite Buch einer zusammengehörigen Trilogie[126], in der Bowlby seine Bindungstheorie darstellt, die von empirischen Beobachtungen der Trauer nach dem Tod eines Elternteils bei Säuglingen und Kindern ausgeht. Schon seit den 60er Jahren vermutete Bowlby, dass Trauer- und Trennungsprozesse des Menschen ähnlich wie beim Tier einen instinkthaft determinierten Charakter und Verlauf haben (s. Kap. 1.1). Obwohl Bowlby als englischer Arzt und ausgebildeter Psychoanalytiker[127] das Sowohl-als-Auch von kognitiv-behavioralen und psychodynamischen Einflüssen für die Psyche immer wieder in seinen Arbeiten betonte, obwohl er trotz aller Kritik an der Freud'schen Psychoanalyse[128] ihre besondere Bedeutung hervorhob, wurde er in den USA als Dissident von der psychoanalytischen Gesellschaft wegen seiner schulenübergreifenden Haltung ausgeschlossen[129]. Auch wenn es ein Anliegen Bowlbys war, der klassischen Verhaltenstherapie das psychoanalytische Denken nahezubringen[130], wurde er dort ausschließlich wegen seiner auf Realität, Verhalten und Bindung bezogenen Haltung angenommen. Erst im Laufe der 90er Jahre sind seine Leistungen als früher Säuglings- und Bindungsforscher allgemein anerkannt[131]. Aber seine schulenübergreifenden Sichtweisen und seine Thesen zum Trennungsprozess werden auch heute noch weitgehend ignoriert, und die jeweiligen therapeutischen Richtungen befassen sich nur isoliert mit denjenigen Teilaspekten, die ihre jeweiligen Anschauungen bestätigen. Sein psychotherapeutisches Schicksal ist also vergleichbar mit dem von Rank und Glover.

Im zweiten Band des Lehrbuches „The Technique of Psychoanalysis and Psychotherapy" schreibt **Langs** (1974) ein fast 80-seitiges praxisorientiertes Kapitel „The Terminal Phase and After"[132]. Ebenso wie Glovers (1955) Lehrbuch ist das von Langs (1974) bis heute nicht ins Deutsche übersetzt worden. Er zitiert aber weder die Arbeiten von Balint, noch Glover, Menniger/Holzman oder Rangell. 1977 geht **Kohut** in seinem Buch „Die Heilung des Selbst" – im selben Jahr ins Deutsche übersetzt – erneut auf das Thema des Beendens ein (S. 119–125) und schildert ausführlich die Beendigungsphase einer psychoanalytischen Behandlung (S. 19–66). **Luborsky** (1984) hat in seinem Lehrbuch „Einführung in die analytische Psychotherapie" ein kurzes Kapitel „Beendigung der Behandlung"[133] eingefügt.

Der Argentinier **Etchegoyen** (1991) schreibt in seinem Lehrbuch „Fundamentals of Psychoanalytic Technique" auf insgesamt 22 Seiten drei Kapitel zu „Theories of Termination", „Clinical Aspects of Termination" und „The Technique of Termination of Analysis"[134]. Es erscheinen fünf Monografien zur Beendigungsthematik: der psychoanalytisch orientierte Psychiater **Kupers** (1988) benennt in seinem nur selten zitierten Buch „Ending Therapy" interessante Aspekte aus der Praxis des Beendens und hebt die Bedeutung von äußerer Realität hervor (s. Kap. 2.6.5); in dem von **Schmukler** (1991) herausgegebenen Sammelband werden Fallberichte von Kinder-und-Jugendlichen-Psychoanalysen dargestellt (s. Kap. 2.6.6); die Italienerin **Simone** (1994) dagegen betont als klassische psychoanalytische Praktikerin in ihrem Buch „Ending Analysis" die Bedeutung intrapsychischer Trennungsprozesse (s. Kap. 2.6.7); von der Engländerin **Leigh** (1998) erscheint das Buch „Referral and Termination Issues for Counsellors", in dem das Beendigungsthema aus der Sicht des nicht-therapeutischen Beraters umrissen wird (s. Kap. 2.6.8); ebenfalls aus England kommt das Buch von **Murdin** (2000) „How much is enough?", in dem die Beendigungsthematik aus der Sicht der psychoanalytisch orientierten Psychotherapeutin in schulenübergreifender Hinsicht, auch bezüglich des Counselling, dargestellt wird (s. Kap. 2.6.9).

Aus wiederholten Panelberichten in den USA wird deutlich, dass das Beendigungsthema in diesem Zeitraum von Interesse war (s. Anhang, Tab. 4).

Zwei Hefte von **psychoanalytischen Zeitschriften** aus den Jahren 1982 und 1997 befassen sich gezielt mit der Thematik „Termination": im Heft 3 der Psychoanalytic Inquiry 2 (1982) und im Heft 2 der Psychoanalytic Psychology 14 (1997) werden insgesamt 17 Vorträge von Symposien zur Thematik abgedruckt. Im Heft 45 (1985) der Zeitschrift „The American Journal of Psychoanalysis" werden Vorträge und Diskussionen des Symposiums „Separation and Loss: Clinical Issues" abgedruckt. Die Abschlussphase selbst wird aber in keinem der Beiträge erwähnt. Aus diesen Panelberichten und Artikeln kann man die verwirrende und zugleich spannende Meinungsvielfalt und -unterschiedlichkeit zu den jeweiligen Partialaspekten erkennen. Zugleich aber wird deutlich, dass es in den USA trotz der Menge an Publikationen keinen Konsens und kein anerkanntes systematisches Konzept zum Beenden der Psychotherapie und Psychoanalyse zu geben scheint, sondern jeder Autor seine persönliche Sichtweise, seine eigenen Erfahrungen mit jeweils persönlich ausgewählten Literaturhinweisen darstellt. Die vielen Einzelfalldarstellungen sind kaum vergleichbar, und Daten werden so gut wie nicht benannt, während schwer nachvollziehbaren, metaphorisch-blumigen psychoanalytischen Abstraktionen umso häufiger viel Platz eingeräumt wird.

1999 erscheint eine Übersichtsarbeit von **Frank** (1999) „Termination Revisited", die auf den ersten Blick wie eine umfassende analytische Literaturaufarbeitung zur Thematik wirkt. Aber bei genauer Durchsicht wird ihre Unvollständigkeit und Begrenztheit erkennbar. Es werden weitgehend nur Artikel aus gängigen analytischen Zeitschrifen zum Stichwort „Termination" genannt, wie sie in Computerdateien für jeden zugänglich sind. Darüber hinausgehende wichtige Arbeiten, vor allem aus Büchern, fehlen und scheinen weder bekannt noch gelesen zu sein – wie insbesondere die von Rank, Lorand, Glover, Rangell, Langs, Kupers, Etchegoyen und Simone[135]. Dass die Abschlussphase von klassischen Psychoanalytikern bis heute ignoriert wird, ist beispielsweise auch aus den Arbeiten von **O. Kernberg**[136] erkennbar, den schon Bowlby[137] wegen seiner negativen Haltung zu Realität und Verhalten kritisiert. Auch im über 400-seitigen Buch von **Linehan** (1993) zur dialektisch-behavioralen Therapie der Borderline-Störung (s. Kap. 7.1) gibt es nur 2½ Seiten zur Beendigung der Therapie.

Sehr häufig werden mehrere empirische **katamnestische Untersuchungen** von Psychoanalytikern im Zusammenhang mit der Beendigungsthematik zitiert, die seit den 60er Jahren zunehmend in den USA durchgeführt wurden[138]. Studiert man aber diese Arbeiten, dann wird deutlich, dass nur fünf Autorengruppen[139] die Abschlussphase selbst untersuchen, während die acht anderen nur katamnestische Follow-up-Untersuchungen durchführen, die später als ein halbes Jahr, oft Jahrzehnte danach stattfinden. Obwohl von diesen katamnestischen Gesprächen auf die Therapie und ihre Beendigung rückgeschlossen wird, ist meiner Ansicht nach das Thema dieser Studien nicht die Beendigung sondern das Langzeitergebnis. Aus diesem Grund wurden diese Arbeiten nicht in die Tabelle 1 (Anhang) aufgenommen.

Insgesamt sind die Ergebnisse der Studien nur wenig vergleichbar, meist gehen sie auf nur wenige Fälle zurück, häufig sind die Therapeuten Ausbildungskandidaten[140], manchmal sind die Patienten Kandidaten in Lehranalyse[141]. Auch drei weitere empirische Studien zur Beendigung von Kurztherapien[142] und analytisch-orientierter Psychotherapie bei schweren Störungen[143] sind in der Begrenztheit ihrer Ausführungen wenig weiterführend. In allen genannten empirischen Studien wird nicht zwischen einer kurzen postterminalen Anpassungsphase im Anschluss an die letzte Stunde und dem posttherapeutischen Langzeitverlauf unterschieden. Ganz im Gegenteil wollen Schachter und Mitarbeiter[144] den Jahre später erfolgenden Rekontakt mit dem früheren Therapeuten in Follow-up-Gesprächen als Teil der Gesamttherapie ansehen, weil dabei oft Übertragungen reaktiviert würden[145].

Eine besondere Studie ist der **Consumer-report**[146], obwohl dort der Trennungsprozess in der Abschlussphase nur am Rande gestreift wird. Über eine Zeitschrift wurden ehemalige Patienten per Fragebogen nach ihrer Einschätzung zur abgeschlossenen Psychotherapie befragt. Eine deutliche Mehrheit der Patienten war mit dem Ergebnis der Therapie zufrieden, wenn sie selbst den Zeitpunkt und die Art des Beendens beeinflussen konnten und nicht vorgegeben bekamen.

2.4 Deutschsprachige psychoanalytische Literatur von 1956 bis 2002

23%[147] aller auf die Beendigung fokussierten Arbeiten und Kapitel seit 1956 sind in deutscher Sprache verfasst. Im Vergleich zu den USA gibt es in der deutschsprachigen Literatur deutlich weniger, vereinzeltere und nur schwer auffindbare Arbeiten zu Beendigungsprozessen. Eine Entwicklung zeitlicher Phasen ist nicht erkennbar. Die jeweils eingenommene Position zum Beenden erscheint zufällig und von persönlichen Haltungen und Erfahrungen abhängig.

Mehrere primär englischsprachige Arbeiten wurden ins Deutsche übersetzt[148]. Es gibt drei Arbeiten, die von amerikanischen Autoren nur in deutscher Sprache geschrieben sind[149]. Dagegen habe ich keine einzige Arbeit gefunden, die vom Deutschen ins Englische übersetzt worden ist, und nur eine einzige[150], die von einem deutschen Autor in englischer Sprache publiziert worden ist.

Die inhaltliche Konsistenz und Qualität der Arbeiten ist ähnlich wie in den USA sehr unterschiedlich: neben einigen hervorragenden Literaturaufarbeitungen[151] gibt es wenig fundierte Allgemeinarbeiten, die nur Teilaspekte oder persönliche Erfahrungen benennen. Obwohl Arbeiten aus dem englischsprachigen Bereich zitiert werden, scheinen die Breite der Literatur in den USA sowie die historischen Zusammenhänge weitgehend unbekannt zu sein. Bei **Eickhoff** (1975) kommt die eigene, nicht gelöste, möglicherweise nicht bewusste Widersprüchlichkeit folgendermaßen zum Ausdruck: „Es wird gelegentlich beteuert, das Thema (der Beendigung, Anm. der Verf.) sei ein Stiefkind der Literatur. Ein Versuch, sie zu resümieren, zeigt aber sofort, daß es so gründlich bearbeitet ist, daß kaum etwas übrigbleibt, als Bekanntes oder mindestens im Schrifttum Auffindbares zu paraphrasieren“[152].

Ruffler (1958/1959) schreibt eine sehr ausführliche Literaturarbeit „Kriterien für die Beendigung der psychoanalytischen Behandlung“, in der er die Arbeiten von Lorand, Glover, Balint[153] und den Referenten des Symposiums

1949 in London[154] verarbeitet. Trotz dieser gründlichen Literaturaufarbeitung gelingt es ihm aber nicht, sich von der verwirrenden Vielzahl an unterschiedlichen Einzeldetails zu lösen und übergeordnete Strukturen zu entwickeln.

Stern – ein New Yorker Psychoanalytiker – geht in seinem 1972 publizierten deutschen Artikel „Trauma, Todesangst und Furcht vor dem Tod" auch kurz auf die Bearbeitung dieser Ängste in der Abschlussphase ein. Im Lehrbuch von **Dührssen** (1972) gibt es ein kurzes Kapitel „Zum Endziel der psychoanalytischen Behandlung"[155], wobei auch das Beenden erwähnt wird. 1975 publiziert **Eickhoff** einen Artikel „Probleme der Beendigung psychoanalytischer Behandlungen". **Klauber** (1977) schreibt über „Analysen, die nicht beendet werden können" und **Grotjahn** (1977) ein Kapitel „Probleme des Therapieabschlusses"[156] in seinem Buch über Gruppentherapie. Der deutsche Kindertherapeut **Zauner** (1979) streift in seinem kurzen Artikel „Abschied von der Jugend" auch die Beendigung der Therapie und nennt Literatur dazu. In ihrem Artikel über die negativ therapeutische Reaktion geht **Grunert** (1979) auch auf die Beendigung der Therapie kurz ein.

1981 werden zwei Übersichtsarbeiten zur Beendigung publiziert vom Schweizer **Parin**[157] und dem Österreicher **Leupold-Löwenthal**[158]. Kurz danach schreibt **Bräutigam** (1983) eine wenig strukturierte Arbeit über die Behandlungsführung in der Eröffnungs- und Abschlussphase. Die Arbeit von **Bassyouni** (1984) „Die Beendigung des psychoanalytischen Prozesses" ist mehr auf intrapsychische metapsychologische Überlegungen als auf die Abschlussphase selbst bezogen. **Kutter** (1985) berichtet kurz über eine Arbeitsgruppe zum Thema „Beendigung des psychoanalytischen Prozesses".

1986 erscheint die erste Monografie zur Beendigung von **Stoltzenberg** (1986) „Wann ist eine Psychoanalyse beendet?" (s. Kap. 2.6.4).

Hohage et al. (1987) berichten über die inhaltsanalytische Untersuchung einer Einzelfallstudie über die Veränderung emotionaler Einsicht in Anfangs- und Abschlussphase, während **Senf** (1988) die Ergebnisse von Psychotherapien im Rückblick betrachtet, ohne auf die Abschlussphase gezielt einzugehen. **Schellart** (1990) befasst sich mit der Rolle der Adoleszenz beim Analysenende und der Holländer **Goudsmit** (1990) mit der Beendigung der psychoanalytischen Behandlung. In Verbindung mit der Suchttherapie schreibt **Lindner** (1991) über „Trennung, Abschied, Trauer". In den beiden Lehrbüchern von **König** (1991, 1994) ist jeweils ein etwa sechsseitiges Unterkapitel „Endphase" enthalten. Kein Hinweis auf Beendigungsprozesse am Therapieende ist zu finden in den Artikeln von **Papadakis** (1995) über die Internalisierung des Realitätsprizips, von **Daser** (2000) über das Ende von Kurztherapien, von **M. Schmidt** (1996) zu „Ungetrenntheit und Endlosigkeit" und von **Zimmermann** (1997), der über die Zeit als Determinante des psychoanalytischen Rahmens beim Tod des Analytikers schreibt. Sogar **Bruns** (1988, 1991) reflektiert Trennung und Separation in seinen beiden Arbeiten zum Abschied vorwiegend in metapsychologischer Hinsicht, während der Trennungsprozess in der Abschlussphase eher beiläufig gestreift wird.

Im dritten Band des psychoanalytischen Lehrbuchs von **Mertens** (1991) findet sich ein kurzes Kapitel „Beendigung der Analyse"[159]. **Markert** (1992) publiziert einen Artikel „Das Ende der gruppenanalytischen Behandlung". 1995 schreibt **Behrens** (1995) „Der Beendigungstraum", ohne aber auf die Abschlussphase selbst direkt einzugehen. **Steiner** (1995) setzt sich mit dem „Wenig bedachten Therapieende" auseinander, **Rippe** (1995) mit der Abschlussphase einer psychoanalytischen Therapie.

Im psychotherapeutischen Lehrbuch von **Reimer** et al. (1996) ist ein ausführliches, praxisorientiertes Kapitel „Die Beendigung der Therapie"[160] zu finden. 1996 erscheint das Buch „Zerreißproben" von **Rieber-Hunscha** (1996), in dem die Abschlussphase eine zentrale Rolle spielt, und zwar im Kapitel „Die Abschlußphase in der psychoanalytischen Ausbildung"[161] sowie im 60-seitigen Kapitel „Die Abschlußphase der psychoanalytischen Psychotherapie"[162]. Im DPV-Kandidaten-Heft 51 (1999) werden zwei Beiträge zur Beendigungsthematik gedruckt von Rieber-Hunscha (1999) zur „Angst des Analytikers vor dem Ende der Therapie?" und von **K. Müller** (1999) „Zur Beendigung von Behandlungen". Im selben Jahr publizieren **H. Schulz** et al. (1999) eine empirische Studie über Behandlungsabbrüche in der stationären psychosomatischen Rehabilitation.

Ebenfalls 1999 erscheint das Heft 4 (1999) der Zeitschrift **Kinderanalyse**, in dem fünf Beiträge zum Beendigungsthema abgedruckt sind[163]. **Rieber-Hunscha** (2000) schreibt einen weiteren Artikel zur Angst vor dem Therapieende und **Junkert-Tress** et al. (2000) über den Behandlungsabbruch. Anfang 2001 erscheint das Buch von **Müller-Ebert** (2001) „Trennungskompetenz – Die Kunst Psychotherapien zu beenden" (s. Kap. 2.6.10). Ähnlich wie Viorst (1982) berichtet die Autorin über Interviews mit Therapeuten verschiedener Schulen zur Beendigungsthematik. Im selben Jahr erscheint ein Artikel von **Auchter** (2001) „Über das Beenden von Psychoanalyse", in dem das Ausblenden dieses Themas in Ausbildung und Praxis der Psychoanalyse offen ausgesprochen wird. Im selben Jahr wird von **Donaubauer** et al. (2001) eine empirische Studie „Früher und später Abbruch stationärer Psychotherapie" publiziert. Kurz vor Abschluss dieser Arbeit erschien der von **Diederichs** (2002) herausgegebene Sammelband „Die Beendigung von Psychoanalysen" (s. Kap. 2.6.11) und ein empirischer Fallbericht von **Milch** et al. (2002) über Trennungserfahrungen eines Diabetes-Patienten während der stationären Therapie.

Auf der Jahrestagung der DGPT 1998[164] zum Thema „Trennungen" finden sich so gut wie keine Hinweise auf Trennungsprozesse in der Therapie selbst; mein eigener Beitrag „Angst des Analytikers vor dem Ende der Therapie?" fand nur in einer Arbeitsgruppe Platz, wurde deswegen nicht im Tagungsband abgedruckt, sondern an anderer Stelle[165].

Ähnlich wie zur Zeit der 60er Jahre in den USA werden in der BRD seit Beginn der 90er Jahre, ausgelöst durch finanzielle Engpässe im Gesundheitswesen und Druck der Kostenträger, zunehmend **katamnestische Studien** von Psychoanalytikern durchgeführt[166]. Ebenso wie in den USA sind bei den bekannten Studien verschiedene psychoanalytische Schulen und ihre Gesellschaften die Auftraggeber[167]. Trotz des hohen wissenschaftlichen Anspruches und Niveaus erscheinen diese Arbeiten wie in den USA auf psychoanalytische Therapie begrenzt und in der Zielorientierung einseitig interessengebunden[168]. Es wird mit hohem Kostenaufwand das versucht zu beweisen, was die Interessen ausschließlich der eigenen Schule und Gesellschaft bestätigt. Damit wird längst Bekanntes – wie die Wirksamkeit der psychoanalytischen Therapie – wiederholt[169]. Die Abschlussphase und das Beenden selbst finden bei diesen Studien keine besondere Beachtung, sondern werden höchstens beiläufig gestreift.

Seit Anfang 2002 scheint bei Psychoanalytikern in der BRD das Bewusstsein zu erwachen, wie wichtig das Beendigungsthema für die Psychoanalyse ist. Ende März 2003 fand eine kleine **Tagung** unter dem Motto „Angst und Übertragung" in Kassel statt, die **von Lacan-orientierten Psychonalytikern** veranstaltet wurde. Obwohl bei zwei Themenkomplexen die Beendigung im Titel mit einbezogen war, kam dazu von den Referenten wenig Substanzielles und Konzeptualisiertes, zumal keiner der Referenten über diese Thematik publiziert hatte. Während die bekannten Worte von Freud und Ferenczi zum Beenden wiederholt genannt wurden – wie das „natürliche" Beenden als „eine Angelegenheit der Praxis" –, wurden weder Zitate dazu von Lacan angeführt, noch die Praxis von Lacan und heutigen Lacanianern diskutiert – wie die Verkürzung der Therapiestunde durch den Psychoanalytiker[170], seine besondere Passivität und sein umfassendes Schweigen[171]. Ähnlich wie bei der späteren DPV-Tagung (s. u.) bezogen sich viele der von den verschiedenen Referenten genannten Fallvignetten auf die Situation, dass der Patient vorzeitig die Therapie beenden möchte. Bei allen Referenten wurde eine einseitige und unkritische Haltung für eine möglichst lange Dauer der Therapie erkennbar, die jede vorzeitige Beendigung undifferenziert als Abbruch und Drama erlebt – wie sie auch bei den meisten heutigen Psychoanalytikern zu finden ist. Eine Referentin (J. Prasse) ging in ihrem Beitrag sogar so weit, dass sie das Ziel des Beendens dezidiert als unethisch bezeichnete.

Kurz vor dem Abschluss dieses Buches fand die **Frühjahrstagung der Deutschen Psychoanalytischen Vereinigung (DPV)** 2003 in Stuttgart unter dem Motto „Gegenübertragung und Beendigung der Behandlung" statt[172]. Es wurden dabei meine schon seit 1996 mehrfach formulierten Thesen über den Umgang von Psychoanalytikern mit der Beendigung bestätigt: DPV-Psychoanalytiker haben zwar im Einzelfall viel zu Trennungsprozessen zu sagen, aber sie haben kein theoretisches und technisches Konzept zu Trennungsprozessen in einer Abschlussphase und kennen nicht das Ziel einer rechtzeitigen und gut vorbereiteten Beendigung. Denn „eine vollständige Analyse erwarten wir nur bei einer natürlichen Beendigung. Sie ist ein Ideal, das wir anstreben und das wir als innere Orientierung brauchen, von dem wir aber in den meisten Behandlungen Abstriche machen müssen“[173]. Sie gehen davon aus, dass das allgemeine Konzept des psychoanalytischen Prozesses dafür ausreichend sei, und lehnen den Sinn einer speziellen Abschlussphase ebenso wie jegliche Zielorientierung ab. In seinem öffentlichen Vortrag ging Beland[174] so weit, jede Zielorientierung des Psychoanalytikers – wie das Ziel des Beendens – als von außen kommende „Gewalt“[175] am Patienten[176] anzudeuten, die unvereinbar mit psychoanalytischen Prinzipien sei. Auch wenn dies nicht so direkt gesagt wurde, kam diese negative Haltung zum Beenden in vielen Vorträgen indirekt zum Ausdruck. Das Faktum, dass kein einziger Referent dabei war, der sich gezielt mit dieser Thematik befasst und darüber publiziert hatte, verstehe ich ebenfalls als Signal dieser Haltung. Ist das bewusste Absicht der Gesellschaft und der Veranstalter oder Unwissen, Ignoranz oder gar Folge kollektiver unbewusster Abwehrmechanismen?

In den drei Hauptvorträgen und den meisten Koreferaten, die ich hören konnte, wurden in detaillierten, sehr langen und weitgehend auf intrapsychische Prozesse bezogenen Falldarstellungen viele Aspekte der Abschlussphase indirekt erwähnt. Es gelang den Referenten aber nicht, die auf Trennung, Beendigung und Verlust fokussierten Beobachtungen fallübergreifend herauszuarbeiten und zu konzeptualisieren. Bei keiner Falldarstellung wurde ausführlich über die Abschlussphase berichtet. Bei keinem Beitrag wurden die vielen vorliegenden psychoanalytischen Publikationen zu Beendigungsprozessen erwähnt, sondern höchstens punktuell einzelne Arbeiten genannt. Es wurde zwar viel über die vom Patienten ausgehende Gegenübertragung im Analytiker bei Trennungsgedanken des Patienten gesprochen, aber nur selten wurde auf eigene, nicht-bewusste kollektive Trennungskonflikte des Psychoanalytikers eingegangen, die insbesondere durch die zementierte psychoanalytische Haltung für Ziellosigkeit und gegen Endlichkeit bedingt sind („Eigenübertragung“[177]). Nur in drei Koreferaten (Hohage, Schneider, Zwiebel) wurde auf die kollektive Verleugnung von Realität und Begrenzung sowie auf Fragen der Finanzierung und Psychotherapie-Richtlinien hingewiesen.

Viele Themen der Abschlussphase, die in diesem Buch bearbeitet werden, wurden gar nicht erwähnt – wie insbesondere die Lösung von Übertragungen, der spezifische, stufenweise Verlauf der Abschlussphase, die Bewältigung von Verlustgefühlen, Trennungsambivalenz, Lösung von Ambivalenz durch Prioritätensetzung, Entscheidung zur Terminsetzung, Bedeutung von Zeit, von Gewöhnung, von Selbstständigkeit, von den letzten Stunden, der postterminalen Phase und der spezifischen Paradigmenveränderung weg von Ziellosigkeit hin zu Zielorientierung, die Notwendigkeit von technischer Flexibilität und vieles andere mehr.

2.5 Psychoanalytische Therapierichtungen

Insgesamt 97 %[178] aller auf die Beendigungsthematik fokussierten Arbeiten sind von psychoanalytischen Autoren verfasst. Da es inzwischen eine Vielzahl unterschiedlicher psychodynamisch-psychoanalytischer Therapierichtungen gibt, habe ich die englisch- und deutschsprachigen psychoanalytischen Arbeiten zur Beendigungsthematik im Folgenden nach einzelnen Richtungen getrennt zusammengestellt (nach absteigender Anzahl). Es wird dadurch erkennbar, dass die verschiedenen psychoanalytischen Schulen sich zwar mit dem Beendigungsprozess befassen, dass aber allen gemeinsam die fehlende fallübergreifende Konzeptualisierung der Abschlussphase und das Verharren in persönlichen Erfahrungen und Einschätzungen ist. Die einseitige und unkritische Haltung zur möglichst langen Dauer der analytischen Therapie wird aus allen Arbeiten deutlich und scheint heute von allen analytischen Schulen prinzipiell als unabdingbares therapeutisches Ziel angesehen zu werden. In den durchgesehenen Publikationen ist keine Arbeit zur Beendigung aus Lacan'scher Sicht enthalten (s. Anhang, Tab. 1 u. 2). Bei der 2003 von Lacanianern veranstalteten Tagung (s. Kap. 2.4) wurde aber dieselbe Haltung wie bei anderen Psychoanalytikern zur zeitlichen Begrenzung und zur Ziellosigkeit deutlich. Dies wird auch aus der Patienten-Sicht einer Lacan'schen Analyse von Gunn[179] bestätigt (s. Kap. 2.6.12). Es ist eine Aufgabe der Zukunft, dass die einzelnen psychoanalytischen Richtungen sowohl Gemeinsames als auch Trennendes beim Beenden ausarbeiten und sich darüber hinaus auch für technische und ethische Konzepte, die sie mit anderen therapeutischen Richtungen teilen, schulenübergreifend öffnen.

2.5.1 Klassische Psychoanalyse

70%[180] aller analytischen auf die Beendigung fokussierten Arbeiten wurden von Psychoanalytikern verfasst, die ich wegen ihrer Freudianischen Orientierung als klassisch bezeichnet habe. Da die heutige Praxis von Kleinianischen Psychoanalytikern – möglichst unbegrenzte, lange Therapiedauer, Ausschließlichkeit des Prinzips der Ziellosigkeit und intrapsychischer Prozesse – dem entspricht, was mit der Praxis der klassischen Psychoanalyse gemeint ist, sind Arbeiten von Kleinianischen Psychoanalytikern darin enthalten.

Die besondere Bedeutung des Beendigungsthemas wird zwar als „Achillesferse"[181] der Psychoanalyse bezeichnet. Aber die meisten Psychoanalytiker lehnen es bis heute ab, den besonderen Stellenwert der Abschlussphase im therapeutischen Prozess anzuerkennen. Für sie sind psychische Trennungsvorgänge ausschließlich die Folge von intrapsychischen, unbewussten Separationsprozessen, während sie den besonderen Einfluss der Realität – vor allem der zeitlichen – beim Beenden ignorieren oder höchstens abstrakt und getrennt von realen Bedingungen reflektieren. Trotz scheinbarer Toleranz und Offenheit dem Thema der Beendigung gegenüber[182] werden die Arbeiten derjenigen Psychoanalytiker, die die Bedeutung der Abschlussphase betonen, selten oder höchstens partiell zitiert, bleiben unrezensiert, damit unbekannt und wohl ungelesen. Aus diesem Grund gibt es innerhalb der Psychoanalyse bis heute kein einzelfallübergreifendes und systematisches Konzept zur Theorie und Technik von Trennungsprozessen in der Abschlussphase. Der Beendigungsprozess in der Abschlussphase ist also ein „Stiefkind" der Psychoanalyse geblieben.

Die negative Haltung zur Abschlussphase wird aber von Psychoanalytikern meist nicht offen angesprochen, sondern häufig mit dem von Ferenczi geprägten Begriff des „natürlichen Endes" umschrieben[183]. **Abend** (1988) warnt vor der Gefahr, die Bedeutung der Abschlussphase überzubewerten; **Goldberg** et al. (1985) sprechen von der Gefahr der „institutionalization of termination"[184]; **Rucker** (1993) vergleicht die Unendlichkeit der Analyse gar mit einer „marriage of psyches"[185]. **Marshall** (2000) spricht sich dezidiert gegen jede Zielorientierung von psychoanalytischen Therapien aus und entwertet die gesamte Literatur zur Abschlussphase. Manche Psychoanalytiker meinen sogar, dass die „imperfect termination"[186] der Normalfall bei psychoanalytischen Langzeittherapien sei, ohne sich darüber Gedanken zu machen, dass damit die psychoanalytische Therapie als Ganzes infrage gestellt wird. Ausgehend von der Kupfer-Gold-Metapher Freuds[187] idealisieren Psychoanalytiker bis heute ihre Theorie und Praxis, die für sie nur mit dem hochwertigen „Gold" vergleichbar ist, während jede andere Theorie und Praxis „nur" Psychotherapie ist und als minderwertiges „Kupfer" oder Legierung angesehen wird, bei der keine Bearbeitung von Trennung und Separation möglich sei[188].

Die Psychoanalytiker dagegen, die gegen das „natürliche" Ende der Therapie Stellung nehmen und die besondere Bedeutung der Abschlussphase am Therapieende anerkennen, sind innerhalb der Psychoanalyse eine nicht ernst genommene und ignorierte Minderheit[189]. Nur einige von diesen sprechen darüber hinaus direkt aus, dass in jeder Psychotherapie die Abschlussphase wesentlich ist[190]. Aber sogar die Befürworter der Abschlussphase setzen sich wie alle anderen nicht konkret mit der Dauer ihrer Therapien auseinander. In keiner ihrer Arbeiten wird das gestörte Zeitempfinden von Psychoanalytikern, ihre negative Haltung zu Begrenzung und Zielorientiertheit, ihre einseitige Fixierung auf Dogmen wie Ziellosigkeit, innere Einsicht, freie Assoziation und intrapsychische Prozesse und die sich daraus ergebenden negativen Folgen für das Therapieergebnis von psychoanalytischen Therapien reflektiert oder gar diskutiert. Auch wenn es inzwischen Vorschläge von bekannten Psychoanalytikern gibt[191], die klassisch psychoanalytische Ausbildung bezüglich der Dauer der Lehranalyse partiell zu reformieren, hinterfragen sie weder die Haltung zur Ziellosigkeit, zur Unbegrenztheit, zum Beenden oder zur Abschlussphase, noch die Sonderstellung der Psychoanalyse innerhalb der Psychotherapie[192].

2.5.2 Psychoanalytische Kinder- und -Jugendlichen-Therapie

15%[193] der psychoanalytischen Arbeiten wurden von psychoanalytischen Kinder-und-Jugendlichen-Psychotherapeuten verfasst. Damit haben sie nach der klassischen Psychoanalyse die meisten Arbeiten zu Beendigungsprozessen beigetragen.

Schon in den 40er Jahren schreibt **Allen** (1942) ein langes und erstaunlich umfassendes Kapitel zur Abschlussphase der Kinder-und-Jugendlichen-Psychotherapie, während die Pionierin der Kinder-und-Jugendlichen-Analyse **A. Freud** erst 1957[194] eine kurze, allgemeingefasste Arbeit dazu verfasste. 1969 wird von **Kohrman** über ein Panel „Problems of Termination in Child Analysis" berichtet; auch in dem von **Robbins** (1975) berichteten Panel wird diese Thematik berücksichtigt. Im Unterschied zur Arbeit von A. Freud[195] ist die Arbeit von **Abrams** (1978) „Termination in Child Analysis" ein erwähnenswerter Versuch, die Beendigungsthematik einzelfallübergreifend zu konzeptualisieren. Besonders hervorzuheben ist der von **Schmukler** (1991) herausgegebene Sammelband „Saying Goodbye" mit vielen Falldarstellungen zum Beenden von Kinderanalysen sowie das Heft 4 (1999) der deutschen Zeitschrift „Kinderanalyse", in dem fünf Artikel zur Beendigungsthematik abgedruckt sind[196].

In den meisten dieser Arbeiten bemühen sich die Autoren, Gemeinsamkeiten und Unterschiede zwischen psychoanalytischen Kinder-und-Jugendlichen- und Erwachsenen-Therapien herauszuarbeiten. Diese Abgrenzungskonflikte kennzeichnen die Geschichte der Kinder-und-Jugendlichen-Analyse in personeller, institutioneller, ausbildungsbezogener theoretischer und technischer Hinsicht[197]. Vor allem die veränderte Haltung zur Übertragungsfähigkeit des Kindes hat die Technik und den Umgang mit dem Beenden seit den 80er Jahren entscheidend geprägt. Da die Bearbeitung von Übertragung und Widerstand bei Kinder-und-Jugendlichen-Psychoanalysen inzwischen als ebenso essenziell wie bei der Erwachsenen-Psychoanalyse angesehen wird, ist ihre Dauer ähnlich lang und die Stundenzahl vergleichbar hoch[198]. Immer wieder wird auf die altersentsprechende Entwicklung der Trennungsfähigkeit des Kindes oder Jugendlichen bei der Beendigung hingewiesen: beim Kind sei eine Ablösung vom Therapeuten nur begrenzt möglich, weil die psychische Entwicklung noch im vollen Gange und das Kind noch real von den Eltern weiterhin abhängig ist. Das Beenden der Langzeitanalysen von Kindern und Jugendlichen scheint aus diesem Grund für die Therapeuten besonders schwierig und konflikthaft zu sein. Beim Adoleszenten dagegen ist die Ablösung am Therapieende dem Erwachsenen vergleichbar, obwohl sie durch die Kumulation von realen Trennungen belastet ist – wie von Primärobjekten, Schule, Studium, Ortswechsel (s. Kap. 3.3 u. 8.4).

2.5.3 Psychoanalytische Psychotherapie

6%[199] aller psychoanalytischen Arbeiten wurden immerhin aus der Sicht der psychodynamisch-psychoanalytischen oder psychoanalytisch orientierten Psychotherapie geschrieben.

Die klassische Psychoanalyse hat die therapeutischen Ergebnisse und Schriften der psychoanalytischen Psychotherapie vernachlässigt und in das nicht zitierungswürdige Abseits verbannt. Die ausführlichen Kapitel zur Beendigung in den Lehrbüchern von **Langs** (1974, 1982), die ebenso wie Glovers (1955) Lehrbuch bisher nicht ins Deutsche übersetzt wurden, werden sogar von amerikanischen Psychoanalytikern nur selten im Zusammenhang zitiert, ebenso wie die vergleichsweise kurzen Ausführungen von **Fromm-Reichmann** (1950), **Alexander/French** (1974), **Luborsky** (1984), **Schlesinger Silver** (1986), **Abarbanel** (1995) und **Elkind** (1995). Als psychoanalytisch orientierter amerikanischer Psychotherapeut schreibt **Kupers** (1988) eine Monografie „Ending Therapy", die aber leider ebenfalls selten von psychoanalytischen Autoren zitiert wird[200]. Ebenfalls aus der Sicht der psychoanalytischen Psychotherapie ist das Buch der Londonerin **Murdin** (2000) geschrieben. In der BRD gibt es inzwischen einige Arbeiten von analytischen Psychotherapeuten: **Dehe** et al. (1979), **Zauner** (1979), **Reimer** et al. (1996), **Rieber-Hunscha** (1996, 1999, 2000).

2.5.4 Psychoanalytische Kurztherapie

2 %[201] aller psychoanalytischen Arbeiten stammen von Kurztherapeuten[202]. Psychoanalytische Kurztherapeuten[203] gehen insgesamt wenig auf die Abschlussphase selbst ein, weil sie die gesamte Therapie durch den von vornherein festgelegten Endtermin als Abschlussphase verstehen[204]. Im Lehrbuch der Kurztherapie von **Strupp/Binder** (1984) gibt es immerhin ein kurzes Kapitel zum „Beenden"[205]. In den beiden Büchern zur Beendigung von **Kupers**[206] und **Murdin**[207] behandelt jeweils ein eigenes Kapitel das Beenden der Kurztherapie. In vier Arbeiten wird Kritik an der vom Therapiebeginn an starr und einseitig durch den Therapeuten festgelegten Terminsetzung der Kurztherapeuten geäußert[208].

Auch in der BRD gibt es mehrere Arbeiten zur psychoanalytischen Kurztherapie[209]. Die einzigen Autoren, die die Bedeutung der Abschlussphase in der analytischen Kurztherapie besonders betonen und ansprechen, sind Klüwer[210] und Scharff (1984, 1994). Für **Klüwer** wirkt sich die verabredete Stundenzahl organisierend auf tiefere, nicht-bewusste Ebenen aus. Er betont wiederholt die Bedeutung der „Beendigungskrise" im dritten Behandlungsabschnitt, den Widerstand des Patienten gegen das festgesetzte Ende, die abgewehrte Wut, Enttäuschung und Trauer darüber, dass die Therapie nicht weitergeht: die Gefahr für die positiven Therapieerfolge, wenn diese negativen Trennungsaffekte nicht erkannt und durchgearbeitet werden. In dem Artikel von **Scharff** zur Supervision bei 10-Stunden-Beratungen ist ein immerhin 6-seitiges Kapitel „Die Beendigungskrise" enthalten[211]. Wie Klüwer betont er die kritische Zuspitzung, Widerstand im letzten Drittel der Behandlung durch die unbewusste Inszenierung der Trennungskonflikte. Auch er hebt die negativen Affekte wie Trennungsangst, Enttäuschung, Wut, Entwertung und auch Ambivalenz hervor. Während Klüwer seine Beendigungserfahrungen mit der psychoanalytischen Kurztherapie nicht auf Trennungsprozesse in anderen Therapie-Settings bezieht, setzt Scharff (1984) die Beendigung bei der Kurzzeitberatung mit der bei Langzeittherapien gleich: Trennungskonflikte könnten sich „auch nach hundert oder tausend Stunden"[212] einstellen.

2.5.5 Psychoanalytische Gruppenpsychotherapie

Ebenfalls 2 %[213] aller durchgesehenen psychoanalytischen Arbeiten zum Beenden stammen von psychoanalytischen Gruppentherapeuten: **Kauff** (1977), **Powell** (1994) und **Yalom** (1970) aus den USA in englischer sowie **Grotjahn** (1977), **Markert** (1992) und **G. Wilke** (2002, in Diederichs) in deutscher Sprache.

2.5.6 Selbstpsychologie

2 %[214] aller psychoanalytischen Arbeiten sind von Selbstpsychologen verfasst. **Kohut** (1966) hat einen Diskusssionsbeitrag zur Beendigung

der Lehranalyse publiziert sowie in seinem Buch „Die Heilung des Selbst“ (1977) ein fast 50-seitiges Kapitel „Beendigung der Analyse narzißtischer Persönlichkeitsstörungen“ und ein weiteres Unterkapitel „Die Beendigung der Analyse und die Psychologie des Selbst“[215] geschrieben. Im Buch „Theorie und Praxis der psychoanalytischen Selbstpsychologie“ von **E. Wolf** (1988) ist ein 4-seitiges Kapitel zur „Beendigung der Analyse“ enthalten[216]. Ohne dezidiert auf die Abschlussphase zu verweisen, schreiben **Hagman** (1995) über den Tod des Selbstobjektes im Trauerprozess und **Knoblauch** (1995) über die Behandlung eines sterbenden Patienten. Dagegen befasst sich **Muslin** (1995) direkt mit der Beendigungsphase. In dem deutschsprachigen „Lehrbuch der Selbstpsychologie“ von **Milch** (2001) gibt es ein nur dreiseitiges, wenig informatives Unterkapitel zur Beendigung[217]. Dagegen ist der Beitrag von **Jaenicke**[218] zur Beendigung der Psychoanalyse aus selbstpsychologischer Sicht sehr umfassend.

2.5.7 Jung'sche Psychoanalyse

1 %[219] aller psychoanalytischen Arbeiten wurde von Jung'schen Psychoanalytikern geschrieben: die deutschsprachige Arbeit des Schweizers **Steiner** (1995) und die von **H. J. Wilke**[220] sowie die englischsprachigen Arbeiten von **Fordham** (1969) und von **Matthews** (1995). **C. G. Jung** (1958) selbst hat sich so gut wie gar nicht zum Beendigungsthema geäußert; nur in einer Arbeit zu Therapiezielen geht er kurz darauf ein[221].

2.5.8 Individualpsychologie (Adler)

Ebenfalls 1 %[222] aller analytischen Arbeiten wurden von Individualpsychotherapeuten, die von Adler ausgehen, verfasst: von **Stadtler**[223] und **Ohm**[224] sowie von **U. Lehmkuhl** et al.[225].

2.5.9 Ich-Psychologie

1 %[226] aller psychoanalytischen Arbeiten sind von psychoanalytischen amerikanischen Ich-Psychologen verfasst: **Blanck/Blanck** (1983, 1986) haben sowohl 1983 in ihrem Artikel wie auch in ihrem Buch „Jenseits der Ich-Psychologie“ im Kapitel „Beendigung der Behandlung“[227] über die Beendigungsthematik geschrieben. Der Artikel von **Y. Kramer** (1986) ist ebenfalls aus dieser Sicht verfasst.

2.6 Monografien und Sammelbände

Immerhin 3 %[228] aller auf die Beendigung fokussierten Arbeiten sind Monografien und Sammelbände. Das bisher nur in schwedischer Sprache erhältliche Buch zur Beendigungsthematik aus psychodynamischer Sicht von **Larsson Holmkvist** (2001) mit dem ins Deutsche übersetzten Titel „Glück kommt – Der Separationsprozeß des Patienten vom Therapeuten“[229] ist 2001 erschienen, konnte aber leider aus sprachlichen Gründen nicht in die Liste der Arbeiten dieses Buches zur Beendigung mit einbezogen werden. In diesem Buch stellt die Autorin die Ergebnisse ihrer empirischen Doktorarbeit vor. Mit Hilfe von semistrukturierten Interviews untersuchte sie 25 Patienten in den ersten sechs Monaten nach Beendigung einer Lang- oder Kurzzeittherapie. Sie stellte fest, dass immerhin 14 Patienten – also mehr als die Hälfte – diese Gespräche zu therapeutischen Zwecken brauchten und nutzen konnten, um den ungelösten Trennungsprozess beenden zu können[230].

Von den Autoren der Monografien und Sammelbände werden viele verschiedene Aspekte und Facetten des Beendens beschrieben, unterschiedlich gewichtet und verstanden. Bei allen Büchern ist die jeweilige Schulenzugehörigkeit ausschlaggebend für die dargestellte Bewertung und Gewichtung: sieben der insgesamt 12 Bücher sind aus psychodynamisch-psychoanalytischer, eines aus Kinder-und-Jugendlichenpsychoanalytischer, eines aus verhaltensorientierter, eines aus schulenintegrierender Sicht, eines aus der Sicht des Counsellors und eines aus der eines ehemaligen Patienten in psychoanalytischer Therapie geschrieben.

2.6.1 Marshall Edelson

Der Amerikaner Edelson (1963) schreibt als Erster ein Buch über *„The Termination of Intensive Psychotherapy"*[231]. Dieses Buch ist aus der Sicht des psychiatrisch-psychoanalytisch orientierten Psychotherapeuten geschrieben, der ähnlich wie Fromm-Reichmann insbesondere Patienten mit Schizophrenie und Borderline-Störung behandelt. Edelson sieht das Beenden als ein universales menschliches Erlebnis an, bei dem sämtliche Therapiethemen aktiviert werden. In einem gesonderten Kapitel befasst er sich mit narzisstischen Konflikten beim Trennungsprozess, die in Angst, Panik, Wut, Kampf um Reife und Unabhängigkeit und schließlich in Trauer zum Ausdruck kommen. Besonders hervorzuheben ist sein fast 20-seitiges Kapitel zu den letzten Stunden, dessen ausführliche und interessante Ausführungen zu diesem bisher wenig beachteten Aspekt der Abschlussphase bis heute unübertroffen sind.

Insgesamt erscheint Edelsons Buch aber wie der Versuch eines klassisch-psychoanalytischen Kandidaten, der sein Wissen im nicht-klassischen klinischen Umfeld anwendet. Es fehlt eine kritische Distanz und die Auseinandersetzung mit den Konflikten um die Beendigung innerhalb der Psychoanalyse. Dem Autor scheint es nicht bewusst zu sein, dass seine Ausführungen zur Beendigungsthematik trotz aller Schwächen des Buches eine seiner Zeit weit vorausgehende Pionierleistung darstellen. Wie aus der Rezension von Wallerstein (1966) erkennbar ist, hat die klassische Psychoanalyse ebenso wie Edelson selbst[232] als späterer klassischer Psychoanalytiker diesem Buch den gebührenden Stellenwert aus einer negativen Einstellung der Abschlussphase gegenüber abgesprochen. „The total affirmation of the book, often poetic, at times evangelical, is in no wise a new statement or even an notable restatement"[233]. Sein Buch wird auch in den USA nur selten zitiert und scheint weitestgehend unbekannt zu sein. Weltweit ist es nur einmal in der Washingtoner Library of Congress vorhanden. Erst viele Jahrzehnte später zitiert die englische psychoanalytische Kinder-und-Jugendlichen-Psychotherapeutin Wittenberg[234] einen Satz aus Edelsons Buch, das sie kurz als „kluges Buch" lobt.

2.6.2 Steven Firestein

1978 erscheint die Monografie des Amerikaners Firestein (1978) *„Termination in Psychoanalysis"*[235]. Schon 1966 während der Beendigung seiner eigenen Lehranalyse begann Firestein mit seiner empirischen Studie zur Beendigung der Psychoanalyse. Er untersuchte die Abschlussphase und den postterminalen Verlauf von acht Behandlungsfällen hochfrequenter Langzeitanalyse, die von Kandidaten in psychoanalytischer Ausbildung unter Supervision durchgeführt wurden. Begleitend zur Beendigung der Therapien führte Firestein Interviews mit den Therapeuten und den Supervisoren sowie ein Interview mit den Patienten nach Abschluss der Therapie. In seinem Buch werden diese acht Fälle von Firestein zusammenfassend dargestellt (Kap. 1–9). In allen Fällen werden spezifische Zeitpunkte der Abschlussphase herausgearbeitet – wie der Beginn der Abschlussphase, die Entscheidung zur Terminsetzung, die letzten Stunden –, mit der Psychodynamik des Patienten und des psychoanalytischen Prozesses, mit der Störung des Patienten, mit den Trennungserfahrungen der Therapeuten in der eigenen Lehranalyse verknüpft und diskutiert.

Obwohl von Firestein nicht direkt benannt, wird die individuelle Vielfalt und Varianz des Verlaufes der Abschlussphase ebenso deutlich wie ihre epigenetische Komplexität mit vielen Aspekten des Patienten und der gesamten Therapie. Auch wenn die Kandidaten noch unerfahrene Therapeuten sind, werden bei allen Fällen typische Muster von unterschiedlichen Verläufen von Trennungsprozessen erkennbar, wie sie in jeder Psychotherapie möglich sind: insbesondere das Pendeln zwischen Trennungswunsch und -angst, die affektiven Zuspitzungen, die Widerstandsentwicklung, die Verstärkung von Übertragung und Gegenübertragung, das Nebeneinander von regressiven und progressiven Bewegungen, das Ringen um die Terminsetzung, die Enttäuschung über unerreichte Ziele und Erwartungen, die erneute Zuspitzung in den letzten Stunden sowie die postterminale Anpassungsphase.

Im Kapitel 9 schildert Firestein seine fallübergreifenden Schlussfolgerungen zum Beendigungsprozess der Abschlussphase. In Form von 13 einzelnen Fragestellungen arbeitet er die grundlegenden Essentials der Abschlussphase heraus, obwohl eine systematische Strukturierung des Trennungsprozesses noch weitestgehend fehlt. Auch wenn die wissenschaftliche Qualität seiner empirischen Untersuchung, die Art seiner Darstellung sowie die Qualität der durchgeführten Therapien kritisch gesehen werden kann[236], hat es Firestein gewagt und geschafft, fallübergreifende Aspekte und Strukturen beim Trennungsprozess in der Abschlussphase in gewissem Maße und mehr als bisherige Autoren herauszuarbeiten. Man muss den Mut von Firestein bewundern, zu dieser Zeit offen über keineswegs nur erfolgreiche, sondern auch negative Therapieverläufe und -ergebnisse zu berichten. Damit kommt Firestein der Realität der therapeutischen Praxis näher als die meisten anderen Autoren, die häufig nur erfolgreiche Therapien darstellen[237].

Auch wenn sein Buch von klassischen Psychoanalytikern lange Zeit ignoriert, einseitig und interessengebunden entwertet wurde[238] und wird, gilt er heute als Pionier und Klassiker der Beendigungsthematik und wird fast immer im englischen Sprachbereich in diesem Zusammenhang genannt. Trotz aller erkennbaren Schwächen seiner Studien und seiner Darstellung haben seine Thesen bis heute Gültigkeit und stimmen in Vielem mit dem überein, was spätere psychoanalytische Autoren zur Abschlussphase geschrieben haben. Die Neuauflage dieses Buches erschien 2001 – jetzt mit dem Titel *„Termination in Psychoanalysis and Psychotherapy“* –, obwohl nur im Literaturteil der Text neu bearbeitet ist.

2.6.3 Otto van der Hart

In einem kleinen Buch mit dem Titel *„Abschied nehmen“*, das von dem Niederländer Hart (1981) herausgegeben ist, wird das gezielte Einsetzen von Abschiedsritualen am Ende der Psychotherapie aus der Sicht des verhaltens- und familien-therapeutisch arbeitenden Psychotherapeuten dargestellt. Der Autor wendet längerfristig vorbereitete, mit den Patienten gemeinsam entwickelte rituelle Handlungen in der letzten Therapiesitzung an, damit der Patient die Trennung, Verlust- und Trauergefühle bewältigen und akzeptieren kann. Auch wenn die Art der dort verwandten Symbolik eine andere als die psychoanalytische ist, sind rituelle Aspekte vor allem in den letzten Stunden vor dem Abschied auch in allen anderen Psychotherapien ganz allgemein von gewisser Bedeutung (vgl. Kap. 12). Trotzdem wird das Büchlein nur sehr selten in Arbeiten zum Beenden zitiert[239].

2.6.4 Eva Stoltzenberg

Die deutsche Autorin Stoltzenberg (1985) nennt ihr ebenfalls kurzes Buch *„Wann ist eine Psychoanalyse beendet?“*. Die Promotionsarbeit wird vom Doktorvater Fürstenau in einem Nachwort gewürdigt. Obwohl die wohl nicht-therapeutisch arbeitende Soziologin eine ähnlich herausragende Literaturaufarbeitung zur Thematik wie Ruffler (1958/59) und Firestein (1978) leistet, gelingt es ihr ebenfalls nur wenig, aus der Vielfalt der in der Literatur genannten Einzeldetails neue Strukturen zu entwickeln.

2.6.5 Terry Kupers

Der Amerikaner Kupers (1989) publiziert ein Buch mit dem Titel *„Ending Therapy“*[240]. Kupers ist ein psychoanalytisch-orientierter Psychiater und Psychotherapeut, der viele Aspekte der Abschlussphase herausarbeitet, die in den meisten anderen Arbeiten fehlen. Er kritisiert die hochfrequente Langzeitanalyse, weil sie den Patienten abhängig mache[241]. Auch die psychoanalytische Kurztherapie bringe den Patienten wegen der starren Terminfestlegung in eine autoritäre Abhängigkeit und Übertragungsbeziehung. Immer wieder betont er die Bedeutung der äußeren Realität neben den inneren Prozessen. Ich gehe davon aus, dass dieses interessante Buch von klassischen Psychoanalytikern deswegen ignoriert und nur selten zitiert wird. Erstaunlicherweise geht die klassische Psychoanalytikerin Simone (1994) auf Kupers in ihrem Beendigungsbuch ein.

2.6.6 Anita Schmukler

Die Amerikanerin Schmukler (1991) gibt die Beiträge einer Tagung 1989 zur Beendigung der Kinder-und-Jugendlichen-Analyse im Sammelband *„Saying Goodbye: A Casebook of Termination in Child and Adolescence Analysis and Therapy"* heraus[242]. In zehn Einzelbeiträgen werden ausführlich klinische Fälle von überwiegend hochfrequenter, mehrjähriger psychoanalytischer Kinder- und Jugendlichen-Langzeittherapie unter der Beendigungsthematik dargestellt. Viele wesentliche Aspekte und Details von unterschiedlich gelagerten Trennungsprozessen werden in diesen interessanten Falldarstellungen praxisnah beschrieben und reflektiert. In fünf weiteren Beiträgen wird die Thematik in theoretischer Hinsicht beleuchtet. Während die Falldarstellungen von überwiegend erfolgreichen psychoanalytischen Langzeittherapien wie Abschlussberichte von Kandidaten erscheinen[243], sind die theoretischen Beiträge von bekannten psychoanalytischen Kinder-und-Jugendlichen-Therapeuten verfasst. Trotz der anschaulichen Darstellung wird in keinem Beitrag die Dauer und Intensität der heutigen Therapien bezüglich einer zu langen Abhängigkeit in kritischen Entwicklungsphasen der Kindheit und Jugend hinterfragt. Der Sinn von begrenzter Dauer und bewusst limitierten Zielen in diesem Alter wird nicht direkt auf die Technik und das Setting bezogen[244]. Die Darstellung und Beachtung von posttherapeutischen Langzeitverläufen im Erwachsenenleben nach Therapien im Kindesalter wird nur von Samuel Weiss in seinem Beitrag aufgegriffen[245].

2.6.7 Gilda de Simone

Die Italienerin Simone (1994) schreibt das 1997 ins Englische übersetzte Buch *„Ending Analysis"*, das von einem Vorwort von Chassguet-Smirgel eingeleitet wird. Die praktizierende Psychoanalytikerin hat seit Mitte der 80er Jahre mehrere Arbeiten in italienischer Sprache zur Beendigungsthematik publiziert. Mit diesem Buch will sie nicht die breite Literatur zur Beendigung aufarbeiten, sondern möchte aus ihrer Sicht den inneren Trennungsprozess beim Beenden der psychoanalytischen Therapie in theoretischer und technischer Hinsicht beleuchten. Sie vertritt die typisch klassisch psychoanalytische Ansicht, dass der Trennungsprozess am Therapieende durch bisherige psychoanalytische Theorien ausreichend erklärt sei. Die Technik des Psychoanalytikers unterscheide sich in der Abschlussphase weder in inhaltlicher, noch in zeitlicher oder Setting-bezogener Hinsicht von allgemeinen psychoanalytischen Regeln. Obwohl sie sich zugleich von der klassisch psychoanalytischen Haltung zum „natürlichen" Ende distanziert, wird aus ihren Ausführungen nicht deutlich, in welcher Weise der Psychoanalytiker konkret Einfluss auf das Therapieende nimmt. Auch wenn sie von der Bedeutung der Zeit, der Terminsetzung in der „Concluding-phase" sowie in der postanalytischen Phase spricht, bleiben ihre Ausführungen im Wesentlichen bei metapsychologischen Abstraktionen der klassischen Psychoanalyse stehen. Sie betont wiederholt die Bedeutung der Integration immanenter Widersprüche beim Beenden; trotzdem gelingt es ihr nicht, den wichtigen Aspekt der Fähigkeit zur Ambivalenz in theoretischer und technischer Hinsicht herauszuarbeiten und in ihr Konzept des Trennungsprozesses zu integrieren. Trotz aller interessanten Ausführungen zur Thematik bleibt das Buch deswegen verworren und wenig übergreifend strukturiert.

2.6.8 Anna Leigh

Aus der Sicht des nicht-psychotherapeutischen Counselling schreibt die Engländerin Leigh (1998) das Buch *„Referal and Termination Issues for Counsellors"* (s. Kap. 2.8). Die Autorin ist praktizierende Counsellor sowie Lehrende in Counselling[246]. Ausschließlich praxisbezogen werden spezielle Themen von Überweisung und Beendigung beim Counselling benannt. Auch wenn die Autorin immer wieder darauf hinweist, dass Counselling sich von therapeutischer

Praxis und ihren Zielen unterscheidet – sie spricht beispielsweise vom „client" und nicht vom „patient" – greift sie ausschließlich auf bestehende unterschiedliche psychotherapeutische Modelle zurück, die sie jeweils eklektisch auswählt. Meiner Ansicht nach benutzt die Autorin als nur in geringem Maß psychotherapeutisch ausgebildete soziale Beraterin diese therapeutischen Modelle in populistischer Weise, um das davon unterschiedene eigene Handeln im Counselling zu legitimieren. Es wird daran deutlich, wie problematisch es werden kann, wenn nicht-therapeutische Ausbildungen von Psychotherapeuten geleitet und gelehrt werden[247], und wenn Laien zu psychotherapieähnlichen Tätigkeiten ohne eindeutige Abgrenzung ausgebildet werden und später selbstständig praktizieren können (s. Kap. 13 u. 15).

2.6.9 Lesley Murdin

Die englische Autorin Murdin (2000) nennt ihre Monografie *„How Much is Enough? Endings in Psychotherapy and Counselling"*. Sie ist eine psychodynamisch-psychoanalytisch orientierte Psychotherapeutin aus London, die sowohl in eigener Praxis als auch als Leiterin einer Ausbildung für Counselling arbeitet. Aus schulenübergreifender Sicht heraus möchte die Autorin den schwierigen und komplexen Prozess der Entscheidung zum Beenden der Psychotherapie in theoretischer, praktischer, technischer, ethischer und ausbildungsbezogener Hinsicht darstellen. Eine Vielzahl von Aspekten wird von ihr aufgeführt, die beim Beenden von Psychotherapie und Counselling wesentlich sind. Es gibt eigene Kapitel zu Zielen und Ergebnissen, Arten der Beendigung, Probleme beim Beenden, Gründe für das Beenden, zu Werten und Bewertung, ethischen Aspekten, zu den letzten Stunden sowie zu Ausbildung und Supervision. Immer wieder betont die Autorin, dass nicht nur der Patient sich beim Beendigungsprozess verändern muss, sondern auch der Therapeut sich flexibel adaptieren und zugleich aktiv steuern muss.

Am Beispiel des auf nur wenige Stunden befristeten Counselling und der Kurztherapie arbeitet sie die entwicklungsfördernde Wirkung von Zeitdruck und Begrenzung heraus. Obwohl diese und die meisten anderen von der Autorin angesprochenen Aspekte des Trennungsprozesses auch für alle anderen Psychotherapien mehr oder weniger Gültigkeit haben, klammert sie die psychoanalytische Therapie aus, weil Psychoanalyse ausschließlich mit der Ziellosigkeit arbeiten würde[248]. Damit übernimmt sie die von der klassischen Psychoanalyse vertretene Bewertung und Abgrenzung von Psychoanalyse und Psychotherapie. Obwohl die Autorin sich um Differenzierung der Beendigungsthematik bemüht, gelingt es ihr deswegen nicht immer, ihre eigenen Erfahrungen und Ansichten eindeutig und kontrovers gegenüber klassisch psychoanalytischen Sichtweisen zu vertreten. Mich erinnert die vorsichtige Darstellung der eigenen Sichtweisen an ähnliche Schwierigkeiten der tiefenpsychologischen Therapeuten in der BRD, die ebenso wie wahrscheinlich die Autorin von psychoanalytischen Lehrern ausgebildet wurden, die das Ziel der Ausbildung weder selbst gelernt hatten, noch praktizieren[249]. Als Folge der nicht gelösten Ambivalenz gegenüber der analytischen Identität verstehe ich die auch zu verschwommene Abgrenzung und Unterscheidung zwischen Psychotherapie einerseits und Couselling andererseits, wie es in ähnlicher Weise aus dem Buch von Leigh (1998) deutlich wird.

2.6.10 Johanna Müller-Ebert

Anfang 2001 erschien in der BRD das Buch von Müller-Ebert (2001) *„Trennungskompetenz – Die Kunst Psychotherapien zu beenden"*. Müller-Ebert ist die erste deutsche Autorin, die eine schulenvergleichende Darstellung der Beendigungsthematik in klinischer Hinsicht anstrebt. Ausgehend von semistrukturierten, persönlichen Interviews zur Beendigungsthematik mit einzelnen Psychotherapeuten verschiedener Richtungen (Psychoanalyse, Gestalttherapie, Gesprächstherapie, Verhaltenstherapie) schreibt die psychologische Psychotherapeutin und Leiterin eines psychotherapeutischen Ausbildungsinstitutes eine über 300-seitige Monografie zur Thematik der Beendigung. Ihr Ziel ist es, die verschiedenen Aussagen der jeweiligen Schulen in theoretischer, technischer und ausbildungsbezogener Hinsicht zu benennen, einander gegenüberzustellen und zu vergleichen. Vor allem aus der Sicht der therapeutischen Praxis spricht sie viele wesentliche Aspekte der Abschlussphase an, wie sie auch in dieser Arbeit zu finden sind. Für sie besteht das Ziel der Abschlussphase darin, dass der Patient eine „Trennungskompetenz" in der Beendigungsphase entwickelt. Die „Trennungskompetenz" des Therapeuten basiert auf seinem „Handlungsrepertoire" und seiner Technik beim Beenden.

Vor allem die von ihr befragten einsichtsorientierten Therapeuten kennen die Bedeutung der Trennungsthematik beim Beenden aus der Praxis und beklagen die fehlende Beachtung der Beendigungsthematik in ihrer psychotherapeutischen Ausbildung. Müller-Ebert stellt, ebenso wie ich auch, fest, dass die jeweilige Haltung und der Umgang mit dem Beenden in der Praxis von der jeweiligen psychotherapeutischen Schule abhängig ist. Sie versucht in gewissem Maße aus den verschiedenen Aussagen der befragten Therapeuten schulenübergreifende Thesen zur Praxis des Beendens herauszuarbeiten. Es gelingt ihr aber nur begrenzt, über die Beschreibung des Verhaltens des Therapeuten beim Beenden hinausgehende Strukturen von Trennungsprozessen zu entwickeln.

Es fehlen gänzlich konkrete empirische Daten der Interviews oder eigener Erfahrungen. Zwischen persönlicher Ansicht und Erfahrungen der Autorin, zwischen eigener therapeutischer Konzeptualisierung und erhobenen Daten sind häufig keine eindeutigen Differenzierungen erkennbar. Auch wenn interessante Details der schulenspezifischen Unterschiede deutlich werden, entsteht der Eindruck, dass persönliche Einzelmeinungen von Therapeuten verschiedener Schulen vorschnell auf schulenspezifische Unterschiede zurückgeführt und verallgemeinert werden. Trotz der ausführlichen Besprechung von psychoanalytischer Literatur zur Thematik ist die Literaturübersicht ebenso partiell wie bei allen anderen psychoanalytischen Arbeiten. Weder die Vielzahl der englischsprachigen Arbeiten, noch einige neuere, wichtige psychoanalytische Arbeiten zur Thematik werden genannt[250]. Obwohl die Therapeutenbefragung von Viorst (1982) ähnlich ist, wird diese Arbeit ebenfalls nicht zitiert.

2.6.11 Peter Diederichs

Kürzlich erschien der von Diederichs (2002) herausgegebene kleine Sammelband *„Die Beendigung von Psychoanalysen"*. Dies ist nach der Monografie von Stoltzenberg (1986), nach dem Buchkapitel zur Abschlussphase von Rieber-Hunscha (1996), nach dem Themenband zur Beendigung der Zeitschrift Kinderanalyse (7/1999) und nach Erscheinen des Buches von Müller-Ebert (2000) das erste Buch in der BRD, in der sich Psychoanalytiker gezielt mit dieser Thematik befassen. In kurzen Beiträgen äußern sich mehrere erfahrene Psychoanalytiker und Lehranalytiker verschiedener psychoanalytischer Gesellschaften und psychoanalytischer Richtungen zum Thema des Beendens von Psychoanalysen (Klassische Psychoanalyse, Jungianer, Adlerianer, systemisch-selbstpsychologische und psychoanalytische Kinder-und-Jugendlichen-Therapeuten). Praxisnah und zugleich theoretisch anspruchsvoll ist das Büchlein gut lesbar geschrieben. Es werden viele unterschiedliche Aspekte und Sichtweisen zu theoretischen und technischen Fragen aus unterschiedlicher Perspektive mitgeteilt. Wie in fast allen anderen psychoanalytischen Arbeiten zum Beenden benennen die einzelnen Autoren zwar ihre persönlichen Erfahrungen und Ansichten, aber eine darüber hinausgehende Konzeptualisierung des Trennungsprozesses in der Abschlussphase fehlt.

Trotz des mutigen Impetus, sich zu diesem bisher offiziell in der Psychoanalyse totgeschwiegenen Thema zu äußern, trotz der Vielzahl der angesprochenen Themen und der genannten Literatur, werden von meinem Kenntnisstand her deutliche Lücken erkennbar. Beispielsweise ist die genannte Literatur keineswegs vollständig, sondern beruht immer auf einer persönlichen Auswahl. Viele Themen, die ich für wesentlich in der Abschlussphase erachte, werden höchstens beiläufig gestreift – wie Angst vor dem Ende, Widerstand, Ambivalenz, Abhängigkeit. Trotz aller kritischen Einzeläußerungen verharren die Autoren in heutigen klassisch psychoanalytischen Dogmen: die Ziellosigkeit und intrapsychische Dynamik werden einseitig betont, während Realität und Verhalten ausgeblendet sind; die technische Aktivität des Psychoanalytikers wird heruntergespielt, während die Eigendynamik und unvorhersehbare individuelle Gestaltung des Trennungsprozesses überbewertet wird; das therapeutische Ziel von rechtzeitiger Beendigung wird ebensowenig benannt wie die ethisch bedeutsame Gefahr von pathologischer Abhängigkeit durch hochfrequente Langzeittherapien. Besonders enttäuschend ist es, dass es erfahrene Lehranalytiker auch an dieser Stelle nicht wagen, über die Bedeutung der Beendigung in der psychoanalytischen Ausbildung und die Folgen für die heutige Praxis offen nachzudenken. An dieser Stelle wird erkennbar, dass die thematische Auseinandersetzung mit dem Beenden bei diesen Autoren interessenabhängig gemeinsam blockiert ist. Trotz aller unterschiedlichen psychoanalytischen Schwerpunkte vermeiden alle Autoren, die bisherige Ausbildung und Praxis der psychoanalytischen Langzeittherapie mit diesem Thema zu verknüpfen. Das ist schade und unnötig, denn eigentlich hat die Psychoanalyse viel zur Beendigung zu sagen.

2.6.12 Dan Gunn

Ebenfalls vor kurzem erschien das 2002 in englischer Sprache erschienene Buch von Gunn *„Wool-Gathering or How I Ended Analysis"* (2002). Es ist meines Wissens das erste und einzige Buch, das sich aus der Sicht des Patienten gezielt mit dem Beenden der psychoanalytischen Therapie befasst. Der Autor ist ein Anfang 30-jähriger kanadischer Professor für vergleichende Literaturwissenschaft, der in Paris arbeitet. Wegen einer Kolitis und seiner Ängste davor, Vater zu werden, begann er eine zuerst zweimal wöchentliche, später dreimal wöchentliche Psychoanalyse im Liegen bei einem männlichen, nach Lacan arbeitenden Psychoanalytiker. In der Vorgeschichte des Autors ist im Alter von sechs Jahren der plötzliche Tod des Vaters von Bedeutung.

Ausgehend von seinen Tagebuchaufzeichnungen aus den letzten vier Psychoanalysewochen schildert der Autor in literarisch-poetischer, intellektuell-anspruchsvoller und humorvoller Weise seinen inneren Trennungsprozess während dieser Zeit. Aber nicht eine chronologische, faktenorientierte oder detailgerechte Deskription kennzeichnet dieses Buch, sondern der phantasievolle, assoziative Duktus unter dem Fokus der direkt bevorstehenden Beendigung. Die Mischung zwischen assoziativen Gedankengängen, Träumen, Erinnerungen an die zurückliegende Therapie und an analoge Szenen des Lebens in Vergangenheit und Gegenwart einerseits, sowie die Beschreibung von Realitäten, von Analogien aus der Literatur, rationalen Überlegungen bezüglich Psychotherapie im Allgemeinen andererseits, passt zum Titel „Wool-Gathering" – ein Begriff, der im Englischen vieldeutig ist und sowohl Wollespinnen, als auch Geistesabwesenheit oder Zerstreutheit bedeuten kann. An einigen Stellen werden bestimmte Setting-Elemente (wie die Art der Bezahlung, offenes Stundenende, meist nur 25-minütige Stundendauer, Schweigen des Therapeuten), die angewandte therapeutische Technik des Psychoanalytikers und ihre Folgen für den Trennungsprozess des Patienten deutlich. Die offene Darstellung dieser Fakten lädt Psychotherapeuten unterschiedlicher Schulen geradezu zu einem bisher fehlenden direkten Austausch von unterschiedlichen Sichtweisen und Techniken ein.

Alle Themen des Trennungsprozesses, wie sie in meiner Arbeit dargestellt sind, tauchen verstreut im Text auf – wie insbesondere der Beginn der Abschlussphase, die zunehmende innere Fokussierung auf Trennungsthemen und Analogien, Bearbeitung der eigenen Todeserfahrung, Trennungsangst, Widerstand, Trennungswunsch, Trennungsambivalenz, Terminsetzung, Affekte wie vor allem Schmerz, Wut und Trauer über den Verlust, Bedeutung der Polaritätenpaare Abhängigkeit und Selbstständigkeit, Ziele und Ergebnisse, Entidealisierung, Rückblick und Zusammenfassung der Therapie, Zeitdruck der letzten Stunden, Dankbarkeit und Enttäuschung, Fähigkeit zur Integration durch Symbolisierung und Ambivalenz. Meiner Ansicht nach ist der Trennungsprozess in der Therapie des Autors ein positives Beispiel für die gelungene Abschlussphase einer erfolgreichen Psychoanalyse mit guter Therapeut-Patient-Passung sowie guter Bindungs- und Trennungsfähigkeit des Patienten. Die nur wenig gestörten Trennungsressourcen des Patienten werden deutlich: er spricht von sich aus die Beendigung an, legt von sich aus einen Termin ungefähr ein halbes Jahr im Voraus fest, kann ohne viel verbale Hilfe des Therapeuten seine Trennungskonflikte bearbeiten und lösen und kann vor allem die immanente Trennungsambivalenz konstruktiv nutzen. Der wie „natürlich" erscheindende Verlauf der Abschlussphase des Autors ist aber nicht auf andere Patienten generalisierbar, weil diese Fähigkeiten keineswegs bei allen Patienten in dieser Form vorhanden oder selbstverständlich sind.

Das trotz seiner manchmal schwierigen Diktion gut zu lesende und unterhaltsame Buch verdeutlicht die Komplexität, den unbewussten typischen Ablauf und die Wechselwirkungen zwischen inneren und äußeren Vorgängen beim Trennungsprozess am Therapieende. Im Unterschied zu meinem Versuch, den Trennungsprozess über den Einzelfall hinausgehend zu konzeptualisieren, wird bei Gunn deutlich, wie überwältigend, unstrukturiert und verwirrend das Trennungserleben in der Praxis vor allem für den Patienten in Erscheinung tritt. Für mich ist sein Buch eine Bestätigung und Ergänzung meiner Thesen aus anderer Sicht heraus.

2.6.13 Bücher zur Trennungsthematik ohne Beachtung des Therapieendes

Es wurden 19 Monografien aus unterschiedlichen Bereichen zur Trennungsthematik durchgesehen. Obwohl vom Titel her naheliegend, ist in ihnen aber die Trennung am Therapieende weitgehend unberücksichtigt. Folgende Bücher wurden durchgesehen (in aufsteigender Folge der Jahreszahl ihres Erscheinens):

1. Eissler (1955) „Der sterbende Patient"
2. Mitscherlich et al. (1967) „Die Unfähigkeit zu trauern"
3. Caruso (1968) „Die Trennung der Liebenden"
4. Spiegel (1973) „Der Prozeß des Trauerns"
5. Bowlby (1973) „Trennung"
6. Bowlby (1979) „Das Glück und die Trauer"
7. Lindemann (1979) „Jenseits von Trauer"
8. Schultz (1984) „Trennung"
9. Viorst (1986) „Mut zur Trennung"
10. Petri (1991) „Verlassen und Verlassen werden"
11. Volkan et al. (1993) „Wege der Trauer"
12. Kast (1994) „Sich Einlassen und loslassen"
13. Pertim (1994) „Abschied heißt nicht Ende"
14. Sandler/Dreher (1996) „Was wollen die Psychoanalytiker?"
15. Bohrer (1997) „Der Abschied"
16. Rehberger (1999) „Verlassenheitspanik und Trennungsangst"
17. Schlösser/Höhfeld (1999) „Trennungen"
18. Ambühl/Strauß (1999) „Therapieziele"
19. Kimmerle (2000) „Zeichen des Todes in der psychoanalytischen Erfahrung"

2.7 Andere psychotherapeutische und psychotherapieähnliche Verfahren

Nur 5%[251] aller durchgesehenen Arbeiten, die das Beenden zum Haupt- oder Kapitelthema haben, wurden aus der Sicht der kognitiv-behavioralen Therapie, der stationären Psychotherapie und der schulenübergreifenden Psychotherapie verfasst.

2.7.1 Kognitiv-behaviorale Psychotherapieverfahren

Nur 1%[252] aller Arbeiten entfallen auf die kognitiv-behavioralen Therapeuten[253]. Schon bei grober Durchsicht der elektronischen Dateien zur Beendigungsthematik wird deutlich, dass in Publikationen von nicht-psychoanalytischen Therapieschulen diese Thematik im Vergleich zur Psychoanalyse noch viel weniger benannt und diskutiert wird. Die nicht-psychoanalytische Psychotherapeutin Müller-Ebert (2001) bestätigt diesen Eindruck in ihrem Buch.

Ich selbst habe nur einige weitere Arbeiten gefunden und durchgesehen. 1954 schreibt der Verhaltenstherapeut **Wolberg** (1954) in seinem Lehrbuch zwei immerhin insgesamt 18-seitige klinisch orientierte Kapitel zur Beendigungsthematik[254]. Auch in seinem Lehrbuch zur Kurzzeittherapie (1980) gibt es ein gut 10-seitiges Kapitel mit der Überschrift „Beendigung der Kurzzeit-Therapie[255]. In einem kleinen Buch des holländischen direktiv arbeitenden Psychotherapeuten **Hart** (1981) mit dem Titel „Abschied nehmen" wird der Umgang mit Abschiedsritualen am Ende der Psychotherapie dargestellt (s. Kap. 2.6.3). Im klinisch-verhaltenstherapeutischen Lehrbuch von **Reinecker** (1995) sind überhaupt keine Stichworte zur Beendigungsthematik zu finden. Nur zwei kurze Seiten zur Beendigungsthematik finden sich im Buch von **Schramm** (1996) zur Interpersonellen Therapie, die als direktive Kurztherapie auf die verhaltensorientierte Psychotherapie zurückgeht. Im 600-seitigen verhaltensorientierten Buch von **Sulz** (2001) „Von der Strategie des Symptoms zur Strategie der Therapie" gibt es drei kurze Unterkapitel zu „Loslassen, Abschied, Trauer"[256].

Auch im deutschen, zweibändigen verhaltenstherapeutischen Lehrbuch von **Margraf** (1996) findet das Beendigungsthema wenig Beachtung. Auf insgesamt nur drei verschiedenen Seiten wird zum Stichwort „Ablösung" etwas gesagt. Erstaunlich ist dabei ein Satz zum Beenden: „Dies ist vielfach ein problematischer Schritt, von dem u. a. Schwierigkeiten, die Therapie zu beenden, oder sog. ‚Ablösungsprobleme' zeugen"[257]. Daraus wird erkennbar, dass verhaltenstherapeutische Praktiker die Problematik von Trennungskonflikten erleben und kennen. Die Tatsache, dass dieser Aspekt nur angedeutet und nicht weiter ausgeführt wird, verstehe ich als eindeutigen Hinweis darauf, dass bei verhaltenstherapeutischen Therapieschulen ein Bewusstsein für die Bedeutung von Trennungsprozessen beim Beenden fehlt.

Während Pioniere der Verhaltenstherapie noch in den 50er Jahren die kurze Dauer von nur einigen Stunden ihrer Therapien betonten und die lange Dauer und hohe Stundenzahl psychoanalytischer Therapie aggressiv konkurrierend kritisierten, sind heute kognitiv-behaviorale Therapien oft ebenso lang und intensiv wie psychodynamische. Inzwischen haben sich auch diese Therapeuten weit von ihren Pionieren und deren Vorstellungen von kurzer Therapiedauer entfernt und ihre Therapien brauchen ihrerseits zunehmend mehr Stunden entsprechend dem Motto „je länger umso besser"[258]. Zugleich halten sie aber ihre alten Dogmen und Mythen aufrecht, die durch die heutige Praxis längst überholt sind[259]. Ähnlich wie Psychoanalytikern scheint kognitiv-behavioralen Therapeuten nicht bewusst zu sein, dass sie mit dem Ruf nach mehr Stunden einer möglicherweise zeit- und kulturspezifischen Störung der Begrenzungs- und Trennungsfähigkeit erliegen. Erst seit die Verhaltenstherapie im Gesundheitswesen der BRD anerkannt ist und der Versorgungspflicht unterliegt, wird meiner Ansicht nach offenkundig – ebenso wie schon früher bei der Psychoanalyse –, dass auch dort nicht alles Gold ist, was vorher so glänzte.

Im Unterschied dazu befasst sich die deutsche, nicht-psychoanalytische Psychotherapeutin **Müller-Ebert** (2001) gezielt mit dem Beenden in Verhaltenstherapien in ihrem schon mehrfach genannten Buch „Trennungskompetenz" (s. Kap. 2.6.10). Ebenso wie sie, gehe ich davon aus, dass verhaltenstherapeutische Schulen Beendigungsprozesse deswegen nicht beachten, weil der Rückgang der Symptomatik ein absolutes Kriterium für die Beendigung der Therapie bedeutet. Im Unterschied zu psychoanalytischen Therapierichtungen ist für kognitiv-behaviorale Therapeuten die Fokussierung auf bewusste, kognitiv wahrnehmbare Phänomene, sowie die ursprünglich kurze Dauer und Stundenzahl ihrer Therapie wesentlich. Weil sie eine möglichst wenig intensive und kurzdauernde therapeutische Bindung und Abhängigkeit anstreben, kann leicht der Eindruck entstehen, dass keine Trennungskonflikte beim Beenden auftreten. Denn Trennungskonflikte sind auch in psychodynamisch-psychoanalytischen Therapien keineswegs sofort kognitiv erkennbar und manifest, wenn es dem Patienten besser geht, sondern nur durch indirekte Signale.

Dass auch kognitiv-behaviorale einfühlsame Praktiker spezifische Trennungskonflikte ihrer Patienten am Therapieende kennen, wird sowohl aus der eben genannten kurzen Bemerkung von Margraf deutlich[260] wie auch aus einigen Bemerkungen der von Müller-Ebert (2001) befragten Verhaltenstherapeuten. Möglicherweise führen auch diese Praktiker eine der Dauer der Therapie angemessene Abschlussphase in der Praxis durch, während dies von Wissenschaftlern, Theoretikern und Ausbildern noch nicht zur Kenntnis genommen worden ist. Ich könnte mir vorstellen, dass an diesem Punkt eine latent bestehende Spaltung zwischen theoretischem Anspruch und der therapeutischen Praxis innerhalb der kognitiv-behavioralen Therapierichtungen zum Vorschein kommt. Dass es ähnlich wie in der Psychoanalyse mit zunehmender Anerkennung und therapeutischer Praxis von kognitiv-behavioralen Psychotherapeuten zur Spaltung zwischen Theorie, Wissenschaft und Praxis kommt, wird inzwischen von einigen Verhaltenstherapeuten offen angesprochen[261].

In diesem Zusammenhang wäre es sicherlich interessant, die psychotherapeutische Literatur der ehemaligen DDR durchzuschauen[262]. Ich könnte mir vorstellen, dass diese Thematik dort ebenso wenig beachtet wurde wie von der Verhaltenstherapie der BRD, weil in der ehemaligen DDR psychoanalytische Therapien offiziell verboten waren, während verhaltenstherapeutische Therapien erlaubt wurden (s. Kap. 2.9).

2.7.2 Stationäre Psychotherapie

Immerhin 2%[263] aller Arbeiten zum Beenden befassen sich mit dem Beenden der stationären Psychotherapie[264]. Von diesen sind nur zwei Arbeiten aus dem englischen Sprachbereich[265]. In der älteren englischsprachigen Arbeit von **Hirschberg** (1969) geht es um die Beendigung der stationären psychiatrisch-psychotherapeutischen Behandlung von Kindern. Die deutschen Autoren **Koehler** et al. (1987) befassen sich zwar mit der Trennung und Angst von psychiatrisch stationären Patienten, gehen aber nicht auf die Trennung am Therapieende ein. Im Lehrbuch zur stationären Psychotherapie von **Janssen** (1987) wird die Beendigungsthematik überhaupt nicht aufgegriffen. **Lindner** (1991) schreibt ein Kapitel „Trennung, Abschied, Trauer"[266] bei stationärer Suchttherapie im von Heigl-Evers herausgegebenen Buch. Die Amerikaner **Wzontek** et al. (1995) untersuchen die postterminale Repräsentation des Therapeuten nach stationärer psychotherapeutischer Behandlung. **Milch** et al. (2002) schildern den „Einfluß von Trennungserfahrungen während der stationären Psychotherapie auf die Blutzuckerregulation eines Patienten mit Brittle Diabetes". Mit dem Abbruch stationärer Psychotherapien dagegen befassen sich zwei Arbeiten von **H. Schulz** et al. (1999) und **Donaubauer** et al. (2001)[267].

Erstaunlicherweise sprechen alle Autoren aber nur wenig über die spezifischen Bedingungen der Psychotherapie in der Klinik – im Unterschied zur ambulanten Therapie – und über die technischen Möglichkeiten und den Einfluss des Therapeuten auf das rechzeitige Besprechen fehlender oder negativer therapeutischer Effekte. Die stationäre Psychotherapie geht in besonderer Weise mit einer spezifischen Beendigung einher, denn das Ende der stationären Behandlung ist meist von außen vorgegeben und vorzeitig insofern, als der Patient meist zu einem Zeitpunkt entlassen wird, an dem die psychische Störung gerade erst psychotherapeutisch zugänglich geworden ist. In der Klinik wird der Patient einem Therapeutenteam zugeteilt und hat zwangsläufig wenig Wahlmöglichkeiten. Er bekommt verschiedene Termine in unterschiedlichen Settings vorgegeben. Patienten, die zur stationären Behandlung kommen, sind psychisch meist sehr viel gravierender erkrankt als ambulante Patienten. Sie schaffen es häufig – auch wegen der Größe der Kliniken – nicht, latente Missstimmungen und Unzufriedenheit direkt und sachlich klar dem Therapeutenteam mitzuteilen. Ich persönlich habe den Eindruck, dass die Abbruchquote oder die Anzahl der Patienten, bei denen die Therapie nicht gelingt, bei ambulanten und stationären Therapien ähnlich hoch zu sein scheint: die Rate von ungefähr einem Drittel Therapieversagern findet sich in fast allen empirischen Studien.

2.7.3 Schulenübergreifende Psychotherapie

Ebenfalls 2%[268] aller Arbeiten zum Beenden sind aus einer schulenübergreifenden Sicht geschrieben[269]. Obwohl aus der Sicht des psychoanalytischen Kinder-und-Jugendlichen-Therapeuten verfasst, ist das Kapitel „The Ending Phase of Therapy“ im Lehrbuch von **Allen** (1942) die erste Publikation zum Beenden, deren Haltung ich als schulenübergreifend bezeichnen möchte, weil sie weitgehend ohne die sonst feststellbare Festlegung und Einengung auf eine Schule oder Therapie auskommt. In der kurzen Arbeit des Engländers **H. Wolff** (1977) „Loss: A Central Theme in Psychotherapy“ wird die Verlustthematik in der Abschlussphase zwar nur in einem kurzen Unterkapitel „The Ending of Therapy“[270] gestreift. In diesem Kapitel wird aber eine schulenübergreifende Sicht der Trennungsthematik deutlich.

Murdin (2000) und **Müller-Ebert** (2001) sind die einzigen Autoren, die versuchen, in gewissem Maße die Beendigungsthematik ambulanter Psychotherapien in schulenvergleichender und schulenübergreifender Hinsicht darzustellen. Die Orientierung von **Wzontek** et al. (1995) ist aus der Sicht der stationären Psychotherapie am deutlichsten ebenfalls schulenvergleichend und schulenübergreifend, während das bei den anderen Arbeiten zur stationären Psychotherapie keine Rolle spielt. Das Beendigungskapitel im Lehrbuch „Psychotherapie“ von **Reimer** et al. (1996) nähert sich einer schulenübergreifenden Sichtweise an.

2.8 Beratung/ Counselling

In den USA und in England gibt es mehrere Arbeiten zur Beendigung, die von nicht-psychotherapeutischen Beratern verfasst sind. Es wurden nur vier Arbeiten von so genannten „Consultants“[271] oder „Counsellors“[272] durchgesehen. Counselling wurde in den 90er Jahren zusätzlich zur Fachpsychotherapie in diesen Ländern institutionalisiert. Die psychotherapieähnliche Beratungstätigkeit von wenigen Stunden bis hin zum Langzeit-Counselling kann jeder Laie schon nach kurzer Ausbildungszeit durchführen. Diese Berater scheinen von Fachpsychotherapeuten ausgebildet zu werden[273], obgleich ihre Beratungstätigkeit dezidiert als nicht-psychotherapeutische, sondern eher als sozialtherapeutische definiert ist. Der Widerspruch zwischen psychotherapeutischem Anspruch und fehlender fachlich-qualifizierter Ausbildung sowie die offizielle Begrenzung auf sozialtherapeutische Beratung bleibt ungelöst und führte in den USA schon zum Dissenz mit den Fachpsychotherapeuten[274].

Auch aus der BRD wurden zwei Arbeiten zum Beenden von nicht-therapeutischen Beratern durchgesehen[275]. Obwohl nicht gesetzlich anerkannt, gibt es auch in der BRD eine Vielzahl von diesen Beratern, die von analytischen[276] und anderen Fachpsychotherapeuten ausgebildet und supervidiert werden. Auch Müller-Ebert[277] berichtet, dass solche Berater auch an offiziellen Institutionen oft jahrelange therapieähnliche Beziehungen und Abhängigkeiten aufrechterhalten.

Da die durchgesehenen Arbeiten zum Beenden von diesen Beratern immer nur das eklektisch und beliebig wiederholen, was in psychotherapeutischen Arbeiten zum Beenden ausgeführt ist, wurden diese Arbeiten nicht in Tab. 1 und 2 (Anhang) aufgenommen.

2.9 Kulturelle, gesellschaftliche und politische Realitäten und das Beenden der Psychotherapie

Kulturelle, religiöse, gesellschaftliche, wirtschaftliche und politische Verhältnisse, das jeweilige Gesundheitswesen und finanzielle Ressourcen können für die Abschlussphase, den Zeitpunkt des Beendens, die Dauer der Psychotherapie und theoretische Aspekte entscheidender sein als patienten- und störungsbedingte Voraussetzungen. Auch wenn in vielen psychoanalytischen Arbeiten auf die Wiederbelebung von früheren Traumata in der Abschlussphase hingewiesen wird – ebenso wie auch bei erneuten Traumata, lebensbedrohlichen Situationen, nach einem Todesfall oder im Alter (s. Kap. 1.1) –, wird nur selten auf die Bedeutung der historischen Vergangenheit und realen Lebensgeschichte eingegangen[278]. Da auch die Wechselwirkungen zwischen äußeren Lebensbedingungen und der Beendigung der Psychotherapie in den durchgesehenen Arbeiten zur Beendigung nur ausnahmsweise thematisiert wird[279], möchte ich diese komplexe Thematik im Folgenden wenigstens kurz anhand einiger Beispiele verdeutlichen.

Psychotherapie in den westlichen Industrienationen

Ein differenziertes Verständnis von der Psyche als einer inneren Realität des Menschen hat sich im Laufe der Geschichte erst seit Ende des 19. Jahrhunderts entwickelt. Während der psychoanalytische Blick von **S. Freud** in eine intrapsychische Realität am Ende der 19. Jahrhunderts von den Wiener Ärzten noch als „wissenschaftliches Märchen" abgetan und diffamiert wurde, bemühte sich Freud aus Angst vor Ablehnung um die **Etablierung und Institutionalisierung der Psychoanalyse**. Obwohl Freud schon in den letzten Jahren seines Lebens berühmt war, gelang es der Psychoanalyse erst seit den 50er Jahren des 20. Jahrhunderts in den westlichen Industrienationen zu wachsendem Ansehen zu kommen und zunehmend eine Führungs- und Machtposition in Theorie, Therapie und als Ausbildungsinstitution zu etablieren. Während in den 60er Jahren – die Zeit der Studentenrevolten und der so genannten antiautoritären Bewegung – das Bewusstsein für intra- und interpsychische Entwicklungsprozesse im psychoanalytischen Sinne in den westlichen Ländern zunahm, wurde in kommunistischen Ländern dieses Verständnis seit Stalin als kapitalistisch unterdrückt und ausgeschlossen, während die mehr auf objektivierbare Fakten und äußeres Verhalten bezogene Verhaltenstherapie gefördert wurde.

Seit etwa den 80er Jahren des 20. Jahrhunderts wird der Einfluss der Psychoanalyse in den westlichen Industrienationen zunehmend geringer – parallel zur zunehmenden wirtschaftlichen Stagnation und der rasanten Weiterentwicklung der **Gen-, Hirn- und Psychopharmaka-Forschung**. Dafür gewinnen kognitiv-behaviorale, auf äußere Realität, Verhalten, reales äußeres Trauma und organische Ursachen bezogene Psychotherapieformen zunehmend an Bedeutung und Einfluss. Während die Dominanz der Psychoanalyse also zunehmend schwindet, werden in westlichen Industrienationen verhaltensorientierte, scheinbar „kurze" Psychotherapieformen führend. Das heute wachsende, einseitige wissenschaftliche Interesse an somatischen, genetischen und hirnphysiologischen Einflüssen psychischer Vorgänge erinnert an ähnliche Entwicklungen zum Ende des 19. Jahrhunderts, als die moderen Genetik entstand. Auch heute muss wieder die Gefahr der Einseitigkeit beachtet werden, die unter anderem auch darin besteht, dass eine gesellschaftlich erwünschte Spaltung in erblich hochwertige und „minderwertige" Menschen geschieht – eine Haltung, die seit Ende des 19. Jahrhunderts bis noch nach dem zweiten Weltkrieg offenbar weltweit verbreitet war[280].

Die politischen Verhältnisse in **diktatorischen Staaten** (wie im Nationalsozialimus in Deutschland oder im Kommunismus) waren bisher mehrfach die Ursache dafür, dass die **Psychoanalyse** wegen ihrer aufklärerischen und auf Freiheit des Individuums gerichteten Ziele **verboten wurde**. Im Nationalsozialismus wurde beispielsweise das psychoanalytische Institut in Berlin staatlich überwacht, jüdische Therapeuten wurden entfernt und die therapeutische Praxis auf kurze, der vorgeschriebenen Realität angepasste Therapien reduziert[281]. In der DDR war die Psychoanalyse offiziell verboten, während die direktive Verhaltenstherapie als Psychotherapie erlaubt und im Gesundheitswesen auch im Rahmen eines psychotherapeutischen Facharztes institutionalisiert war.

In **Notzeiten** – wie Krieg, Katastrophen – wurden die Therapien von chronisch psychisch Kranken auch in den demokratischen Staaten im 20. Jahrhundert auf das notwendigste Minimum reduziert. Einerseits wurde Freud und die Psychoanalyse während des Zweiten Weltkrieges in England und USA dafür geehrt, weil die psychoanalytische Therapie bei durch den Krieg traumatisierten Soldaten – die so genannten „Kriegszitterer" – erfolgreich eingesetzt werden konnte. Andere psychisch kranke Patienten dagegen, die in psychiatrischen Krankenhäusern untergebracht waren[282], bekamen immer weniger Unterstützung von der Gesellschaft. Ein anderes Beispiel für den Einfluss äußerer Realitäten auf wissenschaftliche Theorien ist die Todestriebtheorie Sigmund Freuds, bei deren Entstehung die leidvollen Erfahrungen im Ersten Weltkrieg immer wieder diskutiert werden[283].

Psychotherapie in England und den USA

Nach dem Zweiten Weltkrieg etablierte sich vorwiegend in England und den USA die **Psychoanalyse** zunehmend als **anerkannte Ausbildungs- und Therapiemethode**, zumal dort viele aus Deutschland Emigrierte aufgenommen wurden und ihre traumatischen Kriegs- und KZ-Erfahrungen und -folgen psychotherapeutisch aufarbeiten konnten. Die Erfahrungen der psychoanalytischen Therapeuten – vor allem in den USA – mit Trauer nach dem Holocaust-Trauma sind wahrscheinlich die Ursache dafür, dass seit den 50er Jahren viele psychotherapeutische Arbeiten zur Thanatologie, Trauer und Sterbebegleitung entstanden[284]. In dieser Zeit scheinen Psychotherapeuten die Affekte Trauer, Hilflosigkeit und Hoffnungslosigkeit als zentralen Ursprung aller psychischen und psychosomatischen Störungen angesehen zu haben (vgl. Kap. 4). Konnten die Amerikaner früher als wir in der BRD die „Unfähigkeit zu trauern“[285] überwinden, weil sie weder Verursacher des Zweiten Weltkrieges waren, noch auf dem eigenen Kontinent Krieg erlebt hatten?

Wegen der zunehmenden Konkurrenz von nicht-psychoanalytischen Therapieschulen wurden in den USA in den 40er Jahren die Ausbildungsanforderungen der klassischen Psychoanalytiker aus Angst vor der „Verwässerung“ der Psychoanalyse erhöht[286], was interne Differenzen – ähnlich wie zur selben Zeit in London[287] – verstärkte und entfachte. In den 50er und 60er Jahren erlebte die Psychoanalyse in westlichen Ländern einen Ansturm an Patienten und Ausbildungskandidaten, was die Gründung vieler psychoanalytischer Ausbildungsinstitute[288] und eine **Ausweitung der Anwendung der psychodynamisch-psychoanalytischen Psychotherapieschulen** („widening scope“) nach sich zog. Es folgten Ausgrenzungen und Abspaltungen. Die **Ich-Psychologie**[289] ging in den USA als Sieger dieser psychoanalyseinternen Machtkämpfe hervor und wurde zur „main-stream“ Psychoanalyse[290].

Seit den 60er Jahren stagnierte das Wachstum der klassischen Psychoanalyse in den USA, da die hohen Erwartungen an therapeutische Erfolge enttäuscht worden waren. Kritik an der Orthodoxie und Machtautorität der Ich-Psychologie wurde laut. Die kurze Behandlungsdauer und die schnellen Erfolge der Verhaltenstherapie, Gruppentherapie, Familientherapie, Sozialpsychiatrie und anderer Therapieformen begannen eine Konkurrenz für die Psychoanalyse zu werden. Die Geldknappheit führte zur Reduktion der teuren psychotherapeutischen Leistungen und zu Forderungen der Kostenträger nach empirischen Wirkungsnachweisen der Psychoanalyse. In dieser Zeit entstand in den USA die **psychoanalytische Kurztherapie**[291] und der Boom an Arbeiten zur Beendigungsthematik begann. Dies hatte zur Folge, dass seit den 80er Jahren in den USA in einigen psychoanalytischen Ausbildungsinstituten die Beendigungsthematik in den Lehrplan integriert wurde[292]. Weil in den USA die soziale Absicherung im Gesundheitswesen nur basal ist, mussten und müssen die Patienten ihre Psychoanalysen überwiegend selbst bezahlen. Trotzdem wurden nicht wenige Patienten suchtartig abhängig von jahrzehntelangen Psychoanalysen, die sie nicht mehr beenden konnten. Seit der sprunghaften Entwicklung der Informationstechnologie, Genforschung und Neurowissenschaften zu Beginn der 90er Jahre scheint die **verhaltensorientierte Psychologie** die Psychoanalyse in den USA weitgehend verdrängt zu haben[293].

Beendigungsthematik in den USA und der BRD

Die Spaltung zwischen einigen wenigen Psychoanalytikern, die sich mit Beendigungsprozessen befassen, und der Mehrheit an Psychoanalytikern, die davon wenig hält und etwas anderes lehrt, scheint heute auch in den **USA** – ähnlich wie in der BRD – zu bestehen. Die breite psychoanalytische Literatur zum Beenden ist offenbar bei der klassischen Psychoanalyse in den USA ähnlich unbekannt und ungelesen wie in der

BRD[294]. Dass aber die Anerkennung der Abschlussphase keineswegs zwangsläufig mit der Kritik an der Hochfrequenz und der zu langen Dauer der klassischen Psychoanalyse einhergehen muss, wird insbesondere bei Glover, Rangell, Firestein, Novick, Simone und Auchter deutlich[295]. Obwohl sie Pioniere und Befürworter der Abschlussphase sind, gehören sie ebenfalls zu den klassischen Psychoanalytikern, die das Postulat der hochfrequenten Langzeitanalyse nicht in Frage stellen.

Der Umgang mit dem Beenden der Psychotherapie hat in der **BRD** meiner Ansicht nach andere politische, historische, ökonomische und soziale Ursachen als in den USA, obwohl ähnliche Entwicklungen mit 20-jähriger Verzögerung inzwischen auch hier erkennbar sind. Eine wesentliche Rolle spielt in der BRD der Nationalsozialismus, der Holocaust, die Schuld als „Täternation" und die Folgen der zwei Weltkriege im 20. Jahrhundert. Die deutschsprachige Psychoanalyse wurde durch Nationalsozialismus, Holocaust in ihrer Entwicklung über Jahrzehnte zurückworfen. In der BRD als Täternation fehlt eine eigene Literatur zum Trauern in den 50er und 60er Jahren, so als komme darin die „Unfähigkeit zu trauern"[296] als pathologischer Trauerprozess zum Ausdruck. Die Rolle der Internationalen Psychoanalytischen Vereinigung (IPV) nach dem Zweiten Weltkrieg[297] und ihr dogmatisches Bestehen insbesondere in der BRD auf der Unterordnung unter die Bestimmungen der so genannten klassischen Psychoanalyse der USA gehen möglicherweise auf den großen Einfluss jüdischer Psychoanalytiker in den USA und auf die historische Schuld Deutschlands am Holocaust zurück.

Gesundheitswesen in der BRD

Im Unterschied zu den USA ist das Gesundheitswesen in Europa darüber hinaus beherrscht von bürokratischen und beamtenstaatlichen Besitzständen. Während die USA keine Solidargemeinschaft im Gesundheitswesen kennen, ist in der **BRD** seit Ende der 60er Jahre die psychodynamisch-psychoanalytische (psychoanalytische und tiefenpsychologisch fundierte) Psychotherapie im Gesundheitswesen als **Leistung gesetzlicher Krankenkassen** anerkannt[298]. Das Wirtschaftswunder der durch die USA geförderten BRD und der zunehmende finanzielle Wohlstand spielten dabei sicherlich eine wesentliche Rolle. Während bis zu Beginn der 80er Jahre Psychoanalyse und tiefenpsychologisch fundierte Psychotherapie gleichermaßen von 160 bis zu maximal 300 Stunden im Ausnahmefall auf Antrag bewilligt werden konnten, erreichten die in entscheidenden Machtpositionen vertretenen Psychoanalytiker, dass nur noch der psychoanalytischen Therapie diese Stundenzahl zugestanden wurde, während die tiefenpsychologisch fundierte Psychotherapie mit 50 bis 100 Stunden auskommen musste. Die **Psychotherapie-Richtlinien der BRD** legen bis heute die Indikation nicht patienten- und störungsspezifisch, sondern methodenspezifisch fest. Im Unterschied zu den USA mussten sich Psychoanalytiker in der BRD nicht mit Kurztherapie auseinander setzen und begnügen, sondern konnten die Kassenleistung als Basis für immer längere klassische Psychoanalysen benutzen, die die Patienten oft im Anschluss daran privat weiter finanzieren. Im Unterschied zu den USA verfügen bundesdeutsche Psychoanalytiker über ein sehr umfangreiches, von der Solidargemeinschaft finanziertes Stundenkontingent, was geradezu zum Missbrauch herausfordert.

Obwohl die Psychotherapie-Richtlinien mit der psychoanalytischen Psychotherapie keineswegs das meinen, was Psychoanalytiker unter der klassischen Psychoanalyse verstehen und praktizieren, rechnen Psychoanalytiker mit dieser Ziffer ihre Psychoanalysen im klassischen Setting ohne Schuldbewusstsein als Psychotherapie ab. Obwohl in den Psychotherapie-Richtlinien klar gesagt ist, dass eine psychoanalytische Therapie in der Regel mit 160 bis 240 Stunden beendet werden sollte und nur im Ausnahmefall auf maximal 300 Stunden verlängert wird, sprechen Psychoanalytiker – wie auch wiederholt auf der Frühjahrstagung der DPV 2003 (s. Kap. 2.4) – von der „300-Stunden-Grenze", so als wäre dies das Stundenkontingent, das ihnen in jedem Falle zusteht. Da bis vor kurzem die Beendigung der Behandlung dem Kostenträger nicht gemeldet werden musste und keine Dokumentation von abgeschlossenen Therapien verlangt wurde, werden die Therapien nicht selten offiziell beendet, während sie inoffiziell privat finanziert fortgesetzt werden. Durch die auch in der Ausbildung gelehrte Haltung der Psychoanalytiker, dass 300 Stunden bei weitem nicht ausreichend sind, werden die Höchstleistungen voll ausgeschöpft, ohne an eine frühere Beendigung auch nur zu denken. Da der Antrag auf Bewilligung methodenspezifisch formuliert sein soll, können Psychoanalytiker mit metapsychologisch theoretischen Erklärungen ihre Therapie von Gutachtern bewilligt bekommen, die letztlich dieselbe fragwürdige Haltung zum Beenden und zur Dauer haben. Es scheint inzwischen auch hier eine nicht geringe Zahl von Patienten zu geben, die ausgelöst durch eine im Anschluss an die Kassenleistung privat finanzierte Langzeittherapie in suchtartige und nicht lösbare Abhängigkeiten vom Therapeuten geraten sind.

Erst seit Mitte der 80er Jahre wurde die Verhaltenstherapie als Kassenleistung anerkannt, die über dasselbe Stundenkontingent verfügt und mit derselben Ziffer wie die tiefenpsychologisch fundierte Psychotherapie abgerechnet wird. Ausgelöst durch zunehmende Geldknappheit wurden auf massiven Druck der Krankenkassen seit Anfang der 90er Jahre katamnestische Untersuchungen von psychoanalytischen Gesellschaften durchgeführt. Die Forderung der Kostenträger nach empirischen Ergebnissen ist mit der Drohung verbunden, die Privilegien der Psychoanalyse zurückzunehmen.

Ähnlich wie in den USA in den 50er und 60er Jahren führt seit Beginn der 90er Jahre in der BRD darüberhinaus die zunehmende **Sparpolitik** im Gesundheitswesen zum wachsenden **Konkurrenzkampf zwischen psychoanalytischen und nicht-psychoanalytischen Schulen**. Sowohl der seit Anfang der 90er Jahre eingeführte schulenübergreifende Facharzt „Psychotherapeutische Medizin“ (in Zukunft „Psychosomatische Medizin und Psychotherapie“) als auch das Ende der 90er Jahre in Kraft getretene Psychotherapeutengesetz, das die psychologischen Psychotherapeuten mit den ärztlichen weitgehend gleichstellt, führen dazu, dass die bisherige Dominanz, Macht und die Vorteile der Psychoanalyse und auch die der ärztlichen Psychotherapeuten im Gesundheitswesen verlorenzugehen scheinen. Die kognitiv-behavioralen Psychotherapeuten – meist Psychologen – kämpfen jetzt ihrerseits um mehr Geld und Stunden, während zunehmend auch nicht-therapeutisch ausgebildete Berater mit billigeren Angeboten den langjährig ausgebildeten ärztlichen und psychologischen Fachpsychotherapeuten zur Konkurrenz werden.

Der Kampf geht auf neuer Ebene weiter, und die Schere zwischen **finanziellen Ressourcen** und **wachsendem Bedarf an Psychotherapie** wegen zunehmender psychischer Störungen der Bevölkerung klafft immer mehr auseinander. Obwohl das Psychotherapeutengesetz die jahrzehntelang zuvor in der gesetzlosen Grauzone arbeitenden Psychologen als Heilberuf „Psychotherapeut“ mit den ärztlichen Psychotherapeuten endlich gleichstellt, führt es zunehmend dazu, dass die in Ausbildung befindlichen ärztlichen Therapeuten im Vergleich zu den psychologischen benachteiligt sind. Es scheint so, als wolle die Kassenärztliche Vereinigung (KV) die ärztlichen Psychotherapeuten, die schon immer wegen ihrer anderen Interessen störten, nicht ungern endlich aus formalen Gründen loswerden. Es besteht die Gefahr, dass damit die ärztliche Psychotherapie allmählich ausstirbt.

Technischer Fortschritt und Wissenschaft

Auch im wissenschaftlichen Bereich sind mit den rasanten technischen Fortschritten neue Probleme verbunden. Beispielsweise ist der Widerspruch zwischen der Vielzahl an Publikationen, empirischen Studien und dem gleichzeitigen Mangel an neuer Erkenntnis nicht zuletzt eine Folge der technologischen Entwicklung in Industrienationen um die Wende zum 21. Jahrhundert. Die Flut von publizierten Arbeiten kann weder der Wissenschaftler noch der Praktiker im Einzelnen überschauen. Die Artikel werden nicht mehr im Ganzen gelesen, sondern höchstens noch das Abstract. Der Ruf nach computerisierten Metaanalysen als Grundlage für handlungsorientierende Leitlinien ist die Folge von diesem anders nicht mehr zu bewältigenden Phänomen der Masse an Studien.

Da in Zukunft medizinische und psychotherapeutische Leitlinien nur noch aus Publikationen gewonnen werden sollen, die sich einer computerisierten Metaanalyse beugen, werden alle Arbeiten ausgeschlossen, die sich den statistischen Vorgaben des Computers entziehen. Da der therapeutische Praktiker – sowohl in der Organmedizin wie auch in der Psychotherapie – die wissenschaftlichen Kriterien aus zeitlichen und finanziellen Gründen aber nicht erbringen kann, gehen insbesondere die Arbeiten von Praktikern nicht in diese Metaanalysen ein, obwohl gerade sie die Quelle innovativer Ideen für wissenschaftliche Forschung darstellen. Das hat zur Folge, dass das „Junktim" zwischen Wissenschaft und Praxis aufgelöst wird, weil die Praktiker Handlungsanweisungen von Wissenschaftlern vorgesetzt bekommen, die mit ihrer Praxis immer weniger zu tun haben.

Das **Mehr an Publikationen** kann in der Wissenschaft sogar zum **Stillstand der Weiterentwicklung** führen, weil nur das zählt, was sich einer standartisierten Informationstechnolgie unterordnet. Denn die empirische Wissenschaft, die Bestehendes sammelt und statistisch aufarbeitet, ist nur ein Teil von wissenschaftlicher Weiterentwicklung. Wissenschaftlicher Fortschritt wird auch in Zukunft neben den empirischen Daten des Faktischen von innovativen Ideen, von bisher Nicht-Gedachtem abhängig sein, das nur durch eigenständiges Fühlen, Hinterfragen, Denken und Handeln von Praktikern enstehen kann, die in der Lage sind, bisher Bekanntes in Frage zu stellen und innovative Wege in der Praxis zu wagen. Möglicherweise besteht das besondere kreative Potenzial der Psychoanalyse und der Psychotherapie in Zukunft generell darin, dass sie sich durch ihre spezielle Zugangsweise der standardisierten Informationstechnologie zu entziehen vermag und damit für die menschliche Kultur so wichtige eigenständige Denk- und Fühlwelten am Leben erhalten kann.

Die informationstechnologischen Errungenschaften des Computers, der elektronischen Speicherung, Vervielfältigung und Verarbeitung führen zu immer weniger auflösbaren Zerreißproben zwischen positivem Fortschritt einerseits und unvermeidbaren gravierenden negativen Folgen für die individuell-psychische, geistige, gesellschaftliche und kulturelle Entwicklung. Einerseits erlauben die technischen Möglichkeiten beispielsweise einen bisher unvorstellbaren und schnellen grenzüberschreitenden weltweiten Austausch von Daten und Erkenntnissen. Andererseits führen diese Möglichkeiten zur wahllosen und unkontrollierbaren Ansammlung von Details, die nur den Schein von Weiterentwicklung durch das Mehr vortäuschen.

Einerseits sind durch den **technischen Fortschritt in der Medizin** viele Krankheiten verhinderbar, behandelbar oder sogar heilbar geworden, wodurch die Dauer des Lebens verlängert werden kann. Andererseits zieht die Möglichkeit, Krankheit und Sterben hinauszuschieben, kaum lösbare psychische Trennungskonflikte sowie rechtliche, ethische, soziale und wirtschaftliche Probleme nach sich. Die Möglichkeit der **Lebensverlängerung** macht es dem Individuum und der Gesellschaft immer schwerer, Leiden, Abhängigkeit, Sterben und Tod als immanenten Teil des Lebens hinzunehmen. Auch wenn heute viele Krankheiten erfolgreich behandelbar sind, siechen immer mehr auch schon junge Schwerkranke und Komatöse neben der zunehmenden Anzahl von immer Älteren und Dementen jahrelang im Zustand zwischen Leben und Tod dahin und ziehen die Angehörigen, die zunehmend psychotherapeutische Hilfe suchen, in eine psychisch kaum zu bewältigende Ambivalenz zwischen Todeswunsch und Todesangst. Die unausweichliche Grundambivalenz des Menschen zwischen dem Wunsch nach möglichst langem oder gar unendlichem Leben und dem Wissen um die Endlichkeit wird immer mehr zur kaum noch tolerablen Zerreißprobe.

Die High-tech-Entwicklung hat durch ihre Veränderungen im Alltag und in der individuellen Psyche zu **tiefgehenden psychischen Folgen** geführt, die sich in einer einseitigen Fixierung von Grenzenlosigkeit, Endlosigkeit, Egozentrismus, suchtartigem Streben nach Wohlstand, Gesundheit und Konfliktlosigkeit ausdrücken und mit latenten Trennungsängsten, Verleugnung und Vermeidung von Leiden, Tod und Sterblichkeit einhergehen. Mit Hilfe von Projektion wird leicht jeder, der sich der befriedigenden Wunscherfüllung – beispielsweise der „Spaßgesellschaft" und dem „Antiaging" – entgegenstellt, als bösartiger Aggressor und Verfolger erlebt, wird als Gegener bekämpft, während das eigene Versagen der Frustrationstoleranz und des Schuldbewusstseins verleugnet wird und nicht bewusst ist. Das Anspruchsdenken verhindert, dass Grenzen und Einschränkungen – wie die Reduktion von therapeutischen Leistungen aus ökonomischen Sparzwängen – als unumgängliche Notwendigkeit akzeptiert werden können. Sie werden nur als schuldhafte Aggression des Staates oder eines Gegners abgetan und ohne eigenes Schuldbewusstsein boykottiert.

2.10 Abschließende Beurteilung des historischen Überblicks – multa non multum

Viele Psychotherapeuten verschiedener Richtungen und Verfahren befassen sich mit dem Beendigungsthema. In jeder Psychotherapie ist die Beendigung unabhängig von der angewandten Technik und dem Setting für den Ausgang der gesamten Therapie von besonderer Bedeutung. Trotz der Vielzahl an Publikationen zu dieser Thematik, trotz der darin mitgeteilten, mehr oder weniger persönlichen Erfahrungen, Techniken und Einschätzungen zum Beenden gibt es keine definierten schulenübergreifenden Grundsätze oder gar Leitlinien zum Beenden der Psychotherapie und keinen Konsens innerhalb einer Richtung geschweige denn zwischen ihnen.

Obwohl in den letzten Jahren zunehmend **ethische Aspekte** der Psychotherapie ausgearbeitet wurden[299], befindet sich das schulenübergreifende Bewusstsein von ethischen Implikationen beim Beenden der Psychotherapie erst im Anfangsstadium. Dass die Therapiedauer und der Umgang mit dem Beenden auch ethische Implikationen nach sich zieht, wird in heutigen Publikationen zur Ethik in der Psychotherapie höchstens beiläufig erwähnt[300].

Auch wenn die Mehrzahl der Publikationen zum Beenden von **psychoanalytischen Therapeuten** verfasst ist und darin tiefgehende Erkenntnisse im Umgang mit Trennungsprozessen deutlich werden, lehnen es die meisten Psychoanalytiker bis heute ab, den besonderen Stellenwert der Abschlussphase im therapeutischen Prozess anzuerkennen. Die lange Dauer und die hohe Stundenzahl, die ausschließliche Betrachtung von intrapsychischen Prozessen, die Nicht-zur-Kenntnisnahme von äußerer Realität und Verhalten scheint heute zum unumstößlichen Paradigma aller psychoanalytischen Schulen geworden zu sein, an das nicht gerührt wird, um erreichte Besitzstände und Vorteile nicht zu gefährden und den Abschied von Bisherigem zu vermeiden. Es ist schade, dass diese Fehlentwicklung der klassischen Psychoanalyse möglicherweise ihr eigenes Scheitern provoziert, obwohl sie als besondere Theorie und Therapieform auch in Zukunft als eine unter vielen psychotherapeutischen Möglichkeiten gebraucht werden wird.

Psychodynamisch-psychoanalytisch orientierte Therapeuten haben sich mit der Thematik, dem Ziel und Sinn des rechzeitigen Beendens und des zeitlich überschaubar begrenzten therapeutischen Rahmens noch weniger befasst[301] als ihre psychoanalytischen Kollegen. Weil sie bisher meist von Psychoanalytikern ausgebildet werden, lernen sie in ihrer Ausbildung in der Regel, ebenso wie alle anderen Psychoanalytiker, den spezifischen Umgang mit zeitlicher Begrenzung und das Ziel des rechtzeitigen Beendens nicht kennen[302] und übernehmen meist von ihren psychoanalytischen Lehrern die Haltung „je länger umso besser“[303]. Nicht zuletzt aus diesem Grund haben es die psychotherapeutischen Schulen und Therapeuten bisher nicht geschafft, eine von der klassischen Psychoanalyse und ihren Ausbildern unterschiedene eigene Haltung zum Beenden und zur Dauer zu entwickeln, geschweige denn sie gegen die Phalanx der so genannten „klassischen“ Psychoanalyse offensiv zu vertreten. Sie haben es bisher verpasst, ihren ureigenen Erfahrungsschatz im Umgang mit mittelfristigen und zeitlich begrenzten psychoanalytischen Langzeitbehandlungen als besonderen Fokus ihrer eigenen therapeutischen Ziele und Werte bekannt zu machen.

Psychoanalytische Kinder-und-Jugendlichen-Therapeuten haben sich des Themas der Beendigung in Publikationen zwar mehr als die tiefenpsychologischen Therapieschulen angenommen; aber weder in ihrer Ausbildung noch in der Praxis scheint diese Thematik für sie eine besondere Bedeutung zu haben. Die Haltung der psychoanalytischen Kinder-und-Jugendlichen-Therapeuten zu Dauer und Beenden unterscheidet sich nicht grundsätzlich von der ihrer klassischen Lehranalytiker. Die hochfrequente Langzeitpsychoanalyse wird als einzige Therapiemethode angesehen, gelehrt und anerkannt. Selbst bei diesen Therapeuten scheint es kein Bewusstsein dafür zu geben, dass gerade bei Kindern, Jugendlichen und Adoleszenten die Dauer der therapeutischen Abhängigkeit und deren negative Folgen für die Entwicklung ihrer noch jungen Patienten hinterfragt werden müsste.

Am wenigsten haben sich bisher **kognitiv-behaviorale Therapieschulen** mit Trennungsprozessen in der Abschlussphase befasst. Da ihre Haltung ausschließlich auf kognitiv Wahrnehmbares, auf verhaltenssteuernde Maßnahmen, Symptomreduktion und Störungsspezifität ausgerichtet ist[304], haben sie sich bisher weder mit unterschwelligen, unbewussten Trennungsvorgängen in theoretischer und technischer Hinsicht auseinander gesetzt, noch das Sowohl-als-Auch von latenten Trennungsprozessen und -konflikten neben kognitiven Vorgängen beobachtet. Obwohl für diese Therapeuten die Orientierung an Realität, Zielen, Handlung und Verhalten von grundlegender Bedeutung ist, haben auch sie es versäumt, ihre speziellen Erfahrungen mit Kognition, Verhalten, Realität, Begrenzung und Trauma auf den Trennungsprozess in der Abschlussphase jeder Therapie zu übertragen und zu konzeptualisieren. Ähnlich wie die psychodynamisch-psychoanalytischen Therapeuten scheinen sie kein Bewusstsein und Wissen vom Sinn zeitlicher Begrenzung und von der Notwendigkeit des rechtzeitigen und in einer Abschlussphase gut vorbereiteten Beendens zu haben. Auch wenn die Gründe hierfür ganz anderer Art als bei der Psychoanalyse sind, schädigen sie dadurch die Ergebnisqualität und verletzen ethische Prinzipien ihrer Behandlungen.

Obwohl Psychotherapie als eine Therapiemethode im Gesundheitswesen westlicher Industrienationen inzwischen meist anerkannt ist, gibt es immer noch den destruktiven **Macht- und Konkurrenzkampf zwischen den einzelnen Therapierichtungen**. Jede Schule folgt dem Entweder-oder-Prinzip, mit jeweils unterschiedlichen Mythen und Dogmen, idealisiert die eigene, entwertet und bekämpft die andere. Dogmenbildung, Mystifizierung, Dissidenz, Spaltung, Interessengebundenheit, Besitzstandsdenken, Spaltung zwischen Theorie und Praxis[305] bauen sich nicht ab, sondern weiten sich aus – mit gravierenden negativen Folgen in qualitativer, ergebnisorientierter und ethischer Hinsicht. Der Machtkampf zwischen den verschiedenen Psychotherapierichtungen führt dazu, dass ihre Therapien weniger dem Interesse des Patienten dienen, sondern mehr der Selbstbestätigung der eigenen Schule und der Festigung ihrer Machtposition („Zirkelschluß“[306]). Der Patient ist der jeweiligen Ausbildung und therapeutischen Orientierung des Psychotherapeuten ausgeliefert. Er ist weder schulenübergreifend informiert, noch findet eine schulenübergreifende Indikationsstellung am Therapiebeginn statt. Der Therapeut fühlt sich nicht für den Patienten und seine Gesamtheit verantwortlich, sondern ausschließlich für den Teilbereich, auf den sich seine Therapierichtung spezialisiert hat.

Fußnoten

1 vgl. z. B. Sandler/Dreher 1996.
2 Rangell 1966, 1976, S. 333.
3 vgl. Literaturangaben z. B. bei Ferraro 1995, Simone Garburri 1985, Simone 1994.
4 vgl. z. B. Larsson Holmkvist 2001.
5 vgl. Literaturangaben z. B. bei Etchegoyen 1991.
6 s. Anhang, Tab. 1 u. 2.
7 s. Anhang, Tab. 1 u. 2.
8 Leigh 1998.
9 Nysten 1993.
10 Gunn 2002; s. Kap. 2.6.12.
11 s. Anhang, Tab. 1 u. 2.
12 s. Anhang, Tab. 1 u. 2.
13 s. Anhang, Tab. 1 und 2.
14 wie Gay 1987, Jones 1953, Roazen 1976, Schur 1972.
15 vgl. insbes. Kupers 1988, Firestein 1974.
16 Breuer/Freud 1895 (in Freud G.W., Nachtragsband 1999).
17 Freud 1905e, G.W., Bd. 5.
18 vgl. Firestein 1982, Possick 1984.
19 Freud 1918b, G.W., Bd. 12.
20 vgl. Lipton 1977.
21 Masson 1985, S. 283; vgl. auch Israels 1993, Kap. II, insbes. S. 207; s. Kap. 10.1.

[22] vgl. Gay 1987, S. 345.
[23] Freud 1913c, G.W., Bd. 8.
[24] vgl. Lobner 1978.
[25] vgl. Wittenberger 1995.
[26] vgl. Sonderheft Psychosozial Nr. 73, 1998, dort Rieber-Hunscha, S. 95 – 113.
[27] vgl. Lieberman 1985, Rieber-Hunscha 1998.
[28] Freud 1918b, G.W. Bd. 12.
[29] Ferenczi/Rank 1924.
[30] Rank 1926, 1929, 1931; vgl. Rieber-Hunscha 1998.
[31] Rank 1926, S. 20.
[32] ebd., S. 4.
[33] Rank 1924.
[34] Rank 1926, S. 4.
[35] ebd., S. 32.
[36] ebd., S. 15.
[37] ebd., S. 20.
[38] Rank meint die ca. 9-monatigen Freud'schen Analysen, Anm. d. Verf.
[39] ebd., S. 23.
[40] Ferenczi/Rank 1924.
[41] Rieber-Hunscha 1998, Wittenberger 1995.
[42] vgl. Wittenberger 1995.
[43] Ferenczi 1925, S. 178 – 181.
[44] Freud 1926, zit. nach Gay 1987, S. 528.
[45] Ferenczi 1928, S. 234f.
[46] Ferenczi 1928, S. 236.
[47] Ferenczi 1928, S. 232.
[48] Freud 1933c, G.W., Bd. 16.
[49] insbes. Freud 1937c, G.W., Bd. 16.
[50] vgl. z. B. Rieber-Hunscha 1998.
[51] Ferenzci 1928.
[52] z. B. Adatto 1995, Auchter 2002 (in Diederichs), Balint 1950 (in Balint 1965), Berenstein et al. 1989, Blanck et al. 1986, Dam et al. 1975, Ferraro 1995, Goldberg et al. 1985, Gourevich 1980, Kramer, Y. 1986, Marshall 2000, Novick 1997, Rucker 1993, Simone Garburri 1985.
[53] Freud 1937c, G.W., Bd. 16.
[54] vgl. Gaskill 1980, Novick 1988, Reich, A. 1950.
[55] Balint 1965, S. 187 – 202
[56] Balint 1935 (in Balint 1965).
[57] Glover 1955, S. 331.
[58] Freud 1937c, G.W., Bd. 16.
[59] abgedruckt in der Internationalen Zeitschrift für Psychoanalyse 23, 1937.
[60] Freud 1937c, G.W., Bd. 16.
[61] ebd., S. 389.
[62] ebd., S. 358.
[63] ebd., S. 357.
[64] ebd., S. 370.
[65] ebd., S. 387.
[66] ebd., S. 364.
[67] ebd., S. 362; vgl. Gaskill 1980, Novick 1988, Reich, A. 1950.
[68] Freud 1937c, G.W., Bd. 16.
[69] wie z. B. Fenichel 1974.
[70] vgl. z. B. Blum 1987, Berenstein 1987, Emde 1988, Rosenthal 1988, Rucker 1993, Sandler 1991, Simone 1994, Thompson 1994.
[71] Glover 1955, Part II, Kap. IX.
[72] Balint 1935, 1939 (beide in Balint 1965), Glover 1955, Schmideberg 1938.
[73] Freud 1940a, G.W., Bd. 17.
[74] ebd., S. 420.
[75] vgl. Großkurth 1986, King et al. 1991, Limentani 1989, Roazen 2000, Young-Bruehl 1988.
[76] vgl. Sandler/Dreher 1996.
[77] vgl. Roazen 2000, S. 3ff.
[78] vgl. ebd.
[79] vgl. ebd., S. XXX.
[80] Glover 1955.
[81] vgl. Sandler/Dreher 1996.
[82] vgl. Rezension: Tarakoff 1956; vgl. auch Roazen 2000, S. 1.
[83] Allen 1942, S. 265 – 296.
[84] ebd., S. 265.
[85] ebd., S. 268.
[86] ebd., S. 269.
[87] ebd., S. 270.
[88] mit Ausnahme von Gillman 1991 (in Schmukler 1991).
[89] Lorand 1946, S. 223 – 232.
[90] Lehrmann/Reich 1950.
[91] Beiträge von Balint, Bridger, Hoffer, Millner, Payne, A. Reich, Rickmann.
[92] Balint 1950 (in Balint 1965).
[93] Balint 1950 (in Balint 1965), S. 276.
[94] in Balint 1965, S. 272 – 306.
[95] Freud, A. 1968, S. 2363 – 2379.
[96] „Die Beendigung der Behandlung", S. 295 – 304 und „Das Ergebnis der Behandlung", S. 305 – 327.
[97] z. B. Benedek 1955, Bernfeld 1952, Buxbaum 1950, Ekstein 1955, Stone 1954, Weigert 1952, 1955, Windholz 1955.
[98] wie Benedek 1955, Ekstein 1955, Stone 1954, Weigert 1952, 1955, Windholz 1955.
[99] Bowlby 1960, S. 433.
[100] Wolberg 1954, S. 831 – 849.
[101] Glover 1955, S. 138 – 164.
[102] Übersetzung der Aut. Im Original: „...unless a terminal phase has been passed through, it is very doubtfull whether the case has been psycho-analysed". Glover 1955, S. 140.
[103] vgl. insbes. Gaskill 1980.
[104] „Touchstone", Glover 1955.
[105] s. Anhang, Tab. 1.

[106] Ruffler 1958/1959; s. Anhang, Tab. 2.
[107] vgl. Sandler/Dreher 1996.
[108] Menninger/Holzman 1958, S. 186–212.
[109] Loewald 1962 (in Loewald 1980), S. 248–269.
[110] Wallerstein 1966, S. 194.
[111] Nacht 1965, S. 107.
[112] Dewald 1966, S. 98.
[113] Fleming 1966.
[114] Toledo et al. 1966.
[115] Ekstein 1966.
[116] Parres et al. 1966, S. 247–272.
[117] Kohut 1966, in: Litman, Robert E. (Hrsg.): Psychoanalysis in the Americas. New York (International Universities Press), S. 193–201.
[118] auf Deutsch in Kohut 1977a, S. 103–115.
[119] Lorand 1946, Glover 1955, Menninger/Holzman 1958, Edelson 1963.
[120] s. Anhang, Tab. 1 u. 2.
[121] s. Anhang, Tab. 1.
[122] s. Anhang, Tab. 1.
[123] Firestein 1969, 1974, 1978, 1982, 2001.
[124] Novick 1976, 1982, 1988, 1990, 1990a, 1992, 1997.
[125] Rank 1926, 1929, 1931.
[126] 1. Band „Bindung“ (Bowlby 1969), 2. Band „Trennung“ (Bowlby 1973), 3. Band „Verlust, Trauer, Depression“ (Bowlby 1980).
[127] vgl. Bowlby 1969, S. 13f, 1979, S. 202.
[128] z. B. Bowlby 1958, S. 430, 1969, S. 338, 1973, S. 211f, 1979, S. 166.
[129] vgl. Mitchell 1999 (in Schlösser et al. 1999), S. 17–19.
[130] Bowlby 1969, S. 13.
[131] vgl. neuere Bücher zur Bindungstheorie: z. B. Rehberger 1999, Strauß et al. 2002.
[132] Langs 1974, Kap. 25, S. 445–522.
[133] Luborsky 1984, S. 93–104.
[134] Etchegoyen 1991, S. 617–649.
[135] Rank 1926, 1929, 1932, Lorand 1946, Glover 1955, Rangell 1966, Langs 1974, Kupers 1988, Etchegoyen 1991 und Simone 1994.
[136] Kernberg, O. z. B. 1975, 1984, 1999, 2000, Kernberg et al. 2000; auch in Clarkin/Yeomans/Kernberg 1999.
[137] Bowlby 1979, S. 210.
[138] insbes. Bush et al. 1984, Conway 1999, Craige 2002, Firestein 1969, 1974, 1978, 1982, Gillman 1982, Hartlaub et al. 1986, Kantrowitz et al. 1990, 1990a, 1990b, Kantrowitz 1993, Lord et al. 1978, Norman et al. 1976, Oremland et al. 1975, Pfeffer 1961, 1963, Schachter 1990, 1992, Schachter et al. 1997, Schlessinger et al. 1974, 1975; vgl. zusammenfassend Novick 1982, Schachter 1992.
[139] Bush et al. 1984, Firestein 1978, Gillman 1982, Hartlaub et al. 1986, Schlessinger et al. 1974, 1975.
[140] Firestein 1978, Gillman 1982, Kantrowitz et al. 1990, 1990a, 1990b, Kantrowitz 1992, 1993, Norman et al. 1976, Schlessinger et al. 1974, 1975, Wzontek et al. 1995.
[141] Craige 2002, Lord et al. 1978.
[142] Tryon et al. 1995, Vaslamatzis et al. 1989.
[143] Werbart 1997.
[144] Schachter 1990, 1992, Schachter et al. 1997.
[145] vgl. Panel: Johan 1989.
[146] Seligman 1995, Hutterer 1996.
[147] s. Anhang, Tab. 2.
[148] Balint 1965, Blanck/Blanck 1986, Bergmann 1998, Fromm-Reichmann 1950, Kohut 1966, 1977, Kubie 1967, Lanyado 1999, Meltzer 1984, Novick 1997, Rangell 1966, Wittenberg 1999, Wolf, E. 1988.
[149] Ticho, E. 1970, Ticho, G. 1971, Stern 1972.
[150] Peck 1993.
[151] wie Ruffler 1958/1959, Eickhoff 1975, Stoltzenberg 1986, Auchter 2002 (in Diederichs).
[152] Eickhoff 1975, S. 92.
[153] Lorand 1946, Glover 1955, Balint 1935, 1950 (beide in Balint 1968).
[154] vgl. Int. J. Psa 31, 1950.
[155] Dührssen 1972, S. 76–86.
[156] Grotjahn 1977, S. 180–196.
[157] Parin 1981: „Das Ende der endlichen Analyse“.
[158] Leupold-Löwenthal 1981: „Die Beendigung der psychoanalytischen Behandlung“.
[159] Mertens 1991, S. 228–240.
[160] Reimer et al. 1996, S. 54-77.
[161] Rieber-Hunscha 1996, S. 104–121.
[162] ebd., S. 187-244.
[163] Beiträge von Hüttl et al., Susani, Lehmann, Storck, Thaler.
[164] Schlösser/Höhfeld 1999.
[165] Rieber-Hunscha 1999.
[166] vgl. z. B. Bohleber et al. 2001, Keller et al. 2001, 1997, Leuziger-Bohleber et al. 2002, Rudolf et al. 2002 (in Leuziger-Bohleber et al. 2002), Stuhr et al. 2001; Verbraucher-Befragung (analog dem Consumer-report: Hutterer 1996, Seligman 1995): vgl. Hartmann et al. 2002, Mehr Lebensfreude 2002.
[167] z. B. DPV – Leuziger-Bohleber et al. 1997, 2002, Stuhr et al. 2001, DGPT – Rudolf et al. 2002 (in Leuziger-Bohleber et al. 2002), Jungianer – Keller et al. 2001.
[168] sogar die schulenübergreifende Konsumenten-Studie: vgl. Hartmann et al. 2002, Mehr Lebensfreude 2002.
[169] vgl. Hoffmann 2001, Schulte 2001 (beide in Bohleber et al.).
[170] vgl. Gunn 2002, S. 49f.
[171] vgl. Gunn 2002.

172 Tagungsband: Gutwinski-Jeggle et al. 2003.
173 Bruns 2003 (in Gutwinski-Jeggle et al.), S. 15.
174 Beland 2003 (in Gutwinski-Jeggle et al.), S. 19–44.
175 Beland 2003 (in Gutwinski-Jeggle et al.), S. 35.
176 ähnlich auch Feldman 2003 (in Gutwinski-Jeggle et al.), S. 45.
177 vgl. Heuft 1990.
178 s. Anhang, Tab. 1 u. 2.
179 Gunn 2002; s. Kap. 2.6.12.
180 s. Anhang, Tab. 1 u. 2.
181 Bergman 1997.
182 wie z. B. Sandler/Dreher 1996, Frank 1999.
183 insbes. Adatto 1995, Abend 1988, Anzieu 1987, Blum 1989, Gaskill 1980, Goldberg et al. 1985, Golland 1997, Grenell 2002, Grinberg 1980, Kramer, Y. 1986, Marshall 2000, Rucker 1993; auch Kernberg 2000, Thomä/Kächele 1999.
184 Goldberg et al. 1985, S. 46.
185 Rucker 1993, S. 170.
186 z. B. Blum 1989, Golland 1997, Kramer, Y. 1986.
187 Freud 1919a, G.W., Bd. 12.
188 vgl. insbes. Abrams 1978, Blum 1989, Dewald 1978, 1982, Glover 1955, Golland 1997, Grinberg 1980, Kramer, Y. 1986, Kubie 1967, Loewald 1962, Simone 1994, Simone Garburri 1985, Ticho, G. 1967, vgl. Panel: Becker 1993.
189 vgl. insbes. Auchter 2001, 2002 (in Diederichs), Balint 1935, 1950 (beide in Balint 1965), Benedek 1955, Berry 1987, S. 101f, Buxbaum 1950, Firestein 1969, 1974, 1978, 1982, 2001, Fleming 1966, Fleming/Weiss 1980, Gillman 1991 (in Schmukler 1991), Glover 1955, Grenell 2002, Hurn 1971, Lanyado 1999, Loewald 1962, Murdin 2000, Novick 1976, 1982, 1988, 1990, 1990a, 1992, 1997, Rangell 1966, 1980/1981, Reich, A. 1950, Rose 1974, Ruffler 1958/1959, Schmukler 1990, 1991, Shane et al. 1984, Simone 1994, Smith 1982, Steiner 1955, Ticho, E. 1970, 1972, Weigert 1952, Wittenberg 1999.
190 vgl. insbes. Auchter 2001, 2002 (in Diederichs), Becker 1993, Blanck et al. 1983, Firestein 2001, Ferraro et al. 1997, Garcia-Lawsen et al. 1997, Gillman 1991 (in Schmukler 1991), Kupers 1988, Langs 1974, Martinez 1989, Murdin 2000, Powell 1994, Tyson 1996; indirekt auch Scharff 1994.
191 wie Kernberg 2000, Thomä/Kächele 1999.
192 auch Sandler/Dreher 1996, Sandler 1989.
193 s. Anhang, Tab. 1 u. 2.
194 Freud, A. 1957, publiziert 1970 (in Freud, A. 1980), S. 2363–2379.
195 Freud, A. 1957, publiziert 1970 (in Freud, A. 1980), S. 2363–2379.
196 Artikel von: Hüttl et al., Susani, Lehmann, Storck, Thaler.
197 vgl. insbes. Chiused 1991, Weiss, Samuel 1991 (beide in Schmukler 1991).
198 vgl. z. B. die Fallberichte in Schmukler 1991.
199 s. Anhang, Tab. 1 u. 2.
200 Ausnahme: Simone 1994.
201 s. Anhang, Tab. 1 u. 2.
202 Kupers 1988, Junkert-Tress et al. 2000, Murdin 2000, Schafer 1973, Strupp/Binder 1984, Vaslamatzis et al. 1989, Wolberg 1980.
203 ausgehend von Balint et al. 1972, Malan 1963, Mann 1973, Sifneos 1979 und Strupp/Binder 1984.
204 vgl. Dam et al. 1975, Daser 2000, Hennig et al. 1996.
205 Strupp/Binder 1984, S. 317–325.
206 Kupers 1988, Kap. 5, S. 93–105.
207 Murdin 2000, Kap. 9, S. 149–159.
208 Schafer 1973, Hoyt et al. 1984/1985, Kupers 1988 und Vaslamatzis et al. 1989.
209 z. B. Daser 2000, Klüwer 1995, 1995a, 2000, Lachauer 1992, Leuzinger-Bohleber 1985, Scharff 1994, Scheibe et al. 1997.
210 insbes. Klüwer 1977 (in Klüwer 1995a), S. 81–91.
211 Scharff 1994, S. 352–357.
212 Scharff 1994, S. 352.
213 s. Anhang, Tab. 1 u. 2.
214 s. Anhang, Tab. 1 u. 2.
215 Kohut 1977, S. 19–66 und 119–125.
216 Wolf, E. 1988, 13. Kapitel, S. 213–217.
217 Milch 2001, S. 148–150.
218 Jaenicke 2002 (in Diederichs), S. 60–74.
219 s. Anhang, Tab. 1 u. 2.
220 Wilke, H.J. 2002 (in Diederichs), S. 47–59.
221 Jung, C.G. 1958, Bd. 15, S. 38–56.
222 s. Anhang, Tab. 1 u. 2.
223 Stadtler 1993, S. 127–138.
224 Ohm 1993, S. 113–126.
225 Lehmkuhl, U. et al. 2002 (in Diederichs), S. 32–46.
226 s. Anhang, Tab. 1 u. 2.
227 Blanck/Blanck 1983, S. 238–226.
228 s. Anhang, Tab. 1 u. 2.
229 Übersetzung aus dem Englischen, persönl. Mitteilung 2002.
230 Persönl. Mitteilung 2002.
231 Rezension: Wallerstein 1966, S. 194–196.
232 Persönl. Mitteilung 2001.
233 Wallerstein 1966, S. 196.
234 Wittenberg 1999, S. 182.
235 Rezension: Weiss, Stanley 1980.
236 vgl. Weiss, Stanley 1980.
237 wie insbes. bei Schmukler 1991.
238 vgl. Weiss, Stanley 1980.
239 Ausnahmen: Müller-Ebert 2001, Wilke, H.J. 2002 (in Diederichs).
240 Rezension: Tucker 1991.

241 „Community of Therapy Consumers", Kupers 1988, S. 123.
242 Rezension: Wein 1993.
243 wird aber nur bei Brinick (S. 92) einmal direkt thematisiert.
244 Ausnahme: Beitrag von Hoffman, S. 99–116.
245 Weiss, Samuel (in Schmukler 1991), S. 265–284.
246 vgl. auch Murdin 2000 (ist Lehrende in Counselling).
247 vgl. Murdin 2000; vgl. ähnlich Rieber-Hunscha 1996.
248 z. B. Murdin 2000, S. 155.
249 vgl. Rieber-Hunscha 1996, S. 20ff.
250 wie Edelson 1963, Kupers 1988, Simone 1994.
251 s. Anhang, Tab. 1 u. 2.
252 s. Anhang, Tab. 1 u. 2.
253 Wolberg 1954, Part 2, Kap. 49 u. 50, S. 831–849, Hart 1981, Schramm 1996, Kap. 13, S. 186–188, Sulz 2001, Kap. IV.: 9., S. 88-90, u. 18., S. 103–106.
254 Wolberg 1954: Kap. 49 „Goals in Terminating Treatment" (S. 831–838) und Kap. 50 „Technical Problems in Termination" (S. 839–849).
255 Wolberg 1980, Kap. 17, S. 394–405.
256 Sulz 2001, S. 88–89, 103–106.
257 Margraf 1996, S. 537.
258 „Mehr Lebensfreude", 2/2002, S. 91–95; vgl. auch Brockmann et al. 2001 (in Stuhr et al.), S. 271–276.
259 vgl. Fiedler 2001.
260 vgl. Margraf 1996, S. 537.
261 z. B. in Müller-Ebert 2001, S. 210, Lindenmeyer 1999 (in Tress/Langenbach), S. 190.
262 fehlt auch in Bernhardt/Lockot 2000.
263 s. Anhang, Tab. 1 u. 2.
264 Donaubauer et al. 2001, Hirschberg 1969, Lindner 1991, Milch et al. 2002, Schulz et al. 1999, Wzontek et al. 1995.
265 Hirschberg 1996, Wzontek et al. 1995.
266 Lindner 1991.
267 Schulz et al. 1999, Donaubauer et al. 2001; weitere Literatur zum Therapieabbruch stationärer Therapien bei Junkert-Tress et al. 2000.
268 s. Anhang, Tab. 1 u. 2.
269 Allen 1942, Kap. 9, S. 265–295, Müller-Ebert 2001, Murdin 2000, Reimer et al. 1996, Kap. 1.1.6, S. 54–77, Wolff, H. 1977, Wzontek et al. 1995.
270 Wolff, H. 1977, S. 18f.
271 Abarbanel 1995, Elkind 1995.
272 Leigh 1998, Murdin 2000.
273 vgl. Murdin 2000.
274 vgl. Diskussion im Amer. J. Psa. 55, 1995, Clemmens, S. 365–367 und Amer. J. Psa. 56, 1996, S. 115–116.
275 Nysten 1993, Ohm 1993.
276 z. B. Scharff 1994.
277 Müller-Ebert 2001, S. 200f.
278 vgl. Radebold 2002, S. 1045ff.
279 vgl. Kupers 1988.
280 Erst in letzter Zeit werden solche bisher geheimgehaltenen Fakten in der Öffentlichkeit bekannt: vgl. z. B. Rezension des Buches von T. Huonker (2003) „Diagnose: „Moralisch defekt". Kastration, Sterilisation und Rassenhygiene im Dienst der Schweitzer Sozialpolitik und Psychiatrie 1890–1970" (Zürich/ Orell Füssli Verlag); zit. nach FAZ Nr. 21, 26.01.2004, S. 35.
281 vgl. Lockot 1985, 1994.
282 vgl. z. B. Leuchtweis-Gerlach 2001.
283 z. B. Eissler 1955, S. 17ff.
284 vgl. zusammenfassend Bowlby 1960b, 1961, 1963, 1973, 1980, Peters et al. 2002, Rösing 1987, Schoenberg et al. 1974, Schulz 1978, Spiegel 1973.
285 Mitscherlich et al. 1967.
286 vgl. Eicke 1982.
287 vgl. Roazen 2000; s. Kap. 2.1.
288 vgl. Sandler/Dreher 1996.
289 ausgehend von Hartmann z. B. 1964.
290 vgl. Sandler/Dreher 1996.
291 ausgehend von Malan 1963, Mann 1973, Sifneos 1979, Strupp/Binder 1984 und ursprünglich Balint et al. 1973 in England.
292 vgl. z. B. Fleming/Weiss 1980.
293 vgl. z. B. Roazen 2000, Preface.
294 vgl. Frank 1999.
295 Glover 1955, Rangell 1966, Firestein 1969, 1974, 1978, 1982, 2001, Novick 1976/1997, 1982, 1988, 1990, 1990a, 1992, 1997, Simone 1994, Auchter 2001, 2002 (in Diederichs).
296 Mitscherlich et al. 1967.
297 vgl. Lockot 1985, 1994.
298 vgl. Faber/Haarstrick 1989/2003.
299 z. B. Gabbard et al. 1995, Tress/Langenbach 1999.
300 z. B. Kottje-Birnbacher 1999 (in Tress/Langenbach).
301 vgl. Müller-Ebert 2001; wird auch deutlich bei Wöller et al. 2001.
302 vgl. Rieber-Hunscha 1996.
303 Mehr Lebensfreude 2002, S. 91–95; vgl. auch Hartmann/Zepf 2002.
304 vgl. Müller-Ebert 2001.
305 vgl. z. B. Fiedler 2001.
306 Kupers 1988.

3 Beginn der Abschlussphase

3.1 Literaturübersicht

Von den insgesamt 293 durchgesehenen Arbeiten zur Abschlussphase gibt es *keine*, die den Beginn der Abschlussphase als Haupt- oder Kapitelthema hat[1], aber bei immerhin 3%[2] sind Unterkapitel zu diesem Thema zu finden. Nur in einer Arbeit von Novick[3] gibt es zwei kurze und wenig ergiebige Unterkapitel, in denen der Beginn der Abschlussphase direkt benannt wird („Einige Kriterien für den Beginn der Beendigungsphase"[4] und „Technische Fragen, die den Beginn der Beendigungsphase betreffen"[5]). In einer 15 Jahre später, ebenfalls von Novick[6] publizierten Arbeit geht es zwar inhaltlich um den Beginn der Abschlussphase, aber diese Arbeit ist mit dem Titel „Deciding on Termination" überschrieben. Sieben weitere Arbeiten[7] enthalten Unterkapitel zur Thematik des Beginns der Abschlussphase, die sich aber hinter den unterschiedlichsten Begriffen verbirgt. Die uneinheitliche und kaum vergleichbare Terminologie verhindert häufig eine klare Unterscheidung von anderen Teilaspekten der Abschlussphase. Beispielsweise wird häufig der Beginn der Abschlussphase mit der Terminsetzung und dem Erreichen von Therapiezielen gleichgesetzt, technische und theoretische Aspekte werden miteinander vermischt. Es finden sich folgende Überschriften: „Der Wendepunkt"[8], „Technik des schrittweisen Ansprechens"[9], „Indicators"[10], „Wahrnehmen von Beendigungshinweisen"[11], „Beendigungshinweise als Auslöser für Beendigungshandeln"[12] oder „Wer spricht das Ende an und setzt den Termin fest?"[13].

Vor allem in **psychoanalytischen Arbeiten** bis Mitte der 50er Jahre ist die Thematik des Beginns der Abschlussphase in dem häufig benutzten Begriff der „Kriterien für die Beendigung" subsummiert (s. Kap. 2.1). Als Kritierien für den Beginn der Abschlussphase werden Therapieziele genannt, deren Erreichen als Voraussetzung für die Terminsetzung und den damit verbundenen Beginn der Abschlussphase angesehen wurden. Für diese Psychoanalytiker fallen der Beginn der Abschlussphase, das Erreichen von Therapiezielen (s. Kap. 10) und die Terminsetzung (s. Kap. 8) zeitlich zusammen[14]. Selbst noch für heutige Psychoanalytiker wie Simone[15] beginnt die Abschlussphase erst dann, wenn der Patient den Wunsch nach Beendigung äußert; auch Auchter[16] differenziert nicht klar zwischen dem Beginn der Abschlussphase und der Terminsetzung.

Allen (1942) ist der erste psychoanalytisch orientierte Psychotherapeut, der aus der Sicht der Kinder-und-Jugendlichen-Therapie schon 1942 den Beginn der Abschlussphase inhaltlich und zeitlich von der Terminsetzung und dem Erreichen von Therapiezielen abgrenzt. Da das Beendigungskapitel von Allen aber von der klassischen Psychoanalyse ignoriert und bis heute nicht zitiert wird, erscheint fälschlicherweise Glovers Definition des Beginnes der Abschlussphase (Glover 1955) als die erste und damit entscheidende. Für **Glover** beginnt die Abschlussphase damit, dass die Trennungsthematik bewusst und bearbeitet wird. Auch wenn Glover von der Bedeutung des intuitiven Erfassens indirekter Trennungssignale und Trennungskonflikte ausging, scheint er dies als einziges und ausschließliches Kritierium für den Beginn der Abschlussphase für unzureichend angesehen zu haben. Denn die Tatsache, dass die meisten von ihm 1942 befragten Psychoanalytiker Intuition als einziges Kriterium für das Beenden genannt hatten[17], scheint Glover als Ausdruck von Unkenntnis und Ignoranz seiner Kollegen gegenüber der Abschlussphase aufgefasst zu haben.

Erst seit Glovers Lehrbuchkapiteln zur Beendigung (Glover 1955) wird in vielen englischsprachigen psychoanalytischen Arbeiten zum Beenden vermehrt auf indirekte, unterschwellige Anzeichen für den Beginn des Trennungsprozesses in der Abschlussphase hingewiesen, die der Psychoanalytiker lange vor der Terminsetzung intuitiv erfassen kann. **Loewald** (1988) beschreibt den Beginn der Abschlussphase beispielsweise folgendermaßen: „That first stage (of a termination phase, Anm. der Verf.) is initiated by various indications that the patient unconsciously or consciously approaches the question of terminating treatment with more than casual glances“[18].

Als indirekte Hinweise auf den Beginn der Abschlussphase werden sowohl positive therapeutische Veränderungen in intrapsychischer, interpersoneller und interaktiver Hinsicht als auch negative therapeutische Entwicklungen und Ergebnisse der Therapie genannt. Vor allem die Beschäftigung des Patienten mit analogen Trennungssituationen in Phantasien, Träumen und Erinnerungen verstehen Psychoanalytiker als indirekte Signale für den Beginn der Abschlussphase[19]. **Müller-Ebert**[20] betont aus schulenübergreifender Sicht ebenfalls indirekte Hinweise für den Beginn der Abschlussphase; sie zählt diagnostische, interaktive, beziehungsmäßige, emotionale und prozessuale „Beendigungshinweise als Auslöser für Beendigungshandeln“[21] auf.

Einige Autoren unterscheiden heute dezidiert zwischen dem Beginn der Abschlussphase und der Terminsetzung[22] und definieren übereinstimmend den Beginn der Abschlussphase als den Zeitpunkt, an dem das Thema des Beendens an die psychische Oberfläche und ins Bewusstsein der therapeutischen Partner kommt und bearbeitet wird. Die Terminologie bleibt aber uneinheitlich: **Rangell**[23] bezeichnet den Beginn der Abschlussphase als „introduction of the idea of termination“[24] und **Novick**[25] spricht von der „incubation period“ vor der Terminsetzung. Wie bei früheren Arbeiten wird weiterhin und zunehmend eine empirisch nicht fassbare, undurchdringliche Vielfalt von in sich wenig unterschiedenen, begrifflich vermengten theoretischen, technischen und klinischen Einzelaspekten, Meinungen und Erfahrungen angeboten. In allen durchgesehenen Arbeiten zur Abschlussphase sind nur wenige und vereinzelte empirische Daten und Ergebnisse zur Dauer der Abschlussphase zu finden. In den meisten psychoanalytischen und einsichtsorientierten[26] Arbeiten wird allgemein zur Dauer gesagt, dass sie individuell unterschiedlich und genügend lang sein sollte.

Auch beim Beendigungs-Pionier **Glover**[27] kommt diese Haltung anhand eines metaphorischen Vergleiches aus dem Alltagsleben zum Ausdruck: „Wenn ein Mann sich drei Wochen davon erholen muß, daß er seinen Schnurrbart abgenommen hat, und man zwei Jahre braucht, bis man den Tod einer nahen Bezugsperson verarbeitet, erscheint es vernünftig, zu erwarten, daß ein Patient einige Monate Zeit braucht, um sich von einer jahrelangen Übertragung auf den Analytiker zu erholen“[28].

Immerhin zwölf überwiegend psychoanalytische Autoren machen grobe zeitliche Angaben für die Abschlussphase von psychoanalytischen Langzeittherapien[29]: sie dauere ein bis zwei Monate[30], bis zu drei Monate[31], zwischen sechs und neun Monate[32] bis zu einem Jahr und länger[33]. Vor allem psychoanalytische Kurztherapeuten machen konkretere Angaben zur Dauer der Abschlussphase (s. Kap. 8.1): die Beendigungsthematik solle bearbeitet werden, wenn ungefähr die Hälfte bis zwei Drittel der Stunden vergangen sind. Das bedeutet bei Therapien von 10 bis 20 Stunden, dass die Abschlussphase ungefähr fünf bis acht Stunden dauert. Ein verhaltensorientierter und ein Gesprächstherapeut[34] geben verallgemeinernd ca. fünf Stunden für das Beenden von Kurztherapien an und betonen das „Strecken“ der Zeitdauer zwischen den Therapiestunden durch Reduktion der Stundenfrequenz.

In technischer Hinsicht sind die umstrittenen und bis heute von Psychonalytikern nicht offen diskutierten Aussagen von **Glover** (1955) und **Rangell** (1966) bedeutungsvoll. Glover meint: „... although the responsibility for giving notice of termination must lie with the analyst, the terminal phase in most of these cases is a spontaneous development“[35] und Rangell: „Dabei handelt es sich um einen der seltenen Fälle (während der psychoanalytischen Therapie, Anm. der Verf.), in denen die Aktivität vom Analytiker ausgeht“[36]. Auch wenn beide die besondere Aktivität und Verantwortung des Psychoanalytikers beim Beginn der Abschlussphase betonen, sprechen sie ebenso wie alle anderen psychoanalytischen Autoren nicht direkt über die entscheidende Frage des Zeitpunktes, an dem das Therapieende thematisiert werden sollte. Auch bei anderen Therapieschulen spielen konkrete zeitliche Vorgaben ähnlich wie bei psychoanalytischen Therapeuten eine untergeordnete Rolle[37].

3.2 Definition

In jeder Psychotherapie beginnt die Abschlussphase dann, **wenn das Thema des Beendens kognitiv wahrnehmbar ist, direkt besprochen wird und in absehbarer Zeit zur Terminsetzung und Beendigung führt**. Der Beginn der Abschlussphase ist der Anfang der Beendigung der Therapie. Die Abschlussphase beginnt nicht, wenn Trennungskonflikte gelöst sind, sondern setzt erst diesen Prozess in Gang.

Die Fähigkeit des Patienten, eine Therapie erfolgreich abzuschließen und zu beenden, ist nicht Voraussetzung für den Beginn der Abschlussphase, sondern erst die Folge einer gelungenen Trennungsarbeit. Aber der Zeitpunkt des Beginns der Abschlussphase ist in der Praxis keineswegs immer so klar und eindeutig, wie es in dieser Definition erscheint, sondern bleibt häufig uneindeutig, zeitlich unbestimmt und ist oft erst retrospektiv zuzuordnen[38]. Es können vier Gruppen von Kriterien für den Beginn der Abschlussphase genannt werden[39]:

3.2.1 Direkte Kriterien

Während der gesamten Therapiezeit können jederzeit Situationen und Bedingungen entstehen, die den Beginn der Abschlussphase oder das baldige Ende der Therapie herbeiführen. Beispielsweise ist der Beginn der Abschlussphase unmittelbar erkennbar, wenn **äußere Ereignisse** – wie Krankheit, Tod, Umzug, Trennungssituationen – plötzlich wie eine Explosion oder ein Flugzeugabsturz einen bisher ruhigen Therapieprozess aufwühlen und den Beginn der Abschlussphase und die Terminsetzung erzwingen (s. Kap. 8.4.1). Das Bild vom Flugzeug, das zwar gestartet ist, aber die Landung nicht schafft[40], passt zu der Situation, wenn die Therapie vorzeitig endet, Beginn und Ende der Abschlussphase zusammenfallen und keine Zeit für die gemeinsame Trennungsbearbeitung bleibt.

Ein direktes Kriterium für den Beginn der Abschlussphase kann auch der plötzlich geäußerte **Gedanke, Wunsch oder Wille von Patient oder Therapeut** sein, die Therapie vorzeitig zu beenden. Dies kann prinzipiell jederzeit während der gesamten Therapiezeit vorkommen. Auch bei fest vereinbarten psychotherapeutischen Kurz- oder Langzeitbehandlungen mit offenem oder fixiertem Ende kann der Gedanke an das Beenden unabhängig vom Therapieplan jederzeit entstehen. Insbesondere zu Beginn von Langzeittherapien können sowohl erwünschte, positive therapeutische Erfolge, als auch unerwartete negative Reaktionen auf die zunehmende therapeutische Bindung dazu führen, dass im Patienten der Wunsch nach vorzeitiger Beendigung entsteht. Der Wunsch des Patienten, eine Therapie vorzeitig zu beenden, kann auf vielfältige innere und äußere Gründe zurückgehen. Er kann Ausdruck eines latenten, negativen therapeutischen Verlaufes sein. Eine gestörte therapeutische Beziehung oder bisher nicht offen ausgesprochene Probleme mit dem Setting, mit der Technik, Ängste, unbewusste Konflikte und vieles andere mehr können darin zum Ausdruck kommen. Bei anderen Patienten entsteht der Wunsch nach Beendigung schon in der Anfangsphase der Therapie, manchmal nach wenigen Stunden, gerade weil es ihnen deutlich besser geht. Diese erste Besserung ist aber häufig nicht identisch mit einer stabilen psychischen Umstrukturierung im Sinne von neuer psychischer Belastbarkeit, sondern ist ein erster oberflächlicher Erfolg, der meist mit einer euphorisierenden Hochstimmung verbunden ist.

Der vom Patienten geäußerte Wunsch oder Wille, die Therapie vorzeitig zu beenden, muss aber keineswegs automatisch schon in den Beginn der Abschlussphase münden. Häufig wird dadurch erst deutlich, dass unbewusste Ängste, Widerstand und Vermeidung dem Wunsch zugrunde liegen. Dadurch kann sich die therapeutische Arbeit, Beziehung und Therapiemotivation des Patienten verbessern, gefolgt von einer erfolgreichen Fortsetzung der Therapie unter veränderten Zielen und anderem Therapieplan. Andere Patienten können und wollen sich mit dem Erreichen von begrenzten Zielen in kurzer Zeit begnügen und beenden ihre Therapie nach kurzer Zeit in diesem Sinne erfolgreich. Wieder andere sind ungeduldig und drängen nach vorzeitiger Beendigung, weil sich therapeutische Veränderungen nicht schnell genug einstellen.

3.2.2 Indirekte Kriterien

Trennungsphantasien und Trennungskonflikte des Patienten können Hinweise auf eine Beschäftigung mit dem Beenden sein. Oft sind diese aber nicht direkt fassbar, sondern kommen indirekt zum Ausdruck und sind nur mit empathischer Einfühlung von Patient und Therapeut erkennbar. Indirekte und scheinbar uncharakteristische Veränderungen (wie Stimmungen, Gefühle, körperliche Missempfindungen), Verhaltensweisen oder Gedanken über Trennungssituationen im Alltag der Therapie selbst oder im Leben des Patienten sind oft wichtige **Indikatoren dafür, dass der Patient mit dem Beenden befasst ist, ohne es selbst wahrzunehmen.** Manche Patienten fangen an, sich und besonders ihren Körper wieder mehr zu pflegen (z. B. mit Sport, Kosmetik), lassen aufgeschobene körperliche Leiden ärztlich behandeln, renovieren ihre Wohnung, greifen alte Hobbies wieder auf oder bemerken neue kreative Tätigkeiten und Fähigkeiten.

Veränderungen der Beziehung zu wichtigen Personen im Leben des Patienten sind oft Ausdruck einer unbewussten Umstrukturierung, bevor sie in der Beziehung zum Therapeuten aktuell und bearbeitbar werden. Manche Patienten beschäftigen sich jetzt plötzlich mit aktuellen oder früheren Trennungssituationen im beruflichen oder familiären Umfeld – durch Erinnerungen, in Träumen, aktuellen Szenen oder Assoziationen. Insbesondere Veränderungen von Gefühlen in der therapeutischen Situation selbst können Hinweis für den Beginn der Abschlussphase sein – wie Gefühle gegenüber der Person des Therapeuten, zu Gegenständen des Praxisraumes und vieles mehr (s. Kap. 4.2). Patienten, die immer pünktlich sind, kommen plötzlich mal zu spät, sagen die Stunde aus äußeren Gründen ab, vergessen etwas – z. B. die Therapiestunde oder das Bezahlen –, bemerken einen bestimmten Geruch oder entdecken plötzlich ein schon immer hängendes Bild in der Praxis, als wäre es neu.

Manche Patienten, deren Trennungsfähigkeit gut ausgebildet ist, achten auf latente Hinweise bei sich selbst, sprechen von sich aus rechtzeitig das Ende an, machen sich darüber Gedanken, fragen nach und entscheiden zusammen mit dem Therapeuten mutuell einen Therapieplan für ihre Beendigung. Sie sind erstaunlich schnell und ohne viele Probleme in der Lage, sich aus der therapeutischen Abhängigkeit zu lösen, indem sie eigene Vorstellungen zur Beendigung ihrer Therapie entwickeln, in die Tat umsetzen und sich der dabei entstehenden Konflikte und Gefühle bewusst werden (z. B. Gunn 2002). Andere Patienten sprechen das Beenden nicht von sich aus an, sondern befassen sich nur dann damit, wenn der Therapeut dies aktiv und rechtzeitig thematisiert. Auch wenn ein zeitlicher Therapierahmen am Therapiebeginn festgelegt worden ist, vergessen diese Patienten die Zeit und verbringen ihre Therapie so, als würde sie ohne zeitliche Grenze unendlich weitergehen. Ohne dass es ihnen bewusst sein muss, **vermeiden** sie damit **die rechtzeitige Beschäftigung mit dem Beenden**, weil bei ihnen ungelöste und nicht-bewusste Trennungsängste unterschiedlichster Art aktiv sind. Werden solche Patienten nicht rechtzeitig vom Therapeuten auf die Gefahr einer unvorbereiteten Trennung angesprochen, können sie, wenn es zu spät ist, in gravierende psychische Trennungskonflikte und Trennungskrisen mit traumatischer oder traumareaktivierender Wirkung geraten[41].

Die genaue Beachtung indirekter Kriterien kann dazu beitragen, dass latente Trennungskonflikte schon erkannt werden können, bevor Angst, Widerstand, Vermeidungsverhalten oder gar äußere Anlässe (z. B. zeitliche Vorgaben) den Beginn der Abschlussphase vorzeitig erzwingen oder hinausschieben. Das empathische Einfühlen von Patient und Therapeut ist insofern einer der ersten Schritte in Richtung realer Beendigung und kann als wichtige Voraussetzung für den Beginn der Abschlussphase angesehen werden. Die intuitive Erfassung von Trennungsphantasien und Trennungskonflikten reicht jedoch als alleiniges Kritierium für den Beginn der Abschlussphase keineswegs aus. Diese wesentliche Feststellung wird aber nur in einer Arbeit so klar ausgesprochen[42].

3.2.3 Ergebnis-, ziel- und verlaufsorientierte Kriterien

Der Verlauf der Therapie, therapeutische Ergebnisse, erreichte oder nicht-erreichte Ziele, kommunikative, interpersonelle und intrapsychische Veränderungen des Patienten sind unabhängig vom Zeitpunkt und Therapieplan wichtige Kriterien für das aktive Thematisieren des Beendens. Nicht das Ende eines vom Kostenträger bewilligten Stundenkontingentes sollte den Zeitpunkt des Beginns der Abschlussphase entscheiden, sondern eine Vielzahl unterschiedlicher Kriterien und ihre jeweils spezielle Konstellation sind maßgeblich.

Sind wichtige **Therapieziele erreicht** und ist die **Symptomatik des Patienten zurückgegangen**, sollten Patient und Therapeut unabhängig vom Zeitpunkt und Therapieplan darüber sprechen und entscheiden, ob das Beenden daraus folgt oder ob eine Fortsetzung mit veränderten Zielen und neuem Therapieplan notwendig und sinnvoll ist. Auch wenn die Therapie erfolgreich verläuft, ist das wiederholte Beachten und Überdenken des bisherigen Therapieverlaufes in jeder Langzeittherapie von Bedeutung. Denn dadurch wird die Trennungsfähigkeit des Patienten schon in einer Therapiephase vorbereitet, in der die Abschlussphase noch längst nicht beginnt.

Während das Kriterium der Symptomveränderung und des Erreichens von Therapiezielen für kognitiv-behaviorale Therapeuten ganz selbstverständlich Priorität hat, neigen psychodynamisch-psychoanalytische Therapeuten dazu, deren Bedeutung während des gesamten Therapieprozesses zu missachten und unterzubewerten. In den psychoanalytischen Arbeiten zum Beenden wird zwar viel über Therapieziele als Kriterien für das Beenden geschrieben, aber damit sind ausschließlich Endziele nach jahrelangen Psychoanalysen gemeint. Auch für psychodynamisch-psychoanalytische Therapien ist es meiner Ansicht nach vom Therapiebeginn an wesentlich, dass Therapeut und Patient wiederholt auf das Maß der Veränderung achten, immer wieder darüber sprechen und gegebenenfalls ein vorzeitiges Ende herbeiführen, wenn bestimmte Ergebnisse und Entwicklungen dafür sprechen.

An das Beenden muss unabhängig vom Zeitpunkt auch gedacht und darüber gesprochen werden, wenn **keine oder zu wenig therapeutische Veränderungen festzustellen sind**, wenn **die Therapie sich negativ entwickelt** oder nach anfänglichen Erfolgen **Stagnation eintritt**. Unabhängig von den Ursachen und entgegen jeglichem Therapieplan kann sich diese Situation in jeder Psychotherapie jederzeit einstellen. Bei manchen Psychotherapien offenbart sich erst nach einer bestimmten Dauer und Stundenzahl, ob die Therapie überhaupt weiterhin Aussicht auf Erfolg hat. Erst wenn sich eine therapeutische Beziehung und Abhängigkeit entwickelt hat, können sich latente psychische Störungen und Strukturen zeigen, die nur wenig therapeutisch veränderbar sind. Aus diesem Grund bin ich der Ansicht, dass eine Langzeittherapie grundsätzlich erst durchgeführt werden sollte, nachdem eine erfolgreiche Probetherapie von 20 bis 30 Stunden erfolgt ist (s. Kap. 15).

In jeder Psychotherapie ist es die Verantwortung des Therapeuten, von sich aus aktiv die Möglichkeit des Beendens anzusprechen, wenn zu wenig oder keine therapeutischen Erfolge innerhalb einer angemessenen Zeit festzustellen sind. Dadurch wird die Wahrnehmung dieser

Realität und der psychische Umgang des Patienten mit der Trennung gefördert. Das kann verleugnende Abwehrmechanismen lösen und dazu führen, dass dem Patienten mit Erschrecken diese Realität und der therapeutische Stillstand bewusst werden. Das Ansprechen des Therapieendes kann aber dazu führen, dass die Abschlussphase eben nicht beginnt, sondern das therapeutische Bündnis sich vertieft, veränderte Therapieziele klar werden und die Therapie sich erfolgreich fortsetzt. Nicht jedes Thematisieren des Therapieendes bedeutet also zwangsläufig den Beginn der Abschlussphase. Deswegen ist es oft erst im Nachhinein möglich, den Beginn der Abschlussphase zu definieren.

3.2.4 Zeitliche Kriterien – Zeitpunkt des Beginns und Dauer der Abschlussphase

Damit der Patient die Therapie gut vorbereitet beenden kann, muss eine gewisse Vorstellung vom Zeitraum und der Dauer der Abschlussphase vorhanden sein. Die antizipatorische Vorstellung von der Dauer der Abschlussphase ist ein wesentliches Kriterium für den Zeitpunkt des Beginns der Abschlussphase. Wie lange aber dauert eine angemessene Abschlussphase und wie viele Stunden werden dafür gebraucht?

Bei den **von mir selbst durchgeführten psychodynamisch-psychoanalytischen Lang- zeit- und Kurzzeittherapien** wird deutlich, dass die Dauer der Abschlussphase bei fest vereinbarten Psychotherapien sehr unterschiedlich ist (s. Anhang, Tab. 7): sie beträgt bei Kurztherapien von maximal 30 Stunden im Mittel sieben Stunden beziehungsweise drei Monate, bei tiefenpsychologisch fundierten Langzeittherapien zwölf Stunden beziehungsweise vier Monate und bei psychoanalytischen Langzeittherapien 32 Stunden beziehungsweise sieben Monate. Auch wenn meine eigenen Praxisdaten aus einem Zeitraum von zehn Jahren keine statistisch gesicherte Aussage zulassen, wird erkennbar, dass der Trennungsprozess in der Abschlussphase umso mehr Zeit und Stunden braucht, je länger die Psychotherapie dauert. Je kürzer der therapeutische Kontakt, umso kürzer ist die Abschlussphase. Dies stimmt mit den oben zitierten Andeutungen Glovers[43] zur Dauer der Abschlussphase überein.

Mein eigenes Vorgehen bezüglich der Dauer, Stundenzahl und Frequenz ist geleitet vom Prinzip, so lange und so intensiv wie nötig und so kurz und wenig intensiv wie möglich. Ich bin bei allen Patienten, die zu mir kommen, offen gegenüber der Dauer der Therapie und der Abschlussphase, passe mich adaptiv den jeweiligen Bedingungen an und lasse mich davon überraschen, was und wie sich die Therapie entwickelt. Der Beginn der Abschlussphase ist bei allen Therapien durch die von mir in diesem Kapitel genannten Kriterien bestimmt.

Vergleicht man die Dauer und die Gesamtstundenzahl meiner Behandlungen mit der jeweiligen Dauer und der Stundenzahl der Abschlussphase, dann zeigt sich, dass die Relationen zwischen der Dauer und Stundenzahl der gesamten Therapie sowie der Dauer und Stundenzahl der Abschlussphase bei allen Therapien ähnlich ist: **Dauer und Stundenzahl der Abschlussphase betragen zwischen einem Viertel bis zu etwas mehr als die Hälfte der Dauer und Stundenzahl der Gesamttherapie.** Meine Ergebnisse bestätigen damit die Empfehlungen von psychoanalytischen Kurztherapeuten: Die Abschlussphase beginnt, wenn ungefähr die Hälfte bis zwei Drittel der Therapiezeit vergangen sind (s. Kap. 2.5.4 und 8.1).

Da fast alle meine Patienten ein allmähliches Ausschleichen der Stunden durch Frequenzreduktion in der Abschlussphase wünschten[44], ist die Dauer der Abschlussphase häufig trotz weniger Stunden vergleichsweise lang. Die in der Statistik erkennbare Streubreite der Werte bei allen Setting-Varianten ist meiner Ansicht nach weniger durch Dauer, Intensität und Technik der Therapie bedingt, sondern mehr durch individuelle Besonderheiten der Trennungsressourcen des Patienten.

Diese Relationen zwischen Gesamtdauer und Dauer der Abschlussphase erinnern darüber hinaus an Beispiele des Alltagslebens mit ähnlichen zeitlichen Rahmenvorgaben vor einer Trennung. In der Sozialpädagogik beispielsweise gibt es bei Freizeiten mit festgelegter Dauer eine symbolische Veranstaltung, das so genannte „Bergfest", zu dem die Betreuer dann einladen, wenn die erste Hälfte der Freizeit vergangen ist und die letzte Hälfte – im Sinne der Abschlussphase – noch bevorsteht. Auch bei anderen zeitlich festgelegten und befristeten Vorbereitungszeiten – wie vor Prüfungen, vor Urlauben, vor Umzug, vor Arbeitsplatzwechsel – ist das Erreichen der Halbzeit ein wichtiges Kriterium für den beginnenden Abschluss und das Ende dieser Zeit.

Überträgt man diese alltäglichen und therapeutischen Erfahrungswerte auf **Psychotherapien jeder Art**, dann sind gewisse zeitliche Rahmenbedingungen für die Dauer und den Beginn der Abschlussphase formulierbar: Ein entscheidendes Kriterium für den Zeitpunkt des Beginns der Abschlussphase ist die zeitliche Relation zwischen der geplanten Dauer und Stundenzahl der Gesamttherapie und der bisher abgelaufenen Dauer und Stundenzahl. Sowohl bei ambulanten Kurz- oder Langzeittherapien als auch bei stationären Therapien sollte die Abschlussphase also spätestens dann beginnen, **wenn ungefähr die Hälfte bis zwei Drittel der Dauer und Stundenzahl der Gesamttherapie vergangen ist**.

Damit Therapeut und Patient die zeitliche Kohärenz der gesamten Therapie überblicken und vor allem den Beginn der Abschlussphase einschätzen und steuern können, ist ein schon am Therapiebeginn **festgelegter Zeitrahmen** wesentlich. Ist eine Psychotherapie also von Anfang an in gewissem Maße terminiert, haben Patient und Therapeut zeitliche Vorgaben für den Trennungsprozess und können sich äußerlich und innerlich in ähnlicher Weise wie beim Bergfest auf die Beendigung einstellen.

Die von manchen klassischen Psychoanalytikern vertretene Ansicht, dass die Trennungsbearbeitung in der Abschlussphase nicht in der Psychotherapie, sondern nur in der psychoanalytischen Therapie stattfinde, halte ich – ebenso wie einige andere Psychoanalytiker– für falsch (s. Kap. 2.10). Auch wenn nicht-psychoanalytische Therapieschulen sich zweifelsohne weniger als klassische Psychoanalytiker mit Trennungsprozessen in der Abschlussphase befasst haben, kommen Trennungsreaktionen in Therapien jeder Art vor und erfordern ein dem jeweiligen Setting und der Technik angepasstes Maß an Stunden und Dauer für die Lösung.

Insbesondere bei intensiven, jahrelangen Langzeittherapien jeder Art geht das **Zeitbewusstsein** leicht verloren, wenn keine zeitlichen Rahmenbedingungen vorgegeben sind. Je länger die Therapie dauert, je mehr Stunden dafür gebraucht werden, umso weniger berechenbar und steuerbar ist der Beginn der Abschlussphase. Obwohl ich selbst keine eigenen Psychotherapien mit über fünfjähriger Dauer durchgeführt habe, kenne ich viele weit darüber hinausgehende Therapieverläufe, insbesondere aus der psychoanalytischen Literatur und von psychoanalytischen Kollegen. Aber ich habe auch schon einen Patienten erlebt, der über zehn Jahre eine regelmäßige, erfolglose Behandlung beim Verhaltenstherapeuten mitgemacht hatte, ohne das Ziel der rechtzeitigen Beendigung. Müller-Ebert[45] berichtet über vieljährige therapieähnliche Abhängigkeit von Klienten, die von sozialtherapeutischen Beratern an Institutionen betreut werden. Da bei diesen therapeutischen oder therapie-ähnlichen Kontakten kein überschaubarer zeitlicher Rahmen für das Therapieende von Anfang an oder im Verlauf festgelegt ist, besteht die Gefahr, dass der Beginn der Abschlussphase nicht rechtzeitig und aktiv herbeigeführt wird. Da bei vielen Patienten latente Probleme im Umgang mit Zeit vorliegen (s. Kap. 8.3), können nicht-bewusste Ängste vor dem Beenden (s. Kap. 5), Widerstände gegen und Vermeidung von Trennung (s. Kap. 6) sowie pathologische Trennungsambivalenz (s. Kap. 7) dazu führen, dass die Fähigkeit des Patienten, die Therapie erfolgreich zu beenden, immer geringer und die Trennung immer schwieriger wird. Aber auch wenn die Dauer der Abschlussphase ein gewisses Maß von ein bis zwei Jahren überschreitet, geht die zeitliche Strukturierung verloren und der innere prozessuale Zusammenhang des Trennungsprozesses kann zerreißen und gestört werden – ähnlich wie bei pathologischen Trauerprozessen nach Todesfall.

Die vom Therapeuten aktiv eingebrachte zeitliche Strukturierung ist insbesondere für Patienten mit gestörtem Zeitempfinden erforderlich[46] sowie bei Kindern[47], Jugendlichen und alten Menschen, deren Umgang mit Zeit und Trennung altersentsprechend unreif oder verändert ist (s. Kap. 8.3) und die Gefahr von gestörtem Trennungsverlauf ebenso wie von pathologischer Trauer verstärkt ist[48]. Bei adoleszenten Patienten fördert der Therapeut die altersentsprechende Trennungsfähigkeit, indem er die Selbstständigkeit des Adoleszenten beim vorzeitigen Beenden auch ohne längere Abschlussphase als konstruktive Lösung versteht[49].

Aus diesem Grund halte ich das inzwischen von den meisten psychodynamisch-psychoanalytischen Richtungen geteilte **Dogma der zeitlichen Ziellosigkeit** und der Passivität des Therapeuten beim Beenden aus therapeutischen und ethischen Gründen für falsch und kontraindiziert. Wenn Psychoanalytiker meinen, dass ihre Behandlungen „... aus finanziellen Gründen relativ abrupt nach Beendigung der Kassenleistung (meist nach 300 Stunden) beendet werden müssen“[50], wird daraus das fehlende Bewusstsein dafür deutlich, dass der Therapeut selbst – und nicht die Begrenzung durch den Kostenträger – das „abrupte Ende“ durch sein passives Abwarten herbeigeführt hat und dafür verantwortlich ist. Ganz abgesehen vom Timing der Abschlussphase selbst sollte in jeder Psychotherapie grundsätzlich schon bei der Indikationsstellung ein gewisser für den Patienten überschaubarer Zeitrahmen der Gesamttherapie festgelegt werden. Therapien, die länger als vier bis fünf Jahre dauern, sollten unabhängig von Technik und Setting als obsolet gelten, weil die therapeutische Abhängigkeit immer schwerer lösbar wird (s. Kap. 15).

Da besonders bei Langzeittherapien durch den **Effekt der Gewöhnung** (s. Kap. 9) der Gedanke an ein rechtzeitiges und gut vorbereitetes Beenden leicht aus dem Bewusstsein von Patient und Therapeut verschwindet, ist hier die bewusste Beachtung von zeitlichen Aspekten von besonderer Bedeutung. Vor allem der Therapeut trägt dabei die Verantwortung für das Timing und ist dazu verpflichtet, das Therapieende von sich aus aktiv spätestens dann zu thematisieren, wenn die Hälfte bis zwei Drittel der vereinbarten Zeit vergangen sind, ohne dass der Patient dies von sich aus zur Sprache gebracht hat. Das **aktive Timing** ist Voraussetzung dafür, dass der Patient noch genügend Zeit für die innere und äußere Einstellung auf das Therapieende hat. Wenn der Therapeut so lange abwartet, bis der Patient selbst das Beenden thematisiert, verstärkt er latente Trennungskonflikte und Trennungsstörungen des Patienten. Obwohl gerade Psychoanalytiker die unbewussten Widerstände gegen Trennung kennen müssten, scheinen sogar psychoanalytische Autoren, die zur Abschlussphase schreiben[51], eher eine abwartend-passive Haltung beim Beginn der Abschlussphase als sinnvoll anzusehen.

Therapeut und Patient sollten also den Beginn der Abschlussphase nicht abwarten oder hinausschieben bis kurz vor den letzten Stunden, sondern sollten zu einem **deutlich davorliegenden Zeitpunkt das Beenden thematisieren** und vorbereiten. Da der Patient leicht das Ziel des rechtzeitigen Beendens wegen der Komplexität psychischer Prozesse und seiner Involviertheit in die therapeutische Beziehung aus dem Auge verlieren kann, schützt die Aktivität des Therapeuten durch Ansprechen sowie der zeitliche Plan zum Beenden vor pathologischer Abhängigkeit und nicht beendbaren Therapien.

Obwohl die genannten zeitlichen Maßstäbe beim Beginn der Abschlussphase Prioriät haben, sollten aber bei zeitlichen Entscheidungen grundsätzlich die **individuellen Trennungsbedingungen** berücksichtigt werden. Die Dauer, die ein Patient für die Bewältigung der Trennung braucht, ist individuell unterschiedlich und wird maßgeblich von patientbezogener Bindungs- und Trennungsfähigkeit bestimmt. Trotz aller zeitlichen Vorgaben hat jede Therapie ihren eigenen Verlauf, ihre eigene Gestalt, ihre prozessuale Entwicklung und Eigendynamik. Manche Patienten können ihre Therapie schon nach kurzer Abschlussphase beenden, weil der Trennungsprozess in kurzer Zeit gelingt, andere brauchen mehr Zeit und Stunden, um sich trennen zu können. Die Abschlussphase kann fehlen, sie kann zu kurz, zu lang oder angemessen sein. Eine Therapie kann vorzeitig und aus äußeren Gründen ohne Abschlussphase abbrechen oder beendet werden, nachdem diese Trennung in einer mehr oder weniger langen Abschlussphase vorbereitet wurde. Die Dauer der Abschlussphase kann zu kurz oder zu lang sein, wenn latente Ängste vor dem Ende, Widerstände gegen und Vermeidung von Beendigung nicht erkannt und gelöst werden.

Die Vielfalt und Komplexität von Einflüssen auf den Zeitpunkt des Beginnes der Abschlussphase ist die Ursache dafür, dass die absolute Dauer und der definitive Beginn der Abschlussphase in jeder einzelnen Therapie aufs Neue gefunden und entschieden werden muss.

3.3 Technische Aspekte

Jeder Psychotherapeut trägt für das Timing des Beginns der Abschlussphase eine **große therapeutische Verantwortung**, auch wenn zugleich die mutuelle Absprache mit dem Patienten anzustreben ist. Das gilt auch für den späteren Zeitpunkt der Terminsetzung (s. Kap. 8) und der letzten Stunde (s. Kap. 8 und 12) sowie die Dauer der postterminalen Phase (s. Kap. 13). Mit der **gezielten Technik des aktiven Ansprechens** wird die Trennungsfähigkeit des Patienten gefördert. Dabei muss in jedem Einzelfall aufs Neue entschieden werden, welche zeitlichen Abläufe angemessen sind – auch und gerade bei fraktionierten Therapien.

Um die Abschlussphase rechtzeitig beginnen zu können, muss der Therapeut die Kriterien für ihren Beginn und den gesamten Trennungsprozess kennen. Sein **Wissen** und seine **Haltung** zu Beendigungsprozessen und zu ihren technischen Aspekten fließen unabhängig von seiner Schulenzugehörigkeit in seine Entscheidungen während der Abschlussphase ein. Wissen, Haltung und insbesondere seine Aktivität bei der technischen Gestaltung des Trennungsprozesses sind entscheidend dafür, wie lange die Abschlussphase seines Patienten dauert und wie erfolgreich die Trennung gelingt.

Ein **überschaubarer zeitlicher Rahmen** und das **Timing** vom Therapiebeginn an bis zum Ende ist bei jeder Psychotherapie von Bedeutung. Jeder Therapeut ist deswegen grundsätzlich dazu verpflichtet, während des gesamten Therapieverlaufes auf die Möglichkeit des Beendens zu achten. Sind Therapieziele früher erreicht als erwartet, sind negative Entwicklungen des Therapieprozesses festzustellen oder tritt Stillstand ein, sollte der Therapeut das Beenden von sich aus unabhängig vom bisherigen Therapieplan direkt thematisieren. Die therapeutische Arbeit an und mit Abhängigkeit, Begrenzung, Trennung, Beendigung und Terminsetzung ist nicht an erster Stelle und ausschließlich aus Kostengründen wesentlich, sondern die Trennungsfähigkeit des Patienten hat Priorität. Deswegen sollten in Zukunft zeitliche Rahmenbedingungen in jeder Psychotherapie nicht erst am Therapieende berücksichtigt werden, sondern schon von Anfang an mutuell und im überschaubaren Rahmen wiederholt und stufenweise sich aufbauend vereinbart werden (s. Kap. 15).

Die Vielfalt und Komplexität von Einflüssen auf den Zeitpunkt des Beginnes der Abschlussphase ist die Ursache dafür, dass die absolute Dauer und der definitive Beginn der Abschlussphase weitgehend durch **individuelle Einzelfallentscheidungen** bestimmt werden. Die an die jeweiligen Bedingungen des Patienten und des Therapieverlaufes adaptierte Aktivität des Therapeuten beim Ansprechen des Therapieendes ist beim Beginn der Abschlussphase wesentlich. Dagegen behindern sowohl das einseitig passive Abwarten, bis der Patient selbst das Therapieende anspricht, als auch die einseitig autoritäre Terminsetzung die allmähliche Ablösung des Patienten in der Abschlussphase. Die Abschlussphase mit der einseitigen und autoritären Terminsetzung durch den Therapeuten zu beginnen – wie von Freud, Rank, Ferenczi, Glover und Rangell noch praktiziert (s. Kap. 2.1, 2.2 und 8.1) –, ist heute höchstens als letztes Mittel bei negativen Therapieverläufen sinnvoll.

Spätestens wenn die **Hälfte bis zwei Drittel** der vereinbarten Therapiezeit vergangen sind, sollte das Thema des Beendens angesprochen werden. Wenn der Patient nicht von sich aus die Beendigung thematisiert, muss der Therapeut entscheiden, wann und wie er selbst dies tut. Der Zeitpunkt sollte nicht zu früh und nicht zu spät sein und flexibel an die jeweiligen Bedingungen adaptiert werden[52]. Wenn möglich sollte die Terminsetzung nicht gleichzeitig oder sofort nach dem Beginn der Abschlussphase vorgenommen werden, sondern erst die Folge der Beschäftigung mit der Trennungsthematik sein.

Sowohl die aktive Verantwortungsübernahme des Therapeuten für den rechtzeitigen Beginn der Abschlussphase als auch seine differenzierte Haltung zu zeitlicher Begrenzung und Dauer sind therapeutische Notwendigkeiten, weil latente Widerstände gegen und Vermeidung von Trennung ubiquitär und bei vielen psychischen Störungen verstärkt wirksam sind (s. Kap. 6). Patienten mit latenten Trennungskonflikten brauchen die Aktivität des Therapeuten in jeder Psychotherapieform, um Zugang zu ihren unbewussten Widerständen gegen Endlichkeit, Zielorientiertheit und Widersprüchlichkeit auf der einen Seite und Eindeutigkeit auf der anderen Seite zu bekommen und sie zu überwinden.

Diese besondere Verantwortung des **Psychoanalytikers** in der Abschlussphase für das **aktive** Ansprechen – im Gegensatz zur ansonsten **passiv**-abwartenden psychoanalytischen Technik – ist es wahrscheinlich, die Rangell[53] mit seiner Andeutung der besonderen Aktivität des Psychoanalytikers in der Abschlussphase der psychoanalytischen Therapie meint.

Wenn Psychoanalytiker das Ziel des Beendens als unethisch ablehnen (s. Kap. 2.4), dann bedeutet das für die Praxis, dass der Therapeut passiv abwartet und alles dem Patienten überlässt, wie das von Gunn (2002) als Patient einer Lacanianischen Analyse geschildert wird (s. Kap. 2.6.12). Den häufig von Psychoanalytikern vorgebrachten technischen Rat, ziellos abzuwarten, bis sich die gewünschten therapeutischen Veränderungen einstellen und der Patient von sich aus das Ende anspricht, halte ich für einen folgenschweren Fehler.

Die **Haltung, „je länger umso besser"** die viele Psychotherapeuten aller Schulen heute in der BRD vertreten[54], erscheint mir einseitig und unqualifiziert. Nur wenige Psychotherapeuten in der BRD wagen es, öffentlich die Haltung zu vertreten, dass auch kurze Therapien sinnvoll und erfolgversprechend sind[55]. Da bei vielen Psychotherapeuten heute kein Bewusstsein und kein Wissen über den therapeutischen Sinn des rechtzeitigen Beendens vorhanden ist, sondern ganz im Gegenteil eine trennungsvermeidende, konträre Tendenz besteht, wird die Technik des aktiven Ansprechens der Abschlussphase zu wenig dafür genutzt, die Trennungsfähigkeit des Patienten zu verbessern. Andererseits werden unter dem zunehmenden finanziellen Druck Kurztherapien einseitig und ausschließlich als erfolgversprechend propagiert und dabei die Tatsache ignoriert, dass viele psychische Störungen nur mit mittel- bis langfristigen Psychotherapien veränderbar sind – wenn überhaupt.

Nicht nur in den USA sondern auch in der BRD und wahrscheinlich auch in anderen westlichen Industrienationen werden vom Patienten selbst finanzierte Psychotherapien von über 10 bis 20 und mehr Jahren zunehmend bekannt, die mit **kaum mehr lösbarer Abhängigkeit** des Patienten verbunden sind. Ähnlich lange therapieähnliche Abhängigkeiten werden auch von Beratern in deutschen sozialen Institutionen[56] oder von Counsellors in USA und England beschrieben[57]. Wird in der Abschlussphase der Psychotherapie der Sinn von zeitlichen Grenzen, Fristen und Befristungen vom Therapeuten nicht aktiv integriert, kann Psychotherapie zur unbeendbaren, lebenslangen Begleitung, zum „life-style" bis hin zur „community of therapy consumers" werden[58], wie es wohl in allen westlichen Wohlstandsnationen seit den 80er Jahren zunehmend zu beobachten ist.

Diese wahrscheinlich **kulturell und zeitspezifisch** verursachte **Haltung zu zeitlicher Grenzenlosigkeit**, wie auch zum Sammeln und Horten von Dingen („Messies") spricht für kollektive unbewusste Abwehrmechanismen gegen Trennung und Loslassen, die der Vermeidung von Frustration durch Hinausschieben dienen. Die Haltung vieler Psychotherapeuten in der BRD, dass an ein Ende der Therapie erst nach vollständiger Ausschöpfung aller bewilligten Leistungen überhaupt zu denken sei[59], kann ich nur als unbewusste Abwehrmechanismen, Unkenntnis über den Sinn rechtzeitigen Beendens und fehlendes ehtisches Verantwortungsbewusstsein der Therapeuten verstehen.

Da in den westlichen Industrienationen immer mehr Menschen psychisch zu erkranken scheinen und immer mehr Patienten psychotherapeutische Behandlungen suchen[60], wird die Frage nach den Ursachen, nach erreichbaren Therapiezielen, nach realen Therapieergebnissen und nach der Kosten/Nutzen-Relation immer drängender. Weil zunehmend mehr Patienten mit gravierenden strukturellen Störungen zur Psychotherapie kommen, bei denen therapeutische Erfolge – wenn überhaupt – nur mit Psychotherapien von immer längerer Dauer vorstellbar sind, wird es immer wichtiger, dass Psychotherapeuten Verantwortung für das rechtzeitige Beenden und für die jeweilige Dauer und Stundenzahl der Psychotherapien in Relation zum therapeutischen Ergebnis übernehmen (s. Kap. 15).

Dies sollte schon in der **psychotherapeutischen Ausbildung** bewusst gemacht und gelehrt werden, damit der Psychotherapeut die Arbeit mit dem Trennungsprozess als wesentliches psychotherapeutisches Instrument gezielt einsetzen kann (s. Kap. 14). Vor allem psychoanalytische Therapeuten sollten ihre bisherige, auch in der Ausbildung gelehrte negative Einstellung zur Zeitbegrenzung und Terminierung der psychoanalytischen Therapie grundlegend korrigieren[61].

Zum Schutz des Patienten vor pathologischer therapeutischer Abhängigkeit bei zu langen und erfolglosen Therapien sollten meiner Ansicht nach in Zukunft **schulenübergreifende ethische Standards** bezüglich der Dauer von Psychotherapien jeder Art formuliert werden, die eine einklagbare Verantwortlichkeit jedes Psychotherapeuten und auch von sozialtherapeutischen Beratern für das rechtzeitige und in einer Abschlussphase vorbereitete Beenden festlegen (s. Kap. 15).

3.4 Zusammenfassung

Die Abschlussphase beginnt dann, wenn das Thema des Beendens kognitiv wahrnehmbar ist, direkt besprochen wird und in absehbarer Zeit zur Terminsetzung und Beendigung führt. Für den Beginn der Abschlussphase gibt es verschiedene Kriterien – direkte, indirekte, ergebnis-, ziel- und verlaufsorientierte sowie zeitliche Kriterien. Ein orientierendes Kriterium für den Zeitpunkt des Beginns der Abschlussphase ist die zeitliche Relation zwischen der geplanten Stundenzahl und der Dauer der Gesamttherapie sowie der bisher abgelaufenen Dauer und Stundenzahl: die Abschlussphase braucht ein Viertel bis zu etwas mehr als die Hälfte der Dauer und Stundenzahl der Gesamttherapie. In technischer Hinsicht trägt jeder Psychotherapeut eine große Verantwortung für das gut adaptierte Timing des Beginns der Abschlussphase, das er gegebenenfalls auch aktiv herbeiführen muss, damit der Trennungsprozess in Gang kommt und der Patient genügend Zeit für die Lösung von der therapeutischen Abhängigkeit und für die Trennungsbewältigung noch während der Therapie hat.

Fußnoten

1 s. Anhang, Tab. 1 und 2, Abb. 1.
2 s. Anhang, Tab. 1 u. 2.
3 Novick 1976/1997, S. 143–149.
4 Novick 1976/1997, Kap. 3.2., S. 143.
5 Novick 1976/1997, Kap. 3.3., S. 148–149.
6 Novick 1991 (in Schmukler 1991), S. 285–304.
7 Auchter 2002 (in Diederichs), S. 102–104, Etchegoyen 1991, Kap. 47.2, S. 631–636, Menninger/Holzman 1958, S. 187–194, Müller-Ebert 2001, S. 30–33 u. 105–116, Shane et al. 1984, S. 742–749, Stoltzenberg 1986, S. 27f, Wolberg 1954, S. 839–840.
8 Menninger/Holzman 1958, S. 187.
9 Stoltzenberg 1986, S. 28.
10 Allen 1942, S. 268, Etchegoyen 1991, S. 631, ähnlich Shane et al. 1984, S. 742.
11 Müller-Ebert 2001, S. 30.
12 Müller-Ebert 2001, S. 105.
13 Auchter 2002 (in Diederichs), S. 102.
14 vgl. Grenell 2002.
15 Simone 1994, S. 31.
16 Auchter 2002 (in Diederichs), S. 102–104.
17 Glover 1955, S. 327–337.
18 Loewald 1988, S. 155.
19 vgl. insbes. Abrams 1978, Allen 1942, Behrens 1995, Boesky 1988, Cavenar et al. 1975, 1978, Coltart 1996, Fenichel 1953, Ferraro et al. 1997, Firestein 1978, 1982, 2001, Glover 1955, S. 158ff, Grenell 2002, Laforgue 1934, Leupold-Löwenthal 1981, Miller 1965, Müller-Ebert 2001, Novick 1988, 1997, Oremland 1973, Peck 1993, Schmukler 1991, Shane et al. 1984, Weiss, Stanley. 1972, Wittenberg 1999.
20 Müller-Ebert, 2001, S. 105–116.
21 Müller-Ebert, 2001, S. 105.
22 insbes. Firestein 1978, 1982, Loewald 1988, Novick 1982, 1988, Rangell 1966, Shane et al. 1984.
23 Rangell 1966, S. 151.
24 ähnlich auch Langs 1974, S. 447f, Shane et al. 1984, S. 742.
25 Novick 1982, S. 354.
26 z. B. Müller-Ebert 2001, S. 34–37.
27 Glover 1955, S. 139.
28 zit. nach der Übersetzung von Müller-Ebert 2001, S. 77.

[29] vgl. zusammenfassend Auchter 2002 (in Diederichs), S. 104–106.
[30] Rangell 1966, Wolberg 1954, S. 839f.
[31] Eickhoff 1975, S. 104f, Etchegoyen 1991, S. 647.
[32] Kramer, Y. 1986; Fälle: in Firestein 1978 und in Schmukler 1991.
[33] z. B. Conway 1999, Firestein 1982, 2001, Frank 1999, Gillman 1982, S. 465, Glover 1955, S. 138, Langs 1974, Wittenberg 1999.
[34] Müller-Ebert 2001, S. 127–132.
[35] Glover 1955, S. 140.
[36] Rangell 1966, S. 343.
[37] vgl. Müller-Ebert 2001, S. 105–116.
[38] vgl. Grenell 2002, S. 795.
[39] vgl. insbes. die zehn Punkte von Paula Kernberg 1991 (in Schmukler 1991), S. 326ff.
[40] Buxbaum 1950.
[41] vgl. z. B. Heuft et al. 2000.
[42] Abrams 1978, S. 463.
[43] Glover 1955, S. 77.
[44] vgl. auch Auchter 2002 (in Diederichs), S. 104–106, Müller-Ebert 2001, S. 127–132.
[45] Müller-Ebert 2001, S. 200f; s. Kap. 9.
[46] bei schwer gestörten Patienten: vgl. auch Leuziger-Bohleber et al. 2002, S. 93, 253.
[47] vgl. z. B. Bowlby 1963, S. 523ff, 1980, Teil III, S. 339ff.
[48] vgl. Bowlby z. B. 1979, S. 76.
[49] vgl. z. B. Bowlby 1963, S. 523, Novick 1976.
[50] Leuziger-Bohleber et al. 2002, S. 93.
[51] insbes. Auchter 2002 (in Diederichs), S. 103, Simone 1994, S. 31, 57.
[52] vgl. Faber/Haarstrick 1989/1991, S. 28.
[53] Rangell 1966/1976, S. 343.
[54] vgl. Hartmann/Zepf 2002, Mehr Lebensfreude 2002.
[55] z. B. Eckert 2002.
[56] vgl. Müller-Ebert 2001, S. 200f.
[57] vgl. Abarbanel 1995, Elkind 1995, Leigh 1998.
[58] Kupers 1988; auch Masson 1988.
[59] vgl. auch Müller-Ebert 2001, S. 48–51.
[60] vgl. z. B. Zepf et al. 2001, Wittchen et al. 2001.
[61] vgl. Rieber-Hunscha 1996.

4 Affekte

4.1 Literaturübersicht

4.1.1 Affekte in der Abschlussphase

4%[1] aller durchgesehenen, auf die Beendigung fokussierten Arbeiten oder Kapitel haben Affekte in der Abschlussphase zum Haupt- oder Kapitelthema[2] . Zusammen mit den 2% der Arbeiten zur Angst vor dem Ende (s. Kap. 5.1) befassen sich also immerhin 6% mit der Thematik der Affekte. In keiner Arbeit wird aber die spezifische Veränderung der Affekte in der Abschlussphase in theoretischer und technischer Hinsicht fallübergreifend ausgeführt oder gar konzeptualisiert. Häufig wird auf die Analogie der Abschlussphase zum Trauerprozess nach einem Todesfall hingewiesen, aber insbesondere hinsichtlich der Affekte nicht weiter ausgeführt.

In allen psychoanalytischen Arbeiten zur Abschlussphase wird – meist im Rahmen von Falldarstellungen – der Verlauf und die Entwicklung von Affekten dargestellt, insbesondere von Angst (s. Kap. 5), Wut, Schuldgefühl, Depression, Trauer. Mit affektiven Reaktionen des Therapeuten auf die Beendigung setzen sich vor allem **Viorst** (1982) und **Müller-Ebert** (2001) auseinander. In vielen Arbeiten wird darauf hingewiesen, dass das spezielle Aufflammen von Affekten in der Abschlussphase vergleichbar ist mit dem bei anderen Trennungssituationen und im Anschluss an Traumata. Es gibt aber nur eine Arbeit, nämlich die von **Ferraro** (1995) mit dem Titel „Trauma and Termination", die dies zum Hauptthema hat.

4.1.2 Trennung und Affekte allgemein

Mit Trennung einhergehende Affekte sind für alle psychotherapeutischen Wissenschaftler sowie praktizierenden Psychotherapeuten von grundlegender Bedeutung. In diesem Zusammenhang werden am häufigsten negative Affekte wie Kummer, Schmerz, Angst, Wut, Schuldgefühle, Depression und Trauer genannt. Während **kognitiv-behaviorale Therapeuten** sich mehr mit **„Emotionen"** und emotionalen Reaktionen auf reale Trennungen befassen, interessieren sich **psychodynamisch-psychoanalytische Therapeuten** überwiegend für intrapsychische Prozesse von **„Affekten"**, die weniger durch äußere, sondern mehr durch innere Verlustverarbeitung ausgelöst werden. Die Auffassungen der verschiedenen Richtungen zu dieser Thematik sind wiederum keineswegs einheitlich, sondern unterscheiden sich in terminologischer, theoretischer, entwicklungspsychologischer und technischer Hinsicht.

Obwohl die Begriffe Trennung und Affekt bei **S. Freud** nur ausnahmsweise zu finden sind und meist unter anderem Namen abgehandelt werden (wie Libido/Aggression, Todestrieb, Kastrationsangst), durchziehen diese Themenkomplexe sein gesamtes analytisches Lebenswerk[3]. In seiner berühmten Arbeit „Trauer und Melancholie“ befasst sich Freud[4] mit der pathologischen Trauerreaktion nach einem Todesfall. Die pathologische Ambivalenz, die Identifikation mit dem verlorenen Objekt und der Abzug der affektiven Besetzungen sind vielzitierte Kernaussagen Freuds zur Entstehung und Psychodynamik der Depression. Freud (ebd.) beschreibt den Trauerprozess im Anschluss an eine schmerzhafte Trennung als einen intrapsychischen Umstrukturierungs- und Ablösungsvorgang, der das Ziel hat, die Realität der Trennung vom verlorenen Objekt durch das Subjekt anzuerkennen und zu tolerieren. Obwohl er es im Titel ankündigt, differenziert Freud aber weder zwischen normaler und pathologischer Trauer, noch zwischen dem passageren Affekt der Trauer und dem Trauerprozess als psychischer Langzeitentwicklung. Wohl wegen der Mystifizierung und Idealisierung des Pioniers Freud haben bisher nur wenige Psychoanalytiker darauf hingewiesen, wie lückenhaft und vorläufig Freuds Aussagen zur Affektthematik trotz aller innovativen Aussagen geblieben sind[5].

Der Schüler und Kollege Freuds, **K. Abraham**[6], vertiefte und präzisierte in einigen Punkten die Ausführungen Freuds zur Trauer und zu Trennungsprozessen im Rahmen seiner „Untersuchungen über die früheste prägenitale Entwicklungsstufe der Libido“[7]. Im Unterschied zu beiden sah Freuds Sekretär und späterer Kollege **Rank** (1924) das traumatische Erleben der Trennung von der Mutter durch die Geburt als das Ereignis an, das die gesamte psychosexuelle Entwicklung prägt. Der durch das Geburtstrauma ausgelöste Affekt der Angst reaktualisiere sich in allen späteren entwicklungsbedingten Trennungssituationen und beeinflusse somit die gesamte psychische Entwicklung (s. Kap. 2.1 und 8.1).

M. Klein (1962) gelang es, zwischen pathologischer und gesunder Trauer klarer zu differenzieren: Die „depressive Position“ des Säuglings ist für sie ein Symbol für einen psychischen Reifungsschritt insofern, als Trennungserfahrungen nun nicht mehr zu destruktiver Aggression führen wie in der früheren „paranoiden Position“, sondern der Verlust in die liebevolle Bindung integriert werden kann. Mit Kindern und Jugendlichen arbeitende psychoanalytische Forscher[8] entwickelten grundlegende entwicklungspsychologische Thesen, bei denen die sich stufenweise und prozesshaft entwickelnde Trennungsfähigkeit des Kindes durch Separation und Individuation deutlich wird[9].

Unter dem Einfluss des Holocaust und des zweiten Weltkrieges wurde seit den 50er Jahren besonders in den USA über die Folgen von traumatischer Trennung und Trauma geforscht (s. Kap. 2.9), und es entstand eine ähnliche Vielzahl von Arbeiten dazu wie später zur Beendigungsthematik[10]. Ausgehend von den Untersuchungen von **Engel/Schmahle** (1967) wurden in den 60er Jahren die meist mit Trauer einhergehenden Affekte Hilflosigkeit und Hoffnungslosigkeit als wesentliche Ursache für spezifische psychosomatische Erkrankungen angesehen. Vor allem psychoanalytische Autoren haben sich mit dem Trauerprozess nach Trennung befasst[11]. In der BRD waren **A.** und **M. Mitscherlich** (1967) die einzigen, die es mit ihrem Buch „Die Unfähigkeit zu trauern“ wagten, über die Probleme der Deutschen bei der Bewältigung der aktuellen Vergangenheit öffentlich nachzudenken. Ausgehend von den Thesen Freuds[12] in „Trauer und Melancholie“ waren sie der Ansicht, dass die Deutschen ihre Schuld durch den Nationalsozialismus nicht kollektiv betrauern können, sondern in gewisser Hinsicht eine pathologische Trauerreaktion entwickelt haben.

Seit Ende der 50er Jahre hat vor allem **Bowlby**[13] sich mit der speziellen Entwicklung von Affekten beim Trauerprozess befasst (s. Kap. 1.1, 2.2 und 2.3). Obwohl Affekte in allen seinen Arbeiten von zentraler Bedeutung und häufig im Titel seiner Arbeiten genannt sind[14], hat er meines Wissens keine eigene Arbeit zu Affekten geschrieben und befasst sich nur in einem kurzen Kapitel „Bewertung und Auswahl: Gefühl und Emotion“[15] mit Affekten im Allgemeinen. Bowlby beschreibt aber wiederholt eindrücklich, wie sich Affekte im Verlauf des phasenhaften Trauerprozesses verändern – von der ersten Desorganisation hin zu Reorganisation auf neuem Niveau. Der Trennungsangst gibt Bowlby eine besondere Bedeutung, sowohl für den Verlauf des aktuellen Trennungsprozesses als auch für die nachträglichen Langzeitfolgen (s. Kap. 5.1). In der ersten Phase der „Betäubung“[16] nennt Bowlby das plötzliche Entstehen von heftigen negativen Affekten – wie Kummer, Angst, Panik, Verzweiflung, Wutausbrüche. In der zweiten Phase der „Sehnsucht und Suche nach der verlorenen Figur“[17] dominieren Gram, „Kämpfe von Qual“, Weinen, Zorn, Selbstvorwürfe und Schuldgefühle. In der dritten Phase der „Desorganisation und Verzweiflung“[18] tritt häufig affektive Leere, Depression und Apathie auf; sie ist für Bowlby Ausdruck von allmählicher affektiver Beruhigung, Akzeptanz der Realität und „Neudefinierung“[19]. Der Trauerprozess ist abgeschlossen, wenn in der vierten Phase die „Reorganisation“ gelingt[20]. „Damit die Trauer einen günstigen Ausgang nimmt, scheint es notwendig, daß der trauernde Mensch diese emotionalen Schläge aushält“[21].

Seit den 70er Jahren gibt es zunehmend Psychotherapeuten verschiedener Richtungen, Sozialarbeiter und Soziologen, die sich mit der Thanatologie, dem Trauern nach einem Todesfall oder Trauma befassen[22]. Im von **Schoenberg** et al. (1974) herausgegebenen Buch „Anticipatory Grief“ sind viele kurze Beiträge zur antizipatorischen Trauer bei der Sterbebegleitung enthalten. **Lindemann** (1979) spricht sogar von der Bedeutung einer **„antizipatorischen Trauerarbeit“** im Alltag, ohne aber den Vergleich mit der antizipatorischen Trennungsarbeit vor dem Therapieende herzustellen. Der amerikanische Psychoanalytiker **Volkan**[23] hat eine spezielle Variante psychoanalytischer Kurztherapie entwickelt, die er als „Trauertherapie“ bei pathologischer Trauerreaktion nach einem Todesfall einsetzt. Die Entwicklung der Affekte beachtet er in besonderer Weise. Die hochfrequente, aber zeitlich auf weniger als ein Jahr limitierte Therapie erinnert an die Kurztherapie Ranks, auf den er aber ebensowenig verweist wie auf die Analogie zur Abschlussphase. Seit Ende der 80er Jahre befassen sich die Traumatherapeuten näher mit Affekten nach traumatischen Situationen und wenden neue psychotherapeutische Verfahren an (wie EMDR).

In allen genannten Arbeiten zu Trennung, Trauer und Affekten wird gar nicht oder höchstens beiläufig auf die eigentlich nahe liegende Analogie zum Trennungsprozess in der Abschlussphase der Psychotherapie eingegangen.

4.2 Affekte in der psychotherapeutischen Praxis

Die Begriffe Affekt (vom Lateinischen affectus = angefasst, gestimmt), Emotion (vom Lateinischen emotum = hinausgeschafft) und Gefühl sind nur wenig voneinander abgegrenzt. Aus diesem Grund werden sie im Folgenden von mir synonym gebraucht.

Affekte, **Emotionen** oder **Gefühle** sind artspezifische Ausdrucksformen von Tieren, die einerseits genetisch, instinkthaft und neurobiologisch festgelegt, andererseits aber durch äußere Bedingungen beeinflusst sind[24]. Die komplexe **Vernetzung** und die vielfältigen **Wechselwirkungen** zwischen Körper und Seele, zwischen Innerem und Äußerem, zwischen Fühlen und Denken ist bei Affekten besonders offensichtlich und wurde schon von S. Freud[25] erkannt, auch wenn er den Begriff „Trieb“ und nicht Affekt benutzte: „Unter einem ‚Trieb‘ können wir zunächst nichts anderes verstehen als die psychische Repräsentanz einer kontinuierlich fließenden, innersomatischen Reizquelle, zum Unterschied vom ‚Reiz‘, der durch vereinzelte und von außen kommende Erregungen hergestellt wird. Trieb ist so einer der Begriffe der Abgrenzung des Seelischen vom Körperlichen“ (ebd.). Ciompi (1998) benennt das heute aus systemtheoretischer Sicht so: „Die ganze Psyche kann als komplex verschachtelte Hierarchie von affektiv-kognitiven Bezugssystemen verstanden werden“[26].

Zu **allen Zeiten** haben Gefühle die Menschen ebenso bewegt wie Denken und Handeln. In den Geisteswissenschaften wie Philosophie, Soziologie, Religion, Anthropologie und Literatur spielen Affekte eine ähnlich herausragende Rolle wie in der Psychologie und Psychotherapie. Auch wenn Fühlen und Gefühle des Menschen in averbaler und nicht immer bewusster Mimik, Gestik, Körperhaltung, Bewegung zum Ausdruck kommen, sind beim Menschen Verstehen und Benennen von Gefühlen wichtige Mittel der Affektregulation, Kommunikation und Interaktion.

Im Unterschied zu früher werden **heute** Affekte und affektive Störungen vom Individuum und der Gesellschaft beachtet. Affektive Störungen und Erkrankungen werden ernst genommen und zunehmend im Gesundheitswesen anerkannt. Obwohl im Alltagsbewusstsein der Menschen zu Beginn des 21. Jahrhunderts Gefühle als wichtigster Ausdruck der menschlichen Seele erlebt und verstanden werden, obwohl jeder Psychotherapeut bei jedem Patienten mit den unterschiedlichsten Affekten, ihren Störungen und Erkrankungen befasst ist, gibt es jedoch bis heute keine allgemein anerkannte, wissenschaftlich fundierte Theorie der Affektpsychologie und ihrer Bedeutung für psychische und körperliche Erkrankungen. Verschiedene psychotherapeutische Richtungen haben bis heute ihre eigenen Begriffe, Vorstellungen und Konzepte zu Affekten. Beispielsweise bleibt sogar das für den Laien im Stil eines Zeitungsjournals aufbereitete, umfangreiche Buch „Emotionen. Elexiere des Lebens", das von dem in den Medien bekannten verhaltenstherapeutischen Psychologen Rost (1990) geschrieben ist, trotz seines umfassenden Anspruchs einseitig auf verhaltensorientierte Sichtweisen begrenzt.

Auf die psychischen Funktionen von Affekten und insbesondere ihre Bedeutung in **entwicklungspsychologischer Hinsicht** wird von der Verhaltensforschung, der psychoanalytisch orientierten Säuglingsforschung, der mimischen Forschung sowie auch der neurobiologischen, -physiologischen und -psychologischen Forschung hingewiesen. Die komplexen Wechselwirkungen zwischen frühen Beziehungserfahrungen, familiärem, sozialem und kulturellem Umfeld einerseits und somatischen, psychovegetativen, neurophysiologischen, genetischen und intrapsychischen, kognitiven und psychodynamischen Bedingungen andererseits werden am Ende des 20. Jahrhunderts zunehmend gesehen[27].

Auch wenn Affekte in der **Psychoanalyse** seit Freud einen zentralen Stellenwert haben und verschiedene **Affekttheorien** entwickelt wurden[28], gibt es innerhalb der Psychoanalyse keinen theoretischen und praktischen Konsens, noch ist der technische Umgang mit Affekten in der therapeutischen Praxis einzelfallübergreifend konzeptualisiert[29]. Die **kognitiv-behaviorale Forschung** hat sich ebenfalls mit Affekten befasst und ähnlich wie bei der Psychoanalyse verschiedene Emotions- und Stresstheorien entwickelt, während der Umgang mit Emotionen in der therapeutischen Praxis ebenso vernachlässigt zu werden scheint[30]. Erst 2002 erschien ein Heft der schulenintegrierenden und praxisorientierten Zeitschrift Psychotherapie im Dialog (Heft 2, 3/2002) mit dem Schwerpunkt „Psychotherapie und Gefühle". Dort stellen Psychotherapeuten aus jeweils unterschiedlicher Haltung und Praxis ihren Umgang mit Affekten vor. Aber auch hier fehlen unabhängig von Affekttheorien für alle Psychotherapeuten und Psychotherapien geltende theoretische und technische Grundsätze.

Jeder Psychotherapeut muss während der gesamten Therapie die Affekte des Patienten und seinen Umgang mit ihnen beachten und sich in seinem therapeutischen Vorgehen auf ihr jeweiliges Maß, ihre Qualität, Intensität, Dauer und die komplexe Einbettung in seelische und somatische Strukturen adaptiv einstellen. Denn Affekte sind wesentliche **Grundelemente psychischen Erlebens** und Funktionierens und müssen in jeder Psychotherapie beachtet werden, auch wenn es bisher keine theoretische und technische wissenschaftlich fundierte Sicherheit gibt[31].

Affekte sind im Alltag beim psychisch Gesunden **nicht starr fixiert**, sondern kommen und gehen. Nicht entweder Affekte oder keine, sondern ihre jeweilige **Qualität**, **Intensität**, ihr **Maß**, ihre **Mischung**, **Dauer**, **Fixierung** und **Ausschließlichkeit** sind für die Befindlichkeit entscheidend. Da Affekte ständigen Veränderungen unterliegen, ist psychische Ausgeglichenheit immer das Produkt von intrapsychischer Anpassung und Regulierung, auch wenn es von Außen gesehen gar nicht so erscheint. Der Wechsel zwischen positiven und negativen Affekten ist für psychische Ausgeglichenheit ebenso wesentlich wie der Wechsel zwischen verschiedensten Nuancen, Färbungen, Intensitäten und Mischungen von Affekten. Sie sind situativ und im gesamten Lauf des Lebens großen Schwankungen unterworfen. Stimmungsschwankungen sind per se kein Ausdruck psychischer Störung – wie manche Patienten meinen –, sondern Ausdruck von affektiver Offenheit und erhalten erst dann pathologischen Charakter, wenn Affekte nicht mehr beeinflussbar, zu intensiv, einseitig sind oder zu lange andauern.

Aber es gibt auch **Grenzen der affektiven Vielfalt**, Flexibilität und Mischung. Bestimmte Affekte sind normalerweise unvereinbar. Beispielsweise kann ein psychisch gesunder Mensch nicht gleichzeitig herzlich lachen und negative Affekte spüren. Starke Angst, Wut und heftiger Hass sind im gleichen Moment unvereinbar mit leidenschaftlicher Liebe, Lust und mit dem Orgasmus. Je ausschließlicher, intensiver und länger ein Affekt den Patienten beherrscht, umso weniger gelingt seine Auflösung und der Wechsel insbesondere zu positiven Affekten, umso größer ist die Gefahr von emotionaler Überflutung und Kontrollverlust, bei der die so entscheidende Verbindung zwischen Fühlen, Denken und Handeln unterbrochen wird. Je stärker und intensiver ein Affekt ist, umso mehr beherrscht er das gesamte psychische Befinden und drängt imperativ nach Lösung der Spannung.

Grundsätzlich muss zwischen kurzfristigen Affekten einerseits und langfristiger prozesshafter **affektiver Entwicklung** andererseits ebenso **differenziert** werden wie zwischen passagerer, psychisch gesunder affektiver Reaktion auf der einen und regressiver affektiver Störung oder krankhafter affektiver Entwicklung auf der anderen Seite[32]. Während im Alltag der Wechsel zwischen verschiedenen Affekten und affektiven Reaktionen völlig normal ist und innerhalb kürzester Zeit unbewusst geschehen kann, sind grundlegende affektive Umstrukturierungen nur allmählich möglich und brauchen einen längeren Zeitraum. Sowohl die selbsttherapeutische Beeinflussung als auch die Psychopharmaka-Behandlung und die psychotherapeutische Behandlung brauchen eine Mindestdauer von mehreren Monaten, um eine anhaltende affektive Veränderung bei Patienten erreichen zu können. Die neueren neurobiologischen Forschungsergebnisse geben einen Hinweis darauf, dass möglicherweise die intrapsychische affektive Umstrukturierung seine Zeit braucht, weil die affektiven hirnphysiologischen Fixierungen in den Amygdalen nur allmählich gelöscht und veränderte Informationen gespeichert werden können.

Für die psychische Verfassung und Beziehungsfähigkeit ist das Wahrnehmen und die **verbale und averbale Expression von Affekten** wesentlich. Affekte sind für den Betroffenen Signale des körperlichen und seelischen Inneren, die ohne Worte und ohne bewusstes Zutun wie aus dem Körperinneren herauskommend erlebt werden. Viele Patienten beschreiben das Erleben von Gefühlen deswegen sehr treffend mit dem Vergleich „es fühlt sich an wie aus dem Bauch raus“. Ähnlich wie bei musikalischen oder bildenden Kunstwerken können Worte nie den Gefühlszustand selbst kopieren, sondern wie Symbole stellvertretend höchstens Teilaspekte der Gefühle wiedergeben. Das Fühlen von Affekten ist etwas so intim-individuell Eigenes, schier Unaussprechliches, dass Worte dafür nie vollständig identisch sind.

Indem das Individuum seine Affekte zum Ausdruck bringt – sei es in wortloser körperlicher Mimik und Gestik oder verbal –, öffnet es seine Innenwelt sowohl für den Anderen wie auch für sich selbst. Allein durch die Expression der Affekte findet **Kommunikation** statt und kommt **Interaktion** in Gang. Für den Anderen – insbesondere den Psychotherapeuten – hat die **Wahrnehmung von Affekten** des Patienten eine wichtige Funktion in diagnostischer, intrapsychischer, kommunikativer und interpersoneller Hinsicht. Vor allem der psychodynamisch-psychoanalytische Therapeut ist darin geschult, auf affektive, insbesondere auch averbale Signale des Patienten zu achten, um die unbewusste psychische Verfassung und Konflikte zu erkennen und zu verstehen. Für die meisten Patienten bedeutet das Wahrnehmen und Fühlen von Affekten sowie ihre Expression durch Zeigen und Aussprechen unter der schützenden therapeutischen Beziehung eine emotional korrigierende Neuerfahrung[33].

Mit dem **Zulassen, Aussprechen, Mitteilen und Benennen** können Affekte **moduliert** und **strukturiert** werden. Insbesondere heftige und einseitige Affekte können damit in gewissem Maße abgemildert, gebändigt oder neutralisiert werden („Strukturierung des Gefühlschaos“[34]). Beispielsweise kann die gegen einen anderen gerichtete Wut mit Worten ichbezogen benannt werden, damit der andere die Wut verstehen kann. Diese gefühlsabgemilderte, „neutralisierte“, begrifflich abstrahierte Benennung ist in der Interaktion etwas grundsätzlich anderes, als wenn das Gefühl Wut direkt in gegen den anderen gerichteten aggressiven Vorwürfen und Beschimpfung oder gar mit Gewalt oder tätlichen Handlungen ausgelebt wird. Können diese Affekte nicht zum Ausdruck gebracht, nicht zugelassen und die zugrunde liegenden intrapsychischen Konflikte nicht bewusst gemacht werden, sind unbewusste Widerstände, Abwehrmechanismen und Vermeidungsverhalten sowie weitere affektive Zuspitzungen die Folge (s. Kap. 6).

In Psychotherapien jeder Art kann eine **affektive Umstimmung** erreicht werden, indem Affekte beobachtet, zur Kenntnis genommen, zugelassen und benannt werden. Allein dadurch, dass der Therapeut sich für Gefühle des Patienten interessiert, nachfragt, ihn zur Beschäftigung mit Gefühlen anregt, können auch intensive affektive Spannungen durch einseitige Affekte im kathartischen Sinne befreit und abgebaut werden, damit der affektive Wechsel wieder möglich wird. Psychische Blockaden und Störungen sind oft dadurch lösbar, dass sich ein Mensch mit den Affekten eines anderen Menschen – insbesondere auch negativer Art – befasst, sie ernst nimmt und sie so akzeptiert, wie sie sind, ohne Wenn und Aber[35]. Vertrauen in die therapeutische Situation, den Therapeuten und die therapeutische Beziehung sind wesentliche Voraussetzungen dafür, dass der Patient sich emotional zunehmend öffnen und bisher nicht bewusste Affekte wahrnehmen, sie frei äußern und nachträglich verarbeiten kann.

Sind Affekte besonders intensiv und ausschließlich, kann die mehr oder weniger bewusste **Affektregulation** von Bedeutung sein. Im Alltag geschieht der Umgang des Individuums mit stimmungs- und affektregulierenden und -steuernden Gegenmaßnahmen bei Affekten beim psychisch Gesunden im Allgemeinen wie automatisch und ist weitgehend unbewusst. Wird aber ein Affekt zu einseitig, ausschließlich und heftig, dann kann bewusstes Gegensteuern dabei helfen, konträren Affekten in sich Platz zu geben. Denn kann die Einseitigkeit oder Ausschließlichkeit einzelner Affekte nach einer bestimmten Zeit nicht aktiv vom Individuum gelöst werden, besteht die Gefahr, dass die negativen Affekte zunehmend fixiert werden, ein Wechsel durch bewusste und willensgesteuerte affektive Modulationsfähigkeit immer weniger gelingt und damit eine psychische Störung in Gang gesetzt wird.

Für die psychische Verfassung des Individuums ist das **Gleichgewicht zwischen positiv und negativ getönten Affekten** von besonderer Bedeutung[36]. Positive und negative Affekte sind Pole eines immanenten Gegensatzpaares, dessen Integration für die emotionale Ausgeglichenheit des Individuums wichtig ist. Normalerweise sind positiv getönte Affekte erwünscht, weil sie Befriedigung, Lust und Sicherheit versprechen. Negative Affekte dagegen sind mit Angst, Frustration und Leiden verbunden und drängen nach Lösung und Beseitigung[37]. Die Wechselwirkung zwischen und die Integration von negativen Affekten – wie Kummer, Trauer, Wut, Depression – und auch positiven Affekten – wie Freude, Glück, Liebe, Stolz – sind die Basis der erwachsenen Fähigkeit, sich lösen und trennen zu können. Vor allem wenn bei Trennungsreaktionen negative Affekte verstärkt im Patienten entstehen und nach Expression drängen, muss das Individuum einen immanenten Widerspruch aushalten: einerseits sind negative Affekte wegen ihrer Unlustqualität unerwünscht, andererseits müssen sie zu ihrer Lösung zugelassen und durchlebt werden. Bei Menschen mit Störungen der Ambivalenz misslingt diese Integration von Widersprüchlichem und setzt unbewusste Widerstandsprozesse in Gang (s. Kap. 7), die die Balance zwischen Lust und Unlust, Befriedigung und Frustration einseitig fixieren und zu gravierenden psychischen Störungen führen.

Viele psychisch kranke Patienten haben keine bewusste Vorstellung davon, dass sie selbst ihre Affekte beeinflussen und steuern können. Bei ihnen ist schon die Wahrnehmung widersprüchlicher und alternierender Affekte mit negativen Gefühlen wie Angst, Angst vor der Angst, Schuldgefühlen, moralischer Verurteilung und Selbstwertstörungen verbunden[38]. Oft haben sie in ihrem Leben wiederholt emotional einseitig fixierte, instabile, qualvolle oder unberechenbare Beziehungserfahrungen gemacht und wiederholen im späteren Leben aufgrund der unbewussten eigenen Störung der Konfliktfähigkeit immer wieder dasselbe Drama – trotz des drängenden Wunsches nach positiven Affekten und emotionaler Sicherheit. In einem sich selbst verstärkenden Zirkel werden aus eigentlich banalen negativen Erfahrungen psychische Katastrophen und Traumata, die den Keim für spätere Erkrankungen mit gestörter affektiver Flexibilität und Veränderungsfähigkeit bilden können. Der Wechsel, die Offenheit und Durchlässigkeit für verschiedene Gefühle sind entscheidende Kennzeichen für psychische Gesundheit und Homöostase und damit prinzipiell das Ziel jeder Psychotherapie[39].

4.3 Verlauf und Entwicklung von Affekten in der Abschlussphase

Affekte haben in der Abschlussphase eine besondere Bedeutung. Denn am Verlauf und der Entwicklung von Affekten in der Abschlussphase symbolisiert und manifestiert sich der gesamte Ablösungs- und Trennungsprozess des Patienten („barometer of change"[40]). Insofern ist die prozesshafte Entwicklung der Affekte in der Abschlussphase ein wesentlicher Teil der gesamten Psychotherapie, der für den therapeutischen Erfolg unabdingbar ist[41]. Nicht ein Affekt allein ist für den Trennungsprozess entscheidend, sondern **Affektvielfalt** und ihre **spezifischen Veränderungen**.

Ausgelöst durch den Gedanken an die Beendigung der Therapie entstehen **zu Beginn der Abschlussphase** regelhaft vorerst **negative Affekte**. Der Gedanke an ein Ende kann das Wohlgefühl in einer erfolgreichen Therapie am Beginn der Abschlussphase so abrupt trüben wie der plötzliche Todesfall einer geliebten Person. Er löst Verlustängste aus, die als „Angst vor dem Ende"[42] in Erscheinung treten (s. Kap. 5). So als wäre die Trennung schon geschehen, äußert sich die vorerst oft noch nicht bewusste, irrationale Trennungsangst, indem die Patienten jammern und klagen. Sie sehen alles im negativ-depressiven Licht, fühlen sich schlecht behandelt, rausgeworfen und allein gelassen. Aggressive Affekte folgen – wie Wut, Trotz, Anklagen, Schuldzuweisungen, Neid, Rachewünsche, Eifersucht, Scham, Schuldgefühle, Selbstentwertung. Manche Patienten wollen nicht an ein Ende denken, sondern an der bisherigen therapeutischen Vereinbarung festhalten, um damit die Trennungsangst zu vermeiden. Andere wollen sofort die Therapie abbrechen, um dem Leiden unter diesen negativen Affekten zu entgehen.

Es gibt Patienten, die weder verbal noch emotional auf die vom Therapeuten einbezogene Möglichkeit des Therapieendes reagieren, aber kurz darauf körperliche Missempfindungen, allgemeines Unwohlsein oder gar somatische Krankheiten oder Funktionsstörungen bekommen. Erst wenn es dem Patienten gelingt, die vom Bewusstsein dissoziierten Trennungsaffekte bewusst zu machen, gehen diese Widerstandsreaktionen zurück (s. Kap. 6) und der Trennungsprozess kann sich fortsetzen.

Das plötzliche Auftauchen von negativen Affekten beim Beginn der Abschlussphase ist eine allgemein menschliche, psychisch angemessene, meist unbewusste **Reaktion** auf einen gedanklich **antizipierten**, als bedrohlich erlebten **Verlust**. Negative Affekte bei antizipierter Trennung sind meist Ausdruck einer positiven Haltung zur und Bindung an die Therapie und den Therapeuten, deren Verlust in der Zukunft droht. Die negativ emotionale Reaktion gehört wie die Kehrseite einer Medaille zu jeder Beziehung und Bindung, die lieber bestehen bleiben als getrennt werden soll. Die ersten, oft heftigen und überwältigenden emotionalen Trennungsreaktionen sind vergleichbar mit denen, die direkt nach dem Tod einer geliebten Person[43] oder direkt nach dem Erleben einer traumatischen Situation als posttraumatische Reaktion zu beobachten sind. Da analoge emotionale Reaktionen sowohl beim Menschen als auch in gewissem Maß bei Tieren – inbesondere höheren Primaten[44] – feststellbar sind, liegt es nahe, sie als Teil von stereotypen Trennungsreaktionsmustern anzusehen (s. Kap. 1.1).

Ähnlich wie das Klagen, Jammern und die Wut bei der Trauerreaktion[45] erinnern diese negativen Affekte in der Abschlussphase an hilflose Versuche, die Therapie festzuhalten und nicht loszulassen [46]. Obwohl die negativen Trennungsaffekte Ausdruck von momentaner Verzweiflung sind, dienen sie zugleich in positiv-konstruktiver Hinsicht der späteren, allmählichen Ablösung beim gelingenden Trennungsprozess. Aggressive Affekte sind in allen menschlichen Beziehungen wichtige unbewusste Indikatoren dafür, dass die Beziehung gestört, schädlich oder destruktiv ist und Trennung eine Möglichkeit des Selbstschutzes darstellt.

Viele klassische Psychoanalytiker[47] haben immer wieder betont, wie wichtig es für Ablösung und Trennung ist, wenn negative Affekte – insbesondere Zorn, Wut, Aggresssion, Todeswünsche, Schuldgefühle, Neid, Rache – zugelassen und innerlich verarbeitet werden können. Vor allem die der Angst folgenden, gegen den Therapeuten gerichteten aggressiven Affekte haben eine **für die Trennungsbewältigung positive Funktion**: das passiv erlebte psychische Leiden kann durch Umkehr in aktiven Angriff erträglicher sein und das aggressiv Abgelehnte kann leichter verlassen werden als das Geliebte. Die intrapsychische Spaltung zwischen bewusster Aggression einerseits und nicht-bewusster Trennungsangst und positiver Bindung andererseits hat an dieser Stelle eine psychische Schutzfunktion, zugleich aber auch eine regressive Widerstandsfunktion[48]. Wenn ein gewisses Maß an Angst oder Wut fehlt, kann das ein latenter Hinweis dafür sein, dass die emotionale Verarbeitung der Trennung gestört ist [49].

Trotz aller Ähnlichkeiten zwischen **antizipierter** und einer **erst nach dem Ereignis** folgenden Trennungsreaktion sind **Unterschiede** in emotionaler Hinsicht erkennbar: während in der ersten Phase nach einem Todesfall Kummer und Schmerz dominieren, entsteht bei der antizipierten Trennung in besonderer Weise Angst vor der noch nicht realen Trennung – die Angst vor dem Ende in der Abschlussphase (s. Kap. 5). Die Heftigkeit der zu Beginn der Abschlussphase entstehenden Trennungsangst zieht die Gefahr von weiteren negativen Affekten, vor allem aggressiv-destruktiver Art, von unbewussten Widerständen, Abwehrmechanismen, nicht-bewusstem Vermeidungsverhalten bis hin zu psychosomatischen Reaktionen nach sich (s. Kap. 6).

Aus diesem Grund ist bei jedem Patienten die emotionale Öffnung, die Expression und die Akzeptanz von negativen Trennungsaffekten unabdingbar, damit der Trennungsprozess fortschreiten und schließlich gelingen kann. Ebenso wie bei der Trauerreaktion nach einem Todesfall ist es bei jeder bevorstehenden Trennung angemessen und „normal", wenn nicht sofort verstehbare negative Affekte entstehen. Können sie aber nicht zum Ausdruck gebracht und zugelassen werden, kann die weitere Trennungsbewältigung gestört werden und die Gefahr eines pathologischen Trennungsprozesses – ähnlich wie bei dem pathologischen Trauerprozess – nach sich ziehen (vgl. insbes. Bowlby[50]).

Dass diese emotionale Expression bei der Trennungsbewältigung jeder Art und für alle Menschen bedeutsam ist, die eine Trennung zu bewältigen haben, wird aus den in vielen Kulturen und Religionen üblichen **Trauerritualen** deutlich[51]. Das Weinen und Wehklagen nach Todesfällen, institutionalisiert durch so genannte „Klageweiber", das Tragen bestimmter Kleidung, das Verbot bestimmter Tätigkeiten für eine bestimmte Zeitdauer, Beerdigungsrituale, das Zeremoniell des Leichenschmauses usw. erleichtern das kathartische Abreagieren durch die Äußerung von schmerzhaften Affekten. Damit wird das Abfinden mit der Realität des Todes und die in und mit der sozialen Gemeinschaft getragene psychische Neuintegration gefördert und gewährleistet. Durch **zeitliche Begrenzung** wird der vorrübergehende Charakter des Trauerprozesses vorgegeben und damit einem zu langen regressiven Verharren im Widerstand gegen das Ende vorgebeugt[52].

Ähnlich wie bei der Trauerreaktion und beim Trauerprozess ist also nicht die Tatsache der Zuspitzung negativer Affekte in der Abschlussphase pathologisch, sondern ihr Ausmaß, ihre Dauer, ihre Unveränderbarkeit und die besonderen Umstände ihrer kognitiven Wahrnehmung und ihrer Einbettung in den gesamten Therapieverlauf. Bei Patienten, denen ein gewisses Maß an Angst vor dem Ende, Kummer oder Trauer wegen des Therapieendes fehlt („Trauer-Phobie"[53]), kann gerade darin eine gravierende Störung der Beziehungs- und Trennungsfähigkeit zum Ausdruck kommen[54]. Umgekehrt besteht die Gefahr, dass negative Affekte zu intensiv und einseitig werden und zu Überschwemmung, Kontrollverlust, Widerstand, Abwehr und pathologischer Entwicklung führen.

Ausgelöst durch die Aktualisierung negativer Affekte in der Abschlussphase können – wie in anderen leidvollen Situationen auch – **frühere**

emotionale Erfahrungen mit ähnlicher Qualität zu Bewusstsein kommen[55]. Das affektiv negativ getönte Bewusstsein von Trennung und Verlust in Verbindung mit der Vorstellung vom Therapieende verknüpft sich zu Beginn der Abschlussphase regelhaft mit ähnlichen Affekterfahrungen in der Vergangenheit. Die Erinnerung an negative Affekte bei früheren Trennungen führt dazu, dass Angst vor der antizipierten, noch zukünftigen Trennung in der Therapie entsteht, weil die Wiederholung der durch Verlust bedingten negativen Affekte befürchtet wird. Es können längst vergessene, frühere affektive Dramen und Leiden der Kindheit und Jugend aus der Amnesie gelöst werden, wie neu zu Bewusstsein kommen und damit reaktualisiert werden, vor allem dann, wenn sie im Anschluss an das damals auslösende Ereignis nur unzureichend psychisch verarbeitet wurden[56].

Viele Patienten haben reale leidvolle Erfahrungen meist in der Kindheit und Jugend, meist in der eigenen Familie gemacht – wie unbeugsame Strenge, Schläge, Entwertung, Ironie, Missbrauch, Todesfall, traumatische Trennung. Auch eher alltägliche Ereignisse können von Kindern als Trauma erlebt und Keim für negative psychische Entwicklungen sein, vor allem wenn sie sich wiederholen oder zu einem besonders vulnerablen Zeitpunkt geschehen. Der häufig von genervten Eltern auf unerwünschte Affektäußerungen ihres Kindes gesagte Satz „Stell' dich nicht so an!" kann beispielsweise dazu führen, dass das Kind die darin enthaltene entwertende Ablehnung verinnerlicht und später sowohl eigene Affekte als auch die der anderen grundsätzlich als bedrohlich und destruktiv erlebt, wie damals in seiner Kindheit. Ähnliche psychische Folgen kann es nach sich ziehen, wenn psychisch unausgeglichene Eltern oder Geschwister jede Andersartigkeit als gegen sich gerichtet erlebten und mit Wut und Aggression reagierten, sowie der andere etwas äußerte, was ihnen nicht passte. Kann das Kind diese mit leidvollen negativen Affekten verbundenen Erfahrungen nicht ausreichend nachträglich verstehen und verarbeiten, dann bleiben sie wie ein abgekapselter Abszess als Trauma im Psychischen gespeichert. Bei manchen Patienten wird die emotionale Entwicklung dadurch so gravierend gestört, dass alle heftigen negativen Gefühle grundsätzlich nicht toleriert werden und zum Liebes- oder Objektverlust führen.

Die auf die Vergangenheit bezogenen Phantasien sind der Grund dafür, dass diese Patienten im späteren Leben ichbezogene, gegen den anderen gerichtete Gefühle – wie Wut auf den Therapeuten, der von der Beendigung spricht – mit beabsichtigter destruktiver Gewalt und Aggression gleichsetzen und verwechseln. Die Bearbeitung sich zuspitzender negativer Affekte in der Abschlussphase sind für solche Patienten oft eine letzte Chance, die noch aktiven traumatischen Herde, die damit verbundenen inneren Konflikte, Übertragungen, Widerstand und Vermeidung in der Therapie zu verarbeiten und zu lösen[57]. Mit dem Therapeuten erleben sie nicht selten erstmalig, dass die Äußerung von negativen Affekten nicht zur traumatischen, realen Trennung führt, sondern dass ein anderer ihre gegen ihn gerichteten negativen Affekte aushält, annimmt und mit ihnen konstruktiv umgeht.

Obwohl das Erleben und die **Wiederholung früherer leidvoller Affekte** – ähnlich wie im flash-back der quälenden Wiederholungsträume vom Trauma – vom Patienten gefürchtet und vermieden werden, ist es die Chance und ein Ziel der Abschlussphase, dass innerhalb des geschützten therapeutischen Rahmens die Öffnung gerade für negative Affekte möglich wird, nicht zuletzt weil der Therapeut auf die Gefahr von affektiver Überwältigung und Kontrollverlust achten kann. Für manche Patienten bietet das Aufflammen von nicht unterdrückbaren negativen Affekten und Erinnerungen eine Möglichkeit, bisher nicht ausreichend verarbeitete Trennungsaffekte – meist traumatischer Art – abzubauen und psychisch neu zu integrieren.

Trotz des Leidens der Patienten ist die oft krisenartige Zuspitzung von negativen Affekten zu Beginn der Abschlussphase ein positiver Hinweis darauf, dass der Patient sich innerlich – bewusst oder unbewusst – mit dem Therapieende befasst und der Trennungsprozess voranschreitet. Durch die antizipatorische Auseinandersetzung mit Trennungskonflikten kann ein Stück Bewältigungs- und Trauerarbeit im Sinne von psychischer Anpassung und Umstrukturierung im Voraus geleistet werden, deren Ziel das Sich-Abfinden mit der Realität der Trennung ist.

Die **Trennungsfähigkeit**, sich von etwas lösen zu können, basiert darauf, einen schmerzhaften **Verlust aushalten**, betrauern und zugleich als unveränderbare Realität akzeptieren zu können, indem der Beginn von dem damit verbundenen Neuen und Unvertrauten hoffnungsvoll angenommen und begrüßt wird. Fehlt am Ende der Abschlussphase ein gewisses Maß an Freude über das Therapieende neben der Trauer über den Verlust, kann das ebenfalls ein Hinweis für die gestörte Trennungsbewältigung sein.

Darüber hinaus ist die **affektive Offenheit** sowie die psychische Fähigkeit Affekte positiver und negativer Art zuzulassen eine wesentliche Voraussetzung dafür, dass der Trennungsprozess voranschreiten kann, indem das Ziel des Beendens durch Entscheidungen realisiert wird (s. Kap. 8). Dies ist aber nur möglich, wenn Trennungsängste und ambivalentes Zaudern weitgehend überwunden worden sind. Während bei Menschen mit guten Trennungsressourcen der Wechsel und das Alternieren zwischen negativen und positiven Affekten ohne allzuviel aktives Zutun gelingt, müssen andere – vor allem viele Patienten in Psychotherapie – bewusst ihre einseitigen Affekte durch **Gegensteuern** regulieren, um die Gefahr von affektiver Entgleisung zu reduzieren (s. Kap. 7).

Obwohl die antizipierte Planung und Realisierung des Therapieendes durch Terminsetzung vom Patienten und Therapeuten als affektiv positives Erreichen eines Zwischenzieles erlebt wird, können auch danach noch Affekte negativer Art wiederkehren und die Gefahr von Widerstand gegen das Beenden erneut verstärken. Abhängigkeiten und Gewöhnung an die Therapie (s. Kap. 9) und ungelöste Übertragungen (s. Kap. 11) können die für die Beendigung erforderliche Selbstständigkeit behindern. Werden therapeutische Ergebnisse an den bisherigen Zielen gemessen und beurteilt, werden nicht selten Ängste vor dem Beenden und vor dem Versagen verstärkt (s. Kap. 10).

Paradoxerweise können sogar **positive Trennungsaffekte** zu unbewussten regressiven **Widerstandsreaktionen** führen, wenn damit verbundene gegenläufige Affekte nicht integriert werden können (s. Kap. 6 und 7). Bei manchen Patienten kehrt sich beispielsweise die positive in eine gegenteilige negative Stimmung um, wenn therapeutische Erfolge deutlich erkennbar sind (s. insbes. negativ-therapeutische Reaktion: Kap. 6.3.6). Sie können sich nicht freuen über die positive Entwicklung, sondern beginnen plötzlich zu Jammern und zu Klagen, erleben die Therapie als gescheitert oder wollen gar plötzlich ihre Therapie abbrechen. Bei anderen Patienten bildet sich eine einseitige euphorische Hochstimmung, die in Verklärung der therapeutischen Erfolge durch Hochjubeln zum Ausdruck kommt, in übersteigerten Lobeshymnen und Dankbarkeit gegenüber dem Therapeuten, gepaart mit Wünschen nach mehr Nähe, Kontakt oder gar erotisch-sexueller Berührung („golden phantasy"[58]). In der Therapie sind solche unbewussten Widerstände gegen Veränderung und Trennung nur lösbar, wenn es dem Patienten gelingt, sich der zugrunde liegenden Spaltungsmechanismen bewusst zu werden und die Gleichzeitigkeit von widersprüchlichen Affekten anzuerkennen. Das ist die Voraussetzung dafür, dass der kognitiv gesteuerte Wechsel und die Integration möglich werden.

Am Verlauf und der Entwicklung von Affekten in der Abschlussphase wird deutlich, wie der Patient inzwischen auch heftige Affekte unter der Realität der aktuellen Trennung zulassen, wie er sie regulieren und begrenzen kann. Wenn der Patient in der Therapie erlebt, wie er aus eigener Kraft ein emotionales Tief überwindet, seine Affekte selbst steuert und trotz affektiver Heftigkeit auch vom anderen angenommen und ausgehalten wird, ist dies für ihn eine beglückende **positive Neuerfahrung**. Damit wird der Zugang zu weiteren positiven Affekten in neuer Intensität und Vielfalt eröffnet – wie Freude, Glück, Zufriedenheit, Befriedigung, Befreiung und Dankbarkeit. Emotionale Vielfalt muss jetzt nicht mehr wie bisher als Gefahr und Bedrohung angesehen, sondern kann als Schatz und Reichtum erlebt werden. Wie aus einem schweren Traum erwachend kann er die Welt wieder hell, freundlich und beglückend empfinden, obwohl sich in der äußeren Realität gar nicht viel verändert haben muss. Je mehr dem Patienten die allmähliche Trennung und Ablösung gelingt, umso mehr geht die Intensität, Einseitigkeit und Ausschließlichkeit der Affekte zurück. Je mehr der Patient die Vielfalt, den Wechsel und die Intensität von Affekten kennt und als Teile von sich annehmen kann, umso eher kann ein an die jeweiligen Affekte angepasster Umgang gelingen.

In den **letzten Stunden** (s. Kap. 12) stehen in der Regel zunehmend gemischte, abgemilderte, neutralisierte und mit kognitiv-bewusstem Denken **integrierte Affekte** im Vordergrund – wie Traurigkeit, enttäuschte Erwartungen, skeptische Hoffnung, gespannte Erwartungsfreude. Der Patient hat die Realität der Trennung anerkannt, fürchtet sie nicht mehr so wie früher und hat doch ein Bewusstsein für den Verlust und den damit einhergehenden Gewinn. Wenn Affekte in den letzten Stunden oder während der postterminalen Phase (s. Kap. 13) einseitig, intensiv und starr sind, kann das ein Signal dafür sein, dass der Patient noch nicht genügend gelöst ist, um die Therapie im Einklang mit sich beenden zu können. Obwohl die vorweggenommene Trennungsarbeit in der Abschlussphase die Trennungsfähigkeit des Patienten verbessern kann, ist dies keineswegs eine Garantie dafür, dass die Trennung in den letzten Stunden und in der postterminalen Zeit affektiv nicht schmerzhaft ist. Durch die Realität des Ereignisses können trotz guter und gelungener Vorbereitung noch nach der letzten Stunde konträre Affekte zum psychischen Konflikt werden, die davor problemlos bewältigt erschienen.

4.4 Technische Aspekte

In jeder Psychotherapie sollte der Therapeut Affekte in der Abschlussphase besonders beachten und sein technisches Vorgehen darauf abstimmen. Da die Expression und Bewältigung verschiedener Affekte von besonderer Bedeutung beim Trennungsprozess in der Abschlussphase ist, besteht eine wesentliche Aufgabe jeder Therapie darin, dem Patienten bei seiner affektiven Öffnung zu helfen und die Verbalisierung zu fördern. Der Therapeut muss dabei **das Maß und die Dauer der aufkommenden Affekte berücksichtigen** – sowohl das Zuviel wie auch das Zuwenig. Er sollte den Patienten dazu anregen, sich auf die in ihm entstehenden Affekte einzulassen, sie wahrzunehmen, sie einerseits wie etwas Somatisch-Triebhaftes von sich selbst hinzunehmen, sie andererseits auch bewusst zu regulieren. Sowohl das Zulassen speziell mit Trennung und Verlust verbundener Affekte sollte der Therapeut gezielt fördern als auch die affektive Vielfalt und den offenen Wechsel.

Die Gefahr von zu lange, zu heftig und zu einseitig fixierten Affekten sollte der Therapeut immer im Auge behalten. Dies gilt insbesondere für psychotherapeutische Verfahren, die selbst einseitig auf eine affektive Polarität festgelegt sind – sei es wegen der Begrenzung auf bestimmte Störungen (z. B. Trauertherapie), sei es wegen einer einseitigen emotionalen Zielrichtung (wie Lachtherapie, positive Psychotherapie) oder sei es aus dogmatisch-theoretischen Gründen (wie früher die Überbetonung der klassischen Psychoanalyse von Frustrierung und die der Selbstpsychologie von Befriedigung).

Der Therapeut muss den Umgang des Patienten mit **affektiv besetzten Gegensatzpaaren** und ihrer **Balance** fördern und die Balance zwischen positiven und negativen Affekten, zwischen Befriedigung und Frustration halten[59]. Denn es ist für die Ablösung des Patienten entscheidend, wann und wie der Therapeut den Patienten durch sein Vorgehen **befriedigt** oder **frustriert**. Beispielsweise muss der Therapeut abwägen, zu welchem Zeitpunkt und in welcher Art er Wünsche des Patienten befriedigt (wie durch Verlegung einer Stunde, durch eine zusätzliche Stunde, durch das Reichen eines Glases mit Wasser, durch die Beantwortung persönlicher Fragen) oder frustriert (wie den Wunsch nach privatem Kontakt, nach körperlicher Berührung, Fortsetzung der Therapie, Wunsch nach Harmonie und Übereinstimmung).

Entscheidend für das jeweilige Vorgehen des Therapeuten ist, dass er nicht unüberlegt handelt oder unbewusst agiert, sondern sich bewusst für sein Verhalten entscheidet, das der jeweiligen **Verfassung des Patienten angepasst** ist. Den Wechsel zwischen frustrierender und befriedigender Technik kann der Patient nur nutzen, wenn der Therapeut „echt" ist, sich selbst nicht in affektiver Hinsicht manipuliert, dem Patienten nicht eine Als-ob-Fassade vorspielt, die mehr mit einem Manual von Leitlinien übereinstimmt als mit seiner eigenen Emotionalität.

Wird der Patient zu Beginn der Abschlussphase von heftigen einseitigen negativen Affekten überrascht, verstärkt der Therapeut die Gefahr der Affektüberflutung, wenn er den Patienten allzusehr frustriert – wie durch belastende Deutung gegen Widerstand oder durch allzu fordernde Anweisungen. Das angstverstärkende Vorgehen ist in solchen Momenten also kontraindiziert. Hat der Patient aber negative Affekte in der Abschlussphase weitgehend überwunden und das Beenden gelingt durch Terminsetzung (s. Kap. 8.5), kann der Therapeut sein Vorgehen fordernder gestalten, indem er immer noch bestehende Trennungsreaktionen gezielt anspricht, damit der Patient sich der Angst exponiert, um Blockaden zu überwinden. Ein Therapeut, der diese Herausforderung des Patienten vermeidet, indem er nur befriedigend vorgeht, verhindert die am Ende der Therapie besondere Chance für den Patienten, auch unter Druck psychisch zu wachsen.

Da die Trennung am Therapieende im Hier-und-Jetzt zwischen Therapeut und Patient geschieht, ist es besonders wichtig, dass jeder Therapeut mit dem Patienten **direkt über Affekte in der Therapeut-Patient-Beziehung spricht**. Der Patient kann dadurch den körperlich-somatischen, psychischen, verbalen und averbalen Ausdruck-, Kommunikations- und Interaktionscharakter von Affekten übernehmen und lernt damit umzugehen. Weil bei allen psychischen Erkrankungen affektive Störungen mehr oder weniger beteiligt sind, ist die besondere affektive Zuspitzung in der Abschlussphase ein weit über die therapeutische Situation hinausgehendes Essential jeder Therapie. Wenn der Patient erleben kann, dass der Therapeut auf seine heftigen Affekte – welcher Art auch immer – eingeht ohne emotionale Gegenreaktion und ohne das eigene Konzept aufzugeben, kann das ersehnte und wohltuende Gefühl des Gehalten-Werdens und des so genannten Urvertrauens entstehen, das sogar trotz oder gerade bei Trennung und Getrenntheit möglich ist.

Die **Affektivität des Therapeuten** selbst ist dabei in ganz besonderer Weise entscheidend für die psychische Entwicklung des Patienten. Obwohl verstandesmäßige Aspekte wie Ausbildung, Wissen, Technik, Konzept und Erfahrung dem Therapeuten ein gewisses Maß an affektiver Sicherheit gegenüber dem Patienten geben, wird die eigene psychische Fähigkeit, mit Affekten umzugehen, auf die Probe gestellt. Es bedeutet für jeden Therapeuten harte psychische Arbeit, sich auf die Affekte des Patienten einzustellen, sich einzulassen und dabei zugleich sowohl die eigenen Affekte zu beachten, als auch eine gewisse neutrale Distanz zu allem einzunehmen und zu bewahren. Gerade in affektiver Hinsicht ist die psychotherapeutische Selbsterfahrung in der Ausbildung sowie die eigentherapeutische Hygiene danach für die Arbeit jedes Psychotherapeuten von großer Bedeutung. Für die Qualität seiner Therapien ist es unabdingbar, dass der Therapeut – zumindest idealiter – affektiv ausgeglichen ist[60].

Vor allem die **Affektvielfalt und Flexibilität, der Wechsel und die Offenheit des Therapeuten** in emotionaler Hinsicht sind für die affektive Entwicklung des Patienten bei der Trennungsbewältigung entscheidend. Mal kann wenig affektive Resonanz und emotionale Feinabstimmung oder auch die direkt geäußerte Affektivität des Therapeuten von Bedeutung sein. Ein anderes Mal kann der Therapeut den Patienten durch das Zuviel an eigener affektiver Impulsivität und Unberechenbarkeit emotional hemmen oder gar traumatisch überwältigen. Aber auch wenn ein Therapeut eigene Affekte aus scheinbar technischen Gründen bewusst verbirgt – eine Gefahr insbesondere bei übertriebener Neutralität und Abstinenz des Psychoanalytikers –, geht dem Patienten eine wichtige Beziehungsdimension und Lebendigkeit der therapeutischen Beziehung verloren, weil der emotionale Austausch fehlt – wie z. B. gemeinsames Lachen, Freude an der Entwicklung des Patienten oder Verletztheit, Enttäuschung, Traurigkeit. Wenn der Therapeut beispielsweise nie von seinen Gefühlen oder Gedanken in der Ich-Form spricht, verhindert er, dass entsprechend gestörte Patienten lernen können, zwischen Gefühlen in sich selbst und beim anderen, zwischen Gefühl und Verstand zu differenzieren[61].

Der Therapeut ist in der Abschlussphase seinen eigenen Affekten und Spannungen in besonderer Weise ausgesetzt. Wie der Patient ist er ein Mensch mit eigenen menschlichen Gefühlen, denen er trotz seiner fachlichen Kompetenz und einer bewussten psychotherapeutischen

Technik ausgeliefert ist. **Auch der Therapeut muss Maß, Balance, Intensität und Mischung seiner Affekte dem Patienten und der Situation anpassen und regulieren.** Besonders der Umgang mit negativen Affekten ist für den Therapeuten nicht leicht. Der Grat zwischen Selbstbehauptung und bewusst gegen den Anderen gerichteter Aggression ist oft schmal. Es bestehen Gefahren darin, dass der Therapeut sich von negativen Affekten des Patienten persönlich getroffen fühlt, unbewusst affektiv gegenagiert – wie durch Verschärfung seiner Diagnose, inneren Rückzug, Entwertung der Therapieerfolge, Gegenübertragung als Alibi, Vermeidung bestimmter Themen und Affekte, vorzeitige und einseitige Therapiebeendigung, passives Laufenlassen. Aber der Therapeut kann auch seine neutrale, fachliche Beurteilungskompetenz bezüglich der Therapieergebnisse verlieren, wenn er sich vom narzisstisch befriedigenden, einseitigen Hochjubeln scheinbarer therapeutischer Erfolge des Patienten verführen lässt.

Starke Affekte beim Therapeuten – wie Liebe oder Hass und Aggression – verstehe ich grundsätzlich als Signal dafür, dass er der Situation als Therapeut nicht gewachsen, sondern überfordert ist. Das Einschlafen des Therapeuten[62], Vergessen von therapeutischen Abmachungen, plötzliche Beendigung, entwertende oder taktlose Bemerkungen, Wut, Verführungsangebote usw. können zwar als Gegenübertragungsreaktionen oder mit technischen Vorgaben begründet, aber keineswegs in ihrer den Patienten kränkenden oder verführenden Wirkung entschuldigt werden. Wenn der Therapeut gewisse Grenzen des Verhaltens überschreitet – warum auch immer –, trägt er selbst die Verantwortung dafür, was er dem Patienten in ethischer Hinsicht damit antut. Dass der Grat zwischen eigener affektiver Offenheit und technischer Neutralität und Zurückhaltung schmal und die Balance manchmal schwer zu halten ist, ist aber unbestreitbar.

Greenson bezeichnet treffend die **emotionale Starrheit und Unbeweglichkeit** mancher Psychoanalytiker mit „affektiver Arteriosklerose"[63] und betont damit die pathologische Wirkung solchen Verhaltens für die Entwicklung des Patienten. Affektive Starrheit des Therapeuten erschwert in allen Psychotherapien die emotionale Öffnung des Patienten ebenso wie die Unflexibilität des Therapeuten in psychischer und technischer Hinsicht. Die Kunst der psychotherapeutischen Praxis während der gesamten Therapie besteht darin, sich sowohl auf die individuellen Besonderheiten der Affekte des Patienten ohne theoretische und technische Vorgaben offen einzulassen, als auch theoretische und technische Konzepte in der Therapie gezielt anzuwenden. Werden einzelne Affekte von der psychischen Gesamtheit getrennt und isoliert betrachtet – wie bei wissenschaftlichen Untersuchungen –, dann gerade können Affekte ihren einmaligen, in Vielfalt und Komplexität verwurzelten Charakter verlieren. Ich nehme an, dass dieses Faktum eine Ursache dafür ist, dass der praktische Umgang mit Affekten in der Psychotherapie bisher so wenig konzeptualisiert ist.

Nur wenn der Therapeut **sich von der affektiven Individualität seines Patienten überraschen** und leiten lassen kann, ohne seine eigene affektive Resonanz ganz auszuschalten und seine fachliche Kompetenz aufzugeben, fördert er beim Patienten ein wachsendes Bewusstsein von der eigenen Persönlichkeit und deren Besonderheiten. Er stärkt beim Patienten das Selbstwertgefühl, sein Selbstbewusstsein, sein Krankheitsverständnis, seine Differenzierungsfähigkeit zwischen Selbst und Objekt und die Wahrnehmung von Unterschiedlichkeit. Folgt der Therapeut ausschließlich vorgegebenen überindividuellen Leitlinien oder einem Phantom von affektloser Neutralität, dann presst er den Patienten in ein standardisiertes Schema, das dieser leicht als gegen sich und seine individuelle emotionale Einmaligkeit gerichtet erlebt.

4.5 Zusammenfassung

Am Verlauf und der Entwicklung von Affekten in der Abschlussphase symbolisiert und manifestiert sich der gesamte Ablösungs- und Trennungsprozess des Patienten. Zu Beginn der Abschlussphase entstehen regelhaft negative Affekte, insbesondere Angst vor dem Ende der Therapie und aggressive Affekte. Diese für den Patienten unerwarteten, vorerst nicht verständlichen Affekte sind unbewusste Reaktionen auf den gedanklich antizipierten, als bedrohlich erlebten Verlust beim Therapieende. Obwohl diese negativen Affekte den Widerstand gegen Lösung und Trennung zum Ausdruck bringen, haben sie zugleich eine protektiv-konstruktive Funktion für den Trennungsprozess. Aus diesem Grund ist es in der Abschlussphase jeder Psychotherapie essenziell, dass der Patient negative Affekte averbal und verbal zum Ausdruck bringen, sie bewusst in die psychische Gesamtheit integrieren und insbesondere mit früheren traumatischen Trennungserfahrungen in Verbindung bringen kann. Die affektive Expression ist die Voraussetzung dafür, dass sich ihr potenziell regressiver Einfluss abschwächt, der Wechsel zu positiven Affekten wieder gelingt und schließlich die bewusste Entscheidung zur Beendigung durch Terminsetzung ermöglicht. Auch im weiteren Verlauf der Abschlussphase sind affektive Schwankungen zu beobachten. Das Ziel der Abschlussphase besteht ebenso wie in der gesamten Psychotherapie in der psychischen Fähigkeit, in gewissem Maße die affektiven Schwankungen zu regulieren, einmal Vielfalt, Offenheit, Wechsel und Flexibilität von Affekten zuzulassen, ein anderes Mal auch Eindeutigkeit, Zielgerichtetheit und Ausschließlichkeit von einzelnen Affekten.

Fußnoten

1 s. Anhang, Tab. 1 u. 2, Abb. 1.

2 Auchter 2002 (in Diederichs), „Trauer muß sein", S. 106–108, Edelson 1963, Kap. 4, „The Narcissistic Wound", S. 37–57, Kap. 5 „Mourning", S. 58–63, Hohage et al. 1987, Lindner 1991, Loewald 1962, Kap. 12, „Verinnerlichung, Trennung, Trauer, Über-Ich", S. 248–260, Lord et al. 1978, Martinez 1989, Müller-Ebert 2001, mehrere kurze Abschnitte zu Gefühlen des Therapeuten, S. 109f, 159–167, 229f, 246f, 258f, 267, 279, Reimer et al. 1996, „Wie erlebt der Patient das Therapieende", S. 54–55, Schubert 2000, Stoltzenberg 1986, Kap. 3.2.5. zu Angst und Trauer, S. 52–6, Sulz 2001, Kap. 9 „Loslassen, Abschied, Trauer", Kap.18 „Abschied, Trauer, Trennung", Tyson 1996, Kap. „Affect and Defense", S. 509–512, Viorst 1982.

3 vgl. zusammenfassend Bowlby 1961, S. 324ff.

4 Freud 1917e, G.W., Bd. 10.

5 wie Abraham, K. 1924 (in Abraham, K. 1969), Bowlby z. B. 1980, S. 29ff, Lussier 2000, Spiegel 1973, Bd. 1, S. 36ff. Sogar Clarkin/Yeomans/Kernberg 1999 loben nur die Arbeit von Freud, ohne auf die Schwächen hinzuweisen.

6 Abraham, K. 1924 (in Abraham, K. 1969), S. 127–134.

7 vgl. Spiegel 1973, Bd. 1, S. 36ff.

8 wie Blos 1962, Erikson 1959, Jacobson 1971, Mahler et al. 1975, Spitz 1965.

9 vgl. die ausführliche Literaturaufarbeitung der psychoanalytischen Arbeiten insbes. bei Bowlby 1961, 324ff.

10 vgl. Übersichten: Bowlby 1980, S. 192ff, Spiegel 1973, Rösing 1987.

11 z. B. Bowlby 1960, 1960b, 1961, 1963, 1973, 1975, 1979, 1980, Fleming/Altschul 1963, Glick et al. 1974, Grinberg 1964, Loewald 1962, 1988, Parkes 1970, Pollock 1961, 1971, 1975, 1989, Spiegel 1973, Bd. 1, S. 87ff, Wolfenstein 1966, 1969, Zetzel 1970, Kap. 6.

12 Freud 1917e, G.W., Bd. 10.

13 Bowlby 1960, 1960b, 1961, 1973, 1979; s. Kap. 2.2 und 2.3.

14 z. B. Bowlby 1979: „Das Glück und die Trauer", 1980: „Verlust, Trauer und Depression".

15 Bowlby 1969, S. 107–123.

16 Bowlby 1980, S. 114f.

17 Bowlby 1980, S. 115–124.

18 Bowlby 1980, S. 124.

19 Bowlby 1980, S. 125.

20 Bowlby 1980, S. 128–133.

21 Bowlby 1980, S. 124.

22 z. B. Battegay 1987, Bohrer 1997, Caruso 1968, Ehlert-Balzer 2000, Garza-Guerrero 2000, Jordt 1988, Kast 1994, Kimmerle 2000, Kogan 1995, 1996, Krystal 1978, Kübler-Ross 1969, 1981, 1983, 1997, Lindemann 1979, Pertim 1994, Raguse 1996, Rösing 1987, Schultz 1984, Schulz 1978, Spiegel 1973, Stern, M. 1968, 1968a, 1972.

23 Volkan et al. 1976, 1993.

24 vgl. z. B. Bowlby s. Fußnote 13, Ciompi 1982, 1988, Darwin 1872, Rost 1990.

25 Freud 1905d, G.W., Bd. 5.

26 Ciompi 1988, S. 243.

27 vgl. z. B. Böker et al. 2002, Ciompi 1982, 1988, Egle et al. 2002, Rüegg 2003.

28 vgl. z. B. Arlow 1977, Fenichel 1941, Glover 1939, Green 1977, 1999, Jacobson 1953, Joffee/Sandler 1967, Landauer 1991, Novey 1959, 1961, Rangell 1955, 1967, Rapoport 1953, Stein 1998, 2001, Stolorow et al. 1987; obwohl Bowlby keine eigene Arbeit zu Affekten geschrieben hat, haben sie einen zentralen Stellenwert bei ihm.

29 vgl. Limentai 1977, Arlow 1977. In den meisten heutigen praxisorientierten psychoanalytischen

Lehrbüchern sind keine eigenen Kapitel zu Affekten zu finden, sondern nur vereinzelte Einträge zu den Stichworten Affekt, Emotion und Gefühl. In einigen Lehrbüchern gibt es kurze Kapitel oder Unterkapitel zum Thema Emotionen oder Affekte (Ahrens 1997, König 1991, Mertens 1991, Rudolf 1993). Im Lehrbuch von Uexküll (1996) sind zwei Kapitel darüber zu finden (von Schonecke et al., S. 170–183 und Krause, S. 252–261). Im psychoanalytischen Lehrbuch von Krause (1998) selbst ist über Affekte in Theorie und Praxis mit Abstand am meisten geschrieben.

30 vgl. Belz-Merk et al. 2002, Wilken 2002. Unter dem Stichwort Emotion finden sich im Lehrbuch sowohl von Margraf (1996) wie auch von Reinecker (1995) nur wenige, verstreute Einträge, während eigene Kapitel vollständig fehlen. Im Lehrbuch der Systemischen Therapie von Sulz (2001) spielen dagegen Emotionen in verschiedenen Kapiteln eine zentrale Rolle, und es gibt sogar ein 53-seitiges Kapitel zu „Emotionen und Emotionstherapie".

31 vgl. Bowlby 1979, S. 10, 1980, S. 567.

32 vgl. insbes. Bowlby, z. B. 1961, S. 335.

33 Alexander 1948.

34 Spiegel 1973, Bd. 1, S. 87; vgl. auch Linehan 1993.

35 vgl. bei Borderline-Störungen: Linehan 1993, insbes. Kap. 3, S. 51–71, 108–112.

36 vgl. Ciompi 1988, S. 255, Linehan 1993, S. 51–71, 108–112.

37 vgl. das Lust-Unlust-Prinzip von Freud; Jacobson 1953.

38 vgl. Linehan 1993, S. 52, Kap. 3: bei Borderline-Störungen bestehe eine „emotionale, andauernde Vulnerabilität", weil eine „emotionale Haut" im Sinne einer „Regulierungsfähigkeit" fehle.

39 ähnlich Linehan 1993, allerdings nur für Borderline-Störungen; s.o.

40 P. Kernberg 1991 (in Schmukler 1991), S. 334.

41 vgl. für den Trauerprozess Bowlby z. B. 1963, S. 502.

42 Rieber-Hunscha 1996.

43 vgl. insbes. Bowlby, s. Fußnote oben Nr. 11.

44 vgl. schon Darwin 1872; Bowlby: 1960, S. 437–445, 1960a, 1969, Teil II, S. 49–167, 1973, 1979, Kap. 2, S. 40–61, 90; s. Kap. 2.1 und 2.2, Ciompi 1982, 1988, Pollock 1961.

45 vgl. Bowlby insbes. 1973, Kap. 17, S. 297ff, Bowlby 1979, S. 70ff, 110ff, Bowlby 1980, S. 45ff, 115ff.

46 vgl. Bowlby 1980, S. 43ff.

47 insbes. Bowlby z. B. 1973, 1980, Jacobson z. B. 1964, 1971, Kernberg z. B. 1975, 1984, M. Klein 1962.

48 vgl. Eckardt-Henn 2004 in Vorb.

49 vgl. für die Trauerreaktion Bowlby z. B. 1979, S. 73.

50 vgl. insbes. Bowlby 1963, S. 519ff, 1975, S. 304ff, 1979, S. 74ff, 1980, S. 39ff, 132ff, 192ff, Kap. 10, S. 224–260, S. 374ff.

51 vgl. z. B. Bowlby 1980, Kap. 8, S. 164–174, Rösing 1987, Spiegel 1973, S. 243ff.

52 vgl. Lussier 2000, Spiegel 1973, Bd. 1.

53 Linehan 1993, S. 64–70.

54 vgl. Deutsch 1937, Novick 1992, S. 369, Linehan 1993, S. 64–70.

55 vgl. insbes. Auchter 1978, Egle et al. 2000, Ehlert-Balzer 2000, Eickhoff 1975, Erikson 1959, S. 169–175, Ferraro 1995, Firstein 2001, S. 228, Fordham 1969, S. 104, 107, Greenson 1965, S. 311, Horowitz 1999, Hurn 1970, Kinston et al. 1988, Kogan 1995, Kohut 1977, Lamprecht et al. 2000, Leupold-Löwenthal 1981, Linehan 1993, S. 64–70, Nickel et al. 2001, Niederland 1989, Novick 1992, Payne 1950, Rangell 1976, Rank 1932, Simone 1994, Stoltzenberg 1986, Kap. 3.2.5., Ticho, E. 1970, Zetzel 1970, Kap. 6.

56 Glover 1955, S. 139.

57 vgl. Fälle in Schmukler 1991, Novick 1976, 1990, 1990a, 1992.

58 Smith 1977.

59 vgl. Bowlby 1979, S. 202ff, Rieber-Hunscha 1996, S. 203–208; ähnlich Linehan 1993, S. 64ff, 108–112, 256f.

60 ähnlich auch Reimer et al. 2001.

61 vgl. Plassmann 1996.

62 vgl. Zwiebel 1992.

63 Greenson 1978, S. 332.

5 Angst vor dem Ende – Trennungsangst

5.1 Literaturübersicht

Nur 2%[1] der durchgesehenen Arbeiten zur Beendigung haben Trennungsangst am Ende der Therapie zum Haupt- oder Kapitelthema[2]. In fast allen psychoanalytischen Arbeiten zur Abschlussphase wird aber auf die Entstehung und Intensivierung von Ängsten als Reaktion auf die Vorstellung von der bevorstehenden Trennung beim Therapieende kurz hingewiesen[3]. Mehrere Autoren gehen auf Trennungsangst in der Abschlussphase etwas näher ein, vor allem bei der Lösung der Übertragung und der Verarbeitung der Separations- und Individuationskonflikte in der Abschlussphase[4]. Aber nur wenige Autoren äußern dezidiert, dass Ängste vor der Beendigung regelhaft auftreten und nur ausnahmsweise fehlen[5]. Drei Autoren formulieren zwar kurz, aber direkt die zentrale Bedeutung der Bearbeitung von Trennungsängsten in der Abschlussphase: „Viel Raum muß der Bearbeitung der Angst sowohl vor dem Ende der Analyse als auch der Angst, die Analyse fortzusetzen, eingeräumt werden“[6]; „Termination anxiety contributes to the upsurge of symptoms that have been successfully worked through. This appears to be an almost universal aspect of the termination phase“[7]; „Dann wird in der Abschlußphase die Hauptaufgabe in der Durcharbeitung der Trennungsangst bestehen.“[8].

Trotz dieser und vieler anderer Hinweise auf die Bedeutung der Trennungsangst in der Abschlussphase wird in keiner Arbeit ihr spezifischer Charakter herausgearbeitet und von bisherigen psychoanalytischen Theorien losgelöst definiert oder gar einem speziellen Begriff zugeordnet. Die Begriffe „Angst vor dem Ende“[9], „fear of the end“[10] oder „fear of ending“[11] werden zwar von einigen Autoren beiläufig benutzt. Aber die einzige Autorin, die den Begriff „Angst vor dem Ende“ als spezielle Trennungsangst in der Abschlussphase der Therapie definiert, ist Rieber-Hunscha[12] .

Mit **Trennungsängsten im Allgemeinen** haben sich viele psychotherapeutische Schulen mehr oder weniger auseinander gesetzt, auch wenn sie diese jeweils unterschiedlich betrachtet, benannt und theoretisch eingeordnet haben. In den meisten der durchgesehenen Arbeiten zu Trennungsängsten im Allgemeinen wird aber gar nicht[13] oder höchstens beiläufig[14] auf spezielle Trennungsängste in der Abschlussphase von Therapien hingewiesen. Vor allem **kognitiv-behaviorale Psychotherapeuten** – wie auch Bowlby (1960) in seiner Arbeit „Die Trennungsangst" – verwenden den Begriff der „Trennungsangst", obwohl psychische Trennungsprozesse bisher weniger in Lehre und Praxis, sondern höchstens in der empirischen Forschung eine Rolle spielen.

Insbesondere **Psychoanalytiker** haben aber ausgehend von Freud im Laufe des 20. Jahrhunderts wiederholt herausgearbeitet, dass Trennungs- und Bindungsprozesse und damit einhergehende Ängste vor allem in den ersten Lebensjahren entscheidend für die psychische Entwicklung des Individuums sind. Verschiedene psychoanalytische Autoren und Schulen haben ihre jeweils unterschiedlichen Begriffe für Trennungsängste geprägt[15].

Für **S. Freud** beispielsweise waren Trennungsängste immer von zentraler Bedeutung für die psychosexuelle Entwicklung. Er hat zwar vielerlei Ängste in Verbindung mit Trennungssituationen der psychosexuellen Entwicklung mit metaphorisch-abstrahierten Begriffen herausgearbeitet (z. B. Kastrationsangst, Todestrieb), hat aber den Begriff der Trennungsangst selbst nur beiläufig benutzt. **Rank**[16] dagegen hat sich schon seit Beginn der 20er Jahre mit Trennungsängsten, die durch die einseitige Terminsetzung zur Beendigung ausgelöst werden, in theoretischer und technischer Hinsicht auseinander gesetzt (s. Kap. 2.1)[17]. Leider hat er aber keine spezielle Arbeit zu diesem Thema geschrieben. Nur im dritten Band der „Technik der Psychoanalyse"[18] findet sich ein Kapitel zu Trennungsängsten mit der Überschrift „Lebensangst und Todesangst". Aber auch hier befasst sich Rank weniger mit Trennungsangst in der Abschlussphase, sondern mehr mit der durch das Geburtstrauma ausgelösten Geburtsangst, die er als die eigentliche „Urangst" ansieht, die alle späteren Trennungsängste präge[19].

Auch für **M. Klein** (1962) sind Trennungsängste von besonderer psychischer Bedeutung. Sie ordnet spezielle Trennungsängste bestimmten kindlichen Entwicklungsphasen des ersten Lebensjahres zu, die sie mit der „depressiven" und der „paranoiden Position" bezeichnet. Die psychoanalytischen Entwicklungsforscher **M. Mahler** et al. (1975) haben ebenfalls die Bedeutung von Separations- und Individuationsängsten („Verlassenheitsängste") in der kindlichen psychosexuellen Entwicklung betont[20], die als Folge der wachsenden psychischen Bindung an die Primärobjekte gesehen wird.

Meiner Ansicht nach ist **Bowlby** (s. insbes. Kap. 1.1, 2.2 und 2.3) derjenige Psychoanalytiker, der sich als erster fokussiert mit „Trennungsangst" befasst und wiederholt ihre besondere psychische Bedeutung herausgearbeitet hat[21]. Ausgehend von seinen empirischen Untersuchungen der Trauerprozesse bei Säuglingen und Kindern nach dem Tod eines Elternteils[22] entwickelte Bowlby seine Thesen zum speziellen phasenhaften Verlauf der Trauer und der Trennungsangst. Trennungsangst, Panikattacken und im Verhalten erkennbare Reaktionen seien eine „biologische Ausstattung" von Mensch und Tier, die als „natürliche Reaktion" auf den „ungewollten Verlust" einer geliebten Person anzusehen seien[23]. „Nach unserer Darstellung ist die Trennungsangst die unumgängliche natürliche Konsequenz der Verbundenheit – die Kehrseite der Medaille"[24]. Der reale Verlust einer geliebten Person löse ähnliche psychische Stressreaktionen aus wie der antizipierte, drohende Verlust, bei dem verstärkt Trennungsängste aktiviert würden. Bowlby vertritt die These, dass das Erleben von realer, leidvoller Trennung und die fehlende Möglichkeit zur angemessenen Verarbeitung – vor allem in sensitiven Phasen der Kindheit – die Quelle für spätere Trennungsängste und darüber hinausgehende psychische Störungen ist[25]. Wiederholt setzt er sich mit den Theorien der klassischen Psychoanalytiker zu Trennungsängsten auseinander[26] und kritisiert sowohl deren „verwirrendes, widersprüchliches und unterschiedliches Theoretisieren"[27], als auch deren überzogene Bewertung von intrapsychischen Konflikten und Ignoranz gegenüber realen Trennungserfahrungen, vor allem in der frühen Kindheit[28]. Obwohl Bowlby die Analogie zur Trennung beim Beenden der Psychotherapie nicht einbezieht, bestätigen meine Ergebnisse seine schon über 30 Jahre früher niedergeschriebenen Thesen zu Trennungsprozessen und Trennungsängsten.

5.2 Definition

Angst ist ein menschlicher, negativ getönter Grundaffekt, der mit somatischen Reaktionen einhergeht und in Wechselwirkung mit der komplexen psycho-somato-sozialen Einheit steht. Mit Angst haben sich alle psychologischen Schulen befasst und ihre jeweiligen Theorien und therapeutischen Techniken dazu entwickelt. Angst ist ein mehr oder weniger bewusster Affekt, der das gesamte Leben des Individuums begleitet und ständigen Veränderungen unterworfen ist. Vor allem in den ersten Lebensjahren werden der spätere Umgang und die somatischen Reaktionen auf Angst auf der Basis von genetischen, somatischen, neurobiologischen und pränatalen Anlagen erworben.

Angst ist ein Affekt des Menschen, der **gegensätzliche psychische Funktionen und Wirkungen in progressiver und regressiver Hinsicht zugleich** haben kann („Antinomie der Angst“[29]).

Für die Regulation von Angst ist die psychische Gleichgewichtsfunktion der Ambivalenz entscheidend (s. Kap. 7). Einerseits hat Angst eine progressive, entwicklungsfördernde und protektive Funktion, weil sie drohende innere oder äußere Gefahren signalisiert („Signalangst“[30]). Diese Signalfunktion ist wesentlich für Selbsterhaltung, progressive Entwicklungen, Leistung und Kreativität. Ein gewisses Maß an Angst ist im Leben unumgänglich. Dieses Maß an alltäglich auszuhaltender Angst hat Freud[31] mit der „gemeinen“ Angst bezeichnet, deren Maß deutlich geringer ist als die Angst bei vielen psychischen Störungen oder auch als die Realangst vor äußeren Gefahren.

Andererseits kann Angst selbst zur regressiven Gefahr werden, wenn sie zu intensiv, nicht mehr steuerbar und integrierbar ist. Ausgelöst durch ein breites Spektrum an äußeren oder inneren Anlässen kann sie panikartige Qualität erhalten, zum Kontrollverlust und zur Verstärkung weiterer negativer Affekte führen, zu weiteren psychischen und somatischen Reaktionen, Widerstand und Abwehrprozessen, Vermeidungsverhalten bis hin zu manifesten psychischen und psychosomatischen Symptomen. Eine wichtige Quelle von Angst ist die durch Realität bedingte negativ emotionale Erfahrung von Kummer, Schmerz und Leiden. Störungen der Angst kommen nicht nur bei Angst- und Panikstörungen und posttraumatischen Belastungsstörungen vor. Sie sind mehr oder weniger spezifische und intensive Begleitsymptome aller psychischen Erkrankungen.

Obwohl Angst vom individuellen Erleben her als eindeutiger Affekt wahrgenommen wird, kann Angst **unterschiedlichen psychischen Funktionen** dienen[32], die erst im jeweiligen psychischen Kontext durch spezifische Bedeutungen und Zuordnungen definierbar sind. Jedes Detail des Lebens kann mit Angst besetzt werden und zu Konditionierungsvorgängen, intrapsychischen Konflikten, Vermeidungsverhalten und Abwehrprozessen führen, wenn die Angstbewältigung misslingt. Entscheidend für die jeweilige progressive oder regressive Funktion der Angst ist insbesondere ihre **Intensität**, ihre **Dauer**, ihre **Balance** und ihr **Wechsel mit anderen Affekten**, ihre **Realitätsbezogenheit** und die Fähigkeit des Individuums, mit der jeweiligen Angst flexibel und **adaptiv umzugehen**. Für die Angstbewältigung ist wie bei anderen Affekten entscheidend, dass der Affekt zugelassen, bewusst wahrgenommen und als Signal für eine reale Gefahr anerkannt wird, damit schließlich die Angst überwunden werden kann, indem die gefürchtete Situation konfrontierend durchlebt und ausgehalten wird. Andererseits kann Trennungsangst auch negativ-regressive intrapsychische Widerstände, Abwehrmechanismen und Vermeidungsverhalten in Gang setzen und den Trennungsprozess erschweren oder gar zur pathologischen Trennungsentwicklung führen (analog der pathologischen Trauer[33]), wenn sie zu intensiv ist, zu lange dauert und zu wenig beeinflussbar ist.

Die **Trennungssituation** beruht auf dem Wechsel von etwas in der Vergangenheit Gewohntem und **Vertrautem weg** zu etwas in der Zukunft Ungewohntem, Ungewissem und **Neuem hin** (s. Kap. 9). Der bevorstehende Verlust von Vertrautem und das noch fremde Neue wird im einseitig negativen Licht antizipiert und deswegen gefürchtet. Ähnlich wie bei Tieren gibt es beim Menschen möglicherweise genetisch und neurobiologisch determinierte typische Verhaltensweisen, die als Verhaltensreaktionen auf

Trennungsangst zu beobachten sind – wie Jammern, Klagen, Festhalten, Anklammern, Flüchten, Vermeiden[34].

Die **Trennungsangst** vor dem Ende der Therapie zu Beginn der Abschlussphase ist Ausdruck des allgemein menschlichen Strebens nach **Festhalten an Gewohntem** (s. Kap. 3). Vor allem das, was gut tut und im Alltag gewohnt ist, wollen Menschen nicht aufgeben oder verlieren. Festhalten, Sammeln, Verharren, Zaudern, Zögern, Hinausschieben sind Verhaltensweisen im Alltag, die durch mehr oder weniger bewusste Trennungsangst verursacht werden[35]. Sie dienen der oft nicht bewussten Vermeidung von Trennung. Umgekehrt sind das zu schnelle, vorzeitige Loslassen, Wegwerfen oder Sich-Freimachen unbewusst motivierte Verhaltensweisen, durch die das passive Erleben von Trennungsangst, Verlustgefühle und Trauer vermieden werden können, indem die Trennung vorzeitig aktiv und selbstgesteuert herbeigeführt wird.

In jeder gelungenen Psychotherapie kann **Angst vor dem Ende** jederzeit entstehen. In der Abschlussphase tritt sie regelhaft auf. Die Angst vor dem Ende kann sowohl ein kognitiv wahrnehmbarer wie auch ein latent, vorbewusst oder unbewusst wirksamer Affekt sein, der sich auf Stimmung und Verhalten auswirkt. Die Trennungsangst vor dem Ende der Psychotherapie signalisiert, dass das Beenden der Therapie beim Patienten mit mehr oder weniger bewussten Gefahren verbunden ist. Da Ängste in der Abschlussphase durch den Fokus der zunehmenden Realität des bevorstehenden Therapieendes in spezifischer Weise gefärbt sind, habe ich der besonderen Trennungsangst in der Psychotherapie den eigenständigen Begriff der „Angst vor dem Ende“ gegeben, nicht zuletzt weil die meisten Patienten in der therapeutischen Situation diesen Begriff sofort annehmen und verstehen können. Auch wenn Angst vor dem Ende der Psychotherapie durch spezifische Elemente der therapeutischen Situation charakterisiert ist, unterscheidet sie sich nicht grundsätzlich von Trennungsangst, wie sie auch in anderen Trennungs- und Veränderungssituationen entsteht.

Wie andere Ängste kann auch Angst vor dem Ende **gegenläufigen psychischen Funktionen** dienen: einerseits bedeutet sie regressive Gefahr, andererseits progressive Signal- und Schutzfunktion. Die Angst vor dem Ende fördert die Trennungsfähigkeit des Patienten, weil die innere Auseinandersetzung mit einer bevorstehenden realen äußeren Trennung – dem Therapieende – an die psychische Oberfläche kommt, damit dem Bewusstsein zugänglich wird und kognitiv wahrnehmbar ist. Dadurch wird die innere Beschäftigung mit der antizipierten und gefürchteten Trennung am Therapieende gefördert, und der allmähliche Lösungsprozess und die Trennungsfähigkeit kommen in Gang. Das Sich-Zuspitzen von negativen Affekten kann eine Chance dafür sein, dass der Patient in die Lage versetzt wird, aktiv etwas bisher Vermiedenes in seinem Leben zu verändern.

Andererseits kann die Zunahme von Angst zur panikartigen Zuspitzung und zum Kontrollverlust führen. Denn mit der auf die Realität des Therapieendes fokussierten Angst vor dem Ende verknüpfen sich intrapsychisch-assoziativ schon erlebte, analoge Trennungsängste – wie Todesangst, Prüfungsangst, Entscheidungsangst, Angst vor Trauma[36]. Die Trennungsfähigkeit des Patienten ist entscheidend davon abhängig, wie und ob der Patient Trennungsängste wahrnehmen, überwinden und damit konstruktiv umgehen kann. Nur wenn der Patient die Angst vor dem Ende spüren, sich bewusst machen und akzeptieren kann, ist die Trennungsangst in der Regel von kurzer Dauer und geringer Intensität.

Entscheidend für die Beurteilung der Trennungsangst ist nicht die Tatsache, dass sie entsteht, sondern **wie stark sie ist** und ob der Patient sie im Verlauf der Abschlussphase **sich bewusst machen, abbauen und lösen kann**. Ein gewisses Maß an Angst vor dem Ende ist also per se keine pathologische Erscheinung, wovon S. Freud noch ausging (s. Kap. 2.1), sondern eine angemessene, sozusagen normale, gesunde Reaktion auf eine noch unerwünschte, gefürchtete und antizipierte Trennung[37].

5.3 Verlauf der Angst vor dem Ende in der Abschlussphase

Obwohl die Angst vor dem Ende nur einer von vielen anderen Teilaspekten der Abschlussphase ist, kann sie als **pars pro toto** für den gesamten Beendigungsprozess angesehen werden. Das Aufflammen der vorerst noch latenten Angst vor dem Ende zu Beginn der Abschlussphase (s. Kap. 3), ihre kritische Zuspitzung und Bewusstwerdung vor der Terminsetzung (s. Kap. 8) sowie der allmähliche Abbau bis zu den letzten Stunden (s. Kap. 12) und der postterminalen Zeit (s. Kap. 13) spiegeln ihren wellenförmigen Verlauf wider. Die therapeutische Arbeit an der Angst vor dem Ende soll auf ein selbstentschiedenes und geplantes Beenden vorbereiten. Sie dient der Qualität des Abschlusses und ist entscheidend für therapeutischen Erfolg.

In allen von mir selbst durchgeführten Psychotherapien entstand beim Patienten zu Beginn der Abschlussphase die mehr oder weniger starke Angst vor dem Ende der Therapie. Aber ihr **Ausmaß**, ihre **Dauer** und der **Umgang** des Patienten damit sind individuell und situativ **unterschiedlich**. Manche Patienten können sich die Angst vor dem Ende schnell bewusst machen und sie überwinden. Bei anderen Patienten verknüpft sich die Angst vor dem Ende sofort mit Erinnerungen an frühere leidvolle Trennungssituationen und geht erst dann zurück, wenn diese verarbeitet sind. Andere Patienten – häufig mit gravierenden psychischen Erkrankungen in Langzeittherapien mit offenem Ende – reagieren mit heftiger Angst vor dem Ende, fühlen sich überrumpelt oder rausgeworfen, wenn der Therapeut von sich aus das Beenden der Therapie anspricht, bevor der Patient den Gedanken an das Beenden hatte. Diese Patienten klagen und jammern über den Therapeuten, der ihrer Ansicht nach die Therapie stört und sie rauswirft, obwohl sie noch längst nicht aufhören können. Auch wenn der Therapeut sehr vorsichtig und ohne Druck das Thema des Beendens anspricht, verdrehen solche Patienten unbewusst die kommunikative Realität. Sie erleben den Therapeuten als aggressiven Zerstörer, während die eigene Angst vor dem Beenden vorerst unbewusst ist. Psychoanalytisch gesprochen überträgt der Patient projektiv die eigene Angst vor dem Ende auf die Person des Therapeuten. Dieser Reaktion begegnet man nicht nur in psychodynamisch-psychoanalytischen Therapien sondern in jeder Psychotherapie.

Auch wenn das Ende noch so sehr gewünscht, entschieden, geplant und mit Freude erwartet ist, kann die gedankliche Antizipation des Endes von inzwischen Vertrautem und Gewohntem zu Beginn der Abschlussphase Angst vor dem Ende auslösen (s. Kap. 3). Gerade dann, wenn der Entwicklungsprozess gelingt und das Ende in immer greifbarere Nähe rückt, kann der Beendigungswunsch gleichzeitig in zunehmenden **Konflikt mit Angst vor dem Ende** geraten. Da in der Psychotherapie die menschliche Beziehung zwischen Patient und Therapeut einen besonderen Stellenwert hat, ist der Gedanke an das Beenden zwangsläufig mit dem Verlust dieser heilenden Beziehung verbunden.

Der Beginn der Abschlussphase führt also zu einer unvermeidbaren Belastung und Stressentwicklung durch Trennungsangst des Patienten, die einerseits **Gefahr** durch Überlastung, andererseits aber **Chance** für die therapeutische Bearbeitung und Lösung darstellt. Je größer die Schwierigkeit des Patienten ist, offen mit den im therapeutischen Prozess selbst entstehenden Angstspannungen umzugehen, umso größer ist die Gefahr von regressiven Widerständen, Abwehr und Vermeidungsverhalten (s. Kap. 6). In kritischen Zuspitzungen können neue Symptome, Rückfall in die bisherige Symptomatik, Therapieabbruch, Stagnation und vieles mehr entstehen. Assoziative Verknüpfungen mit Phantasien oder Erinnerungen an andere, mit quälendem Leiden verbundene traumatische Lebenssituationen kommen erneut zu Bewusstsein. Im Unterschied zu früheren Therapiephasen gelingt es aber dem psychisch gebesserten Patienten jetzt leichter, damit umzugehen und die Ängste zu lösen.

Trotz der zum Teil heftigen, auch panikartig sich zuspitzenden Zunahme der Angstspannung und der Gefahr von **regressiver** Entwickung ist die Angst vor dem Ende zugleich **progressiver** Indikator für die innere Auseinandersetzung mit dem Therapieende und Katalysator für positive therapeutische Entwicklung der Trennungsfähigkeit des Patienten. Durch die zunehmende emotionale Intensität im Hier-und-Jetzt der Therapeut-Patient-Beziehung wird das Aushalten der psychischen Spannungen sowie das Bewusstsein für zugrunde liegende Konflikte weiter gefördert und forciert. Die damit einhergehende Aufarbeitung von Trennungserfahrungen in Vergangenheit und Gegenwart hilft bei der Bewusstmachung der Angst, dem gedanklichen Probehandeln und wird damit zunehmend steuerbar, wenn Realität und Phantasie ausreichend differenziert werden können. Die dadurch wachsende Konfliktfähigkeit des Patienten bietet einen gewissen prophylaktischen Schutz davor, bei zukünftiger Reaktivierung erneut traumatisch überflutet zu werden. Mit Recht hat Freud[38] aber schon 1937 davor gewarnt, diesen Schutz zu verabsolutieren und überzubewerten, denn die antizipatorische Arbeit ist trotz aller Ähnlichkeit keineswegs identisch mit der Realität des Erlebens.

Wenn der Patient die zu Beginn der Abschlussphase entstehende Angst vor dem Ende in gewissem Maße akzeptiert und bewältigt hat, kommt der Wunsch danach, die Therapie zu beenden, zum Vorschein. Das alternierende **Hin-und-her-Pendeln** zwischen diesen gegensätzlichen Polaritäten – **Trennungsangst und Trennungswunsch** – kennzeichnet die **Phase der Entscheidungsfindung vor der Terminsetzung** (s. Kap. 7). Der Wechsel zwischen Angst und Hoffnung, Wiederholung und Neubeginn, Trennungsangst und Trennungswunsch, Progression und Regression signalisiert einerseits die allmähliche Reduktion der Angst vor dem Ende und andererseits die zunehmende Fähigkeit des Patienten, die Beendigung zu realisieren.

So als könnten die Patienten ihre Angst vor Veränderung und Trennung vom Therapeuten nur durch spontane, nicht angekündigte und eigenmächtige Verhaltensänderungen wie mit einem plötzlichen Sprung ins kalte Wasser überwinden, treten bei manchen Patienten in dieser Zwischenphase unerwartete und unangekündigte innere und äußere Veränderungsschübe und -wünsche im Sinne des **„Neubeginnes“**[39] auf.

Die in diesem Abschnitt wachsende Fähigkeit, mit Veränderung, Widersprüchen und Offenheit umzugehen, fördert die **allmähliche Überwindung der Angst vor dem Ende**[40]. Das ambivalente Zwischenstadium ist einerseits eine wesentliche Voraussetzung für die Entscheidungsfindung zur Terminsetzung (s. Kap. 8). Andererseits kann bei Patienten mit immer noch bestehenden regressiven Ambivalenzstörungen die innere Spaltung oder die Unentschiedenheit offenkundig werden. Nicht selten ist die kritische Zuspitzung der pathologischen Ambivalenz die entscheidende Bewährungsprobe dafür, ob dem Patienten die Integration von Widersprüchen und damit die Lösung der Ambivalenz überhaupt möglich ist oder nicht.

Eine besonders essenzielle Voraussetzung für die Überwindung der Trennungsangst ist das Anerkennen und **Aushalten von immanent widersprüchlichen Affekten** (s. Kap. 6 und 7). Die im Laufe des Lebens sich wiederholende Erfahrung, dass das Durchleben, Zulassen und Überwinden von negativen Affekten zu positiver Neuerfahrung und Weiterentwicklung führt, fördert die Trennungsfähigkeit im Sinne einer zunehmenden intrapsychischen Toleranz für negative Affekte, Spannungszustände und Konflikte jeder Art.

Mit der Entscheidung zu einer konkreten **Terminsetzung** für das Therapieende hat der Patient es geschafft, die Angst vor dem Ende, die **ambivalente Unentschiedenheit zu überwinden** (s. Kap. 8). Sowohl die unausweichliche Realität des Endes, als auch das Nebeneinander von essenziellen Teilaspekten beim Beenden – wie Trennungsängste und Trennungswünsche – werden damit anerkannt. Dies ist nur möglich, wenn Widersprüche in einer Gesamtheit integriert werden können, ohne bestehende Unterschiede im Einzelnen auszulöschen. Die Terminsetzung ist für alle Beteiligten Ausdruck eines komplexen psychischen Entscheidungsprozesses. Ob beispielsweise eine Therapie zum richtigen Zeitpunkt endet, ob sie zu kurz, zu lang, zu wenig oder zu intensiv war, kann erst nach ihrem realen Ende als Ganzes rückblickend beurteilt werden. Ähnlich wie vor einer Prüfung, Heirat oder einem Vortrag muss in gewissem Maße die Angst vor der realen Möglichkeit des Scheiterns ausgehalten werden können.

Auch wenn die Terminsetzung ein oft hart erarbeitetes Ziel in der Abschlussphase darstellt, werden dadurch **weitere Veränderungen** ausgelöst. Denn der zunehmende Zeitdruck führt zu forcierter Auseinandersetzung mit der Trennung und der Angst vor dem Ende auf neuem Niveau. Je näher das Therapieende kommt und je größer der Zeitdruck wird, umso mehr verändert sich die Relation zwischen Abhängigkeit und Selbstständigkeit, zwischen Gewöhnung und Entwöhnung (s. Kap. 9).

Die immer wichtiger werdende rückblickende Betrachtung und Bewertung des gesamten therapeutischen Verlaufes und seiner Ergebnisse („makroskopische Betrachtung“[41], „Panoramablick“[42]) kann bisher abgekapselte spezifische Ängste reaktualisieren, die sich durch die immer näher kommende und damit unausweichlichere Realität des Therapieendes mit Angst vor dem Ende verknüpft. Ängste vor dem Versagen, Scheitern, vor Einsamkeit, Leere, Hilflosigkeit oder Ohnmacht können sich verstärken und vorhandene Erfolge des Patienten in den Schatten stellen[43]. Bisher verborgene grandiose Vollkommenheitswünsche, überhöhte Ideale und Illusionen – insbesondere bezogen auf die Person des Therapeuten – können als unrealistische Phantasien enttarnt werden und damit sozusagen wie die ödipalen Phantasien am Ende des Ödipuskomplexes „untergehen“[44].

Bislang **vergessene Erinnerungen** an weit zurückliegende und mit heftigen Affekten verbundene Ereignisse und Erlebnisse können **wiedererlebt** werden, so als wären sie aktuell. Durch die nachträgliche Bewältigung solcher oft bis dahin unüberwindbar erscheinender Affekte und Konflikte wird die Differenzierungsfähigkeit zwischen Realität und Phantasie auf verschiedenen Ebenen weiter verbessert. Damit geht die Gefahr regressiver unbewusster Entwicklungen, wie z. B. Übertragung und Widerstand, zurück (s. Kap. 11).

Durch die verbesserte Fähigkeit zur ichbezogenen Selbstbehauptung, zur Integration von Widersprüchen, zur Frustrations-, Angst- und Konflikttoleranz verbessert sich die therapeutische Beziehung, weil sich die offene und direkte Kommunikation und Interaktion mit dem Therapeuten normalisiert. Wenn sich beide Partner in der letzten Stunde verabschieden, sollte der **Trennungswunsch die Trennungsängste weitgehend überwunden** haben (s. Kap. 12). Doch trotz aller Entschiedenheit und Eindeutigkeit bleibt immer zunächst ein Rest von Ungewissheit oder auch Angst vor der Unwägbarkeit der Zukunft nach der letzten Stunde erhalten, die sich in der **postterminalen Anpassungsphase** erst allmählich abbaut (s. Kap. 13). Auch nach der letzten Stunde können in der postterminalen Phase erneut passagere Ängste auftreten – Angst vor Rückfall, vor Trauer, Unersetzbarkeit des Verlustes des Therapeuten, Unveränderbarkeit psychischer Störungen und viele mehr.

5.4 Äußere und innere Realitäten als Angstauslöser

In der Abschlussphase **verändert sich das bisherige Gleichgewicht** in der Therapie zwischen innerer und äußerer Realität in individuell spezifischer und unterschiedlicher Weise. Die Angst vor dem Ende ist auf die unausweichliche Realität des Beendens der Psychotherapie gerichtet: das Ende der therapeutischen Beziehung ist mit einem nicht ohne weiteres ersetzbaren Verlust an Sicherheit, Hilfe, menschlichem Gespräch und Bindung verbunden. Die Vorstellung von realem Verlust löst die spezielle Trennungsangst aus – wie auch in anderen Beziehungen[45]. Nicht die jeweilige therapeutische Technik oder das jeweilige Setting oder die Art der Störung des Patienten sind Ursache der Angst, sondern die unausweichliche Konfrontation mit der Realität des Therapieendes. Die Lösung der Angst ist erst dann möglich, wenn der Patient die verschiedenen Ebenen von selbstbezogener eigener innerer und äußerer sowie auf den anderen bezogener Realität kennt und voneinander unterscheiden kann.

Äußere Realität und innere Phantasie stehen sich wie andere Gegensatzpaare in **immanenter dialektischer Spannung** einerseits konträr gegenüber. Andererseits gehören sie in ihrer Gegensätzlichkeit als Einheit zusammen. Nicht entweder nur innere oder nur äußere Realitäten sind für das Leben des Individuums entscheidend, sondern das Sowohl-als-Auch, ihre Verteilung und das Gleichgewicht der verschiedenen Ebenen und Elemente von Realitäten prägen das Leben überhaupt.

Die historischen, kulturellen, gesellschaftlichen und sozialen Verhältnisse bedeuten – ähnlich wie geografische, klimatische und andere Umweltbedingungen – für das Individuum beispielsweise einen äußeren und nur in geringem Maße beeinflussbaren Rahmen, der intrapsychische Realitäten maßgeblich beeinflusst (s. Kap. 2.9). Diese Rahmenbedingungen sind zugleich in einen übergreifenden historischen Kontext verwoben, der den jeweiligen Zeitgeist und damit Denken, Fühlen und Handeln als psychische Funktionen des Individuums als Teil einer Gesellschaft der aktuellen Realität beeinflusst.

Auch wenn mit dem Begriff der **Realität** etwas Wirkliches, eindeutig Bestimmbares gemeint ist, ist die jeweilige Definition von Realität keineswegs immer absolut und universell gültig, sondern hängt mehr oder weniger vom **Standort und Blickwinkel des Betrachters** ab. Ein Naturwissenschaftler definiert beispielsweise Realität anders als ein Geisteswissenschaftler, denn beide fokussieren jeweils unterschiedliche Aspekte des Gesamten. Für den somatischen Arzt sind körperliche Funktionen objektive, naturwissenschaftliche Realität, während für den Psychotherapeuten die im Vergleich dazu weniger objektiv messbaren, geistigen, immateriellen Dimensionen von psychosozialen Realitäten wesentlicher sind.

Aus der Sicht der individuellen Psyche können wieder andere, vielfältige Ebenen und Dimensionen innerer und äußerer Realitäten beschrieben werden. Der Übertragungsbegriff der Psychoanalyse beruht beispielsweise auf einer mehr oder weniger partiellen Verwechslung von äußerer Realität und innerer Phantasie (s. Kap. 12.2). Die Differenzierung und Abgrenzung zwischen inneren und äußeren Realitäten ist eine lebenslang zu leistende psychische und geistige Alltagsarbeit jedes Menschen. Die gesamte psycho-somato-soziale Entwicklung – von der Zeugung, Geburt, Kindheit, Jugend, Pubertät bis zum Tod – ist das komplexe Produkt von inneren und äußeren Einflüssen und Wirklichkeiten.

Die Stimmung eines Menschen kann beispielsweise die Wahrnehmung der Realität naturwissenschaftlich exakter Fakten – wie eines zur Hälfte gefüllten Glases – und die damit einhergehende Begrifflichkeit verändern. Der optimistisch Gestimmte sieht ein halb volles Glas, der negativ-depressiv Gestimmte dagegen ein halb leeres Glas. Gläubige, von einer Idee dogmatisch oder fanatisch festgelegte Menschen sind überzeugt von bestimmten, für sie realen Fakten, auch wenn andere deren Existenz und Realität ablehnen und Beweise dagegen zu haben meinen. Beispielsweise sagte Beland[46] sinngemäß auf der Frühjahrstagung 2003 der Deutschen Psychoanalytischen Vereinigung (DPV; s. Kap. 2.4), dass der Psychoanalytiker sich mit jeder Zielorientierung am Patienten versündige, weil er ihm damit Gewalt antue. Dieselbe „fundamentalistische" Haltung äußerte auch Prasse auf der Tagung von Lacan'schen Psychoanalytikern 2003 (s.a. Kap. 2.4), indem sie sagte, dass das Ziel des Beendens unethisch sei. Aber nicht nur in der Psychoanalyse sondern in der Geschichte der Menschheit kann man die mit der Zeit wellenförmigen Veränderungen des Ringens um Wahrheit, Wirklichkeit und Eindeutigkeit in der Definition der jeweiligen Realitäten studieren.

Die **Psychotherapie** selbst kann analog als **Kontinuum innerer und äußerer Realitäten** betrachtet werden, die in ständiger Wechselwirkung miteinander vernetzt sind. Jedes Detail kann in einer Psychotherapie eine spezifische Bedeutung für den gesamten Verlauf bis hin zum Therapieergebnis bekommen. Das breite Spektrum von möglichen Einflüssen innerer und äußerer Art auf die Psyche des Menschen ist von vielen Psychotherapeuten jeweils unterschiedlich beschrieben und definiert worden.

Der **äußere Rahmen** oder das **Setting** einer Psychotherapie beispielsweise ist charakterisiert durch personelle, örtliche, zeitliche, technische und finanzielle Details – wie Einzel-, Paar-, Familien-, Gruppentherapie, ambulante oder stationäre Therapie, Art der Bezahlung, Häufigkeit der Frequenz und Dauer. Die Dauer und Stundenzahl einer Therapie hängen nicht zuletzt davon ab, wie viel von wem für die Therapie bezahlt wird. Es ist von großer Bedeutung für den Umgang mit therapeutischen Leistungen, ob die Krankenkasse, andere Kostenträger oder Angehörige die Psychotherapie bezahlen, oder ob der Patient die Leistungen selbst finanzieren muss.

Für den selbst zahlenden Patienten, der außer in der BRD weltweite Realität in der Psychotherapie ist, entscheiden die finanziellen Ressourcen über die Möglichkeit, eine Psychotherapie zu beginnen, über ihre Dauer und Stundenzahl, die oft nur für wohlhabende Menschen erschwinglich ist. Auch die Anerkennung oder Nichtanerkennung von Psychotherapie im jeweiligen Staat oder dessen Gesundheitswesen wirkt sich somit mehr oder weniger direkt auf Entscheidungen im therapeutischen Prozess aus.

Die **Art der Beziehung zwischen Therapeut und Patient**, die persönliche Passung, Kommunikation, Übertragung, der Verlauf des therapeutischen Prozesses und vieles andere mehr beschreiben dagegen eher **innere Realitäten** einer Psychotherapie. Darüber hinaus ist die Psychotherapie in hohem Maß von vielen wenig veränderbaren persönlichen inneren und äußeren Realitäten sowohl des Patienten als auch des Therapeuten abhängig – wie Intelligenz, Bildung, soziale Schicht, Geschlecht, Familienstand, Alter, Lebensphase, sexuelle Orientierung, religiöse, politische und weltanschauliche Bindungen. Der Therapeut gibt unter anderem die Rahmenbedingungen seiner Praxisstruktur, Ausbildung, Fortbildung und seiner psychotherapeutischen Erfahrung vor.

Das Zusammenpassen einzelner Aspekte von Patient und Therapeut ist für den Erfolg und Verlauf jeder Psychotherapie maßgeblich. Viele reale Details sind aber nicht von Beginn der Therapie an vorgegeben, sondern entwickeln, verändern oder ergeben sich erst in ihrem Verlauf. Der gesamte psychotherapeutische Behandlungsprozess ist das Ergebnis von wiederholten Entscheidungen, die Patient und Therapeut immer wieder fällen müssen. Da das Ziel jeder Psychotherapie Heilung oder Linderung von Leiden ist, müssen Patient und Therapeut die erreichten therapeutischen Ergebnisse am Therapieende besprechen und beurteilen, damit sie als objektive Daten – trotz aller Subjektivität – dokumentierbar sind (s. Kap. 10). Die auf den Punkt gebrachten Therapieergebnisse sind etwas grundsätzlich anderes als psychoanalytische abstrakte Deutungen oder bildhafte Metaphern, die sich durch Unschärfe, fehlende Festlegung auf faktische Daten und mangelnde Objektivierbarkeit auszeichnen.

Auch **verschiedene Psychotherapierichtungen** fokussieren keineswegs auf denselben, sondern auf jeweils **unterschiedliche Aspekte** von äußerer und innerer Realität. Psychoanalyse und Verhaltenstherapie stehen sich in ihren Theorien bezogen auf ihren Umgang mit und ihre Haltung zu äußerer und innerer Realität wie zwei gegensätzliche Pole gegenüber. Im spannungsgeladenen Schulenstreit des 20. Jahrhunderts zwischen Psychoanalyse und Verhaltenstherapie kommt diese Polarisierung durch die gegenseitige Ausschließlichkeit des Entweder-Oder zum Ausdruck. Da bisher weltweit Psychotherapeuten schulengetrennt ausgebildet werden und die verschiedenen Richtungen auf unterschiedliche Aspekte von äußerer und intrapsychischer Realität fokussieren, ist die Psychotherapie des Patienten davon abhängig, welcher Psychotherapieschule der jeweilige Therapeut anhängt.

Für kognitiv-behaviorale Psychotherapeuten sind naturwissenschaftlich messbare, kognitive Ebenen die eigentliche Realität, während psychodynamisch-psychoanalytische Psychotherapeuten intrapsychische Prozesse und Konflikte als innere Realitäten ansehen, die für sie wesentlicher als äußere Realität sind. Während für kognitive Therapeuten die Symptombefreiung entscheidend für die Beendigung ist, verstehen psychoanalytische Therapeuten diese nur als äußeres Erscheinungssymbol für innere Veränderungsprozesse, die sie als wichtigere Kriterien für die Beendigung ansehen. Während verhaltenstherapeutische und tiefenpsychologische Konzepte bisher mit vergleichsweise geringen Stundenzahlen und kurzen Behandlungszeiträumen auskommen müssen, sind für viele psychoanalytische Konzepte dagegen nur möglichst lange und intensive Langzeittherapien von Interesse.

S. Freud hat in seinen Schriften wiederholt die Wechselwirkungen zwischen äußerer und innerer Realität schon seit Ende des 19. Jahrhunderts betont; andererseits geriet er gerade mit solchen Schülern wiederholt in Dissens und brandmarkte sie schließlich als Dissidenten, für die reale Aspekte im psychoanalytischen Prozess besonders wichtig waren.

Seit Freuds Tod 1938 wurde zunehmend der direkte Umgang des **Psychoanalytikers** im therapeutischen Prozess mit der Realität, mit Grenzen und Grenzsetzungen als nicht main-stream-konform angesehen, sondern als dissident („Das heiße Eisen der Realität in der psychoanalytischen Situation“[47]). Die Psychoanalytiker, die sich von Freud, der psychoanalytischen Bewegung und der IPV im Laufe des 20. Jahrhunderts getrennt haben, setzen sich oft gezielter als so genannte „klassische“ Psychoanalytiker mit der Bedeutung äußerer Realität für den therapeutischen Prozess auseinander[48]. Das Verständnis von und der Umgang mit dem Trauma als äußere Realität führte wiederholt zu psychoanalyse-internen Streitereien und Ausgrenzungen[49]. Erst durch die in den 90er Jahren des 20. Jahrhunderts aufkommende Traumaforschung und -therapie scheint bei einigen – keineswegs allen – Psychoanalytikern ein wachsendes Bewusstsein für die wesentliche Bedeutung der äußeren Realität zu entstehen (s. Kap. 2.9).

Da die Haltung des Psychotherapeuten zum Beenden bisher noch von der zufälligen Realität der psychotherapeutischen Ausbildung, der zugehörigen Schule und dem jeweilig unterschiedlichen Behandlungskonzept abhängt, ist auch die Dauer und die Art der Abschlussphase bei Therapien mit offenem Ende durch solche Fakten entscheidend mitgeprägt. Obwohl kognitiv-behaviorale Therapeuten sich mehr als psychoanalytische mit der äußeren Realität beschäftigen, haben sie sich bis heute wenig mit der speziellen Realität des Beendens im therapeutischen Prozess befasst. Die psychoanalytischen Therapieschulen sehen dagegen zwar ihre gesamte Therapie als eine Chance dafür an, die inneren und äußeren Reaktionen auf die Trennung in der Therapie bearbeiten, lösen und verändern zu können, aber ohne spezielle Beachtung der realen Trennung am Therapieende.

In den vielen psychoanalytischen Arbeiten zur Abschlussphase wird zwar dargestellt, dass die Realität des Beendens intrapsychische Trennungsprozesse in der Abschlussphase in Gang setzt. Dass aber **in der Abschlussphase das Beenden selbst die entscheidende Realität ist**, die den Trennungsprozess stimuliert und zur Lösung treibt, wird nicht deutlich und in letzter Konsequenz formuliert. Nur selten wird es konkret benannt, häufiger allenfalls theoretisch, vage oder diffus angedeutet, wie wesentlich in der Abschlussphase die Realität der therapeutischen Beziehung ist – das konkrete Hier-und-Jetzt der therapeutischen Kommunikation, Interaktion und das Verhalten von Therapeut und Patient. Nur wenige psychodynamisch-psychoanalytische Autoren – wie insbesondere **Kupers** (1988) – betonen darüber hinaus die Bedeutung von äußeren Realitäten für die Art des Beendens. Kupers ist ein amerikanischer Psychiater und Psychotherapeut, der von Analytikern ausgebildet wurde (in der BRD vergleichbar den tiefenpsychologischen Therapeuten). Sein Buch wurde bislang ebenso durch Verschweigen und Nichtzitieren übergangen und vergessen wie über 60 Jahre früher Ranks Ausführungen zur Terminsetzung (s. Kap. 2.6.5). Seit den 90er Jahren des 20. Jahrhunderts hat die äußere Realität in den Arbeiten zur erzwungenen, einseitigen Terminsetzung (Forced termination; s. Kap. 8.1 und 8.4) inzwischen zwar einen größeren Stellenwert erhalten, aber die Spaltung zwischen den Therapieschulen verhindert auf neuer Ebene weiterhin die Integration äußerer und innerer Realitäten.

Die **je nach Psychotherapieschule unterschiedliche einseitige Gewichtung von innerer und äußerer Realität** ist für die Praxis der Psychotherapie folgenschwer. Nicht nur in der Abschlussphase sondern während der gesamten Therapie hat das Gleichgewicht zwischen den verschiedenen Ebenen innerer und äußerer Realität einen entscheidenden Einfluss auf die Technik des Therapeuten und die Therapieergebnisse. Nicht entweder äußere Realität oder innere Realität sind für psychisches Funktionieren entscheidend, sondern ihr Sowohl-als-Auch. Patient und Therapeut müssen sich in einer Psychotherapie immer wieder mit dem gesamten Spektrum verschiedener Realitätsebenen auseinander setzen, um Veränderungen erkennen und regulieren zu können. Sie müssen immer wieder zwischen äußeren Realitäten und inneren Phantasien differenzieren wie zwischen Gegenwart, Vergangenheit und Zukunft und vielen anderen Polaritätenpaaren. Nicht nur in der Abschlussphase, sondern während der gesamten Therapie müssen Patient und Therapeut auf Realitäten achten – beispielsweise Zeit, Frequenz, Dauer, Bezahlung, Vorgehen bei plötzlichen Ereignissen, Verschlechterung, medikamentöse Therapie, Klinikeinweisung.

Obwohl psychoanalytische und verhaltenstherapeutische Psychotherapieschulen im Laufe des 20. Jahrhunderts konträre theoretische und technische Konzepte entwickelt haben und sich bis heute in polarisierende Machtkämpfe verstricken, sind ihre sich scheinbar gegenseitig ausschließenden Positionen wesentliche Partialaspekte der psychischen Gesamtheit des Individuums. Bewusstes und Unbewusstes, Äußeres und Inneres, Realität und Phantasie, Konflikt und Verhalten gehören wie zwei Seiten einer Medaille zusammen, und ihre jeweilige Verteilung und das Gleichgewicht zwischen ihnen bestimmen die psychische Homöostase des Menschen und die seiner Angst.

Während des **gesamten Therapieverlaufes** gibt es **wiederholt reale Trennungssituationen** in Form von kürzeren oder auch längeren Unterbrechungen – wie das Wochenende, kürzere oder längere Ferien, Reisen, Krankheit. Diese vorübergehenden Trennungen können mit mehr oder weniger starken Trennungskonflikten einhergehen. Sie unterscheiden sich von der Trennung am Ende der Therapie darin, dass das Wiederkommen sicher vereinbart und geplant ist und keine endgültige Trennung nach sich zieht. Trotz dieser Unterschiedlichkeit von vorübergehender und endgültiger Trennung können beide als reale Trennungen ähnliche innere Trennungskonflikte auslösen, die auch das äußere Verhalten beeinflussen können. Bei manchen Patienten kann in bestimmten Therapiephasen – vor allem im hochfrequenten Setting – das Wochenende oder die auch nur kurze Abwesenheit oder Nichterreichbarkeit des Therapeuten von nur ein paar Tagen heftige Reaktionen auslösen, während bei anderen Patienten erst in der Abschlussphase bisher verborgene Trennungskonflikte manifest werden und an die psychische Oberfläche kommen. Alle psychoanalytischen Therapeuten lernen bereits in ihrer Ausbildung, auf die Bedeutung solcher Trennungsreaktionen im therapeutischen Prozess zu achten und in ihre Technik mit einzubeziehen.

Ähnlich wie beim Trauerprozess, Traumabewältigungsprozess und kreativen Schaffensprozess (s. Kap. 1.1) führt in der Abschlussphase die zunehmende **äußere Realität des Therapieendes zu inneren Reaktionen und Veränderungen**, die sich mit früheren Trennungserfahrungen des Patienten verbinden. Der antizipierte Verlustgedanke kann sich ähnlich wie ein eingegebenes Stichwort in der Suchmaschine des Internets assoziativ mit Phantasien von und Erinnerungen an frühere Trennungssituationen verknüpfen. Wenn beim Patienten zu Beginn der Abschlussphase Angst, negative Affekte und Erinnerungen an **frühere Traumata** entstehen, dann ist grundsätzlich weder die Technik des Therapeuten, noch das Setting der Auslöser, sondern allein die unvermeidbare Aktivierung der Trennungsthematik. Aber die Art und Weise, wie und wann der Therapeut das anspricht, kann entscheidend dafür sein, welche Reaktion beim Patienten ausgelöst wird.

Vor allem frühere traumatische Verlusterfahrungen, die psychisch nicht ausreichend bewältigt wurden, können intensive Trennungsängste verursachen. In vielen psychoanalytischen Arbeiten zur Abschlussphase werden Assoziationen, Träume und Erinnerungen an frühere traumatische Trennungssituationen beschrieben, die durch den Gedanken an das Beenden ausgelöst werden. Die assoziative Verknüpfung bezieht sich keineswegs nur auf die äußeren Realitäten selbst, sondern vielmehr auf die eigene psychische Reaktion auf diese äußeren Ereignisse – wie Prüfung, Versagen, Krankheit, Krieg. Diese inneren Verknüpfungen können mit Angst besetzte Phantasien – wie Todesangst, Angst vor dem Zusammenbruch, vor Folter, Krankheit, Abhängigkeit, Hilflosigkeit, Ohnmacht – auslösen oder verstärken.

Auch wenn diese emotional negativ besetzten Themen die Zunahme von psychischer Spannung bedeuten, ist es zugleich eine **besondere Chance** für jeden Patienten, sich seiner Haltungen und Phantasien zu Tod und Leiden bewusst zu werden und sie gegebenenfalls zu korrigieren. Denn sie werden im Alltagsleben sehr häufig vom Bewusstsein des Individuums ferngehalten und abgewehrt und die gestörte Fähigkeit, damit angemessen umzugehen, kommt häufig zu spät erst dann zum Vorschein, wenn ein Ereignis in der Realität die Beschäftigung damit erzwingt und der Betroffene gestörte Reaktionen und psychische Störungen entwickelt, weil er zu wenig darauf vorbereitet ist. Diese Störung der Fähigkeit, Tod, Sterben und Leiden als unvermeidbare Teile des menschlichen Lebens hinzunehmen und angemessen damit umzugehen, ist meiner Ansicht nach eine zunehmende, kulturell bedingte psychische Störung in den Wohlstandsnationen der westlichen Welt[50].

Die Angst vor dem Ende kann durch diese inneren Verknüpfungen mit früheren Ereignissen und Erlebnissen ähnlich heftig sein wie die erste Reaktion auf das frühere traumatische Ereignis. Möglicherweise spielen genetisch oder in prägenden Entwicklungsphasen der Kindheit fixierte neurobiologische Prozesse eine Rolle, die wie automatisch durch das Bewusstwerden der bevorstehenden Trennung in Gang gesetzt werden (s. Kap. 1.1). Wenn der Patient die verschiedenen Ebenen von innerer und äußerer Realität, von Vergangenheit und Gegenwart nicht genügend differenzieren kann, besteht die Gefahr, dass sich die auf die unterschiedlichen Realitätsebenen bezogenen Ängste vermischen, kumulieren und zur traumatischen Angstüberwältigung führen. Hat beispielsweise der Patient in der Abschlussphase der Therapie nicht mehr genug Zeit zur Verfügung, um diese Angstüberflutung aufzuarbeiten, kann die aktuelle Situation leicht zur Retraumatisierung und zum Misslingen der Trennung führen.

Gelingt der Trennungsprozess in der Abschlussphase, dann kann der Patient die Realität der Trennung am Therapieende schließlich **ohne allzu große Angst vor dem Ende** positiv annehmen und als Neubeginn hoffnungsvoll begrüßen und die damit verbundenen Verlustgefühle spüren und hinnehmen. Die Herausforderung der Abschlussphase, zwischen verschiedenen Realitätsebenen unterscheiden zu müssen, fördert die Fähigkeit, sich einer angstbesetzten Situation zu stellen und somit den Unterschied zwischen realistischer Signalangst und unrealistischer intrapsychisch verfälschter, nicht mit der äußeren Realität übereinstimmender und pathologischer Angst zu erkennen.

5.5 Technische Aspekte

Da in gewissem Maße in jeder Therapie trotz individueller Unterschiedlichkeit Angst vor dem Ende entsteht und sich im Verlauf der Abschlussphase verändert, muss jeder Therapeut seine **technischen Vorstellungen** dazu haben, wie er mit diesen Ängsten umgeht. Auch wenn jede psychotherapeutische Schule ihre eigenen, jeweils unterschiedlichen technischen Prioritäten im Umgang mit Angst und Angststörungen hat, ist es in allen Therapien die Aufgabe jedes Psychotherapeuten, auf unterschwellige Trennungsängste, latente intrapsychische Trennungskonflikte und davon beeinflusstes Verhalten zu achten und dies zu benennen, damit es dem Patienten zunehmend bewusst, aktiv regulierbar und damit überwindbar werden kann. Unabhängig von der jeweiligen Technik und dem Setting sollte jeder Therapeut in jeder Therapie das Ziel anstreben, dass der Patient die begonnene Therapie nach einer angemessenen Abschlussphase gut vorbereitet beenden kann. Da niemand anders als Therapeut und Patient selbst die Therapie abschließen kann, muss jeder Therapeut mit Trennungsvorgängen und Trennungsängsten vertraut sein und in technischer Hinsicht mit ihnen umgehen können.

Zum technischen Umgang mit Trennungsängsten in der Abschlussphase der Therapie gibt es aber bisher weder von kognitiv-behavioraler noch psychodynamisch-psychoanalytischer Seite über kurze Bemerkungen hinausgehende Ausführungen[51]. Psychoanalytische Autoren sprechen zwar oft von Ängsten bei Trennung, gehen aber konkret weder auf technische Aspekte noch auf Verhalten und Realität ein. Kognitiv-behaviorale Therapeuten haben zwar am Verhalten orientierte Techniken zur Behandlung von Angststörungen entwickelt, aber mit in der Therapie selbst entstehenden Trennungsängsten haben sie sich ähnlich wie die psychodynamisch-psychoanalytischen Therapeuten bisher nicht befasst.

Für den Verlauf der Angst vor dem Ende in der Abschlussphase der Psychotherapie ist meiner Ansicht nach entscheidend, dass der Therapeut ein **schulenübergreifendes technisches Konzept** dazu hat, das **sowohl Angst reduzierend als auch Angst exponierend** vorzugehen erlaubt[52]. Der technische Umgang mit der Angst vor dem Ende in der Abschlussphase ist ein gutes Beispiel dafür, wie unabdingbar es ist, dass der Therapeut innerhalb einer laufenden Psychotherapie sowohl mit kognitiv wahrnehmbarem Verhalten und Handeln mit Zielorientheit und aktivem Druck, wie auch mit assoziativ zielloser einsichtorientierter Technik an intrapsychischen Konflikten arbeiten kann. Durch die schulengetrennte Theorie und Technik, die entweder nur das eine oder nur das andere einsetzt, wird die beim Trennungsprozess erforderliche Integration von konträren Positionen und Techniken in ihrer Gesamtheit verhindert. Aus diesem Grund haben meiner Ansicht nach die schulengetrennten Ausbildungen und Techniken ergebnisorientiert und ethisch negative Folgen für die Praxis (s. Kap. 15). Durch die Festlegung auf entweder die eine oder die andere Technik wird die therapeutische Chance vertan, die Trennungsfähigkeit des Patienten angemessen zu bearbeiten und zu verbessern, weil die jeweiligen technischen Schwerpunkte Priorität vor den patientenbezogenen individuellen Bedürfnissen haben.

Wenn zu Beginn der Abschlussphase in einer erfolgreichen Therapie plötzlich Angst vor dem Ende oder nicht kognitiv erklärbares Vermeidungsverhalten entsteht, sollte jeder Therapeut damit angemessen umgehen können – unabhängig von welcher Schule er ausgebildet ist und welche Technik er durchführt. Der Therapeut jeder Schule muss wissen, dass Trennungsangst in der Abschlussphase ein wichtiges Signal dafür ist, dass sich der Patient mit der Beendigung auseinander setzt, auch wenn das Therapieende noch gar nicht direkt bevorsteht oder festgelegt ist. Jeder Therapeut muss darauf achten, dass der Patient einerseits Angst und auch andere negative Affekte zulässt, damit die innere Auseinandersetzung mit der Verlustthematik durch Trennung stattfindet. Andererseits muss der Therapeut darauf achten, dass Art und Intensität der Angst beim Patienten nicht allzu überwältigend werden. Wenn Angst oder andere negative Affekte sich krisenhaft zuspitzen, muss der Therapeut sein Vorgehen darauf richten, dass er diese negativen Affekte nicht noch mehr verstärkt, sondern eher durch Verständnis und Einfühlung beruhigt.

Beispielsweise können einseitige psychoanalytische Deutungen der regressiven Widerstandsfunktion Angst und negative Affekte beim Patienten unnötig verstärken, auch wenn sie inhaltlich noch so berechtigt sind. Wenn in der Deutung dagegen sowohl regressiv negative, als auch progressiv positive Aspekte angesprochen werden, kann der Patient Angst und negative Affekte leichter reduzieren und überwinden. Wenn in kognitiv-behavioralen Therapien Trennungsangst in der Abschlussphase entsteht, können Anweisungen und Übungen die Angst verstärken, wenn nicht zugrunde liegende Trennungsphantasien und Erinnerungen aufgearbeitet werden. Dagegen kann das assoziativ ziellose Aussprechen von Einfällen, Träumen, Erinnerungen oder Szenen des Alltages auch in direktiven Therapien dazu beitragen, dass latente Auslöser für solche panikartigen Angstüberflutungen bewusst und damit beeinflussbar werden.

In allen Psychotherapien kann eine **gestörte Angstbewältigung** – insbesondere die Angst vor der Angst – durch das Kommen-Lassen, Zulassen, Verstehen und schließlich Akzeptieren von Angst und anderen negativen Affekten in der realen Situation verbessert werden. Aber die psychodynamisch-psychoanalytische Technik, Angst und andere negative Affekte ohne Regulation kommen zu lassen, bewusst zu machen und zu verstehen, ist auch in diesen Therapien meist nicht für ihre Überwindung ausreichend. Die von der Verhaltenstherapie entwickelte **Technik der Desensibilisierung** der angstbesetzten Situation (ausgehend von Wolpe/Lazarus) ist ein für jede Therapie brauchbares technisches Prinzip, das es dem Patienten erlaubt, sich allmählich der Angst vor dem Ende zu exponieren und sie schrittweise zu überwinden[53]. Erst wenn der Patient sich bewusst und gezielt der Angst vor dem Ende aussetzt, kann er sie überwinden und ihre unrealistische Qualität erkennen. Indem er sich stufenweise mit immer etwas mehr Angst konfrontiert, kann er sich allmählich von unrealistischen Ängsten und zugrunde liegenden Phantasien lösen.

Diese „Übungen" mit der allmählichen Desensibilisierung und Exposition der Angst müssen keineswegs nur anhand von direktiv vorgegebenen Handlungen erfolgen, sondern können auch in verbaler Hinsicht mit der psychoanalytischen Ziellosigkeit der einsichtorientierten Technik einhergehen. Auch der non-direktiv, einsichtsorientiert arbeitende Therapeut kann den Patienten in der direkten Kommunikation und im Verhalten mit ihm aktiv fordern und konfrontierend unter zunehmenden Druck setzen. Er kann dem Patienten mitteilen, dass Verstehen und Einsicht bei der Angstbewältigung oft nicht ausreichen, das Verhalten zu verändern. Der Therapeut kann den Patienten verbal dazu anregen, sich der angstbesetzten Situation auch außerhalb der Therapie auszusetzen und das Vermeidungsverhalten aufzugeben, ohne direkte Anweisungen dazu auszusprechen. Mit Hilfe der ziellosen Technik kann der Patient das Probehandeln üben und Modelle, Vorsätze und verbalisierte Vorstellungen für sein Verhalten entwickeln, fundiert durch ein tiefgehendes Verständnis für seine spezifischen Widerstände. Durch den wohldosierten und moderierten Umgang mit Angst und negativen Affekten wird sowohl die kathartische affektive Lösung, als auch das Verständnis für innere Konflikte, unbewusste Widerstände und Vermeidungsverhalten verbessert und damit die Reintegration durch Synthese auf neuer Ebene möglich.

Dieses technische Prinzip von sowohl **Angstreduktion als auch Angstexposition** setzt voraus, dass der Therapeut verschiedene Varianten der Technik kennt und sie flexibel anwenden kann. Aber ebenso wesentlich ist es, dass der Therapeut jeder Schule die bisher angewandte Technik, den Therapieplan oder die Terminsetzung zu realisieren versucht und dessen Sinn dem Patienten gegenüber vertritt, damit der Patient auch mit diesen Elementen des Lebens – Kontinuität, Konsequenz, Festhalten an Vorsätzen – in der Therapie konfrontiert wird. Flexibilität, Loslassen, Anpassung und konsequentes Festhalten, Sicherheit, Kontinuität sind gegensätzliche Polaritäten, deren jeweiliges Gleichgewicht, deren Gewichtung die psychische Verfassung jedes Menschen grundlegend beeinflussen. Den antinomischen Doppelcharakter der Angst – Gefahr und Chance zugleich – kann der Patient nur erkennen und nutzen, wenn er zusammen mit dem Therapeuten sowohl Flexibilität als auch konsequentes Bestehen im Hier-und-Jetzt des therapeutischen Umganges erleben kann.

Für die Trennungsfähigkeit vieler Patienten ist es darüber hinaus förderlich, wenn sie erkennen, dass der Therapeut auch Gefühle, Konflikte, Grenzen und Widersprüche hat, die er selbst ebenso aktiv regulieren muss. Dadurch kann sich die Angst des Patienten vor dem Ende reduzieren, weil damit illusionäre und idealistische Erwartungen an psychische Gesundheit und Normalität – projeziert auf den Therapeuten – als unerreichbar enttarnt und damit „vom Sockel" geholt werden.

5.6 Angst des Therapeuten vor dem Ende der Therapie[54]

Nicht nur im Patienten, auch im Therapeuten können Ängste vor dem Ende in der Abschlussphase entstehen. Die Differenzierung zwischen eigener unrealistischer Übertragung, eigener psychischer Reaktion auf Trennung und speziellen durch den Patienten induzierten Reaktionen des Therapeuten ist meiner Ansicht nach in der jeweiligen Situation wesentlich. Denn die Fähigkeit des Therapeuten, zwischen den durch den Patienten und den durch eigene Konflikte ausgelösten psychischen Phänomenen in ihm selbst zu unterscheiden, hat Folgen auf den therapeutischen Erfolg des Trennungsprozesses des Patienten. Dies gilt nicht nur für psychoanalytische Therapien, sondern für alle Psychotherapien. Wegen der direkten Folgen auf die Technik, Therapieführung, die Dauer und das therapeutische Ergebnis der Behandlung ist das Bewusstsein und Wissen des Therapeuten von eigenen Ängsten vor dem Beenden von großer praktischer Bedeutung.

Aber zur Angst vor dem Ende des Therapeuten gibt es von den durchgesehenen Arbeiten zum Beenden nur zwei von Rieber-Hunscha[55], die dies zum Hauptthema haben. In psychoanalytischen Arbeiten zum Beenden wird zwar immer wieder kurz angedeutet, dass in der Abschlussphase eine verstärkte Gegenübertragung des Psychoanalytikers entstehen kann, aber es wird weder differenziert noch ausgeführt, was konkret damit gemeint ist, was die Ursachen sind und wie der technische Umgang damit geschehen soll.

A. Reich (1950) geht beispielsweise in ihrem Artikel („On the Termination of Psychoanalysis") kurz auf die narzisstische Gratifikation ein, die der Psychoanalytiker durch die Arbeit mit dem Patienten bekommt. In seiner ebenfalls kurzen Arbeit über „Probleme des Abschlusses der psychoanalytischen Therapie" schreibt **E. Ticho** (1970) deutlicher und klarer als andere Autoren über Ängste des Psychoanalytikers in der Abschlussphase. Er benennt perfektionistische Strebungen in Verbindung mit prägenitaler

Befriedigung im Psychoanalytiker, Angst vor zu wenig therapeutischem Erfolg und damit auch vor der Überprüfung von Therapieergebnissen und weist auf die Gefahr von unerkannten Gegenübertragungsreaktionen und eigenen Trennungsängsten hin.

Hurn befasst sich in seinem Artikel „Toward a Paradigm of the Terminal Phase" (1971) ebenfalls mit den besonderen Phänomenen im Analytiker während der Abschlussphase. Über Reich und Ticho hinaus weist er auf die in der Abschlussphase zunehmende reale Bedeutung des Patienten für den Psychoanalytiker – und vice versa – hin, auf den Trauerprozess, der mit der realen Trennung am Ende verbunden ist. **Stanley Weiss**[56] spricht von Ängsten des Psychoanalytikers, die durch das Therapieende mobilisiert werden und durch Diskussion mit erfahrenen Kollegen bearbeitet werden können.

Goudsmit (1990) deutet in seinem Artikel „Überlegungen zur Beendigung der psychoanalytischen Behandlung" mehrfach unbewusste Konflikte und Ängste des Psychoanalytikers in der Abschlussphase an – zu hohe Heilungserwartungen[57], unerkannte Gegenübertragungsaffekte[58], eigene Größenphantasien, Schuldgefühle, Angst vor dem Ende[59]. Bei durch den Therapeuten vorgegebener Therapiebeendigung („Forced Termination"; s. Kap. 8.1 und 8.4) werden mehrfach neben intensiven Gegenübertragungsreaktionen eigene affektive Reaktionen – wie Ängste, Schuldgefühle – beschrieben[60]. Die Angst des Therapeuten vor negativen Aspekten der durchgeführten Behandlung schimmert bei vielen Arbeiten zum Beenden durch: vor zu kurzer Therapie, vorzeitigem oder zu frühem Ende, oder vor zu langer Psychoanalyse, vor zu wenig therapeutischem Erfolg oder gar vor dem Scheitern einer Therapie.

Viele Autoren weisen kurz darauf hin, dass die psychischen und technischen Anforderungen vor allem an den psychoanalytischen Therapeuten in der Abschlussphase sehr hoch sind. Aber nur wenige Autoren[61] unterscheiden zwischen durch den Patienten im Therapeuten ausgelösten Reaktionen im Sinne der Gegenübertragung einerseits und durch eigene Konflikte des Therapeuten ausgelösten Reaktionen[62] andererseits, die beim Patienten wiederum unbewusste Gegenübertragungsreaktionen (z. B. Verstärkung des Widerstandes) nach sich ziehen können.

Wegen der grundlegenden Bedeutung von Trennungsängsten des Therapeuten habe ich im Folgenden einige Ursachenkomplexe von Angst beim Therapeuten zusammengestellt, wie sie auch bei vielen psychoanalytischen Autoren zur Abschlussphase verstreut und höchstens andeutungsweise zu finden sind. Die von mir vorgenommene Aufteilung dient didaktischen Zielen und ist in ihrer isolierten Darstellung künstlich. In der Praxis ist es oft schwer, die vielfältigen Überschneidungen auseinander zu halten.

5.6.1 Eigene Trennungsängste

Ängste vor Trennung und damit einhergehende Affekte können beim Therapeuten durch eigene bewusste und unbewusste, innere und äußere psychische Konflikte jeder Art selbst aktualisiert werden, gefolgt von unbewussten Abwehrprozessen und Vermeidungsverhalten. Dass eigene Trennungsängste möglicherweise häufiger vorkommen, als Therapeuten und auch Psychoanalytiker gerne wahrhaben möchten, wird immer wieder angedeutet. Eine Kinder-und-Jungendlichen-Analytikerin nennt die Gefahr von unerkannten Trennungängsten beim Therapeuten für den Patienten offen und direkt: „Es ist oft der Analytiker, der die Trennung nicht vollziehen kann!"[63].

Wie der Therapeut selbst mit Trennungssituationen, die beispielsweise durch eigene Krankheit, Alter und Sterben bedingt sind, umgeht, beeinflusst nicht nur technische Entscheidungen im Verlauf der Therapie, sondern auch sein **Verhalten mit dem Patienten** (s. Kap. 8.4.3). Radebold[64] beispielsweise will mit 60 Jahren seine Berufstätigkeit als Hochschullehrer und Psychoanalytiker, der auf die Behandlung älterer Patienten spezialisiert ist, bewusst „rechtzeitig" beenden. Er ist der Ansicht, dass die „hochbesetzte berufliche Identität" des Psychoanalytikers eine nicht zu späte Trennung von der aktiven Berufstätigkeit, die bei selbstständigen Psychoanalytikern keineswegs selbstverständlich ist, erschwert und damit eigene „weitere Lebens- und Entwicklungsmöglichkeiten" des Alters behindert. Radebold weist damit auf eine beruflich bedingte und berufsspezifische Gefahr von grandiosen **narzisstischen Phantasien** bei Psychoanalytikern hin, durch die mit Hilfe von Unsterblichkeitsphantasien die Realität des Alterns verleugnet werden kann[65]. Meiner Ansicht nach besteht diese **berufsbedingte Gefahr** nicht nur bei psychoanalytischen, sondern bei allen Psychotherapeuten und Ärzten und Selbstständigen. Insbesondere bei Langzeitpsychotherapien scheint häufig eine kollusive Verstrickung mit dem Patienten einzutreten, die in der gemeinsamen Verleugung von Endlichkeit, Begrenztheit und Sterblichkeit besteht. Bis ins hohe Greisenalter tätige Psychotherapeuten (z. B. wegen fehlender Altersvorsorge), die noch Patienten in Langzeittherapien annehmen, verleugnen meiner Ansicht nach die Gefahren ihres Alters für die von ihnen abhängigen Langzeitpatienten[66].

Wenn der Therapeut einseitig und vorzeitig die Therapie beenden muss, kann es für die Trennungsbewältigung des Patienten entscheidend sein, wie und wann der Therapeut den Patienten über die bevorstehende Trennung informiert und vorbereitet. Ein Therapeut, der seine eigenen Ängste und Schuldgefühle wegen einer durch ihn selbst bedingten Trennung verleugnet, wird möglicherweise den Zeitpunkt der Mitteilung immer weiter hinausschieben in der irrealen Hoffnung, den Patienten damit möglichst lange zu verschonen. Auch die Art, wie der Therapeut dies dem Patienten mitteilt, kann traumatische Trennungsreaktionen des Patienten verstärken, die wegen fehlender Zeit nicht mehr gemeinsam aufzuarbeiten sind.

Da besonders in der Abschlussphase eigene Trennungskonflikte und -affekte im Therapeuten ausgelöst werden können, ist gerade dann die introspektive, selbstanalytische oder **selbsttherapeutische Fähigkeit des Therapeuten** wichtig, um die therapeutische Neutralität und persönliche Abstinenz aufrechtzuerhalten, die wesentliche Elemente der psychotherapeutischen Kompetenz jedes Psychotherapeuten darstellen. Die Bearbeitung von Trennungskonflikten in der Abschlussphase der eigenen Lehranalyse oder Lehrtherapie ist also nicht nur in persönlicher, sondern auch in beruflicher Hinsicht eine wichtige Voraussetzung für die mit hoher psychischer Belastung einhergehende psychotherapeutische Tätigkeit, die nur mit einem hohen Maß an psychischer Stabilität, Belastbarkeit und Introspektionsfähigkeit kompetent aushaltbar ist. Darauf wird in vielen psychoanalytischen Arbeiten hingewiesen.

5.6.2 Angst vor technischer Flexibilität

In der Abschlussphase ist die technische und psychische Flexibilität des Therapeuten notwendig, damit er sich den oft **schnell verändernden Bedingungen des Trennungsprozesses anpassen** kann. Während beispielsweise zu Beginn der Therapie die Entwicklung einer therapeutischen Arbeitsbeziehung, Bindung, Vertrauen und Abhängigkeit wichtige Ziele sind, müssen diese in der Abschlussphase zunehmend abgebaut und reduziert werden, um den Weg zur erfolgreichen Trennung freizumachen. Damit der Patient die allmähliche Lösung der Bindung zum Therapeuten und Abhängigkeit von ihm erfolgreich und ohne traumatische Einbrüche erreichen kann, ist er meistens noch auf die Hilfe des Therapeuten angewiesen (s. Kap. 9). „Es ist die Aufgabe jeden Arztes und Therapeuten, sich selbst in der Berufsbeziehung zum Patient überflüssig zu machen"[67].

Diese Lösung besteht darin, dass der Therapeut auf die spezifische Ablösungsproblematik des Patienten achtet und sich – in Abhängigkeit von der jeweiligen therapeutischen Technik und den Rahmenbedingungen – **darauf flexibel einstellt**. Bei **psychoanalytischen Therapien** beispielsweise muss der Therapeut das zu Therapiebeginn wesentliche technische Element der Ziellosigkeit partiell zurücknehmen können, damit das Ziel des Beendens, die Lösung der Übertragungsneurose und die Differenzierungsfähigkeit zwischen Phantasie und Realität gut vorbereitet erreichbar wird. Während zu Beginn und in der Hauptphase der psychoanalytischen Therapie die mikroskopische Analyse Priorität hat, wird in der Abschlussphase eine eher makroskopische Betrachtung des gesamten vorangegangenen Therapieprozesses immer wichtiger. Während zu Beginn die Erkenntnis der Bedeutung unbewusster Prozesse und Phantasien für das Verhalten des Patienten wesentlich ist, werden in der Abschlussphase die Bedeutung des Einflusses der Realität sowie die Wechselwirkungen zwischen Realität und Phantasie zunehmend wichtiger.

Kognitiv-behaviorale Therapeuten dagegen sind von Therapiebeginn an sehr stark an dem Bewusstsein und der Realität orientiert. Meiner Ansicht nach müssen auch sie in der Abschlussphase dogmatische Grundannahmen und technische Festlegungen zunehmend flexibel dem Patienten anpassen können, damit der Patient sich von den durch die Therapie selbst induzierten Fixierungen wieder lösen kann. Der Verhaltenstherapeut sollte in der Abschlussphase vermehrt auch auf unterschwellige, nicht offensichtliche Aspekte achten, auf unbewusste Widerstandsphänomene, Phantasien, Nicht-Erledigtes, Symptomverschiebungen usw. Dies bedeutet keineswegs einen Wechsel der therapeutischen Technik, sondern nur eine stärkere Beachtung auch anderer Aspekte. Mehrfach schon habe ich Patienten behandelt, die zwar eine bis zu einem bestimmten Punkt erfolgreiche Verhaltenstherapie gemacht hatten, denen aber eine entsprechende Abschlussphase und psychotherapeutische Arbeit an Beendigungsprozessen gefehlt hatte. Diese verspätete Ablösungsarbeit führten sie mit mir als psychoanalytischer Therapeutin Jahre später durch.

5.6.3 Angst vor dem Verlust des Patienten

Für jeden Therapeuten bedeutet die Beendigung einer Psychotherapie auch Trennung und Verlust. Vor allem wenn der Therapeut sich die damit einhergehenden Affekte und Widersprüche nicht eingestehen und bewusst machen kann, besteht die Gefahr, dass unbewusste Ängste und Widerstand des Therapeuten sich auf das technische Verhalten auswirken. Die Angst des Therapeuten vor dem Verlust des Patienten kann aus vielen inneren und äußeren Quellen gespeist werden, z. B. eigenen Trennungsängsten, Angst vor dem Verlust einer langjährigen, regelmäßigen, psychisch intensiven, auch befriedigenden menschlichen Beziehung in der Therapie, Angst vor Verlust von Gewohnheit und der dadurch erlebten Gratifikation oft als Ersatz für fehlende Beziehungen im Leben[68], vor Verlust der finanziellen beruflichen Sicherheit durch eine jahrelang gesicherte therapeutische Vereinbarung. Ich nehme an, dass diese Aspekte bei über fünfjährigen Langzeittherapien und bei hochfrequenten Langzeitanalysen eine größere Bedeutung haben als bei kürzeren, weniger intensiven Psychotherapien. Auch nicht-analytische Therapeuten führen zunehmend jahrzehntelange Therapien durch, ohne das Ziel der rechtzeitigen Beendigung zu reflektieren oder mit dem Patienten direkt zu besprechen. Teil der therapeutischen Kompetenz jedes Psychotherapeuten ist auch das Wissen um die Einflüsse äußerer historischer, kultureller, wirtschaftlicher, gesellschaftlicher, sozialer und politischer Realitäten auf die eigene Angst vor dem Ende (s. Kap. 2.9).

5.6.4 Angst vor der zunehmenden Selbstständigkeit des Patienten

Ein wichtiges Ziel jeder Psychotherapie ist die Lösung von therapeutischer Abhängigkeit und die Rückgewinnung von psychischer Selbstständigkeit des Patienten. Damit der Patient dieses Ziel erreichen kann, muss der Therapeut bereit sein, damit zwangsläufig einhergehende eigene psychische Belastungen hinzunehmen und auszuhalten (s. Kap. 9.4).

Wenn der Therapeut dem Patienten beispielsweise zunehmend Selbstständigkeit während der Abschlussphase der Therapie zutraut und zumutet, dann wird der Patient seine Selbstständigkeit und besonders seine introspektiven Fähigkeiten auch am Anderen, besonders am Therapeuten selbst ausprobieren – ähnlich wie ein Adoleszenter mit seinen Eltern. Er wird widersprechen, eigene Affekte, Sichtweisen, Entscheidungen und Deutungen auch kontrovers vertreten, Kritik und Lob am anderen und an sich selbst üben, Enttäuschung und Trauer über die zunehmende realistische Einschätzung und Entidealisierung des Therapeuten spüren und vieles mehr. Die Erfahrung, dass Selbstständigkeit, Gleichberechtigung und Verschiedenheit nicht eine gute Bindung sprengen müssen, sondern ganz im Gegenteil wesentliche Voraussetzungen für die so genannte „reife Objektbeziehung" sind, stellt für die meisten Patienten eine Neuerfahrung dar, die mit Beglückung und zugleich Beängstigung verbunden und für einen gelungenen Abschluss der Therapie wichtig ist. Leicht kann der Therapeut – wie auch Eltern, Lehrer, Supervisoren – eigene unbewusste Ängste vor Macht-, Autoritäts- und Vollkommenheitsverlust besonders in der Abschlussphase hinter technischen und theoretischen Dogmen und Mythen verstecken und kann damit die psychische Entwicklung des Patienten, die gelungene innere und äußere Loslösung und Trennung vom Therapeuten behindern.

5.6.5 Nachforschungsangst

Die Angst vor der offenen Beurteilung des gesamten Therapieverlaufes im Rückblick – Ernst Ticho (1970) bezeichnet sie treffend als „Nachforschungsangst" – scheint mir besonders bei Psychoanalytikern heute noch sehr weit verbreitet zu sein. Sie ist möglicherweise auch eine Ursache für die fehlenden katamnestischen Daten der Praxis von Langzeitanalysen (s. Kap. 10). Die Hinterfragung der Kosten-Nutzen-Relation einer Psychoanalyse, ihrer therapeutischen Effekte, Grenzen, Ziele, negativer therapeutischer Wirkungen usw. bleibt bisher in der BRD jedem einzelnen Psychoanalytiker überlassen, der nach meinem Eindruck in seiner psychoanalytischen Ausbildung nur wenig darüber reflektiert oder erfahren hat.

Ich glaube, dass die **Ursachen für diese Ängste** sehr komplex sind und sowohl in den Psychotherapie-Richtlinien selbst und in Macht- und Rivalitätskämpfen zwischen den verschiedenen psychotherapeutischen Schulen zu suchen sind, als auch in unbewussten Heilungsphantasien, in Minderwertigkeitsgefühlen wegen der grundsätzlich schwierigen Nachweisbarkeit von therapeutischen Effekten der Psychoanalyse, in Ängsten vor der eigenen beruflichen und persönlichen Begrenztheit des Therapeuten[69]. Die Angst vor Hinterfragung und offener Beurteilung der eigenen Arbeit im Nachhinein ist aber auch eine Grundangst, die jede Berufstätigkeit ebenso wie das Lampenfieber des Schauspielers vor der Aufführung begleitet.

Grundsätzlich sollte jeder Psychotherapeut insbesondere in der Abschlussphase gemeinsam mit dem Patienten den Therapieverlauf und die Ergebnisse unvoreingenommen, offen und direkt thematisieren. Denn die offene und wiederholte Rückschau sowie die Bewertung und Hinterfragung des vorangegangenen Therapieverlaufes zusammen mit dem Patienten ist – jenseits der Dokumentationspflicht – von großer Bedeutung für dessen Therapieabschluss und den postanalytischen Verlauf[70]. Dabei muss der Therapeut auf eigene Ängste und Konflikte achten, um sie von denen des Patienten unterscheiden zu können.

5.6.6 Angst vor dem Eingeständnis eigener Schwächen

Die Angst vor Widersprüchen, Unvollständigkeit, Uneindeutigkeit, Flexibilität und fehlendem theoretischem Rückhalt nenne ich als letzten Angstkomplex, weil mir die Überbetonung der gegenteiligen Pole bei allen Psychotherapieschulen, insbesondere in der Ausbildung, immer wieder auffällt[71]. Beispielsweise halten die einzelnen Therapierichtungen an ihrer jeweiligen Technik und Theorie ebenso starr und ausschließlich fest wie an einer Führerpersönlichkeit dieser Schule. Andere werden als Rivalen und Feinde angesehen, bekämpft, verurteilt und entwertet, während die eigene Schule und ihre Dogmen idealisiert, überbewertet werden. An die eigenen Therapieerfolge knüpfen sich überhöhte und perfektionistische Heilungserwartungen, während die Erfolge anderer Schulen ignoriert und entwertet werden. Besonders die schulengetrennten psychotherapeutischen Ausbildungen, die bisher weltweit existieren, fördern die Kultivierung einseitiger Dogmen[72] und ihre ethischen Folgen in der Praxis. Für einseitig ausgebildete Therapeuten ist es nicht leicht, sich erst Jahre nach Abschluss der Ausbildung im Laufe der Berufstätigkeit von den in der Ausbildung kultivierten Erstarrungen zu lösen, um in der Praxis bestehen und wachsen zu können. Meiner Ansicht nach können diese Einseitigkeiten, Ausschließlichkeiten und ihre Folgen für die Praxis erst durch schulenübergreifende Ausbildungscurricula – wie mit dem Facharzt Psychotherapeutische Medizin (in Zukunft: Facharzt Psychosomatische Medizin und Psychotherapie) in der BRD – allmählich verändert werden (s. Kap. 14 und 15).

Aber auch im direkten Kontakt mit dem Patienten ist der Umgang mit Widersprüchen und Unvollständigkeit in der Abschlussphase wesentlich. Beispielsweise kann das zu starke Beachten und einseitige Einbringen der Beendigungsthematik durch den Therapeuten[73] (genauso wie das zu geringe) Ausdruck seiner Angst vor Unvollständigkeit und seinem Wunsch nach Perfektion sein.

Es gibt also eine Vielfalt von möglichen Ängsten des Therapeuten unter den spezifischen Anforderungen der Abschlussphase. Wenn man diese zum Teil heftigen, aber doch passageren Ängste nicht nur als unerwünschten Ausdruck zunehmender belastender psychischer Spannungen wegen des bevorstehenden Endes, sondern auch als progressive Herausforderung und Chance dafür betrachtet, dass sich der therapeutische Prozess zu einem gelungenen und rechtzeitigen Abschluss weiterentwickeln kann, dann braucht der Therapeut sie nicht zu fürchten, sondern kann sich ihnen zusammen mit seinem Patienten stellen. Nicht nur der Patient kann davon profitieren, sondern auch der Therapeut, dessen beruflicher und persönlicher Weiterbildungs- und Entwicklungsprozess dadurch im Arbeitsleben in Gang gehalten und immer wieder aufs Neue gefördert werden kann.

5.7 Zusammenfassung

Wegen ihrer spezifischen Qualität beim Beenden der Psychotherapie wird die Trennungsangst in der Abschlussphase hier als „Angst vor dem Ende“ bezeichnet. Trennungsangst ist eine menschliche Grundangst, die eine antizipierte Trennung als Bedrohung fürchtet. Ähnlich wie bei Tieren sind typische Verhaltensweisen und affektive Äußerungen als unbewusste Reaktionen auf Trennungsängste beim Beenden der Psychotherapie zu beobachten: das Festhalten an Gewohntem, Nicht-loslassen-Wollen, Jammern und Klagen. In der Abschlussphase jeder Psychotherapie entwickelt sich ein gewisses Maß an Angst vor dem Ende als angemessene und unvermeidbare Reaktion auf den Gedanken an die reale Beendigung einer Therapiebeziehung. Nicht die Tatsache, dass Trennungsangst entsteht, sondern ihr Maß, ihre Intensität, ihre Dauer, der Bewusstseinsgrad, ihr Verlauf, die Verknüpfung mit anderen Trennungsängsten und der Umgang des Patienten mit ihr sind für den Trennungsverlauf entscheidend. Die Angst vor dem Ende hat einerseits positiv-progressive Funktionen: als Signal für reale Gefahren hat sie Schutzfunktion, fördert den Lösungsprozess und die Trennungsbewältigung. Andererseits kann Trennungsangst, die vom Patienten nicht angemessen verarbeitet wird, zu negativen psychischen Reaktionen, Widerständen, Abwehrmechanismen, Vermeidungsverhalten und pathologischer Entwicklung des Trennungsprozesses führen. Wenn die Trennung gelingt, reduziert sich trotz aller passagerer Schwankungen die Angst vor dem Ende zunehmend, sodass das Ziel des Beendens ohne allzu viel Angst realisiert werden kann. In jeder Psychotherapie muss deshalb die Angst vor dem Ende besonders in der Abschlussphase beachtet werden. Der Therapeut muss seine Technik adaptiv und flexibel an die jeweilige Angstentwicklung anpassen – mal Angst reduzierend und mal Angst exponierend. Nicht ausreichend erkannte eigene Trennungsängste des Therapeuten können leicht die therapeutische Kompetenz und damit die Qualität der Therapie beeinträchtigen. Deswegen sollte jeder Psychotherapeut in der Abschlussphase besonders auf eigene Trennungsängste achten – insbesondere auf ausbildungsbedingte Angst vor technischer Flexibilität, vor dem Verlust und der zunehmenden Selbstständigkeit des Patienten, vor dem Eingeständnis eigener Schwächen und vor Nachforschung.

Fußnoten

1 s. Anhang, Tab. 1 u. 2, Abb. 1.

2 Quinodoz, J.M. 1991, Kapitel 11 „Termination of the analysis and separation anxiety", S. 157–165, Rieber-Hunscha 1999, 2000, Smith 1977, Stoltzenberg 1986, Kapitel 3.2.5 „Durcharbeiten von Trennungsangst und Trauer", S. 52–67, Wittenberger 2002 (in Diederichs), Zauner 1979.

3 vgl. eine partielle Übersicht bei Stoltzenberg 1986, S. 52–59.

4 insbes. Ablon 1988, Abrams 1978, Adatto 1995, Allen 1942, Berna 1971, S. 541, 1996, Berry 1987, Blanck/Blanck 1983, 1986, S. 253, Boesky 1988, Brenman 1982, Burke 1999, Coltart 1996, Conway 1999, Dam et al. 1975, Edelson 1963, S. 37ff, Eickhoff 1975, Ekstein 1966, Elkind 1995, Etchegoyen 1991, Firestein 1974, 1978, S. 205, Folch 1988, Garcia-Lawsen et al. 1997, Goudsmit 1990, S. 73, Grenell 2002, Grinberg 1968, 1980, Jordt 1988, Laforgue 1934, Leupold-Löwenthal 1981, Loewald 1988, Markert 1992, Murdin 2000, S. 37f, 85, 136, Muslin 1995, Novick 1992, Rangell 1966, S. 152, Schmideberg 1938, Schmukler 1991, Schubert 2000, Simone 1994, S. 31ff, Smith 1982, Stamm 1974, Stoltzenberg 1986, S. 52ff, Weiss, Stanley 1972, S. 511, Wittenberg 1999, Wittenberger 2002 (in Diederichs), Wolberg 1954, 1980, Wolff 1977, Zetzel 1970, Kap. 3 und 6.

5 z. B. Allen 1942, Conway 1999, Firestein 1978, S. 205, Murdin 2000, Rangell 1966, S. 152, Schubert 2000, Wittenberg 1999, Zauner 1979.

6 Goudsmit 1990, S. 73.

7 Weiss, Stanley 1972, S. 511.

8 Berna 1971, S. 541, auch 1996.

9 Goudsmit 1990, S. 73, Leupold-Löwenthal 1981, S. 197.

10 Quinodoz, J.M. 1991, S. 165, Coltart 1996, Weiss, Stanley 1972, S. 511.

11 Murdin 2000, S. 85.

12 Rieber-Hunscha 1999, 2000.

13 wie die Arbeiten von Bowlby (s. Literaturverzeichnis), Caruso 1968, Eissler 1955, Elegeti 1999 (in Schlösser et al. 1999), Klein, M. 1962, Lackinger-Karger 1999 (in Schlösser et al. 1999), Langs 1997, Mahler et al. 1975, Pollock 1961, Rehberger 1999, Rohde-Dachser 1999 (in Schlösser et al. 1999), Spiegel 1973.

14 Stern 1968.

15 Zusammenfassung der psychoanalytischen Literatur von Trennungsängsten z. B. Bowlby 1960, 1973, Caruso 1968, Rehberger 1999, Quinodoz, J.M. 1991, Spiegel 1973.

16 Rank 1924, 1926, 1929, 1931.

17 vgl. Rieber-Hunscha 1999.

18 Rank 1931, S. 35–52.

19 Rank 1924a.

20 vgl. insbes. Bowlby 1960, 1973, S. 44ff, 106ff, Quinodoz, J.M. 1991; vgl. auch Dornes 1993, 1997, Rehberger 1999, Strauß et al. 2002.

21 vgl. insbes. Bowlby 1960, 1973, 1979, Kap. 6, S. 147ff.

22 vgl. insbes. Bowlby 1960b, 1961, 1963.

23 vgl. Bowlby 1979, S. 112.

24 Bowlby 1960, S. 447.

25 vgl. Bowlby 1973, S. 33.

26 insbes. Bowlby 1960.

27 Bowlby 1973, S. 106.

28 vgl. Bowlby 1973, S. 214–217.

29 Riemann 1985.

30 Freud 1926d, G.W., Bd. 14.

31 Freud 1926d, G.W., Bd. 14.

32 z. B. „Ergänzungsreihe" Freud 1905d, G.W., Bd. 5; „Prinzip der mehrfachen Funktion", Waelder 1976.

33 vgl. insbes. Bowlby 1960b, 1963, 1980, Kap. 21, S. 455–497.

34 vgl. z. B. Bowlby 1960, 1960a, 1973, 1979, S. 147ff; Meyer 1989; s. Kap. 1.1.

35 vgl. Riemann 1985.

36 vgl. insbes. Auchter 1978, Diederichs 2002, Coltart 1996, Dewald 1966, Edelson 1963, Ehlert-Balzer 2000, Eickhoff 1975, Ekstein 1966, Erikson 1959, S. 169–175, Ferraro 1995, Firstein 1978, 2001, Fordham 1969, Greenson 1965, Hurn 1970, Kinston et al. 1988, Kogan 1995, Kohut 1977, Kupers 1988, Langs 1974, Leupold-Löwenthal 1981, Luborsky 1984, S. 101f, Murdin 2000, Niederland 1989, Novick 1980, 1992, Payne 1950, Rangell 1966, Simone 1994, Stamm 1974, Stoltzenberg 1986, Kap. 3.2.5., Ticho, E. 1970, Zetzel 1970, Kap. 6; beim Trauerprozess vgl. Bowlby z. B. 1973, S. 225, 1979, S. 70, 1980, S. 208, 457–60; s. Kap. 1.1.

37 ähnlich beim Trauerprozess: vgl. Bowlby z. B. 1973, S. 206.

38 Freud 1937c, G.W., Bd. 16.

39 Balint 1932, 1952 (beide in Balint 1965).

40 ähnlich beim Trauerprozess: vgl. insbes. Bowlby z. B. 1973, S. 238f.

41 Rangell 1982.

42 Berenstein et al. 1989.

43 Rieber-Hunscha 1996, S. 211ff.

44 Freud 1905d, G.W., Bd. 5.

45 vgl. Bowlby insbes. 1960, 1973.

46 Beland 2003 (in Gutwinski-Jeggle et al.), S. 19–44.

47 Klauber 1980, zit. von Thomä 1983 (in Hoffmann, Sven 1983), S. 21.

48 z. B. Adler, Jung, Rank, auch Ferenczi, später Horney, Fromm, Sullivan, Glover, Bowlby.

[49] z. B. Freud-Ferenczi, A. Freud-Ferenczi, Bowlbys Ausschluss aus der IPV; vgl. Mitchell in Schlösser et al. 1999, S. 13–34.

[50] vgl. auch Eissler 1955.

[51] auch bei Müller-Ebert 2001.

[52] ähnlich für den Trauerprozess: vgl. z. B. Bowlby 1973, S. 236; bei Borderline-Störungen: Linehan 1993, S. 256f.

[53] vgl. auch Bowlby 1973, S. 236ff.

[54] überarbeitete Fassung von Rieber-Hunscha 1999.

[55] Rieber-Hunscha 1999, 2000.

[56] Weiss, Stanley 1972, S. 512.

[57] Goudsmit 1990, S. 71.

[58] ebd. 1990, S. 72, 75.

[59] ebd. 1990, S. 73.

[60] Martinez 1989, dort weitere Literatur.

[61] insbes. Martinez 1989.

[62] vgl. Heuft 1990.

[63] Berna 1971, S. 540.

[64] Radebold 1998, S. 253.

[65] vgl. auch Zimmermann 1997, S. 175f.

[66] vgl. auch Radebold 1998.

[67] Goudsmit 1990, S. 77.

[68] vgl. z. B. Reimer et al. 2001.

[69] vgl. Rieber-Hunscha 1996, 196ff.

[70] Martinez 1989.

[71] vgl. auch Fiedler 2001, Hoffmann 2001 (in Bohleber et al.), S. 598–605.

[72] vgl. Fiedler 2001.

[73] vgl. Grinberg 1980.

6 Widerstand gegen Trennung

6.1 Literaturübersicht

5 %[1] der durchgesehenen, auf die Beendigung fokussierten Arbeiten haben Widerstand oder einzelne Widerstandsphänomene in der Abschlussphase zum Haupt- oder Kapitelthema[2]. Wie in anderen Arbeiten zur Abschlussphase werden aber auch in diesen Arbeiten Widerstand und Abwehrmechanismen nicht als spezieller Aspekt von Trennungsprozessen in der Abschlussphase in theoretischer und technischer Hinsicht konzeptualisiert, sondern auf bekannte klassisch psychoanalytische Konzepte zurückgeführt.

Alle Psychoanalytiker aber, die sich gezielt mit Trennungsprozessen in der Abschlussphase befasst haben, weisen mehr oder weniger auf das verstärkte Auftreten von Widerstand in Verbindung mit verstärkter Übertragung in dieser Therapiephase hin[3]. Glover (1955) formulierte dezidiert, dass in der Abschlussphase Widerstand und Abwehr als Reaktion auf Trennungsangst entstehen können, „... when even this preliminary hint arouses a storm of resistance, accompanied by regressive reaction and (or) exacerbation of symptoms."[4]; und etwas später schreibt er: „In short, the main characteristics of the terminal stage are regression, increase in transference-phantasy and fixation, and an exacerbation of the symptom-picture, ..."[5].

S. Freud schon hat wiederholt Widerstand gegen das Beenden während der Therapie erwähnt[6] (s. Kap. 2.1). Nur beiläufig bemerkt er beispielsweise, dass er bei seinen Patienten Widerstand gegen das Beenden in Form von „Abschiedsschwierigkeiten" beobachtet habe. Manche Patienten wollten ihre Therapie vorzeitig beenden, andere würden nicht rechtzeitig gehen wollen und er müsse sie „zum Aufhören nötigen" (ebd). **Rank**[7] beobachtete ähnliche Widerstände gegen die Terminsetzung und entwickelte ausgehend von seiner Theorie der Geburtsangst als erster die Technik der aktiven Terminsetzung durch den Therapeuten in der psychoanalytischen Therapie (s. Kap. 2.1 und 8.1).

Auch wenn **Psychoanalytiker** im Laufe des 20. Jahrhunderts zunehmend differenzierte Vorstellungen von Widerstand gegen Trennung entwickelt haben, sehen sie bis heute den Umgang mit äußeren Trennungssituationen vorwiegend als eine sekundäre Folge intrapsychischer Muster und Strukturen an. Die Ursache für Trennungsängste wie auch für Widerstand und Abwehr verstehen Psychoanalytiker mehr als Ausdruck innerer Entwicklungsprozesse der psychosexuellen Entwicklung im Sinne von Separation und Individuation denn als Ausdruck äußerer, realer Trennungssituationen – wie der am Therapieende (s. Kap. 5.4). Ich glaube, dass die negierende Haltung der klassischen Psychoanalyse zu Verhalten und Realität seit dem

Zweiten Weltkrieg die Weiterentwicklung eigener Konzepte diesbezüglich blockiert hat. Dies ist möglicherweise ein Grund dafür, warum sich die Main-stream-Psychoanalyse mit Widerstand gegen Trennung am Therapieende bisher wenig auseinander gesetzt hat (s. Kap. 2.9).

Bowlby ist wieder einer der wenigen Psychoanalytiker, der das Sowohl-als-Auch von bewussten und unbewussten Widerstandsphänomenen, Abwehrmechanismen, Affekten und Verhaltensweisen beim Trauerprozess des Menschen und ähnlich beim Tier betont [8]. „Ich setze mich dafür ein, daß Abwehrprozesse in jedem Alter ein regulärer Bestandteil der Trauer sind und daß das, was Pathologie charakterisiert, nicht ihr Auftreten ist, sondern die Form, die sie annehmen und vor allem der Grad, in dem sie reversibel sind“[9]. Insbesondere wenn negative Affekte nicht angemessen ausgedrückt und verarbeitet werden können, bestehe die Gefahr von Widerstand. Beim Trauerprozess nennt er folgende Widerstandsarten: „dauerhafte Angst“[10], Verschiebung der „Hoffnung auf Wiedervereinigung“ in den gegenteiligen „Wunsch zu sterben“[11], „dauerhafte Anschuldigung und Schuldgefühle“[12], „Überaktivität: aggressive und destruktive Ausbrüche“[13], „zwanghafte Fürsorge und Selbstgenügsamkeit“[14], „Euphorie und Depersonalisierung“[15] sowie „idenfikatorische Symptome“[16].

Wiederholt konzeptualisiert er in Worten, die erst Jahrzehnte später konsensfähig sind, die Wechselwirkungen zwischen Umwelt, Verhalten, verschiedenen Ebenen des Bewusstseins, der Wahrnehmung und des Gedächtnisses, Widerstand, Abwehrmechanismen und -prozessen sowie neurobiologischer systemischer Informationsverarbeitung. „Ob der sensorische Input nun durch exterozeptive Stimulation aus der Umwelt oder durch interozeptive Stimulation aus dem Organismus selbst kommt, er macht auf jeden Fall viele Stadien von Selektion, Interpretation und Einschätzung durch, bevor er entweder sofort oder später irgendwelchen Einluß auf das Verhalten nehmen kann. Diese Verarbeitung geschieht in der Folge von Stadien, die bis auf die einleitenden alle erfordern, daß der Input zu den passenden Informationen, die bereits im Langzeitgedächtnis gespeichert sind, in Beziehung gesetzt wird. Dieser ganze Prozeß wird durch eine zentrale Kontrolle beeinflußt und spielt sich in außerordentlicher Geschwindigkeit ab; und nur an den komplexesten Prozessen hat das Bewußtsein teil...Entsprechend lassen sich analytische Therapien als Verfahren verstehen, die darauf abzielen, eine Person in die Lage zu versetzen, Informationen zur Verarbeitung zuzulassen, die sie bisher ausgeschlossen hat, und zwar in der Hoffnung, daß die Folgen hiervon ebenso tiefgreifend sein werden“[17]. Immer wieder betont Bowlby die Bedeutung der ersten drei Lebensjahre als „sensibelste Phase“ für die Prägung von fixierten Abwehrvorgängen bei Trennungsprozessen. Auch wenn „die Verletzlichkeit“ durch Trennungen während der späteren Kindheit und Adoleszenz abnehme[18], sei der Mensch lebenslang „empfindlich gegen Faktoren, die irgendeinen bereits bestehenden Abwehrausschluß aufrechterhalten und verstärken“[19].

Widerstand und Abwehrmechanismen im Allgemeinen sind zentrale Begriffe der Psychoanalyse, deren Bedeutung und Definition im Laufe des 20. Jahrhunderts immer wieder wechselte, sodass man es mit einer „schillernden Bedeutungsvielfalt“[20] zu tun hat, wenn man diesen Begriffen begegnet. Unter **Widerstand** wird im Allgemeinen ein in der klinischen Situation wahrnehmbares Phänomen verstanden, das sich der Introspektion widersetzt[21]. Mit **Abwehr** werden meist unbewusste psychische Mechanismen bezeichnet, durch die mit Angst besetzte Gefahren vom Bewusstsein ausgeblendet beziehungsweise unbewusst vermieden werden können (ebd.).

S. Freud hat als erster das Phänomen des Widerstandes in seinen Behandlungen erkannt, therapeutisch damit gearbeitet, die Begriffe Widerstand und Abwehr geprägt und sie in sein theoretisches Konzept der Psychoanalyse integriert. Er hat im Laufe seines Lebens mehrfach seine Definitionen und Ansichten von Widerstand und Abwehr modifiziert. Anfangs betrachtete Freud manifeste und bewusst wahrnehmbare Widerstandsphänomene als unerwünschtes Hindernis für die therapeutische Entwicklung. Erst später entdeckte er den bewussten Phänomenen zugrunde liegende unbewusste Ursachen und Abwehrmechanismen. Damit konnte er Widerstand und Abwehr auch als Chance für das Durcharbeiten und Gelingen des psychoanalytischen Prozesses verstehen. Angst war für Freud der wesentlichste Affekt – stellvertretend für viele andere –, den er als Prototyp eines Affektes ansah, der Widerstand und Abwehrprozesse auslöst. Schon für Freud gab es einerseits nach innen gerichtete intrapsychische, unbewusste Abwehrmechanismen des Widerstandes (acting-in) und andererseits nach außen gerichtete, handlungsbezogene (acting-out) Ausdrucksformen des Widerstandes. Mit der Revision seiner ersten Angsttheorie im Rahmen der Triebtheorie und der Entwicklung der Strukturtheorie begann Freud[22], sich der bis heute gültigen Ich-psychologischen Definition seiner Tochter Anna Freud (1936) anzunähern.

A. Freud (1936) gelang es, die regressive und progressive Doppelfunktion von Widerstand und Abwehr herauszuarbeiten. Sie definiert die Abwehrmechanismen als Operationstypen des Ichs, die das Individuum zu schützen versuchen vor einer Überflutung durch Reize, die mit Angst und anderen unlustvollen negativen Affekten einhergehen. **Kris** (1938) benannte die progressive Funktion des Widerstandes mit der bekannten Formulierung „Regression im Dienste des Ichs". Heute werden Widerstands- und Abwehrprozesse von Psychoanalytikern als an Selbstregulation und am Sicherheitsprinzip ausgerichtete Funktionen verstanden, die von interpersonellen Beziehungsmustern und „intersubjektivem Kontextualismus" abhängig sind[23]. Über die unbewusste antinomische Doppelfunktion beim Widerstand von sowohl entwicklungsförderndem, progressivem Schutz als auch entwicklungshemmendem, regressivem Vermeiden besteht bei heutigen Psychoanalytikern Konsens.

Unbewusste, gegen innere Ablösung und Getrenntheit gerichtete **Trennungsängste und Trennungskonflikte** sind für alle Psychoanalytiker als **Ursache für Widerstand und Abwehr** vorstellbar. Beispielsweise schrieb Balint[24] von „oknophiler Anklammerung" als Widerstand gegen Lösung. Spitz, Erikson und Mahler et al.[25] schildern das Festhalten und Anklammern des Kindes in Loslösungsphasen der frühen kindlichen Entwicklung, während Bowlby[26] das Anklammern des Kindes nach realer Trennung durch Todesfall ausführt.

Die meisten **kognitiv-behavioralen Therapeuten** haben den Widerstands- und Abwehrbegriff der Psychoanalyse bis vor kurzem grundsätzlich abgelehnt, weil sie die Theorie von unbewussten psychischen Prozessen überhaupt für falsch hielten. Ihre Nicht-zur-Kenntnisahme von unbewussten Abwehrmechanismen ist meiner Ansicht nach weniger in praktischer als vielmehr in theoretischer Hinsicht als Reaktion auf die Dominanz der psychodynamisch-psychoanalytischen Therapierichtungen anzusehen. Denn es gab schon in den 50er Jahren weniger dogmatische Verhaltenstherapeuten – wie beispielsweise Wolberg[27] –, die das Phänomen des Widerstandes in ihrer Praxis berücksichtigten. Erst seit der allmählichen Anerkennung der Verhaltenstherapie im Gesundheitswesen gegen Ende des 20. Jahrhunderts beginnen auch kognitiv-behaviorale Therapeuten mehr oder weniger bewusste Widerstände in ihren Therapien zu entdecken und sich mit ihnen auseinander zu setzen[28]. Heute unterscheiden sie ähnlich wie Psychoanalytiker Widerstand unterschiedlicher Art – wie inhaltlicher, interaktioneller und methodisch-technischer Art[29]. Margraf führt beispielsweise aus, dass der Verhaltenstherapeut von heute – im Unterschied zu früher – sowohl die therapeutische Beziehung selbst als auch darüber hinausgehende intrapsychische Ursachen, die hinter manifesten Verhaltensphänomenen verborgen sind, beachtet und differenziert. Sogar mit den Worten Freuds[30] verdeutlicht Margraf Widerstand: „Widerstand ist ‚sehr mannigfaltig, höchst raffiniert, oft schwer zu erkennen, wechselt Proteus-artig die Form seiner Erscheinung'"[31].

Auch wenn kognitiv-behaviorale Therapeuten sich mit äußerer Realität und realer Trennung gezielter als Psychoanalytiker befassen, auch wenn unbewusster Widerstand von ihnen zunehmend anerkannt wird, fehlt bei ihnen meist noch mehr als bei Psychoanalytikern bisher das Bewusstsein, dass in der Abschlussphase Trennungsängste, Widerstand, Abwehr und Vermeidung eine wesentliche Bedeutung haben. Während Wolberg[32] sich in seinem Kapitel zur Beendigung auf immerhin vier Seiten zum Widerstand gegen Trennungsangst äußert, wird sogar im Kapitel 24.3. „Widerstand" bei Margraf[33] auf das Beenden und die Trennung am Therapieende kein Bezug genommen. In anderem Zusammenhang aber deutet er Widerstände beim Beenden an: „Dies ist ein vielfach problematischer Schritt, von dem u. a. Schwierigkeiten, die Therapie zu beenden, oder sog. ‚Ablösungsprobleme' zeugen"[34]. Im schulenübergreifenden Buch von Müller-Ebert (2001) finden sich zwar an mehreren Stellen Hinweise auf Widerstandsphänomene[35], aber sie werden nicht so benannt und keinem theoretischen und technischen Konzept zugeordnet.

6.2 Definition

Widerstand ist ein **allgemein menschlicher, ubiquitärer psychischer Vorgang**, der sich gegen etwas richtet, was negativ erlebt wird und mit Angst besetzt ist. Widerstand kann jederzeit entstehen und stellt eine psychische Reaktion auf nicht Aushaltbares dar. Mit Hilfe des Widerstandes versucht das Individuum bewusst oder unbewusst, etwas für sich Negatives zu vermeiden oder sich davon zu befreien und zu lösen. Das Ziel von Widerstand und Abwehr besteht also darin, dass mit negativen Affekten Verbundenes nicht bewusst erlebt und gelöst werden muss. Solange die Ursachen von negativen Affekten, die Signalfunktion der Angst und ihre unterschiedlichen Quellen aus innerer und äußerer Realität nicht bewusst und differenzierbar sind, können auch gegen sie gerichteter intrapsychischer Widerstand, Abwehrmechanismen und Vermeidungsverhalten nicht bewusst werden.

Widerstand hat zwei **konträre Zielrichtungen**, die wie zwei Seiten einer Medaille verbunden sind: Einerseits kann Widerstand das Verhalten beeinflussen (**acting-out**), andererseits kann Widerstand intrapsychische Abwehrmechanismen in Gang setzen (**acting-in**). Der Lösungsversuch durch Widerstand trägt immanente widersprüchliche Funktionen in sich: einerseits hat der Widerstand eine **regressive Funktion**, weil etwas Negatives vermieden und damit die Lösung verhindert wird. Andererseits hat der Widerstand zugleich eine **progressive Funktion**, die dem Schutz vor traumatischer Überwältigung und damit der Selbsterhaltung und der Selbstfindung dient. Die besondere Bedeutung der progressiven Funktion von Widerstand und Abwehr wird aber grundsätzlich in psychoanalytischen Arbeiten zum Beenden nicht explizit hervorgehoben oder gar ausgeführt, sondern höchstens beiläufig gestreift. Das Zulassen und Akzeptieren von psychischem Widerstand und Abwehrmechanismen kann auch im Alltag für das Individuum unersetzbare, lebenserhaltende Schutzfunktionen vor traumatischer Überwältigung haben – beispielsweise in plötzlichen Gefahrensituationen mit traumatischer Intensität (wie Sterben, Unfall, Krieg).

In jeder Psychotherapie können plötzliche **Trennungsängste** entstehen und **Widerstand gegen und Vermeiden von Beendigung** nach sich ziehen. Denn die Vorstellung vom Therapieende kann vorübergehend eine mit Angst besetzte Gefahr bedeuten, die psychisch nicht zu bewältigen ist. Widerstand in der Abschlussphase ist ein Signal dafür, dass die Psychotherapie keineswegs beendet ist, sondern dass diese Widerstände unter dem zunehmend realen Ende bearbeitet und gelöst werden müssen, damit die Trennung erfolgreich bewältigt werden kann. Solche wie automatisch und innerhalb kürzester Zeit ablaufende unbewusste Widerstandsreaktionen sind bei allen Menschen wie auch höheren Primaten zu beobachtende, möglicherweise neurobiologisch determinierte, typische Trennungsreaktionen, vor allem direkt im Anschluss an den psychischen Stressauslöser – wie die Angst vor dem Ende am Beginn der Abschlussphase, nach einem Todesfall oder einer traumatischen Situation (s. Kap. 1, 3, 5 und 8).

Auch wenn der Ablösungsprozess in der Abschlussphase einer Psychotherapie äußerlich glatt verläuft, können solche Widerstandsreaktionen entstehen und sind nur dann als pathologisch oder pathogen zu verstehen, wenn sie nicht bewusst verarbeitbar, von zu langer Dauer und/oder fixiert sind. Sogar bei Kurztherapien ist Widerstand in den letzten Stunden als Ausdruck des „Zusammenbruchs des bisherigen, eingespielten neurotischen Gleichgewichtes" bekannt[36]. Kann die Angst vor dem Ende also nicht bewusst erlebt und zugelassen oder intrapsychisch integriert werden, kann Widerstand unterschiedlichster Art gegen Trennung und Beendigung entstehen. Im Einzelfall erhält Widerstand gegen Trennung durch die jeweilige Trennungsproblematik seine spezifische Gestalt hinsichtlich Vorstellungsinhalten und Verhaltensmustern.

Der Widerstand gegen das Beenden kommt oft durch bestimmte **emotionale Ausdrucks- und Verhaltensweisen** zum Vorschein. Die Patienten jammern, klagen und wehren sich mit Affekten, Worten und Argumenten gegen das Beenden. Der Widerstand gegen das Beenden erinnert an das Klagen, Wimmern, Anklammern und Festhalten von Tieren und Kindern, die damit versuchen, das Verlierende festzuhalten und die Trennung zu vermeiden. Trennungsängste und Widerstand gegen Trennung richten sich gegen subjektiv unterschiedliche Vorstellungen und Erfahrungen mit Trennungssituationen. Das schmerzhafte Erleben des Verlustes von etwas Geliebtem, Begehrtem oder Gewohntem soll mit Hilfe des Widerstandes vermieden werden. Negative Affekte wie Kummer, Schmerz, Trauer, Hilflosigkeit, Ohnmacht, Zorn, Wut sind es, die jede ungewollte Trennung in gewissem Maße begleiten und denen jedes Individuum unentrinnbar in seiner psychischen Entwicklung von den ersten Lebenstagen an ausgesetzt ist.

Die Angst vor Trennung und die durch Widerstand und Abwehrmechanismen beabsichtigte Vermeidung von Trennung **kann sich gegen alle Details des damit einhergehenden Prozesses richten** – gegen die Beendigung selbst, gegen die damit verbundenen Affekte, gegen das Bearbeiten in der Abschlussphase, gegen Therapieziele, Selbstständigkeit, Folgen des Beendens und vieles mehr. Die Widerstandsphänomene in der Abschlussphase signalisieren also, dass die Therapie nicht sofort erfolgreich beendet werden kann, sondern noch Zeit braucht, weil Trennungsängste noch nicht zu bewältigen sind. Erst wenn der Patient die Trennungsängste und Widerstand in gewissem Maße überwunden hat, kann der Trennungsprozess voranschreiten.

Auch in der Adoleszenz[37] sowie beim Trauerprozess nach Todesfall[38], nach der Trennung einer Liebesbeziehung[39] und nach dem Durchleben von realen Traumata[40] wird die Verstärkung von Widerstand und Abwehr von vielen Psychoanalytikern beschrieben. Aus diesem Grund wird von vielen Autoren, die zur Abschlussphase schreiben, auf die Analogie zwischen **adoleszenter Ablösung** von den elterlichen Objekten, dem Trauerprozess und der Trennung am Ende der Therapie hingewiesen. In kritischen Phasen der Lebensentwicklung treten häufig nicht-bewusste Widerstandsreaktionen gegen bedeutungsvolle, bevorstehende Trennungssituationen im Alltagsleben auf[41] – wie Geburt, Einschulung, Pubertät, Adoleszenz, Heirat, Scheidung, Klimakterium[42], Alter[43].

Die neueren Ergebnisse der neurobiologischen Forschung lassen die schon von Bowlby vertretene Annahme zu, dass diese Widerstände auf genetisch determinierte, vor allem in den ersten drei Lebensjahren, wie auch in späteren entscheidenden Entwicklungsphasen fixierte Mechanismen zurückgehen, die sowohl durch äußere als auch innere Einflüsse lebenslang beeinflusst werden. Die den Widerständen zugrunde liegenden Ursachen basieren also wahrscheinlich sowohl auf jeweils unterschiedlichen individuellen Aspekten der psychosexuellen Entwicklung als auch auf anlagebedingten und im Laufe des Lebens geprägten psychischen Strukturen der Persönlichkeit. Die Ursachen der Angst, des Widerstandes und der Abwehr gegen Trennung sind also ebenso vielfältig wie ihre Erscheinungsformen und der Verlauf in der Abschlussphase.

6.3 Formen des Widerstandes gegen Trennung

Die Erscheinungsformen des Widerstandes gegen Trennung können sich in einem **Kontinuum von kognitiv wahrnehmbarem Verhalten bis zu unbewussten Abwehrmechanismen** bewegen. Alle bekannten Arten von Widerstand, Abwehrmechanismen, vor allem Spaltungsmechanismen, und Vermeidungsverhalten können in der Abschlussphase auftreten – einzeln, kombiniert oder im Wechsel. In den psychoanalytischen Arbeiten zur Abschlussphase – vor allem in Falldarstellungen[44] – werden zwar viele verschiedene Abwehrmechanismen gegen Trennungsangst beschrieben. Aber bestimmte Widerstandsformen gegen das Beenden kommen dabei häufiger vor als andere: bestimmte Verhaltensweisen im Umgang mit dem Setting, Agieren, Rückfall, sadomasochistische Beziehungsmuster, negativ-therapeutische Reaktion, Ambivalenz. Auch meiner Erfahrung nach treten gerade diese Widerstandsformen gehäuft in der Abschlussphase auf und sind typische Reaktionen auf Trennungsangst, auch wenn sie keineswegs nur dafür spezifisch sind und auch in ganz anderen Zusammenhängen manifest werden können.

Im Folgenden werde ich auf die speziellen Formen des Widerstandes im Einzelnen eingehen. Ambivalenz als Widerstandsart ist an dieser Stelle herausgenommen und wird im Kap. 7 besprochen. Nur aus didaktischen Gründen habe ich einzelne Widerstandsformen getrennt. Die Übergänge in der Praxis sind fließend und meistens liegen Mischungen vor.

6.3.1 Bewusster Widerstand

Vom Patienten bewusst und rational begründeter Widerstand gegen die Beschäftigung mit dem Thema des Beendens einer Psychotherapie kann prinzipiell in jeder Therapiephase entstehen. Bewusster Widerstand kommt insbesondere bei nicht erfolgreichen Therapien schon in der Anfangsphase vor oder bei trotz Erfolglosigkeit zu langer Fortsetzung der Therapie, wenn die Indikationstellung ambivalent, zu wenig durchdacht oder gar falsch war.

Der sachlich begründete, bewusste Widerstand kann sich im **Wunsch** oder im **Willen, die Therapie zu beenden** oder im plötzlichen **Therapieabbruch** ebenso ausdrücken wie im **irrationalen Festhalten** an bisherigen Vereinbarungen. Die Gründe dafür können vielfältiger Art sein. Beispielsweise kann der Patient über die bisherigen therapeutischen Ergebnisse oder über die Art und Person des Therapeuten enttäuscht und damit unzufrieden sein. Er kann aus rationalen Erwägungen heraus die weitere therapeutische Veränderung ablehnen, weil er die damit verbundenen Konsequenzen (z. B. Ehescheidung, Trennung, finanzielle Probleme) nicht tragen möchte. Da die Psychotherapie auf Freiwilligkeit basiert, kann der Therapeut nur die Entscheidung des Patienten respektieren und muss ihr folgen.

Der dem Patienten bewusste Widerstand kann vor dem Therapeuten **verheimlicht** oder auch im Wunsch oder Willen, die Therapie zu beenden, direkt gezeigt werden. Bewusster Widerstand kann hinter vorgeschobenen und vorgespielten Verhaltensweisen und Begründungen gezielt vom Patienten verborgen werden und vom Therapeuten nur durch aufmerksame Beobachtung, detektivisches Hinterfragen aufgespürt und herausgefunden werden. Achtet der Therapeut auf solchen Widerstand des Patienten nicht genügend, differenziert er nicht zwischen bewusstem Widerstand und unbewusster Abwehr, spricht dies nicht direkt an und zieht gegebenenfalls keine Konsequenzen daraus, dann ist die Gefahr groß, dass der Patient den Therapeuten belügt und damit die Psychotherapie zerstört und missbraucht. Aber die Grenze zwischen bewussten und nicht-bewussten Widerständen ist dabei nicht immer eindeutig zu ziehen, sondern bleibt oft verschwommen und vieldeutig.

6.3.2 Umgang mit dem Setting

Der Umgang mit Elementen des Settings und das Verhalten sind zu Beginn der Abschlussphase nicht selten durch nicht-bewussten Widerstand gegen das Beenden motiviert. Mit der Veränderung von Rahmenbedingungen können sich unbewusste Ängste vor dem Beenden und der damit einhergehenden Auseinandersetzung verbergen[45].

Schlägt der Patient beispielsweise plötzlich eine Veränderung, Reduktion oder Erhöhung der Stundenfrequenz vor, ohne dass über das Thema des Beendens gesprochen worden ist, kann das **ein Signal für nicht-bewusste Trennungsängste und Vermeidung** sein. Auch der Wechsel zwischen Liegen und Sitzen, Gruppen- und Einzeltherapie, Verlängerung oder Verkürzung der Therapiedauer, starres Beibehalten von einem einmal gefassten Plan, obwohl der nicht mehr angemessen ist, Hinausschieben der Terminsetzung, plötzlicher Therapieabbruch,

Nichtbezahlen von Rechnungen, Überhäufung mit Geschenken und vieles mehr können indirekte Anzeichen dafür sein, dass Widerstand gegen das Beenden aktiv ist.

Beispielsweise kann der zunehmende Druck in der Abschlussphase, sich mit noch nicht gelösten lebenswichtigen Konflikten auseinander zu setzen und sie zu verändern, dazu führen, dass ein Patient plötzlich die Therapie fluchtartig vorzeitig beendet, zu einem anderen Therapeuten oder einer anderen Therapierichtung wechselt, um sich dem zu entziehen (s. Kap. 5.4). Psychoanalytisch gesprochen liegt der Abwehrmechanismus des Agierens vor, weil der Patient etwas mit Angst Besetztes im Verhalten auslebt, ohne sich die Motive dafür bewusst gemacht zu haben. Häufig sind die nicht reflektierten Handlungsimpulse verbunden mit weiteren nicht-bewussten Abwehrmechanismen wie Flucht in die Gesundheit, Verkehrung von negativen therapeutischen Veränderungen ins Positive, Projektion von eigenen negativen Affekten auf andere Personen oder Dinge.

Es gibt nach meiner Erfahrung keine überindividuellen Verhaltensmuster bezüglich des Settings, die eindeutig und allein für sich als Signal für Widerstand anzusehen sind. Die jeweilige Bedeutung kann nur im individuellen Fall, im Kontext mit dem Verlauf der Therapie und der Abschlussphase gesehen und entschieden werden. Oft wird der Beginn der Abschlussphase erst im Nachhinein durch Veränderungen im Verhalten bezüglich des Settings erkennbar. Die Grenze zwischen realiätsbezogenem, reflektiertem Handeln und unbewusstem regressivem Widerstand, der im Umgang mit dem Setting manifest wird, ist im Einzelfall oft nicht eindeutig definierbar, weil der Grat dazwischen schmal ist und Überlappungen möglich sind.

6.3.3 Agieren

Der Abwehrmechanismus des Agierens wird immer wieder von Psychoanalytikern, die zur Abschlussphase schreiben, als Widerstand in der Abschlussphase genannt[46]. S. Freud hat den Begriff des Agierens geprägt und im doppelten Sinne benutzt: einmal als Aktualisierung der Übertragung und ein anderes Mal als Handlungsaktion[47]. Für die heutige Psychoanalyse ist Agieren ein **unbewusster Abwehrmechanismus des Ich**, der durch unterschiedliche intrapsychische Konflikte und Ängste ausgelöst werden kann[48]. Die negative **regressive Abwehrfunktion** von Agieren wird von Psychoanalytikern sehr viel **stärker betont** als die progressive Funktion des averbalen Handlungsdiagloges[49]. Wenn Psychoanalytiker von Agieren sprechen, ist damit oft eine Entwertung von Handeln impliziert, weil nur Einsicht einseitig als konstruktiv angesehen wird[50]. Wieder stehen an diesem Punkt Verhaltenstherapie und Psychoanalyse konträr und sich scheinbar gegenseitig ausschließend gegenüber. Die Verhaltenstherapie betont die Bedeutung des Handelns ohne Einsicht, die Psychoanalyse die der Einsicht ohne Handeln.

Im **Alltag** aber sind sowohl **Handeln wie auch Einsicht** und Reflexion **unersetzbare Teilelemente**, die für die individuelle Lebens- und Konfliktfähigkeit grundlegend sind. In der Umgangssprache wird unter Agieren sowohl das konstruktive Handeln, wie auch das impulsive, kopflose Handeln ohne vorherige Reflexion und bewusste Einsicht in dessen Motive oder damit einhergehende Gefahren verstanden.

Der Psychotherapeut jeder Schule kennt das **Agieren als manifestes Verhaltensphänomen des Widerstandes**, durch den das bewusste Reflektieren vor dem Handeln unbewusst vermieden wird. Beispielsweise können sich hysterische Patienten durch impulsartiges, plötzliches Handeln Gefahren aussetzen, die ihnen nicht bewusst sind. Der Patient, der vor dem Handeln nicht bewusst über Gefahren und Motive nachgedacht hat, empfindet seine Handlung in subjektiver Selbstgewissheit und Selbstsicherheit als überlegt. Die Gefahren werden ihm erst dann schlagartig bewusst, wenn ihm ein anderer dessen kopfloses Handeln vor Augen führt und bewusst macht.

In der **Abschlussphase** verändert sich durch das näher kommende Ziel des Therapieendes das **Gleichgewicht zwischen Handeln und Einsicht**. Patienten führen ohne vorheriges Besprechen plötzlich in der Therapie oder außerhalb Handlungen aus, die sie oft jahrelang vermieden oder vor sich hergeschoben hatten – z. B. Trennungen oder Neubeginn von Beziehungen, Heirat, Schwangerschaft, Wechsel der Arbeitsstelle, Abbruch des Studiums, Neubeginn kreativer Tätigkeiten, Haare schneiden, zum Zahnarzt gehen. Oft wird das Handeln mit vordergründig stimmigen Erklärungen begründet, die aber beim Nachdenken als oberflächlich und nicht wirklich rational begründet erkennbar werden. Einerseits wird durch das Handeln ohne vorheriges Besprechen in der Therapie die Auseinandersetzung davor im regressiven Sinne vermieden. Andererseits aber gelingt damit im progressiven Sinne das selbstständige Handeln ohne vorherige Besprechung mit dem Therapeuten, was für Lösung aus der therapeutischen Abhängigkeit und Neubeginn wesentlich ist (s. Kap. 9). Der Grat zwischen regressiver Vermeidung und progressiver Überwindung von Angst ist auch beim Agieren schmal und nicht immer eindeutig zu ziehen.

In jedem individuellen Fall – unabhängig von Setting und Technik – muss in der Abschlussphase auf Agieren als Widerstand und auf seine speziellen Funktionen im Einzelnen geachtet werden. Denn ein Ziel jeder Psychotherapie besteht darin, dass der Patient sowohl Einsicht in sein Verhalten gewinnt, wie auch handlungsfähig ist. Da die psychotherapeutische Technik jeweils unterschiedliche Polaritäten von Einsicht und Handlung fördert, muss jeder Therapeut in der Abschlussphase darauf achten, dass sowohl Handeln wie auch Einsicht berücksichtigt und vom Patienten integriert werden können.

Bei **psychodynamisch-psychoanalytischen Therapien** wird die Bedeutung von Einsicht und Reflexion einseitig betont und kann insbesondere bei Patienten, deren Handlungsfähigkeit durch psychische Störungen schon gehemmt ist, zu einer Verstärkung des Widerstandes gegen Handeln führen (wie insbes. bei Zwangs- und Depressions-, Borderline-Störungen und -Strukturen). Bei Patienten dagegen, deren neurotische Störung mit dem Abwehrmechanismus des Agierens einhergeht (wie insbes. bei histrionischen, phobischen oder Angststörungen), kann die erfolgreiche Bewusstmachung zwar eine Bezähmung des Agierens bewirken, die Integration der beiden Pole Handeln und Einsicht ist aber weiterhin gestört. Die Überbetonung der Einsicht und der kausalen Erklärung bei psychoanalytischen Therapien kann zum Hindernis für eine gelingende Integrationsfähigkeit von Handeln und Einsicht werden, die für die Ablösung des Patienten in der Abschlussphase wesentlich ist. Vor allem dann, wenn Patient und Therapeut in der Abschlussphase zu wenig auf die kognitiv wahrnehmbare Fähigkeit zu selbstständigem Handeln achten – insbesondere im Hier-und-Jetzt der therapeutischen Beziehung –, kann die weiterhin gestörte Handlungsfähigkeit des Patienten unentdeckt und unbearbeitet bleiben – trotz aller anderen Einsichtsveränderungen.

Bei **kognitiv-behavioralen Behandlungen** kann dagegen das zu starre und einseitige Betonen für Bewusstsein, Verhalten und Handlung dazu führen, dass Patienten die Bedeutung von Einsicht und Reflexion für sich selbst verleugnen und weitere unbewusste Abwehrprozesse und Symptomverschiebungen in Gang setzen. Bei diesen Therapien muss also in der Abschlussphase darauf geachtet werden, dass auch Reflexion und Einsicht das Verhalten begleiten. Dazu muss die bisherige Technik nicht aufgegeben, sondern nur in gewissem Maße vice versa ergänzt werden.

6.3.4 Rückfall und Entstehung von neuen Symptomen

Der Rückfall in schon bekannte, frühere Symptome und die Entwicklung neuer und anderer psychischer Symptome und damit verbundene Widerstandsmechanismen in der Abschlussphase werden von vielen psychoanalytischen Autoren beschrieben[51]. Asch (1976) behauptet sogar: „It is a commonplace to find an exacerbation of symptoms in the terminal phase of analysis“[52]. Auch meiner Erfahrung nach treten passagere Symptome von Krankheitswert zu Beginn der Abschlussphase gehäuft auf. Die Art der Symptome ist unterschiedlich. Es können frühere Symptome wiederkehren, andere Symptome hinzukommen oder als Symptomverschiebung erscheinen. In einigen Arbeiten wird auf psychosomatische Reaktionen hingewiesen, die als unbewusster Widerstand gegen psychisch nicht bewältigbare Trennungsängste gesehen werden[53]. Dass mit psychischem Stress verbundene, nicht aushaltbare und nicht bewältigbare Vorgänge häufig Somatisierungsstörungen nach sich ziehen, wird auch von heutigen psychosomatischen Forschern immer wieder festgestellt[54].

Das Entstehen von Symptomen in der Abschlussphase ist meiner Ansicht nach meist Ausdruck des Widerstandes gegen die Beschäftigung mit dem Beenden. **Unbewusste Trennungsängste** können die meist nach kurzer Zeit vorübergehenden Widerstandsreaktionen auslösen, die zur Krankheitsentstehung beigetragen haben und immer noch unter Spannungszuständen jederzeit abrufbar sind. Im therapeutischen Prozess ist eine solche Symptomwiederkehr nach der Besserung der erste passagere Rückfall, der anzeigt, inwieweit die alten Mechanismen unter psychischer Belastung noch aktivierbar sind, und ob der Patient inzwischen neue Methoden hat, um sie zu erkennen und zu lösen.

Insbesondere wenn die bisherige Therapie erfolgreich war, können Rückfälle, Symptome, körperliche Störungen oder Krankheiten als Ausdruck der Angst vor dem Ende auf die Angstphantasie vom Scheitern der gesamten Therapie zurückgehen. Nicht nur für den Patienten, sondern auch für den Therapeuten ist es eine mit Angst, Schuldgefühlen, Enttäuschung und Unsicherheit verbundene Bewährungsprobe, die erneute Verschlechterung sowohl als regressiven Widerstand als auch als progressive Auseinandersetzung mit dem Trennungsprozess beim Beenden anzunehmen. So als wollte der Patient die Fähigkeit des Therapeuten testen, ob er an eine positive Entwicklung noch glauben kann, gerade wenn der therapeutische Ausgang zweifelhaft oder negativ erscheint, klingt die Zuspitzung erst dann ab, wenn der Therapeut die Verschlechterung ernst nimmt, akzeptiert und zugleich mit dem Patienten gemeinsam bespricht, wie der Rückfall zu lösen ist.

Die Gefahr in dieser Situation ist groß, dass Therapeut und Patient sich von der Heftigkeit des regressiven Soges anstecken lassen, indem nur die **destruktiven Aspekte** des Widerstandes gesehen werden, während darin **ebenfalls beeinhaltete positive Entwicklungen** unerkannt und ungenutzt bleiben. Auch wenn die Rückkehr der Symptome einen regressiven Schritt bedeutet, ist sie zugleich eine nicht zu unterschätzende progressive Chance, noch während der Therapiezeit den auch später jederzeit möglichen Rückfall gemeinsam mit dem Therapeuten erkennen, erleben, bearbeiten und lösen zu können. Das Maß von schon erreichter selbstanalytischer Funktion – wie Psychoanalytiker es nennen – oder des Selbstmanagements – wie kognitiv-behaviorale Therapeuten es nennen – wird als ein elementares Ziel jeder Therapie damit vor Ort in statu nascendi überprüfbar und noch therapeutisch beeinflussbar (s. Kap. 9.2).

6.3.5 Spezielle Interaktions- und Beziehungsmuster

Spezielle Interaktions- und Beziehungsmuster können in der Abschlussphase den Charakter von Widerstand gegen Trennung und Loslösung haben. Sie können sowohl in der Beziehung oder Interaktion mit dem Therapeuten entstehen wie auch in außertherapeutischen Beziehungen. **Das Gleichgewicht zwischen immanenten Polaritäten wie Nähe und Distanz, Festhalten und Loslassen** ist bei diesen Interaktions- und Beziehungsphänomenen gestört.

Manche Patienten reagieren beispielsweise auf den Beginn der Abschlussphase mit der **Verschlechterung der Beziehung zum Therapeuten** – sie kritisieren ihn, fühlen sich von ihm rausgeworfen und schlecht behandelt, weil er das Therpieende anspricht, entwerten den Therapeuten, streiten sich mit ihm oder brechen plötzlich die Therapie ganz ab. In gewisser Hinsicht ist ihr Verhalten kontraphobisch, weil sie das entwerten und durch vorzeitiges Loslassen zerstören, was sie eigentlich festhalten wollen, aber aus intrapsychischen Gründen nicht können (z. B. aus Angst vor Abhängigkeit, vor narzisstischer Kränkung, Scham, Stolz).

Bei anderen Patienten sind konträre Muster festzustellen: Sie verklären die Trennung („golden phantasy“[55]), halten eine Beziehung fest durch **Idealisierung**[56], **Erotisierung** oder **Sexualisierung.** Einseitig und ohne Beachtung von Grenzen beginnen solche Patienten neue Liebesbeziehungen, heiraten, wollen schwanger werden oder werden schwanger[57], verlieben sich in den Therapeuten, suchen privaten Kontakt mit dem Therapeuten, streben körperliche Nähe und Berührung, Sexualität oder Paarbeziehung mit ihm an und vieles andere mehr. Weil die bewusste Auseinandersetzung mit der angstbesetzten Verlustthematik in der Abschlussphase in den Hintergrund tritt, wird sie somit erfolgreich, auch wenn dies mit anderen emotionalen Konflikten einhergeht.

Der grenzüberschreitende Wunsch des Patienten nach Nähe und Bindung zum Therapeuten ist eine nicht zu unterschätzende Gefahr, die mit der des Missbrauches verbunden ist, wenn der Therapeut ihr nicht bewusst und entschieden widerstehen und mit einem klaren „Nein“ entgegentreten kann, sondern sich verführen lässt und die eigentlichen unbewussten Quellen weder erkannt noch benannt werden. Die in ethischer Hinsicht bedeutsame Gefahr der Erotisierung und Sexualisierung wird aber in der Literatur nur selten als Widerstand gegen Trennungsangst hervorgehoben[58].

Die Entwicklung von **sadomasochistischen Beziehungsmustern** in der Abschlussphase wird wiederholt beschrieben[59]. In mehreren psychoanalytischen Arbeiten zum masochistischen Übertragungsmodus[60] wird auf die Bedeutung dieses Beziehungsmodus in Trennungssituationen hingewiesen. Freud[61] hat sich wiederholt mit dem sadomasochistischen Übertragungsmuster beschäftigt und schließlich auf dessen geringe therapeutische Beeinflussbarkeit hingewiesen[62]. Auch I. Hermann (1936) schreibt über das „Anklammern und Festhalten“ in Form von sadomasochistischen Beziehungsmustern, die besonders in Trennungssituationen vorkämen. Sadomasochistische Phantasien oder Beziehungsmuster, negativtherapeutische Reaktionen (s. u.), Depression und Trauer wurden von vielen Psychoanalytikern seit Freud wiederholt in Verbindung mit Trennungsprozessen gebracht.

Meiner Ansicht nach beruht der Widerstand gegen Trennung in Form von sadomasochistischen Beziehungsmustern auf der pathologischen Ambivalenz (s. Kap. 7). Sadomasochistische Muster sind dadurch charakterisiert, dass das Wechselspiel zwischen den Polaritäten sadistischer und masochistischer Modus nicht lösbar und beendbar ist. Ähnlich wie bei den durch pathologische Ambivalenz bedingten Zwangsphänomen des Zauderns[63] oder dem inneren Hin-und-her-gerissen-Sein können in sadomasochistische Muster verstrickte Menschen diese Ambivalenz nicht beenden, weil sie nur entweder das eine Extrem oder nur das andere zulassen können, während ein Sowohl-als-Auch für sie unvorstellbar und nicht herstellbar ist. Sie wollen festhalten am Alles-oder-nichts-Prinzip: entweder gehen und alles zerstören oder bleiben und sich selbst zerstören lassen. Weil sie es nicht schaffen, ihren Absolutheitsanspruch zu reduzieren, können sadomasochistische Beziehungsmuster und ihre zugrunde liegenden unbewussten Abwehrmechanismen dazu führen, dass der Trennungsprozess stagniert, zum Stillstand kommt und die Therapie nicht beendbar ist. Insofern haben sadomasochistische Muster denselben Effekt wie Anklammern, Festhalten, Erotisierung und Sexualisierung. Der Trennungsprozess in der Abschlussphase kann nur voranschreiten, wenn die ambivalente Zerrissenheit gelöst und durch eindeutige Prioritätensetzung der Beendigung durch Terminsetzung überwunden und der durch die Trennung bedingte Verlust toleriert und begrüßt werden kann.

Die **Differenzierung** zwischen passageren und länger dauernden organisierten sadomasochistischen oder erotisch-sexuellen Beziehungsmustern ist ähnlich wie der der negativ-therapeutischen Reaktion für die **Beurteilung in technischer und prognostischer Hinsicht** wesentlich. In jeder Therapie können insbesondere in der Abschlussphase passagere Beziehungsmuster dieser Art als Widerstand auftauchen. Sie sind vom Patienten aber schnell lösbar, sobald sie bewusst sind. Aber es gibt Patienten, bei denen in die Persönlichkeit eingebundene, bisher nicht offene sadomasochistische Strukturen unter der Trennungsthematik der Abschlussphase manifest werden, die therapeutisch nur wenig oder gar nicht beeinflussbar sind. Wie andere Autoren[64] habe ich den Verdacht, dass diese sadomasochistischen Entwicklungen, ebenso wie negativ-therapeutische Entwicklungen, häufig ein Schutz vor psychischem Zerfall des Selbst („Plombenfunktion“[65]) darstellen. Eine Quälbeziehung erscheint als das kleinere Übel im Vergleich zum Zusammenbruch des Selbst und aller Beziehungen[66].

6.3.6 Negativ-therapeutische Reaktion

Die negativ-therapeutische Reaktion wird ebenfalls in einigen psychoanalytischen Arbeiten zur Abschlussphase genannt[67]. In Arbeiten, die sich nicht mit Trennungsprozessen sondern mit der negativ-therapeutischen Reaktion im Allgemeinen befassen, wird auf die Verbindung mit Trennungsprozessen am Therapieende hingewiesen, ohne dass dies aber näher ausgeführt wird[68].

S. Freud[69] prägte den Begriff der negativ-therapeutischen Reaktion dafür, **dass der Patient negativ auf therapeutischen Erfolg reagiert**. Statt positiv darauf zu reagieren, geht es dem Patienten deutlich schlechter. Dieses Scheitern am Erfolg brachte Freud in Verbindung mit moralischen Über-Ich-Forderungen, einem unbewussten Schuldgefühl, Strafbedürfnis sowie masochistischen Zielen des Todestriebes. Spätere psychoanalytische Autoren[70] definieren die negativ-therapeutische Reaktion anders als Freud und verstehen deren Ursachen unterschiedlich und kontrovers. Von vielen Psychoanalytikern wird sie als Widerstand in progressiver und regressiver Hinsicht angesehen, der auf frühere, unbewusste, omnipotente Verschmelzungswünsche sowie auf Loslösungs- und Individuationskonflikte zurückgeht[71]. Andere psychoanalytische Autoren vermuten ihre Ursachen in realen, prägenden Traumata der Kindheit und bringen die gestörte Beziehung zwischen Patient und Therapeut damit in Verbindung[72].

Paradoxe negative Reaktionen auf freudige Ereignisse sind eine **allgemein menschliche psychische Reaktionsmöglichkeit** – wie beispielsweise Tränen bei Hochzeit oder Geburt, bei Erhalt eines Geschenkes, Rückkehr von Totgeglaubten, Bestehen einer schweren Prüfung, Rettung aus Gefahr und Trauma. Die Posttraumatische Belastungsreaktion und -störung sowie die Wochenbettsdepression können in gewisser Hinsicht als negative Reaktion auf etwas eigentlich Positives – das Überleben und Gebären – verstanden werden. In den negativen Affekten, wie z. B. Weinen, Klagen, depressive Stimmung, Wut, Flash-back in Phantasien und Träumen, kommen einseitig die Leidensaffekte zum Ausdruck, die vor der Lösung in der angstbesetzten Situation selbst nicht zugelassen werden konnten. Der erfolgreiche Ausgang kann nicht mit Freude begrüßt werden, weil die Integration von durchlebtem Leid und glücklichem Ausgang nicht gelingt und damit zur psychischen Dekompensation führt. Ähnliche paradoxe negative Reaktionen sind in Psychotherapien und im Alltag nicht selten zu beobachten – wie das Sich-nicht-freuen-Können über Erfolg, über Wunscherfüllung, über orgastische Befriedigung. Die negative Reaktion auf das freudige Ereignis kann man so gesehen als Ausdruck einer situativen und passageren intrapsychischen, vielleicht auch neurobiologisch begleiteten Überforderung verstehen, die der Wechsel von unterdrückten negativen Affekten und Leiden hin zu Entspannung, Freude und Glück mit sich zieht. Das Positive kann erst dann genossen werden, wenn die durchlebten negativen Gefühle und die damit verbundene Hilflosigkeit und Ausgeliefertheit psychisch tolerierbar sind.

In der Psychotherapie können **negative Reaktionen auf therapeutischen Fortschritt** jederzeit vorkommen, insbesondere aber als **Reaktion auf Trennungsangst in der Abschlussphase**. Mit der negativen Reaktion auf therapeutischen Erfolg scheint das verhindert zu werden, was in Verbindung mit Erfolg gefürchtet wird – die Beendigung der Therapie[73]. Dabei haben nicht-bewusste, überwältigende frühere, auch lang zurückliegende innere oder äußere Traumata eine wesentliche Funktion für Verlauf und Intensität der negativ-therapeutischen Reaktion. Der Trennungsgedanke aktiviert frühere, oft längst vergessene Trennungserfahrungen, bei denen die negativen Affekte nicht bewältigt wurden. In der negativ-therapeutischen Reaktion findet sich die Doppelfunktion des Widerstandes in besonderer Weise wieder: einerseits werden dadurch im regressiven Sinne positive Affekte, Fortschritt und Genesung vermieden und verhindert, andererseits ist sie ein progressiver Bewältigungsversuch, der signalisiert, dass die Trennung noch nicht verarbeitbar ist.

Wegen der klinischen Evidenz sollte meiner Ansicht nach der Begriff der negativ-therapeutischen Reaktion ausschließlich für negative, paradoxe Reaktionen auf therapeutischen Fortschritt während der Therapie beibehalten werden. Diese **negativ-therapeutischen, passageren Reaktionen** sollten aber eindeutig von **sonstigen negativen therapeutischen Verläufen** und Entwicklungen der gesamten Therapie **unterschieden** werden. Diese Differenzierung wird in den psychoanalytischen Arbeiten zur negativ-therapeutischen Reaktion meinem Eindruck nach oft nicht genügend vorgenommen[74]. Jede negative Entwicklung oder fehlende therapeutische Veränderung als Ausdruck von technischen Fehlern des Psychoanalytikers zu verstehen, ist meiner Ansicht nach zu radikal und undifferenziert, auch wenn es bei jeder gegen den therapeutischen Fortschritt gerichteten Reaktion entscheidend ist, wie der Therapeut damit umgehen kann.

Insbesondere bei **schweren Persönlichkeitsstörungen und chronischen psychischen Krankheiten** sind anhaltende negativ-therapeutische Entwicklungen und sadomasochistische Beziehungsstrukturen nicht selten Ausdruck von unlösbaren Trennungsängsten, persistierender Trennungsambivalenz und therapeutischer Unveränderbarkeit. Dies bestätigt die Psychoanalytiker, die die Ursache der negativ-therapeutischen Reaktion in gravierenden psychischen Störungen sehen. Bei solchen Patienten ist die Differenzierung zwischen Reaktion, anhaltender Störung und Entwicklung entscheidend für die Beurteilung und das technische Vorgehen. Geht man davon aus, dass eine gravierende negativ-therapeutische Entwicklung in der Abschlussphase bei solchen Patienten sowohl Ausdruck einer falschen Indikationsstellung für dieses therapeutische Verfahren sein kann, wie auch auf einem zu langen Nichterkennen und Mitagieren des Therapeuten durch Nichtansprechen des Beendigungsthemas beruhen kann, dann passt sogar die Ansicht der Psychoanalytiker, die meinen, dass die negativ-therapeutische Reaktion eine negative Folge der unzureichenden Technik des Therapeuten darstellt[75].

6.4 Verlauf von Widerstand in der Abschlussphase

Der Verlauf von Widerstand gegen das Beenden in der Abschlussphase ist **individuell unterschiedlich**. Ob, wie und wann sich Angst und Widerstand bei dem einzelnen Patienten entwickeln, ist nicht vorhersagbar, sondern folgt einer sich prozesshaft entwickelnden Eigendynamik, die oft erst im Nachhinein als Ganzes nachvollziehbar ist. Wesentliche Kriterien für die Beurteilung der komplexen Zusammenhänge des Widerstandes im Trennungsprozess sind nicht, ob Widerstand da ist oder nicht, sondern seine **Ursache, Maß, Intensität, Zeitpunkt, Verlauf und Einbettung in den gesamten Therapieprozess**. Während der gesamten Abschlussphase – auch noch in der postterminalen Phase – kann passagerer Widerstand auftreten; er kann unterschiedliche Quellen und Ursachen haben; es können sich verschiedene Widerstandsarten entwickeln, miteinander vermischt oder getrennt auftreten, von kürzerer oder längerer Dauer und unterschiedlicher Intensität sein.

Häufig ist der Verlauf des Widerstandes **wellenförmig**, auf- und abschwellend, mit regressivem oder progressivem Schwerpunkt[76]. Das Besondere aber am Widerstand in der Abschlussphase ist, dass er beim unkomplizierten Verlauf von kurzer Dauer, reaktiv und passager ist. Der Doppelaspekt des Widerstandes, sowohl progressiven als auch regressiven Zielen zugleich zu dienen, hat in der Abschlussphase eine besondere Bedeutung. Denn das Nebeneinander von und der Wechsel zwischen den gegensätzlichen Tendenzen regressiv und progressiv sind Teil der Entscheidungsfindung im ambivalenten Zwischenstadium, bevor der Patient die Terminsetzung festlegen kann (s. Kap. 7.3 und 8.4.4).

Beim unkomplizierten Verlauf des Widerstandes ist eine eindeutige Entwicklungslinie festzustellen, die den wellenförmigen Schwankungen übergeordnet ist. Je näher das Therapieende kommt, umso seltener, passagerer und weniger intensiv ist der Widerstand gegen das Beenden, während die Realität des Therapieendes zunehmend Priorität hat und positiv angenommen werden kann.

Vor allem zu Beginn der Abschlussphase bis kurz vor der Entscheidung zur Terminsetzung ist Widerstand häufig zu beobachten. Insbesondere die **einseitig vom Therapeuten oder von außen vorgegebene Terminsetzung** kann heftige Widerstandsreaktionen nach sich ziehen[77]. Das Befinden des Patienten kann sich dadurch deutlich verschlechtern und zu kritischen Spannungen in der therapeutischen Beziehung führen[78]. Ähnlich wie beim kritischen Fieberanstieg von Infektionskrankheiten vor der Genesung kommen unter dem zunehmenden Bewusstsein von der Realität der Trennung am Therapieende bisher immer noch nicht bewältigte Problembereiche zum Vorschein. Die Analogie vom Finale am Ende der Theatervorstellung oder des Konzertes passt gut zu der Zuspitzung des Widerstandes und der Wiederkehr von längst vergessenen Themen in der Abschlussphase, denn alle zusammen werden noch einmal zur selben Zeit aktiv, um sich danach abzubauen und friedlich zu enden (s. Kap. 1.1). Auch wenn diese kritische Zuspitzung eine psychische Belastung des Patienten und der therapeutischen Arbeit bedeutet, führt sie in der Regel zu heilsamer Lösung und Neubeginn.

Bei Patienten, deren bisherige Therapie mit heftigem Widerstand und kritischen Zuspitzungen verbunden war, scheint der Widerstand in der Abschlussphase häufig von moderaterer Intensität zu sein, so als wären sie schon erfahrener und geübter im Umgang mit und Überwinden von Widerständen. Dagegen können in bisher scheinbar problemlosen Therapieverläufen plötzliche und heftige Widerstände entstehen, die noch nicht gelöste psychische Störungen enttarnen und damit der Bearbeitung zugänglich machen. Es können auch unerwartete Zuspitzungen des Widerstandes in den letzten Stunden, auch in den letzten Minuten der letzten Stunde oder danach in der postterminalen Phase vorkommen. Ein unangemessen großes Geschenk kann beispielsweise Ausdruck des Widerstandes gegen Lösung und Trennung unbewusst bedeuten (s. Kap. 12.3). Ein wenig problematischer Verlauf des Widerstandes in der Abschlussphase kann Ausdruck unbewusster Verleugnung von Trennungskonflikten sein, mit denen das Eingeständnis von nicht veränderbaren, ungewollten Lebensrealitäten vermieden werden kann.

Der **Rückgang der unbewussten Widerstandsentwicklung** ist untrennbar mit der **Lösung der Übertragungsneurose** oder übertragungsbedingten Wahrnehmungsverzerrungen verbunden (s. Kap. 11). Da Widerstand im Allgemeinen ähnlich wie Übertragung einen ubiquitären psychischen Mechanismus darstellt, mit dem jeder Mensch im Alltag umgehen können muss, besteht das therapeutische Ziel am Therapieende nicht in einer absoluten Lösung von jeglichem Widerstand, sondern in einer relativen Reduzierung von pathologischem Widerstand und in der Fähigkeit des Patienten, damit zur Regulierung des psychischen Gleichgewichts selbstständig umzugehen.

6.5 Technische Aspekte

Die Technik des Therapeuten, die Art, wie er mit dem Widerstand des Patienten in der Abschlussphase umgeht, ist entscheidend für den weiteren Verlauf und das therapeutische Ergebnis des Patienten am Ende der Therapie. Dass der Therapeut selbst bewusst oder unbewusst die verstärkte Widerstandsentwicklung des Patienten im Positiven wie auch im Negativen beeinflussen kann, wird in den psychoanalytischen Arbeiten immer wieder beschrieben.

Auch wenn der Widerstand sich gegen das Ziel der Beendigung richtet und für Patient und Therapeut ein Hindernis darstellt, ist der in der therapeutischen Situation in statu nascendi entstehende, direkt wahrnehmbare und beeinflussbare Widerstand eine Chance für die therapeutische Arbeit am Trennungsvorgang. Da Verlauf, Art, Intensität und Dauer des Widerstandes individuell unterschiedlich sind, ist auch die Technik nicht starr in allen Einzelheiten fallübergreifend vorhersagbar und festlegbar[79].

Trotzdem können einige **Grundprinzipien im technischen Umgang mit Widerstand** benannt werden. Ebenso wie in anderen Therapiephasen sowie beim selbsttherapeutischen Umgang im Alltagsleben ist Widerstand prinzipiell nur lösbar, wenn er bewusst wahrgenommen wird, die damit verbundene Vermeidung erkannt und schließlich aktiv überwunden wird.

Das erste **Ziel** bei der Bewältigung des Widerstandes besteht in der **bewussten Wahrnehmung**, dass Widerstand im Patienten vorliegt. Fallen dem Therapeuten ungeklärte Widersprüche und Diskrepanzen in Verhalten und Motivation des Handelns auf, die dem Patienten nicht bewusst sind, dann ist es die Aufgabe des Therapeuten dies anzusprechen. Gerade wenn der Betroffene sich dagegen wehrt und den vom anderen wahrgenommenen Widerstand als nicht zu sich gehörig abweist, ist es besonders wichtig, dass der Therapeut den Umgang damit aktiv und zugleich einfühlsam-empathisch fördert – sei es durch Deutungen oder durch Übungen oder anderes. Mit der Bewusstwerdung geht die Konfrontation mit den nicht bewussten Motiven der Vermeidung einher. Erst dann, wenn der Patient den psychischen Mechanismus des Widerstandes und die Vermeidung **anerkannt** hat, kann er sich die Veränderung von Abwehrmechanismen und Vermeidungsverhalten vornehmen und **aktiv durch Üben in die Tat umsetzen**.

Insbesondere der **psychodynamisch-psychoanalytische Therapeut** ist auf den technischen Umgang mit Widerstand und Abwehr schon in der Ausbildung gründlich vorbereitet. Er achtet auf subliminale Widersprüche, auch wenn sie noch so geringfügig und nebensächlich erscheinen. Die Aufgabe des Psychoanalytikers besteht darin, dass der Patient Einsicht in seinen Widerstand und seine Abwehrmechanismen bekommt, damit er deren Einfluss bewusst regulieren kann. Er ist darin geschult, die indirekten Anzeichen beiläufiger Verhaltensweisen oder subtiler Widersprüche zu entschlüsseln und dem Patienten mit Hilfe von Deutungen so mitzuteilen, dass der Patient den darin verborgenen Widerstand erkennen kann. Der Psychoanalytiker muss neben der intrapsychischen Realität gezielt auf das gesamte Spektrum innerer und äußerer Ebenen der Realität und Verhaltensweisen bei seinen Patienten achten, damit er ihnen im Widerstand erkennbare mikroskopische Diskrepanzen in seinen Deutungen bewusst machen kann.

Trotzdem haben Psychoanalytiker den Blick in unbewusste intrapsychische Realitäten bisher einseitig überbewertet und dabei den Einfluss von Verhalten und äußerer Realität übersehen. Ein Beispiel dafür ist die psychoanalytische Haltung von Bion (z. B. 1962), in der ausschließlich die ziellose Einstellung des Psychoanalytikers auf das Unbewusste des Patienten betont wird, verbunden mit dem radikal einseitigen technischen Hinweis für den Psychoanalytiker, in der Therapiestunde jede Erinnerung, jedes Ziel und jeden Wunsch zu vergessen. Psychoanalytische Therapeuten haben darüber hinaus bisher die Bedeutung der Einsicht gegenüber therapeutischer Veränderung und Verhalten überbewertet. Einsicht in den Mechanismus des Widerstandes zieht keineswegs immer und zwangsläufig nach sich, dass der Patient seine Vermeidungen aufgeben kann, worauf schon Bleuler (1910) zu Recht hingewiesen hat. Der psychodynamisch-psychoanalytische Therapeut muss meiner Ansicht nach neben der Förderung von Einsicht und Deutung darauf achten, dass der Patient aktiv die Veränderung seines Verhaltens innerhalb und außerhalb der therapeutischen Situation umsetzt und übt, um stabile therapeutische Erfolge zu erreichen.

Die **kognitiv-behavioralen Therapeuten** dagegen haben bisher den nicht-bewussten Widerstand und das dadurch bedingte Vermeidungsverhalten ignoriert. Doch jeder Therapeut kann von solchen Widerständen in der Abschlussphase überrascht werden und muss in gewissem Maße damit umgehen können. Deswegen ist es nicht nur für den psychodynamisch-psychoanalytischen, sondern auch für den kognitiv-behavioralen Therapeuten wichtig, über die Möglichkeit unbewusster Widerstände informiert zu sein. Obwohl sich beide therapeutischen Grundverfahren in Theorie und Technik grundlegend unterscheiden, gehören beide wie zwei Seiten einer Medaille zusammen: Der psychodynamisch-psychoanalytische Therapeut versucht den Widerstand durch Einsicht zu lösen, während dies der kognitiv-behaviorale Therapeut durch Verhaltensänderung und Neuerfahrung unter Umgehung der Einsicht zu erreichen versucht. Beide Zugangsweisen sind bei allen Therapien für die Überwindung von Widerstand von grundsätzlicher Bedeutung. Ohne ein gewisses Maß an Verhaltensänderung ist eine Psychoanalyse erfolglos, und ohne Einsicht sind Erfolge der Verhaltenstherapie oft nur von kurzer Dauer oder gefolgt von Symptomverschiebungen.

Da die Phänome der Gewöhnung und Abhängigkeit von einer regelmäßigen psychotherapeutischen Vereinbarung in der Abschlussphase aller Therapien eine besondere Rolle für Angst vor und Widerstand gegen Trennung spielen, muss der Therapeut den **Widerstand gegen Entwöhnung und Selbstständigkeit** besonders beachten (s. Kap. 9). Leider gehen sowohl psychoanalytische, als auch kognitiv-behaviorale Therapeuten auf die dadurch bedingten Widerstände gegen das Beenden zu wenig ein. Wenn in der Abschlussphase Angst und Widerstand gegen das Beenden vorkommen, sollte aber jeder Therapeut sowohl auf Bewusstmachung, Verstehen und Einsicht, auf Konfrontation und Vermeidung wie auch auf aktive Veränderung des Verhaltens achten. Der Therapeut muss **differenzieren** können zwischen einem breiten Spektrum von **inneren und äußeren Realitäten**, zwischen intrapsychischen Konflikten und realen äußeren Konflikten. Der Therapeut muss auf die **Doppelfunktion** von Widerstand vorbereitet sein, sowohl auf das negative Dagegen und die regressive Vermeidung, als auch auf den gleichzeitigen progressiven Lösungsversuch. Auch auf das Maß der Angstspannung, auf psychische Belastbarkeit durch **negative Affekte**, Widersprüche, Frustration und ihre Grenzen muss der Therapeut achten. Sowohl ein Zuviel wie auch ein Zuwenig an Angst kann ein Hinweis darauf sein, wie weit der Patient mit dem Widerstand umgehen kann. Die Gefahr der Traumatisierung durch die Überschreitung von psychischer Anspannung in dieser Belastungssituation muss der Therapeut bei seinem Vorgehen ebenso berücksichtigen wie den Einfluss von früheren Traumata beim Widerstand gegen Trennung (s. Kap. 5.4 und 5.5). Durch ein Zuviel an Anweisung oder einseitige Deutung der regressiven Tendenzen kann der Therapeut leicht selber zur Ursache für Widerstandsentwicklung und -verstärkung beim Patienten werden[80].

Der Therapeut muss wiederholt in der Abschlussphase abwägen und entscheiden, wie er mit dem Gleichgewicht im Patienten zwischen **Spannungserhöhung** zur Widerstandsüberwindung einerseits und Angst- und **Spannungsreduktion** zum Schutz vor traumatischer Überwältigung andererseits umgeht. Er muss wiederholt differenzieren zwischen Widerstandsreaktion und anhaltender und progredienter Widerstandsentwicklung, um das jeweilige technische Vorgehen entsprechend zu adaptieren. Beispielsweise kann es beim plötzlichen Wunsch des Patienten, die Therapie vorzeitig zu beenden, entscheidend sein, dass der Therapeut nicht sofort diesen Wunsch akzeptiert und unterstützt, sondern das gemeinsame Besprechen und Darüber-Nachdenken, das Abwägen des Für und Wider anregt, um die tiefer gehenden Gründe für diesen Wunsch herauszufinden. Demgegenüber kann es bei selbstdestruktiven Widerstandsentwicklungen und therapeutischem Stillstand mit sadomasochistischer oder negativ-therapeutischer Entwicklung wichtig sein, dass der Therapeut das baldige Beenden der Behandlung von sich aus vorschlägt und vorantreibt, um den Patienten vor weiterem schwerwiegendem Leiden durch die Fortsetzung der Therapie zu schützen (s. Kap. 8.4.3 und 9.4).

Manchmal ist das **Eingeständnis des therapeutischen Scheiterns** und der Unbeeinflussbarkeit der Störung und die gegebenenfalls einseitige Beendigung durch den Therapeuten selbst die einzige Möglichkeit, um einen ausweglosen therapeutischen Stillstand zu lösen. Schon am Beginn der Therapie sollte der Therapeut an die Möglichkeit solcher negativer Therapieverläufe denken und schon bei der Indikationsstellung berücksichtigen, um den Patienten vor dem Erleben solcher malignen Entwicklungen von vorneherein zu bewahren.

Da Widerstand in der Abschlussphase oft an vom Patienten ausgehenden Setting-Veränderungen zum Ausdruck kommt, ist die **Haltung** zu und der Umgang des Therapeuten mit **Setting-Veränderungen** wesentlich (s. Kap. 8.4 u. 9.4). Die Meinungen psychoanalytischer Autoren zu Setting-Veränderungen in der Abschlussphase sind breit gestreut, oft in sich widersprüchlich und pendeln zwischen dem einen Extrem, dass Setting-Veränderungen in der Abschlussphase nötig seien, und dem anderen Extrem, dass Setting-Veränderungen nicht angebracht seien. Bei den meisten Autoren wird ein pragmatisches, jeweils der Situation angepasstes Verhältnis zur Technik erkennbar.

Meiner Ansicht nach wird aus den unterschiedlichen Einstellungen deutlich, dass es **keine absolute, für jeden Fall gültige technische Leitlinie** für Setting-Veränderung in der Abschlussphase gibt, sondern das jeweilige Vorgehen dem individuellen Fall flexibel angepasst werden muss. Beispielsweise bedeutet es für manche Patienten Neubeginn und Besserung, wenn sie ihre zwanghafte Starrheit als Widerstand gegen Flexibilität überwinden und die einmal gefällten Therapieentscheidungen korrigieren können. Für andere Patienten – häufig mit histrionischen Störungen – kann dagegen das konsequente Festhalten an vereinbarten Therapieentscheidungen Neubeginn bedeuten, weil sie ihr Vermeidungsverhalten von und die Angst vor Abhängigkeit, Festlegung und Unterordnung damit korrigieren können.

Grundsätzlich halte ich es für wichtig, dass der Patient gemeinsam mit dem Therapeuten über Veränderungen des Settings in der Abschlussphase eine gewisse Zeit **nachdenkt**, bevor sie **realisiert** werden. Somit kann der Patient mutuell mit dem Therapeuten an sich selbst adaptierte Vorstellungen – sozusagen maßgeschneidert – entwickeln und sich schließlich bewusst dazu entscheiden. Vor allem der Zeitpunkt für Setting-Veränderungen sollte gut überlegt sein. Ist beispielsweise der Widerstand gegen das Beenden aktiv, aber dem Patienten noch nicht bewusst, ist die Gefahr groß, dass eine zu frühe Setting-Änderung als vorschnelles Handeln den Widerstand verstärkt. Dadurch kann die wichtige Differenzierung zwischen regressivem Vermeiden und progressiver Weiterentwicklung des Trennungsprozesses sehr viel schwieriger werden und den Ablösungsprozess unnötig verzögern.

Trotz aufmerksamer Wahrnehmung unterschwelliger Anzeichen von Widerstand kann jeder Therapeut aber von eigenmächtigen, unangekündigten und unbesprochenen **Veränderungen des Settings durch den Patienten** überrascht und vor vollendete Tatsachen gestellt werden (s. Kap. 8.4.2). Das Beenden einer Psychotherapie durch plötzlichen Abbruch durch den Patienten ohne Möglichkeit einer gemeinsamen Besprechung in einer Abschlussphase kennen sicherlich alle Psychotherapeuten aus ihrer Praxis. Bei jeder Art von Psychotherapie und Technik kann dieser Widerstand vorkommen, verursacht durch vielerlei Konflikte, sowohl beim Patienten als auch beim Therapeuten. Ob der Therapeut das Verhalten des Patienten als Ausdruck des Widerstandes erkennt und **wie der Therapeut damit umgeht**, kann entscheidend sein.

Beispielsweise kann der Therapeut den Kontakt zum Patienten, der zum vereinbarten Termin nicht mehr kommt, von sich aus herstellen, indem er sich brieflich meldet und ein Klärungsgespräch oder ein Abschlussgespräch vorschlägt. Er kann aber auch den Kontakt seinerseits beenden, indem er sich ebenfalls nicht mehr meldet. In einem Gespräch, das noch stattfindet, bevor der Patient aufhört, kann der Therapeut die Entscheidung des Patienten zwar akzeptieren, aber zugleich seine Sichtweise dazu aussprechen. Er kann aber auch offen oder latent verärgert über die vorzeitige Beendigung reagieren und kann den Trennungswunsch des Patienten, seine Versagensängste, Beschämung und Schuldgefühle damit vertiefen. Der Therapeut kann den Patienten bewusst oder unbewusst festhalten, indem er ihn zum Bleiben zu überreden versucht.

Auch wenn ein Patient einseitig die Therapie scheinbar ohne Gefühle beendet, löst das Scheitern der Therapie bei Patient und Therapeut **Angst, Versagensgefühle und Scham** aus. Versteht man die therapeutische Unveränderbarkeit als unbewussten Widerstand des Patienten, können die durch den Abbruch ausgelösten negativen Affekte zur weiteren Widerstandsverstärkung führen (s. auch Kap. 10.3). Dadurch wird es für den Patienten immer schwieriger, das therapeutische Scheitern und die Hoffnungslosigkeit offen auszusprechen. In solchen therapeutischen Situationen ist es die Aufgabe des Therapeuten, von sich aus das gemeinsame Scheitern oder die Begrenztheit von Veränderung offen anzusprechen, solange der Patient noch zu ihm kommt. Damit hilft er dem sprachlosen Patienten dabei, Worte für seine Not zu finden, damit gemeinsam Lösungen besprochen werden können[81].

Wenn der Therapeut selbst die mit der Erfolglosigkeit einhergehenden Gefühle und Spannungen vermeidet und nicht direkt und offen anspricht, kann es zur **Widerstandsverstär-**

kung beim Patienten beitragen, sich damit offen auseinander zu setzen. **Zögert der Therapeut das direkte Ansprechen hinaus** oder bemerkt nicht den zunehmenden latenten Widerstand des Patienten – z. B. aus eigener unbewusster Widerstandsentwicklung heraus –, dann sind es nicht selten die Patienten, die die zunehmende Spannung in einer verfahrenen therapeutischen Situation nicht mehr aushalten und die Notbremse durch plötzlichen Therapieabbruch oder Therapeutenwechsel ziehen. Psychoanalytisch gesprochen könnte man sagen, dass der Patient den gemeinsamen Widerstand gegen das Offenlegen des therapeutischen Scheiterns agiert, um diese Realität zu verleugnen und um den Therapeuten vor der uneingestandenen Aggression zu schützen.

Insbesondere dann, wenn der Psychotherapeut sich zu wenig für das Beenden verantwortlich fühlt und über zu wenig Kenntnis und Bewusstsein von der Abschlussphase verfügt, können solche **komplizierten unbewussten Widerstandsverstrickungen zwischen Therapeut und Patient** am Ende der Therapie entstehen. Die bis heute bestehende Haltung der meisten klassischen **Psychoanalytiker** zur Dauer – je länger und intensiver ein psychoanalytischer Prozess ist, umso erfolgreicher sei er – ist meiner Ansicht nach ein wesentlicher Grund dafür, dass der psychoanalytische Therapeut seiner Aufgabe in der Abschlussphase nicht gerecht werden kann. Die psychoanalytische Verabsolutierung der Ziellosigkeit führt dazu, dass Therapeut und Patient gemeinsam den Widerstand gegen Trennung agieren[82]. Folgen davon sind nicht beendbare Therapien, Verleugnung von Endlichkeit, Verharren in Unentschiedenheit, Vermeidung einer Terminsetzung fürs Beenden, plötzlicher Abbruch des Patienten, Flucht in die Selbstständigkeit, Idealisierung von therapeutischen Erfolgen und vieles andere mehr.

Aber auch **kognitiv-behaviorale oder andere Therapeuten**[83] führen jahrelange Therapien durch, ohne den Stillstand und den zugrunde liegenden Widerstand und das Ziel des Beendens offen zum Thema zu machen. Wenn Therapeuten solche jahrelangen Therapien ohne Beachtung von angemessener therapeutischer Veränderung durchführen, machen sie sich sowohl in ökonomischer wie auch in ethischer Hinsicht schuldig, weil sie einen psychisch Kranken und von ihnen abhängigen Menschen in eine immer schwerer lösbare Abhängigkeit bringen und verhindern, dass der Patient sich mit seiner Nicht-Veränderbarkeit auseinander setzt und sich damit abfindet.

Insgesamt stellt die Arbeit an und mit Widerstand in der Abschlussphase eine ganz **besondere Herausforderung und Belastungsprobe der Person des Therapeuten** dar[84], die auch die eigene Trennungsfähigkeit durch Loslassen des Patienten berührt. Ähnlich wie Eltern mit ihren adoleszenten Kindern wird der Therapeut durch den Widerstand beim Ablösungsprozess des Patienten in spezieller Weise belastet. Sich dieser Auseinandersetzung offen und echt zu stellen, hilft dem Patienten dabei, sich von übertragungsbedingten Verzerrungen zu lösen und den Therapeuten als reale Person mit Stärken und Schwächen anzuerkennen[85]. Dem fast wieder flüggen Patienten Widerstand als einen Ausdruck der Selbstfindung auf dem steinigen Weg zur Trennung zuzugestehen, ohne die eigene therapeutische Sicht aufzugeben oder sich autoritär einzumischen, gelingt dem Therapeuten nur dann, wenn er die Zerreißprobe zwischen Gegensätzen und Widersprüchen, zwischen technischer Flexibilität und Kontinuität in sich integrieren und konstruktiv nutzen kann. Die Gefahr droht, dass der Therapeut durch die negative Note des Widerstandes persönlich enttäuscht und gekränkt ist, sich auf subtile Weise rächt, selbst in Widerstand und Abwehrmechanismen verfällt und damit den bisher geleisteten therapeutischen Erfolg gefährdet. Erst das Eingeständnis des Therapeuten von eigener Verletzlichkeit, Unvollständigkeit, Unvollkommenheit, Fehlbarkeit und Widersprüchlichkeit verhilft dem Patienten dazu, sich von eigenen Ansprüchen nach Vollkommenheit zu lösen und den Widerstand gegen das Beenden zu überwinden. In fast allen psychoanalytischen Arbeiten zu Beendigungsprozessen wird dieser Aspekt indirekt angedeutet über den Hinweis, dass in der Abschlussphase die Gegenübertragung des Therapeuten eine große Rolle spielt.

6.6 Zusammenfassung

In der Abschlussphase jeder Psychotherapie können plötzliche Trennungsängste entstehen und Widerstand, Abwehrmechanismen und Vermeidungsverhalten nach sich ziehen, die gegen die Beendigung gerichtet sind. Die Erscheinungsformen des Widerstandes gegen Trennung und Beendigung können sich manifestieren in einem Kontinuum von kognitiv wahrnehmbarem Verhalten bis hin zu unbewussten Abwehrmechanismen. Häufig zu beobachten sind bewusster Widerstand, Umgang mit dem Setting, Agieren, Rückfall in alte oder neue Symptome, spezielle Interaktions- und Beziehungsmuster sowie negativ-therapeutische Reaktion. Trotz der negativ-regressiven Funktion von Widerstand bedeutet er eine Chance für die therapeutische Arbeit am Trennungsprozess, der aber nur voranschreiten kann, wenn Widerstand bewusst wahrgenommen, verstanden und schließlich aktiv überwunden wird. Jeder Therapeut muss seine Technik in der Abschlussphase so gestalten, dass er beim Patienten sowohl einsichtsbezogene, als auch verhaltensbezogene Veränderungen fördert. In besonderer Weise sollte der Therapeut auf seine eigene Trennungsfähigkeit und latente Trennungskonflikte achten, da sie unerkannt leicht zu folgenschweren Widerstandsverstrickungen mit dem Patienten führen und technische Fehlentscheidungen zur Folge haben können.

Fußnoten

1 s. Anhang, Tab. 1 u. 2, Abb. 1.

2 Asch 1976, Boesky 1988, Dam et al 1975, Glick, R. 1987, Laforgue 1934, Levenson, L. 1998, Matthews 1995, Miller 1965, Novick 1992, Parsons 1990, Schafer 1973, Simone 1994, 4. Kapitel „Difficult Conclusions“, S. 41–50, Stoltzenberg 1986, Kapitel 3.2.2. „Übertragung“, S. 33–38, Kapitel 3.2.5.1. „Trennungsangst und Abwehr“, S. 52–56, Tyson 1996, Wilson 1968.

3 insbes. Abrams 1978, Allen 1942, Asch 1976, Bergman 1988, Blanck et al. 1986, Brenman 1982, Bush et al. 1984, Buxbaum 1950, Calef et al. 1983, Edelson 1963, Eickhoff 1975, Erlich 1988, Etchegoyen 1991, Ferraro 1995, Firestein 1978, 1982, 2001, Simone Garburri 1985, Glover 1955, Goudsmit 1990, Grenell 2002, Hirsch 1989, Jackel 1966, Kubie 1967, Kupers 1988, Langs 1974, S. 455f, Loewald 1988, Murdin 2000, Novick/Novick 1987, 1991, 1998, Parsons 1990, Ruffler 1959, S. 229, Schmukler 1991, Schultz 1984, Simone 1994, S. 41ff, Stoltzenberg 1986, Strupp et al. 1977, Thomä/Kächele 1985/1996, Tyson 1996, Weigert 1952, Werbart 1997, Whipple 1979, Zetzel 1970.

4 Glover 1955, S. 156.

5 Glover 1955, S. 148.

6 Freud 1913c, G.W., Bd. 8.

7 Rank 1926, 1929, 1931.

8 vgl. insbes. Bowlby 1980, Kap. 4, S. 64–102; s. Kap. 1.1, 2.2, 2.3 und 5.1.

9 Bowlby 1980, S. 36.

10 Bowlby 1980, S. 456ff.

11 Bowlby 1980, S. 460ff.

12 Bowlby 1980, S. 467ff.

13 Bowlby 1980, S. 471ff.

14 Bowlby 1980, S. 476ff.

15 Bowlby 1980, S. 484ff.

16 Bowlby 1980, S. 491ff.

17 Bowlby 1980, S. 65f.

18 vgl. insbes. Bowlby 1979, S. 76ff, 1980, Kap. 21, S. 455–497.

19 Bowlby 1980, S. 100.

20 Thomä/Kächele 1985/1996, Bd. 1, S. 118.

21 vgl. z. B. Laplanche/Pontalis 1967.

22 Freud 1923b, G.W., Bd. 13.

23 vgl. Orange et al. 1997; auch z. B. Thomä/Kächele 1985/1996, Bd. 1, Kap. 4, S. 138.

24 Balint 1935 (in Balint 1965).

25 vgl. Erikson 1959, Mahler et al. 1975, Spitz 1957, 1965.

26 Bowlby 1960, 1973.

27 Wolberg 1954, S. 840–844.

28 vgl. z. B. Margraf 1996, Kap. 24.3., S. 388–395.

29 z. B. Margraf 1996, S. 163 u. 388.

30 Freud 1916/1917, G.W., Bd 11, S. 297.

31 Margraf 1996, S. 388.

32 Wolberg 1954, S. 840ff.

33 Margraf 1996, S. 383–395.

34 Margraf 1996, Abschnitt „Selbstmanagement“, Kap. 35.3., S. 536.

35 Müller-Ebert 2001, S. 41–44, 143–157.

36 Klüwer 1977 (in Klüwer 1995), S. 81; s. Kap. 8.1.

37 vgl. Laufer/Laufer 1984, Erikson 1959.

38 vgl. Volkan 1976, Volkan et al. 1993, Spiegel 1973.

39 vgl. Caruso 1968, Schultz 1984.

40 vgl. insbes. Auchter 1978, Diederichs 2002, Coltart 1996, Dewald 1966, Edelson 1963, Ehlert-Balzer 2000, Eickhoff 1975, Ekstein 1966, Erikson 1959, S. 169–175, Ferraro 1995, Firestein 1978, 2001, Fordham 1969, Greenson 1966, Hurn 1970, Kinston et al. 1988, Kogan 1995, Kohut 1977, Kupers

1988, Langs 1974, Leupold-Löwenthal 1981, Murdin 2000, Niederland 1989, Novick 1980, 1992, Payne 1950, Rangell 1966, Simone 1994, Stamm 1974, Stoltzenberg 1984, Kap. 3.2.5., Ticho, E. 1970, Zetzel 1970, Kap. 6; s. Kap. 1.1 und 5.1.

41 vgl. z. B. auch Bowlby 1980, S. 100.

42 vgl. Hirsch 1989.

43 vgl. z. B. Heuft et al. 2000, Luft 1998, 2003, 2003a, Peters et al. 2002, Radebold 1992, 1998, 2002.

44 vgl. insbes. Firestein 1978, Schmukler 1991.

45 vgl. insbes. Eickhoff 1975, Etchegoyen 1991, Ferraro 1995, Jackel 1966, Simone 1994, Tyson 1996.

46 vgl. insbes. Eickhoff 1975, Etchegoyen 1991, Ferraro 1995, Goudsmit 1990, Kubie 1967, Parsons 1990, Rangell 1966, Rose 1974, Simone 1994, S. 41ff, Thomä/Kächele 1985/1996, Bd. 1, S. 310.

47 Laplanche/Pontalis 1967.

48 vgl. z. B. Erikson 1959, Kinston et al. 1988, Maldonado 1989.

49 Ausnahme: Kohut 1977, S. 45f.

50 vgl. Thomä/Kächele 1985/1996, Bd. 1, S. 308ff.

51 vgl. insbes. Abrams 1978, Asch 1976, Buxbaum 1950, Etchegoyen 1991, Firestein 1978, 2001, Glover 1955, Hirsch 1989, König 1991, Kohut 1977, S. 29, Lampl-de Groot 1960, Leupold-Löwenthal 1981, Maldonado 1989, Markert 1992, Miller 1965, Müller 1999, Novick 1976, Simone 1994, Stamm 1974, Stoltzenberg 1984, Ticho, E. 1970, Weigert 1952, Wittenberg 1999.

52 Asch 1976, S. 394.

53 insbes. Hirsch 1989.

54 vgl. z. B. Egle et al. 2002, Eckardt-Henn et al. 2004.

55 Smith 1977.

56 Steiner 1995, Simone 1994.

57 Jackel 1966.

58 z. B. bei Gabbard/Lester 1995, Langs 1974, S. 498ff, Rangell 1966, S. 350.

59 vgl. insbes. Asch 1976, Brenman 1982, Dewald 1966, Erikson 1959, Etchegoyen 1991, Glick, R. 1987, Grinberg 1964, Hirsch 1994, Miller 1965, Nacht 1965, Novick 1976, Novick/Novick 1987, 1991, 1998, Rose 1974, Simone 1994, Voigtel 2000.

60 Menaker 1942, Novick/Novick 1991, Scheunert 1976.

61 Freud insbes. 1917c, G.W., Bd. 10.

62 Freud 1937c, G.W., Bd. 16.

63 Holzman 1964.

64 z. B. Asch 1976.

65 Morgenthaler 1974.

66 Asch 1976, S. 394.

67 vgl. insbes. Anzieu 1987, Asch 1976, Burke 1999, Etchegoyen 1991, Grinberg 1964, Laforgue 1934, Miller 1965, Novick 1980, 1992, Schubert 2000, Simone 1994, S. 41ff, Stoltzenberg 1984, Warnes 1984/1985, Werbart 1997.

68 vgl. z. B. Grunert 1979, Hirsch 1994, Levenson, L. 1998, Limentani 1981, Maldonado 1989, Mayr 2001, Olinick 1964.

69 Freud 1923b, G.W., Bd. 13.

70 vgl. z. B. Mayr 2001.

71 Grunert 1979, Limentai 1981, Maldonado 1989.

72 vgl. Mayr 2001.

73 Werbart 1997, S. 43.

74 auch im Reader von Mayr 2001.

75 vgl. Roazen 2000, S. 122.

76 vgl. Muslin 1995.

77 vgl. Bush et al 1984, Rank 1926, 1929, 1931; s. Kap. 8.4.1 und 8.4.3.

78 vgl. Kinston et al. 1988.

79 vgl. Stoltzenberg 1984.

80 vgl. Jaenicke und Wilke 2002 (in Diederichs).

81 vgl. z. B. Asch 1976, S. 383, Reich, A. 1950.

82 vgl. Rieber-Hunscha 1996, S. 228ff.

83 vgl. Müller-Ebert 2001.

84 vgl. Ticho, G. 1971, S. 41.

85 vgl. Thomä/Kächele 1985/1996, Bd. 1, S. 316.

7 Trennungsambivalenz – zwischen Loslassen und Festhalten

7.1 Literaturübersicht

7.1.1 Ambivalenz allgemein

Zu allen Zeiten haben sich Denker, Dichter, Philosophen, Religionswissenschaftler, Anthropologen und Soziologen mit der Bedeutung von dualen Polaritäten und immanenten Widersprüchen des Menschen befasst.

Zu Beginn des 20. Jahrhunderts hat der Züricher Psychiater **Bleuler** den Begriff der Ambivalenz geprägt, um den klinisch wahrnehmbaren Zustand der affektiven Zwiegespaltenheit bei psychischen Störungen, insbesondere bei der Schizophrenie, zu bezeichnen[1]. **S. Freud** hat den Ambivalenzbegriff Bleulers aufgegriffen und ihn 1912 erstmalig benutzt: „Gefühlsambivalenz" sei durch das „Zusammentreffen von Liebe und Haß gegen dasselbe Objekt" charakterisiert[2]. In vielen seiner Arbeiten hat Freud sich immer wieder unter verschiedenen Gesichtspunkten mit Ambivalenz und immanenten Widersprüchen sowohl in klinischer wie auch in philosophisch-existenzieller Hinsicht auseinander gesetzt, auch wenn dies nicht das Hauptthema der einzelnen Arbeiten ist und nicht direkt von ihm betont und ausgearbeitet wird[3]. Freud[4] und andere psychoanalytische Pioniere haben der Ambivalenz eine grundlegende Bedeutung für psychische und soziokulturelle Prozesse und Strukturen zugeordnet.

Freud[5] und **Abraham**[6] haben sich mit der Ambivalenz als unbewusstem psychischem Mechanismus befasst, wie sie ihn hauptsächlich beim Trauerprozess, bei der Zwangsneurose[7] und Depression[8] beobachteten. Für sie ist der Mechanismus der Ambivalenz ein regressiver Widerstand, der auf einer Bewusstseinsspaltung zwischen Gegensatzpaaren beruht, deren einer Pol bewusst, der andere aber unbewusst ist. Freud und Abraham vermuteten, dass sich Ambivalenz in entwicklungspsychologischer Hinsicht im Übergang von der oralen zur analen Phase der psychosexuellen Entwicklung des Kindes organisiert. Die psychisch prägende Matrix für die Ambivalenz sei in dieser Übergangszeit der Verlust von „symbiotischer" Abhängigkeit des Säuglings und der Beginn von Machtkonflikten zwischen Eltern und Kind in der analen Phase. Trotz der für damals innovativen Ausführungen von Freud und Abraham zur Ambivalenz ist es ihnen aber nicht gelungen, die kognitiv wahrnehmbaren klinischen Phänomene der Ambivalenz empirisch zu beschreiben und gesunde von pathologischer Ambivalenz klar zu differenzieren. Denn sie konnten den unbewussten Mechanismus der Ambivalenz und ihre unterschiedlichen Funktionen in progressiver und regressiver Hinsicht noch nicht ausreichend erfassen.

In der interessanten Arbeit von **Hermann** (1936) „Sich-Anklammern – Auf-Suche-Gehen" werden zwar psychische Phänomene der Trennungsambivalenz beschrieben, aber es fehlen darüber hinausgehende Konzepte. **M. Klein** (1962) hat die Differenzierung zwischen gesunder und kranker Ambivalenz sowie gesunder und pathologischer Trauer vorangetrieben: Sie hat die regressive Funktion von unbewussten Spaltungsmechanismen als Ausdruck der gestörten Ambivalenz betont und sie der Fähigkeit zur Ambivalenz im Sinne der psychischen Möglichkeit zur Integration von Widersprüchlichem gegenübergestellt[9]. In entwicklungspsychologischer Hinsicht stellte sie die schon damals umstrittene These auf, dass am Ende des ersten Lebensjahres die depressive Position in der Fähigkeit zur Ambivalenz erfolgreich abgeschlossen sei. Bis Mitte der 70er Jahre haben sich psychoanalytische Entwicklungspsychologen mit Ambivalenz befasst[10].

Während Ambivalenz also für Psychoanalytiker und Psychiater **zu Beginn des 20. Jahrhunderts** noch in theoretischer und praktischer Hinsicht von großem Interesse war, ist Ambivalenz seither als Bezeichnung für klinische Phänomene und als grundlegender psychischer Mechanismus fast völlig verschwunden. Statt dessen wird in der Psychoanalyse zunehmend die regressive Abwehrfunktion von Ambivalenz – die intrapsychische Spaltung – beachtet, die ausgehend von M. Klein, später insbesondere von Kernberg, bei narzisstischen und Borderline-Störungen weiterentwickelt wurde[11]. Ähnlich wie bei anderen Widerstands- und Abwehrmechanismen (s. Kap. 6.3) wird die regressive Widerstandsfunktion der ambivalenten Spaltung von Psychoanalytikern einseitig betont, während die ebenso wichtige progressive psychische Fähigkeit zur Ambivalenz meist unerwähnt bleibt[12].

Heute spielt der Begriff der Ambivalenz in der Psychologie und Psychotherapie und sogar in der Psychoanalyse **keine Rolle mehr**. Es gibt meines Wissens keine neueren Bücher und nur wenige Artikel oder Unterkapitel von Psychotherapeuten aller Schulen zum Thema der Ambivalenz[13]. Auch in neueren psychoanalytischen Lehrbüchern (s. Kap. 14.1) wird der Begriff der „Ambivalenz" zwar genannt, aber undefiniert in jeweils unterschiedlichem Sinne gebraucht. Vereinzelt wird der synonyme Begriff **„Antinomie"**[14], manchmal auch **„Ambiguität"** benutzt. Im englischen und französischen Sprachbereich scheint „ambiguity" der gängigste Begriff für Ambivalenz zu sein. Der Pionier der Verhaltenstherapie Watzlawik[15] beschreibt Phänomene der Ambivalenz, die er mit **„Paradoxien"** bezeichnet[16]. Mit dem philosophischen, vor allem für kommunistische Soziologen wichtigen Begriff **„Dialektik"** wird die psychische Funktion der Ambivalenz benannt[17]. Auch wenn das philosophisch-soziologische Verständnis von Dialektik weit über das Psychische hinausreicht, nennt die verhaltensorientierte Psychotherapeutin Linehan (1993) sogar ihren therapeutischen Ansatz bei der Behandlung der Borderline-Persönlichkeitsstörung „dialektisch-behavioral". Das bei schizophrenen Psychosen beschriebene klinische Phänomen des „double-bind" wird von Ciompi[18] in Verbindung mit Ambivalenz gebracht.

Obwohl **Watzlawik**[19] sich mit Ambivalenz befasst hat, fehlt in heutigen verhaltenstherapeutischen Lehrbüchern[20] und sogar im Buch von **Zaudig** et al. (1998) zur Verhaltenstherapie der Zwangsstörungen sowohl der Begriff der Ambivalenz als auch die Beschreibung ihrer Verhaltensphänomene und psychischen Funktionen. In den letzten Jahren wird das psychische Phänomen von ambivalenter Zerrissenheit wieder bei einzelnen psychischen Prozessen und Störungen von Psychotherapeuten unterschiedlicher Schulen beschrieben – beim Trauerprozess[21], neuerdings beim Posttraumatischen Belastungssyndrom[22] und bei der „dialektisch-behavioralen Therapie der Borderline-Persönlichkeitsstörung" von **Linehan**[23]. Aber es gibt bisher keine schulenspezifische Lehrmeinung oder gar schulenübergreifenden Konsens für Ambivalenz in theoretischer und praktischer Hinsicht – weder als lebenswichtiger psychischer Mechanismus, noch als Verhaltensphänomen, noch hinsichtlich der Unterscheidung zwischen gesunder und pathologischer Funktion oder spezifischer technischer Konzepte.

7.1.2 Trennungsambivalenz

In der durchgesehenen Literatur zur Abschlussphase[24] gibt es nur *eine* Arbeit[25], die Ambivalenz als Hauptthema und als Kapitelthema hat[26]. Der Kinderanalytiker **Kay**[27] beschreibt in seinem Fallbericht „Ambiguity in Termination" den Beendigungsprozess einer psychoanalytischen Therapie, ohne aber daraus theoretische und technische Aspekte von Trennungsambivalenz zu folgern. Mehrere Autoren erwähnen die Bedeutung der Integration von Widersprüchen in der Abschlussphase, ohne den Begriff der Ambivalenz zu benutzen[28]. Auf die Bedeutung der Lösung von pathologischer Ambivalenz wird dagegen in mehreren Arbeiten hingewiesen – allerdings meist nur kurz, unsystematisch und ohne begriffliche Klärung[29]. Häufig werden regressiver Rückschritt und progressiver Fortschritt oder Neubeginn voneinander isoliert beschrieben. Das ambivalente Hin-und-her-Pendeln dazwischen wird aber nur in wenigen Arbeiten erwähnt[30]. Es wird mehrfach darauf hingewiesen, dass der Patient in der Abschlussphase eine wachsende Fähigkeit entwickelt, bisher vorhandene psychische Störungen zu überwinden und sich für Neues zu öffnen[31].

Auch wenn **Freud** und **Abraham** (s. Fußnoten Nr. 5 u. 6) Ambivalenz als regressives Phänomen beim pathologischen Trauerprozess erkannten, konnten sie noch nicht die Unterschiede zwischen der Fähigkeit zu Ambivalenz als progressivem Mechanismus beim Trauerprozess und gestörter Ambivalenz mit regressiver Funktion bei der pathologischen Trauer benennen.

Meines Wissens ist wiederum **Bowlby**[32] einer der wenigen Psychoanalytiker, der diese Differenzierung erstmalig leistet, die Schwächen von Freuds Ausführungen direkt anspricht und eine neue Definition für die zweite Phase im Trauerprozess entwickelt. „Ambivalenz gegenüber der verlorenen Person kennzeichnet viele Fälle, in denen die Trauer einen gesunden Verlauf genommen hat, obwohl sie zugegebenermaßen in den Fällen, die sich pathologisch entwickelt haben, intensiver und hartnäckiger zum Vorschein kommt"[33]. Immer wieder betont er die Bedeutung des realen Verhaltens der Eltern in der Kindheit für die psychische Entwicklung der Fähigkeit des Kindes zur Ambivalenz[34]. Auch den Verlauf der Trennungsambivalenz beim Trauerprozess des Erwachsenen sieht er nicht allein als intrapsychischen Prozess an, sondern als von der realen Unterstützung durch menschliche Beziehungspersonen maßgeblich bestimmt[35] – wie Theologen schon immer betont haben[36]. Die Ähnlichkeit zu Trauerreaktionen bei Tieren deutet Bowlby an[37]. Trotz dieser grundlegenden Erkenntnisse befasst sich Bowlby aber nicht systematisch mit dem Mechanimus der Ambivalenz und entwickelt auch keine darüber hinausgehenden Konzepte.

Obwohl **Linehan** (1993) die gestörte Ambivalenz bei Borderline-Störungen hervorhebt und deskriptiv benennt, fehlt bei ihr gänzlich der wesentliche Bezug zur Trennungsambivalenz und zur besonderen Problematik dieser Patienten, die Psychotherapie zu beenden; ähnlich wie bei **Kernberg** et al. (2000) und **Clarkin** et al. (1999) gibt es in ihrem über 400-seitigen Buch nur wenige Seiten zum Beenden (S. 345–347).

M. Balint[38] hat den Begriff **„Neubeginn"** in die Psychoanalyse eingeführt. Er versteht unter dem Phänomen des Neubeginns in der psychoanalytischen Therapie die Überwindung von neurotischen Ängsten und Widerstand. Nicht nur in der Abschlussphase, sondern während der gesamten Therapie können seiner Ansicht nach wiederholt unerwartete Verhaltensänderungen des Patienten auftreten, die Ausdruck einer inneren progressiven Entwicklung sind. „Ich .... glaube festgestellt zu haben, daß er (der Neubeginn, Anm. der Verf.) in allen genügend tiefgehenden Analysen, und zwar gerade vor der Beendigung vorkommt und sogar einen wesentlichen Mechanismus der Heilung bildet"[39]. Balint[40] schildert als Beispiel für konstruktiven Neubeginn den unerwarteten Purzelbaum einer Patientin während der Analysestunde. **Thomä** (1984) erläutert den Neubeginn Balints mit seinen Worten: „„..beim Neuginn wird angenommen, daß hierbei nicht nur Vergangenes in der Übertragung wiederholt, also in der analytischen Situation agiert wird, sondern daß im Gegenteil neue Erfahrungen in der Beziehung gemacht werden und darin die therapeutische Wirkung als korrigierende Erfahrung zu sehen ist."[41].

Bowlby beschreibt beim Trauerprozess ein ähnliches Phänomen: „Neudefinition“ sei in der Phase der Reorganisation ein wesentliches Element der „Vergegenwärtigung“ im Sinne „der Neuformung innerer Vorstellungsmodelle“, damit der Trauerprozess zum Ende komme[42].

Mit dem **Wechsel** von regressivem Widerstand zu progressiver Weiterentwicklung während **prägender Übergangsphasen** in der psychosexuellen Entwicklung der Kindheit haben sich verschiedene Psychoanalytiker wiederholt befasst, ohne aber explizit auf die Analogie zum Trennungsprozess in der Abschlussphase hinzuweisen[43]. **Freud**[44] beispielsweise benennt den Wechsel von ödipalen Konflikten zum Aufbau des Über-Ichs mit dem dramatischen Begriff des „Untergangs des Ödipuskomplexes“. **Abraham**[45] bezeichnet den Wechsel und das Durchgangsstadium zwischen oraler und analer Phase als „oral-sadistische Phase“. Der mit Trennungsangst einhergehende Wechsel von der „paranoiden Position“ zur „depressiven Position“ ist für **M. Klein** (1962) der entscheidende Reifungsschritt in der psychosexuellen Entwicklung des Säuglings.

Jacobson[46] beschreibt den Wechsel und das Schwanken zwischen gegensätzlichen psychischen Positionen in unterschiedlichen Entwicklungsphasen: bei der kindlichen Entwicklung der Selbst- und Objektimagines am Ende der oralen Phase spricht sie von einem „unberechenbaren Schwanken zwischen der Haltung passiver, hilfloser Abhängigkeit von der omnipotenten Mutter und aktivem, aggressivem Streben nach Selbstexpansion und machtvoller Kontrolle über das Liebesobjekt“ (ebd.); beim Übergang von der präödipalen zur frühen ödipalen Periode schildert sie die ambivalenten Schwankungen zwischen liebender Bewunderung und enttäuschter, misstrauischer Abwertung, und in der Adoleszenz beobachtet sie das Schwanken zwischen homosexuellen und heterosexuellen Liebesobjekten[47].

Mahler et al. (1975) nennen Wechsel zwischen Loslassen und Anklammern an die Mutter beim fast 2-jährigen Kind „Ambitendenz“. Auf das Alternieren zwischen progressiven und regressiven Tendenzen wird von Psychoanalytikern insbesondere in der Adoleszenz hingewiesen[48]. Der Wechsel in der Adoleszenz zwischen Progression und Regression wird als Chance für Neuorganisation und Kreativität und zugleich als Gefahr für Widerstand und Stillstand beschrieben. Beim Trauerprozess beschreibt **Bowlby**[49]wiederholt den Wechsel und das Schwanken zwischen gegensätzlichen Stimmungen, wie z. B. zwischen Hochgefühl und Verzweiflung. Er erinnert an die Ähnlichkeit der Reaktion von kleinen Kindern auf Fremde, die in sowohl Angst und Rückzug als auch Neugier und Erkundung bestehe. Andere Psychoanalytiker weisen auf den passageren Wechsel hin, sowohl beim Trauerprozess[50] als auch beim Trennungsprozess einer Liebesbeziehung[51], beim posttraumatischen Bewältigungsprozess[52], beim kreativen Schaffensprozess[53], wie auch neuerdings im Alter[54].

7.2 Definition

Ambivalenz ist ein **grundlegender, meist unbewusster psychischer Mechanismus,** der häufig **mit kognitiv wahrnehmbaren Verhaltensphänomenen** einhergeht. Auch bei Tieren sind ähnliche Gleichgewichtsmechanismen und daraus resultierende Verhaltensphänomene bekannt[55]. In jeder Psychotherapie ist der Psychotherapeut mit dem klinischen Phänomen des psychischen Mechanismus der Ambivalenz mehr oder weniger konfrontiert. Trotzdem gibt es **bisher keine schulenspezifische und auch keine schulenübergreifende Definition** von Ambivalenz, die eine klare Differenzierung zulässt – sowohl zwischen „gesunder“ und gestörter, zwischen regressiver und progressiver Funktion, als auch zwischen intrapsychischem Mechanismus und manifesten Verhaltensphänomenen[56]. Weil jeder Psychotherapeut darüber in theoretischer und technischer Hinsicht Kenntnis haben sollte, möchte ich zuerst auf den Begriff der Ambivalenz im Allgemeinen eingehen, bevor ich zu ihren speziellen Aspekten in der Abschlussphase komme.

7.2.1 Ambivalenz – klinische Phänomene und nicht-bewusster psychischer Mechanismus

Psychoanalytiker verstehen unter Ambivalenz (ambi – zweiseitig, valere – werten) die **„gleichzeitige Anwesenheit einander entgegengesetzter Strebungen, Haltungen und Gefühle in der Beziehung zu ein und demselben Objekt“**[57]. Auch wenn diese Definition nur einen Teilaspekt von Ambivalenz erfasst, wird damit die psychische Bedeutung von dichotomen Gegensatzpaaren betont[58]. Gegensatzpaare sind immanenter Bestandteil der Natur (wie Ebbe und Flut, Tag und Nacht, Geburt und Tod). Das Leben und die psychische Verfassung des Menschen werden von Gegensatzpaaren und ihrem sich ständig verändernden Gleichgewicht entscheidend geprägt[59] (wie Anfang und Ende, bewusst und unbewusst, Phantasie und Realität, Fixierung und Flexibilität). Menschliche Beziehungen werden ebenso durch die Balance von Gegensatzpaaren reguliert (wie Selbst und Andere, Nähe und Distanz, Bindung und Trennung, Ja und Nein, Liebe und Hass).

Wie kann der Mensch mit eigentlich unvereinbaren Gegensätzen oder Widersprüchen umgehen, die zugleich aber unlösbar miteinander verbundene Teile einer Gesamtheit sind?

Meiner Ansicht nach ist die Fähigkeit zur Ambivalenz ein psychischer Mechanismus, der die Balance solcher Polaritätenpaare steuert. Mit Hilfe dieses **Gleichgewichtsmechanismus** werden widersprüchliche **Gegensatzpaare** reguliert, deren Pole aber verbunden sind und sich wechselseitig beeinflussen – wie bei einem Magneten, wie bei einer Wippe[60], wie bei einer Schaukel[61], wie bei einer Handwaage (im Bild „Seelenwaage“ aus dem 16. Jahrhundert[62]), wie bei einem Pendel oder wie bei zwei Seiten einer Medaille, wie bei der Doppelgesichtigkeit des Januskopfes oder wie im Yin-Yang-Symbol der Chinesen[63]. Im Unterschied zur Symbolisierung, bei der gleiche Anteile von ansonsten unterschiedenen und nicht identischen Einheiten miteinander zur Deckung gebracht werden, wird mit der Ambivalenz die **Integration von eigentlich unvereinbaren, gegensätzlichen und widersprüchlichen Teilen** in einer Gesamtheit hergestellt.

Die Grundfunktion der Ambivalenz beruht einerseits auf **Beweglichkeit** und ständiger Bereitschaft zu **Veränderung** und **flexibler Anpassung**[64]. Andererseits ist die Grundbeweglichkeit durch zeitliche **Dauer** sowie das **Maß** und die **Verteilung** der Polaritäten reguliert[65]. Das Gleichgewicht kann mal mittig sein, sich ein anderes Mal einseitig zur einen, dann wieder zur anderen Seite neigen. Da die Polaritäten miteinander in Verbindung stehen, führt die Veränderung der einen Seite unweigerlich zur gegensätzlichen Veränderung der Gegenseite. Mal ist das Nebeneinander im integrativen Sowohl-als-Auch von Polaritätenpaaren wesentlich, ein anderes Mal ihr ausschließliches Entweder-Oder[66]. Betrachtet man beispielsweise das Polaritätenpaar des eigenen Selbst und das des Anderen, so kann es in bestimmten Situationen entwicklungsfördernd im Sinne der Selbstbehauptung sein, wenn das Individuum dem eigenen Selbst Priorität gibt vor dem des Anderen. In anderen Situationen dagegen kann genau diese einseitige Balance des Entweder-Oder negativ-destruktive Bedeutung gewinnen, weil die Integration beider Pole – ihr Sowohl-als-Auch – für die Beziehung entscheidend ist.

Da Ambivalenz eine höchstens vorübergehend zur Ruhe kommende Funktion ist, kann sie **nicht absolut, abstrakt und direkt definiert werden**, sondern nur indirekt, indem sowohl die eine und die andere Seite als auch deren Verteilung und Balance im jeweiligen Moment benannt werden. Ich glaube, dass die Sprachverwirrung in Psychologie, Psychotherapie und Psychoanalyse dem Begriff der Ambivalenz gegenüber Ausdruck einer grundsätzlichen Schwierigkeit ist, diesen komplexen Gleichgewichtsmechanismus[67], den Zustand der psychischen Balance und ihre Folgen für die psychische Verfassung des Menschen mit Worten zu definieren.

Bei der Erfassung der jeweiligen Balance kommt erschwerend hinzu, dass der Mechanismus der Ambivalenz gegensätzlichen Zielen innerhalb der psychischen Gesamtheit dient[68]. Er kann sowohl **positive** Fähigkeit sein und **konstruktive** Funktion als auch **negativ-regressi-**

ve Widerstands- und Vermeidungsfunktion haben und als Abwehrmechanismus fungieren. Mal kann die entwicklungsfördernde positive Funktion, ein anderes Mal die regressive, negative Funktion überwiegen, ein anderes Mal sind beide gleich stark vertreten. Es ist nicht nur die Aufgabe jedes Psychotherapeuten in jeder Psychotherapie und während der gesamten Behandlung, sondern auch eine lebenslang zu leistende psychische Alltagsarbeit des Erwachsenen, die aktive Regulierung des Gleichgewichtes von Polaritätenpaaren zu beachten.

Der Mechanismus der Ambivalenz hat negative Widerstands- oder Vermeidungsfunktion, wenn seine **Beweglichkeit und Veränderbarkeit** gestört ist. Wird die psychische Spannung durch nicht integrierbare Polaritäten zu groß und dauert sie zu lange an, kann das zum psychischen Gefühlszustand der **inneren Zerrissenheit** führen. In der deutschen Alltagssprache ist mit dem Adjektiv „ambivalent" nicht die psychische Fähigkeit, sondern nur die gestörte Funktion der Ambivalenz gemeint. Unter „ambivalent" wird ein quälender psychischer Zustand verstanden, bei dem eine Entscheidungsschwierigkeit und Handlungsunfähigkeit besteht, zwischen zwei gegensätzlichen Polen zu wählen.

Vor allem die Balance zwischen den psychischen **Polaritäten bewusst und nicht-bewusst** ist entscheidend für progressive oder regressive Funktionen. Einerseits funktioniert die psychische Balancierung zwischen polaren Alternativen durch Ambivalenz im Alltagsleben weitestgehend unbewusst, andererseits ist aber eine bewusste und gezielte Regulierung der Balance zwischen den Gegensatzpaaren im gewissen Maße möglich und notwendig, um die psychischen Spannungen des Alltags auszugleichen. Je nach Überwiegen der einen oder der anderen Seite kann durch bewusste mentale Einstellung dem einseitigen Einfluss der übergewichtigen Seite entgegengesteuert werden – wie bei der therapeutischen Ich-Spaltung in einen beobachtenden und einen erlebenden Teil. Das Individuum kann und muss immer wieder auf das Gleichgewicht in sich achten und es gegebenenfalls aktiv regulieren und flexibel der jeweiligen Situation adaptieren. Keine noch so erfolgreiche, intensive oder lange Psychotherapie kann dem Individuum diese psychische Arbeit ersparen, sie kann höchstens dazu verhelfen, sie erfolgreich zu leisten.

Die **Bewusstseinsspaltung zwischen Polaritäten** – ein Pol ist bewusst, der andere ist nicht-bewusst – hat meistens **regressive Widerstandsfunktion**. Nur in extremen psychischen Stresssituationen (wie traumatische Überwältigung) haben Spaltungsmechanismen eine positive, lebensrettende Schutzfunktion. Dieser Abwehrmechanismus wird in der Psychoanalyse heute als intrapsychische Spaltung bezeichnet. Bedingt durch den unbewussten Widerstand der Spaltung geht die Fähigkeit, das Gleichgewicht dieser Gegensatzpole bewusst und aktiv zu regulieren, verloren, und weitere intrapsychische, interpersonelle und kommunikative Störungen sind die Folge. Beispielsweise führen unbewusste Spaltungsmechanismen in der Kommunikation dazu, dass sowohl der Einzelne wie auch die Kommunikation, Interaktion und Beziehung eine Als-ob-Qualität oder Pseudoqualität bekommt. Ob die Dissoziation zwischen Körperlichem und Seelischem – wie bei vielen somatoformen Störungen feststellbar[69] – auf ähnlichen Spaltungsmechanismen beruht, ist ungeklärt.

Ein anderes, für psychische Gesundheit wesentliches **Polaritätenpaar** ist **zielorientiertes Handeln** und **ziellose Offenheit**. In vielen Situationen des Alltags ist zielorientiertes Handeln, das auf Reflexion und bewusster Entscheidung zum Entweder-Oder basiert, unabdingbar und kann in Gefahrensituationen lebensrettend sein. Andere Situationen (wie Schlaf, Sexualität, Genießen, Introspektion) kann der Mensch nur erfolgreich erreichen, wenn er sich ziellos, offen und ohne handlungsorientierte Ablenkung dem hingibt, was aus ihm selbst ohne aktives Zutun herauskommt.

Die Balance zwischen den Polaritäten intrapsychische Vorgänge (acting-in; s. Kap. 6.2) und nach außen gerichtete Gefühle und Verhalten (acting-out; ebd.) ist für Fühlen, Denken und Handeln des Menschen entscheidend. Die durch **ambivalente Unentschiedenheit** bedingte, passagere Handlungsblockade haben Menschen zu allen Zeiten gekannt und bei sich im Alltag oder sogar bei ihren Tieren beobachten können. Aristoteles beispielsweise hat diesen Zustand bei seinem entscheidungsunfähigen Hund beschrieben, wie er zaudernd und handlungsunfähig zwischen zwei gleich reizvollen Futterportionen sitzt. Darwin (1872) schildert in seinem Kapitel II „Das Prinzip des Gegensatzes" das ambivalente Zaudern von Tieren und vergleicht es mit ähnlichen Zuständen beim Menschen. „Gewisse Seelenzustände führen ... zu gewissen gewohnheitsmäßigen Bewegungen, die ursprünglich zweckdienlich waren oder es noch sein mögen; wir werden finden, daß, wenn ein direkt entgegengesetzter Seelenzustand eintritt, eine starke und unwillkürliche Neigung sich zeigt, Bewegungen direkt entgegengesetzter Natur auszuführen, auch wenn diese niemals den geringsten Zweck hatten"[70].

Die meisten Menschen kennen bei sich selbst die unbewussten **Folgen von gestörter Ambivalenz**, die sich in **irrationalen Affekten und Verhaltensweisen** äußern: Gefühle der Unsicherheit, der Unentschiedenheit, des Hin-und-her-gerissen-Seins, wenn sie sich zwischen zwei unvereinbaren Dingen für das Eine oder Andere entscheiden müssen (wie Aufräumen, Steuererklärung-Machen, Vereinbaren eines Arzttermins). Das Phänomen des Zweifelns, des „Ja, aber...", des Zauderns („procrastination"[71]), verbunden mit rationalen Pseudoerklärungen, des Verharrens in Entscheidungs- oder Handlungsunfähigkeit, das Hinausschieben, Vergessen, gedankliche Ablenken auf Anderes oder Ersatzhandlungen sind nur einige Beispiele für unbewusstes Vermeidungsverhalten.

Der für den Betroffenen quälende Zustand der inneren **Entscheidungs- und Handlungsblockade** – trotz scheinbarer äußerer Handlungsfähigkeit und Entschiedenheit – kann nur **beendet** werden, indem dem Betroffenen die Dissoziation zwischen scheinbarer äußerer Handlungsfähigkeit und innerer Handlungsblockade bewusst wird und **dadurch eine bewusste Entscheidung** für das Eine und gegen das Andere möglich ist. Gelingt die Beendigung dieses ambivalenten Zustandes nicht in absehbarer Zeit, dann können immer gravierendere Störungen der Lebensbewältigung, Arbeits-, Bindungs- und Trennungsfähigkeit folgen. Der Zustand des ambivalenten Zauderns ist nur beendbar, wenn die Gleichgewichtsfunktion der Ambivalenz ungestört ist.

Die **innere Entscheidung**, welche Seite siegt und welche Seite verliert, beruht auf einer **Prioritätensetzung** sowie der **Akzeptanz von zwangsläufigem Verlust und Verzicht auf Vollständigkeit**. Bei vielen psychischen Störungen ist diese Verbindung aber zerrissen, sodass eine intrapsychische Trennung, Spaltung oder Dissoziation der Polaritäten entsteht, weil ihr Sowohl-als-Auch mit nicht lösbarer Angst verbunden ist. Die Spaltung ist also insofern ein unbewusster Widerstand, der einerseits Schutz vor affektiver Überflutung ermöglicht, andererseits regressive Vermeidungsfunktion hat (s. Kap. 6.2).

Viele Gegensatzpaare, deren Balance durch Ambivalenz reguliert werden, können ihre Verbindung und damit die psychische Regulationsmöglichkeit durch Spaltungsmechanismen unterschiedlicher Art mehr oder weniger verlieren. Beispielsweise kann das Gleichgewicht zwischen bewusst und unbewusst so voneinander dissoziiert sein, dass **eigentlich unvereinbare, widersprüchliche Bewusstseinsebenen nebeneinander vorhanden sind**. Deren Unvereinbarkeit fällt aber dem Betroffenen selbst nicht auf, und sie sind insofern unbewusst. Der beobachtende andere dagegen kann die innere Widersprüchlichkeit über indirekte, averbale Signale wahrnehmen – wie Mimik, Gestik, Ton, Fehlleistungen. Die Diskrepanz zwischen Inhalt des Gesagten und averbalem Ausdruck ist das, was dem anderen Zugang zu dem Nicht-Bewussten des Betroffenen verschafft. Die für den anderen, aber nicht den Betroffenen selbst wahrnehmbaren widersprüchlichen Aussagen haben Psychiater mit dem passenden Begriff des „double-bind" bezeichnet[72]. Mit dieser gedoppelten Aussage wird die Schwierigkeit und Unsicherheit des Gegenüber angedeutet, weil er nicht weiß, woran er ist (Bowlby nennt das „unsicher gebunden"[73]). Dauert dieser Zustand an, wird er nicht geklärt und damit gelöst, folgen gravierende Störungen von Kommunikation, Interaktion und Beziehung.

Kann beispielsweise ein Patient nur dann ein positives Selbstwertgefühl haben, wenn er ausschließlich dem anderen zugewandt ist, gerät er mit sich in einen inneren Konflikt, wenn er gegen den anderen gerichtete Tendenzen und Affekte in sich verspürt. Ist der innere Konflikt nicht lösbar, können unbewusste Abwehrmechanismen und Vermeidungsverhalten einsetzen – wie z. B. sich zu verstellen (falsches Selbst), so zu tun als ob, sich dem anderen masochistisch zu unterwerfen. Insbesondere wenn in einer Beziehung unvermeidbare Spannungen und Konflikte entstehen, können unbewusste Spaltungsmechanismen dazu führen, dass der Patient sich selbst als dem anderen zugewandt erlebt und die in sich selbst unterdrückten gegenteiligen negativen Affekte nicht wahrnimmt. Damit gibt er dem anderen unbewusst die Möglichkeit, ihn zu manipulieren, zu beherrschen, ihn in sadistischer Weise zu quälen und zu erniedrigen (wie z. B. beim Mobbing), ohne sich schuldig fühlen zu müssen.

Bei vielen **psychischen Störungen und Erkrankungen** ist die Funktion der Ambivalenz und ihre bewusste Beeinflussung mehr oder weniger gravierend und dauerhaft gestört. Wie so oft in der Medizin und Psychotherapie wird auch der komplexe und schwer fassbare Mechanismus der Ambivalenz an seinen Störungen am deutlichsten. Bei psychotischen Störungen beispielsweise kann die unbewusste Balancierungsfunktion der Ambivalenz so aus dem Lot geraten, dass ein Gefühlschaos und Nebeneinander von ungefilterten und normalerweise nicht vereinbaren Gefühlen – wie Lachen und Weinen – zur totalen Handlungsblockade führt und zum gestörten Zeit-Raum-Erleben[74]. Ein Patient mit weniger umfassender Störung der Ambivalenz kann zwar von einem extremen Affektpol zum anderen wechseln – entweder himmelhoch jauchzend oder zutiefst betrübt –, aber Mischungen mit abgeschwächter Färbung sind ihm nicht möglich. Solche Menschen können zwar eine Liebesbeziehung oder eine therapeutische Beziehung voller Begeisterung eingehen, können aber keine konflikthaften Spannungen und Unlust darin ertragen und lösen, weil nur die positiven Seiten der Beziehung toleriert werden können.

Bei der depressiven Stimmung ist die Wahrnehmung von Negativem einseitig überbetont und darin erstarrt, während die gegenteiligen positiven Elemente wie ausgelöscht und unbewusst sind. Bei der manischen Stimmung dominieren positive Affekte so stark, dass gegenteilige negative Affekte nicht mehr kognitiv wahrnehmbar sind. Bei histrionischen Störungen ist die Phantasietätigkeit und die Emotionalität auf Kosten der Rationalität übersteigert, während bei der Zwangsstörung umgekehrt die Rationalität auf Kosten der Emotionalität das Psychische beherrscht. Bei Angststörungen und Phobien ist die psychische Spaltung zwischen realer Gefahr und phantasierter Gefahr fixiert.

Auch wenn die **gestörte Ambivalenz** verschiedenste intra- und interpsychische Phänomene nach sich ziehen kann, beruht sie letztlich auf **Erstarrung und Unbeweglichkeit**. Mit dem Begriff der **„Fixierung“** hat **S. Freud** meiner Ansicht nach sehr treffend die fehlende psychische Flexibilität benannt[75], die vor allem dabei entscheidend ist.

Während für Freud Fixierung einer der zentralen Begriffe seiner psychoanalytischen Theorie, seines Libido- und Triebverständnisses war, spielt Fixierung heute in der Psychoanalyse und auch bei anderen psychotherapeutischen Richtungen aber nur noch eine untergeordnete Rolle[76]. Durch den im Laufe des 20. Jahrhunderts zunehmenden Abschied von vielen Freud'schen Paradigmen ist inzwischen der praxisrelevante Aspekt der Fixierung – ähnlich wie der der Ambivalenz – als klinisches Phänomen verloren gegangen. In Freuds theoretischen Konzeptionen sind seine aufmerksamen klinischen Beobachtungen oft nicht mehr direkt zu erkennen, sondern nur noch indirekt zu erahnen. Denn Freud hat seine gute klinische Beobachtungsgabe allzusehr hinter theoretischen Abstraktionen versteckt, während seine empirischen Befunde nur in den wenigen, eher literarischen Falldarstellungen dokumentiert sind. In seiner für uns heute zwanghaft anmutenden Art des übertriebenen Theoretisierens hat er seine eigene gute klinische Beobachtungsgabe oft bis zur Unkenntlichkeit verschleiert, sodass ihm heute seine Gegner jeden Anspruch auf klinisch überprüfbare Wissenschaftlichkeit – leider mit gewissem Recht – wegen fehlender empirischer Fakten absprechen können.

Trägheit, Klebrigkeit, Starrheit, Verharren und Fixierung sind allgemeine Eigenschaften von vielen psychischen Vorgängen und Verhaltensmustern, denen **psychische Störungen und Erkrankungen** zugrunde liegen und die Ursache dafür sind, dass psychotherapeutische

Veränderungen meist nur langsam und allmählich geschehen. Versteht man – so wie schon Freud – psychische Gesundheit als Fähigkeit zu offenen Wechselwirkungen und Flexibilität zwischen verschiedenen psychischen Funktionen, dann ist Fixierung ein altbekanntes klinisches Phänomen. „Der Begriff ‚Fixierung' enthält kein Erklärungsprinzip in sich selbst; sein deskriptiver Wert hingegen ist unbestreitbar“[77]. Deswegen besteht in jeder Psychotherapie ein wesentliches Ziel darin, dass psychische Fixierung, Widerstand und Vermeidung reduziert werden zugunsten von mehr psychischer Flexibilität.

Bei den meisten psychischen Störungen, die der Psychotherapeut bei seinen Patienten sieht, sind pathologische **Fixierungen verschiedener psychischer Funktionen**, Mechanismen und Verhaltensweisen erkennbar, die bei vielen Patienten **schon in der Kindheit und Jugend** entstehen und zu beobachten sind. In den ersten drei Lebensjahren werden grundlegende psychische Mechanismen – wie insbesondere Symbolisierung und Ambivalenz – ausgebildet, verinnerlicht, konditioniert und möglicherweise sogar neurobiologisch fixiert. Gelingt die psychische Entwicklung, dann gibt es eine Vielfalt an psychischen Mechanismen, die sich flexibel den jeweiligen inneren oder äußeren Bedürfnissen adaptieren. In sensiblen, kritischen Entwicklungsphasen des gesamten Lebens werden einzelne psychische Funktionen mehr als andere gebraucht und benutzt. Dies birgt die Gefahr in sich, dass psychische Flexibilität und die Möglichkeit zur offenen Wechselwirkung zwischen gegensätzlichen Funktionen beeinträchtigt werden oder sogar verloren gehen können. Beispielsweise kann einerseits die einseitige Gewöhnung an befriedigendes Wohlbefinden, Harmonie, Widerspruchslosigkeit und Gesundheit eine Störung der Frustrationstoleranz oder eine fehlende Fähigkeit zur „Unlustbejahung“[78] nach sich ziehen, was insbesondere in prägenden Lebensphasen gravierende Folgen für die gesamte psychische Entwicklung hat. Andererseits kann die Gewöhnung an Krankheit und Leiden dazu führen, dass Erfolg und Glück nicht genossen und genutzt werden können.

Obwohl es bisher keine eindeutigen wissenschaftlichen Beweise dafür gibt, teile ich nicht die These von **M. Klein**, dass die Fähigkeit zur Ambivalenz schon am Ende des ersten Lebensjahres vorhanden ist. Ich gehe davon aus, dass in diesem Alter höchstens erste Spuren dieser Funktion schon entwickelt sind, die mehr an die von M. Klein herausgearbeiteten, gestörten ambivalenten Spaltungsmechanismen des Jugendlichen und Erwachsenen erinnern. Demgegenüber halte ich die entwicklungspsychologische These von S. Freud für überzeugender, dass sich die Fähigkeit zur Ambivalenz zwischen dem ersten und dritten Lebensjahr etabliert, die der analen Phase nach S. Freud entspricht. Es passt zu den Ergebnissen der neuen Säuglingsforschung[79], dass sich in den ersten zwei Lebensjahren psychische Strukturen entwickeln, die in der Fähigkeit zur Symbolisierung mit der Wiederannäherungskrise eine gewisse lebenslang fixierte, endgültige Grundprägung erhalten.

Ich gehe davon aus, dass es eine in die Persönlichkeit integrierte **Grundfähigkeit zur Ambivalenz** gibt – ähnlich wie auch zur Symbolisierung –, **die in der frühen Kindheit lebenslang festgelegt und** (neben umwelt- und erziehungsbedingten Einflüssen) **genetisch und neurobiologisch beeinflusst ist**. Aus der Kenntnis der frühen psychischen Entwicklung meiner Patienten, ihrer Psychodynamik und ihrer Störungen habe ich den Eindruck gewonnen, dass sich die Fähigkeit zur Ambivalenz erst im Anschluss an die Symbolisierung etabliert. Dass sich zuerst die Symbolisierungsfähigkeit und im Anschluss daran erst die Balancierungsfunktion der Ambivalenz herausbildet, leuchtet insofern ein, als die Fähigkeit zur Ambivalenz voraussetzt, dass eine gewisse Differenzierung zwischen Ich und Nicht-Ich sowie eine gewisse Fähigkeit zur Symbolisierung möglich ist. Die Integration von Widersprüchlichem ist nur möglich, wenn Gleichheit und Ungleichheit unterschieden werden können. Trotz aller Grundprägung scheint sich die Fähigkeit zur Ambivalenz normalerweise bis zur Pubertät und Adoleszenz zur erwachsenen Reife und auch während des gesamten späteren Lebens weiterzuentwickeln und vielerlei Schwankungen und Einflüssen innerer und äußerer Art unterworfen zu sein[80].

Freuds und Abrahams Beschreibungen der Psychodynamik in der **analen Phase** (s. Fußnote Nr. 5 und 6) verdeutlichen meiner Ansicht nach sehr verhaltensnah den Machtkonflikt zwischen Eltern und Kind in dieser Zeit – allerdings nur, wenn man die allzu theoretisierende Ansprüchlichkeit wegdenkt. Das trotzige Kind der analen Entwicklungsphase kann den Machtkonflikt zwischen ich- und objektbezogenen Interessen erst dann lösen, wenn die Fähigkeit zur Ambivalenz gelingt – im Sinne eines Kompromisses zwischen den divergenten Polen. Vor allem der Verzicht auf eigene Wünsche zugunsten von darüber hinausgehenden Interessen des anderen und der menschlichen Gemeinschaft wird durch die Fähigkeit zur Ambivalenz schon in diesem Alter festgelegt und kommt in den sozial wirksamen Grundwerten Ordnung, Gehorsam, Pflicht und Sauberkeit zum Ausdruck. Die Lösung von dualen, analen Machtkonflikten ist die Voraussetzung für das Erleben von und den Umgang mit komplexeren, triangulären Beziehungsstrukturen – der von Freud[81] so anschaulich beschriebenen ödipalen Dimension.

Damit das Kind erleben kann, wie **ambivalente Situationen durch Integration von divergenten Polen gelöst** werden können, ist es auf die Hilfe der Erwachsenen angewiesen[82]. Das im trotzigen Kampf zwischen Liebe und Hass, eigenem und fremden Willen qualvoll ambivalent hin und her gerissene Kind braucht eine elterliche Person, die ihm eine Lösung aus diesem Zustand ermöglicht. Wenn beispielsweise ein trotziges Kind schreit, tobt und um sich schlägt, weil es etwas Bestimmtes will und nicht bekommt, findet es keine Lösung zwischen den divergenten Interessen – den eigenen und denen des Erwachsenen[83]. Erkennt der Erwachsene den inneren Zwiespalt des Kindes nicht und erlebt das aggressive Verhalten nur als gegen sich selbst gerichtet, passiert es schnell, dass der Erwachsene das Kind durch Entwertung, Nichtbeachtung oder Schläge zum Gehorsam zwingen will und bestraft. Dadurch aber verstärkt er das Unterlegenheitsgefühl des Kindes und erreicht höchstens eine kurz anhaltende Pseudolösung durch Unterdrückung, während der eigene Wille[84] und das positive Selbstwertgefühl des Kindes erniedrigt sind. Gibt der Erwachsene dagegen dem Wunsch des Kindes nach und erfüllt seinen Wunsch, weil es schreit und tobt, wird im Kind einseitiges Überlegenheitsgefühl und Herrschsucht gefördert, während der Gegenpol – die Unterordnung und Anpassung an Verzicht auf den eigenen Willen – unterdrückt wird. Bei beiden Vorgehensweisen – Nachgeben oder Strafe – gelingt keine Lösung, die die divergenten Pole miteinander integriert.

Nur wenn es dem Erwachsenen möglich ist, den Wunsch und das Leiden des Kindes als unterschieden von den eigenen Vorstellungen zu respektieren, ohne die eigenen Vorstellungen gänzlich zurückzunehmen, kann das Kind **erleben**, dass es **Lösungen und Kompromisse zwischen divergenten Interessen** gibt, mit denen alle Parteien leben können. Entwickelt sich das 1 ½- bis 3-jährige Kind in psychischer Hinsicht erfolgreich, dann kann es ambivalente Zerrissenheit zwischen Gegensätzen zunehmend in gewissem Maße regulieren und den damit verbundenen inneren und äußeren analen Machtkampf lösen, indem es mal das integrative Sowohl-als-Auch durch Anpassung und Verzicht herstellen und ein anderes Mal durch Prioritätensetzung ein Entweder-Oder fordern kann. Während im Jugend- und Erwachsenenleben solche inneren Entscheidungsvorgänge bewusst, vorbewusst und unbewusst ablaufen können, sind sie in der Kindheit grundsätzlich unbewusst, vom Kind nicht rational fassbar und benennbar.

Leiden **Erziehungspersonen** selbst an nichtbewussten **Ambivalenzstörungen** mit Verleugnung eigener psychischer Probleme, geben sie den gestörten Umgang mit Ambivalenz ungewollt und meist unbemerkt durch ihr Verhalten an ihre Kinder weiter[85]. Bei vielen meiner Patienten waren entweder ein Elternteil oder sogar beide Eltern psychisch auffällig gestört, konnten aber ihre Persönlichkeitsstörung ein Leben lang verleugnen, weil sie im Alltag scheinbar funktionierten und die gravierenden Störungen ausschließlich in der häuslichen Situation zum Vorschein kamen. Für Kinder solcher Eltern ist es nur schwer möglich, eine sichere eigene Identität zu entwickeln, weil sie die widersprüchliche Double-bind-Ausstrahlung zwar spüren, aber nicht bewusst erkennen und verarbeiten können. Den ambivalent gestörten Eltern gelingt es nicht, in entscheidenden Altersphasen ihrer Kinder – vor allem in den ersten drei Lebensjahren, während der Pubertät und Adoleszenz – altersentsprechende Lösungen für solche

Machtkämpfe anzubieten und durch ihr Verhalten eine entwicklungsfördernde Identifikationsfigur zu sein, die durch ihr Bewusstsein und Verhalten zeigt, dass sie ambivalente Spannungen regulieren kann.

Der besondere **Einfluss familiärer, gesellschaftlicher, kultureller und sozialer Normen** auf die Fähigkeit zur Ambivalenz des Individuums[86], wird nach Freud[87] im Über-Ich zur psychischen Struktur, die in spezifischer Weise die Verbindung zwischen Außenwelt und individueller Innenwelt herstellt. Wie wesentlich diese Verknüpfung in psychischer Hinsicht ist, wird beispielsweise daran erkennbar, dass insbesondere bei psychischen Störungen mit pathologischer Ambivalenz – vor allem bei neurotischen und Borderline-Störungen – ein subjektiver Leidensdruck oft erst und besonders dann entsteht, wenn die Störung in der Gesellschaft oder in Beziehungen nicht mehr als „normal" toleriert, sondern als negativ angesehen und ausgegrenzt wird. Ein anderes Beispiel für die wechselseitige Beeinflussung äußerer und intrapsychischer Bedingungen ist der unterschiedliche, unbewusste Umgang mit Widersprüchen von Menschen verschiedener Kulturen. Während im asiatischen Kulturbereich beispielsweise die Integration von widersprüchlichen Gegensatzpaaren – wie Yin und Yang im alten China[88] – angestrebt und durch die Flexibilität der Sprache und Begriffe begünstigt wird, hat im westlichen Kulturraum – zumindest bis Ende des 20. Jahrhunderts – die Getrenntheit, begriffliche Eindeutigkeit und Unvereinbarkeit von Widersprüchen durch das Primat der Logik Priorität vor Integration.

Meiner Ansicht nach gibt es in den westlichen High-tech-Industrienationen heute wieder – vergleichbar vielleicht mit der industriellen Umbruchszeit zu Beginn des 20. Jahrhunderts – eine Renaissance von pathologischer Ambivalenz, die sich in individuell gestörter Balance zwischen Denken und Fühlen[89], in der Unfähigkeit zur Begrenzung, Strukturierung und Anpassung – auch im Sinne von Unterordnung unter nicht veränderbare Gegebenheiten[90]– äußert. Die immer häufiger zu beobachtenden, durch selbstschädigendes Verhalten bedingten klinischen Phänomene sind heute Sammelzwang („Messies"), Essstörungen, Adipositas und Süchte. Es scheint so, als können die Menschen die Errungenschaften von Freiheit, Wohlstand und technischem Fortschritt nicht mehr maßvoll und wohldosiert nutzen, weil Verzicht, Beschränkung und Frustrierung von Wünschen unaushaltbar erscheinen und die Integration und das Sowohl-als-Auch von Lust und Verzicht misslingt.

7.2.2 Trennungsambivalenz

Da jede Trennung mit einer Veränderung des psychischen Gleichgewichtes einhergeht – etwas Bisheriges hört auf, etwas Neues beginnt –, ist es nicht verwunderlich, dass bei vielen Trennungsvorgängen Schwankungen der Ambivalenz zu beobachten sind. Bei allen Trennungsprozessen (s. Kap. 1.1), so auch in der Abschlussphase, können mehr oder weniger intensive und lange Phasen von **ambivalenter Unentschiedenheit** beschrieben werden, die durch das Hin-und-her-Pendeln zwischen **Trennungsangst** und **Trennungswunsch** oder zwischen Festhalten und Loslassen gekennzeichnet sind. Das Verharren im Gefühl der inneren Zerrissenheit, ebenso wie die im Verhalten erkennbaren Phänomene von zu langem Festhalten oder vorschnellem Loslassen, sind psychische Reaktionen auf den Trennungsgedanken und signalisieren, dass die Trennungsfähigkeit noch durch Angst vor dem Ende blockiert ist. Obwohl das ambivalente Hin-und-Her zwischen Bleibenwollen und Gehenwollen insbesondere vor der Terminsetzung keineswegs vom Patienten erwünscht und begrüßt wird, kündigt sich darin etwas Positives an: die **innere Auseinandersetzung mit der Beendigung**. Durch das ambivalente Pendeln wird die Lösung von Bisherigem hin zum schließlich bewusst angestrebten Ziel des Therapieendes in Gang gesetzt.

Ähnliche **Zwischen- und Übergangsstadien mit ambivalentem Hin-und-Her** kann man **im Laufe des Lebens** bei jedem Menschen beobachten, vor allem wenn sich aus einer früheren Entwicklungsphase die nächste herausbildet (s. Kap. 1.1). Dabei laufen alte und neue psychische Vorgänge eine Zeit lang parallel und alternieren, ehe die alten zugunsten neuer verschwinden. Die Stimmungsschwankungen in der Pubertät, im Wochenbett, den Wechseljahren, im Alter, beim Sterbens- und Trauerprozess, nach Trennung, Verlust und Trauma erinnern an die ambivalente Zwischenphase vor dem Therapieende.

Aber auch in vielen anderen Situationen des normalen Alltagslebens sind ähnliche **Wechselphasen** zu beobachten. Beispielsweise können sich Hoffnung und Verzweiflung in der Phase vor einer schwierigen und folgenschweren Entscheidung abwechseln, die erst dann bewusst gefällt werden kann, wenn die verschiedenen Möglichkeiten innerlich hin- und herüberlegt und gegeneinander abgewogen wurden. Vor der Entscheidung, ein langjähriges Projekt wie eine Promotion, Habilitation oder ein Buch zu beenden, können sich ähnliche Schwankungen bemerkbar machen. Auch die von Balint (1968) beschriebene **Mischung zwischen Lust und Angst** bei befriedigenden und zugleich gefährlichen Tätigkeiten – wie Karusellfahren, Fallschirmspringen – haben Ähnlichkeit mit dem Wechsel zwischen Neubeginn und Rückfall. Lust und Angst gehören ebenso wie Trennungsangst und Trennungswunsch als zwei Seiten einer Medaille trotz ihrer polaren Gegensätzlichkeit zusammen und können sich in der Wahrnehmung des Akteurs abwechseln.

Der Wechsel zwischen Fortschritt und Rückschritt ähnelt dem **„Verlust-Wiederherstellungs-Prinzip“**, das Niederland (1989) in seinem Buch über Kreativität von Künstlern ausführt: Der Verlust von etwas – z. B. durch Krankheit, Todesfall oder Trauma bedingt – regt dazu an, das Alte zu reparieren und wiederherzustellen oder Ersatz und Neues zu schaffen. Ähnlich wie andere Psychoanalytiker, die sich mit der Entstehung von Kreativität befassen[91], geht Niederland[92] davon aus, dass das Erleben und Erleiden von Grenzerfahrungen die kreativen Potenzen eines Menschen anregen kann. Auch im Alter noch wird der Wechsel „zwischen Abschied und Neubeginn“[93] angedeutet.

Das **Überstehen von traumatischen Gefahren** und Leiden kann positive und lebensbejahende Ressourcen aktivieren, so als würde damit unbewusst das eigene Gleichgewicht wiederhergestellt[94]. Diese positive Trennungsbewältigung ist aber keineswegs bewusst steuerbar, sondern geschieht unbewusst als Ausdruck von komplexen psychischen Strukturen und Wechselwirkungen. Nach meinem Eindruck treten bei manchen Menschen, die schwere traumatische Verlust- und Leidenserfahrungen überstanden haben, solche positiven Bewältigungsmechanismen bei erneuten Trennungssituationen in Aktion. So sind Patienten mit derartigen Erfahrungen manchmal erstaunlich schnell und leicht in der Lage, die Therapiebeendigung zu bewältigen, während bei anderen die traumatischen Erfahrungen eine nur schwer oder nicht mehr korrigierbare psychische Fehlentwicklung und Krankheit nach sich ziehen.

Auch der **Trauerprozess** nach einem Todesfall kann zur pathologischen Trauer werden, wenn der Trauernde die Ambivalenz zwischen Festhalten und Loslassen innerhalb einer gewissen Zeit nicht durch eindeutige innere Prioritätensetzung lösen kann (vgl. Kap. 4). Der Trauernde kann den inneren Trauerprozess erst dann beenden, wenn die Realität des Todes ohne Wenn und Aber hingenommen und das eigene Leben ohne den Toten wieder bejaht wird. Es ist also nicht verwunderlich, wenn Menschen mit latenten Ambivalenzstörungen nicht selten pathologische Trauer oder Depressionen entwickeln, wenn sie einen Angehörigen beim **Sterben** begleitet haben. Weil die Menschen in Wohlstandsnationen durch die verbesserten medizinischen Behandlungsmöglichkeiten immer älter werden, oft jahrzehntelang sterbend und doch lebend dahinsiechen – wie dement oder im Wachcoma –, gibt es zunehmend mehr selbst schon alte Patienten, die psychisch dekompensieren, nachdem sie jahre- bis jahrzehntelang ihre dementen Angehörigen versorgt hatten, ohne an sich selbst und das eigene Leben zu denken. Umgekehrt stellt meiner Ansicht nach die heute zunehmende Zahl bewusst im Erwachsenenalter allein lebender Menschen eine psychische und soziale Gefahr dar, weil erst in Krisenzeiten – wie Krankheit, Alter, Sterben – das Fehlen einer Bindung an Familie und Angehörige erkennbar wird, wenn sie ohne familiären Rückhalt, Trost und Hilfe beim Leiden dem unausweichlichen körperlichen Abbau und der Abhängigkeit im Alter und beim Sterben entgegengehen müssen und soziale Netze dafür nicht vorhanden oder finanzierbar sind.

Es bedeutet die **kulturell bedingte Verleugnung** von altersbedingtem körperlichem Abbau, krankheitsbedingtem quälendem Leiden und Tod unserer westlichen Zivilisation, dass bis heute vor allem Ärzte sich weder im Studium, noch in der Weiterbildung und Fortbildung gezielt mit den psychischen Bedingungen des Alterns und Sterbens beim Patienten und seinen Angehörigen sowie den damit verbundenen eigenen psychischen Reaktionen und Konflikten auseinander setzen müssen. Denn Ärzte sind in ihrem beruflichen Alltag mit Leiden und Tod ständig konfrontiert und müssen in psychischer Hinsicht eigene emotionale Trennungsreaktionen bewältigen, damit sie die medizinischen Entscheidungen und die Arzt-Patient-Beziehung nicht negativ beeinflussen[95].

Auch wenn der Psychotherapeut sterbende Patienten bisher nur selten betreut – möglicherweise wird sich das in Zukunft ändern –, ist er häufig doch indirekt damit befasst, wenn Patienten psychisch krank geworden sind, weil sie ihre psychischen Reaktionen auf sterbende Angehörige nicht verarbeiten und lösen konnten. Damit der Psychotherapeut solche Ursachen oder Belastungen für psychische Erkrankungen beim Patienten erkennt und angemessen therapeutisch berücksichtigt, muss er über diese Zusammenhänge informiert sein, wie auch die unweigerlich dadurch beeinflusste eigene Ambivalenz kennen. Um den Trennungsprozess in der Abschlussphase fachkundig begleiten und führen zu können, sollte er schon im Studium und der Facharztausbildung über den speziellen Verlauf von Ambivalenz sowohl beim Sterben und anderen analogen Trennungsprozessen, als auch beim Beenden der Behandlung informiert werden und sich damit in theoretischer, technischer und ethischer Hinsicht auseinander setzen (s. Kap. 14 u. 15).

7.3 Verlauf von Ambivalenz in der Abschlussphase – vom regressiven Widerstand zu progressiver Fähigkeit

Im Unterschied zu Tod, plötzlich hereinbrechenden Traumata oder Krankheiten ist die Beendigung der Psychotherapie in der Regel ein von Patient und Therapeut weitgehend selbst entschiedener und gesteuerter Vorgang. Ähnlich aber wie bei anderen selbstgewählten Trennungen sind damit einhergehende negative Affekte nur zu bewältigen, wenn der ambivalente Wechsel zwischen Trennungsangst und Trennungswunsch nach einer bestimmten Zeit durch innere Prioritätensetzung und Akzeptanz der neuen Realität gelöst werden kann. Das ambivalente Hin-und-Her in der Abschlussphase ist nur dann ein konstruktives Durchgangsstadium, wenn es für nicht allzu lange Dauer vorübergehend ist. Die ambivalente Unentschiedenheit wird insbesondere vor der Terminsetzung dann zum Widerstand mit dem Ziel der Vermeidung von Beendigung, wenn diese Phase zu lange anhält, oder wenn eine Spaltung zwischen den Polaritäten in Bewusstes und Unbewusstes eintritt (s. Kap. 8).

Wenn **zu Beginn der Abschlussphase** die Vorstellung von der Beendigung aufkommt und die bisherige innere Balance zwischen Bindung und Trennung gestört wird, ist der **Gleichgewichtsmechanismus der Ambivalenz** zwangsläufig betroffen (s. Kap. 3). Diese oft plötzliche Veränderung pflegt sich beim Patienten zunächst indirekt auszudrücken (s. Kap. 4.2). So kann von einer Stunde zur nächsten die Stimmung von einem Extrem zum anderen umschlagen – von Hoffnung auf Gesundheit und therapeutische Erfolge zu Enttäuschung, Wut, Depression und Traurigkeit über das therapeutisch nicht Erreichbare und Rückfall. Heute klagt der Patient über erneute psychische Symptome, über Angst und Hoffnungslosigkeit bezogen auf das Therapieende, und schon in der kommenden Stunde berichtet er stolz und glücklich über seinen veränderten Umgang damit, und ein Ende der Therapie scheint ihm vorstellbar. Eben noch dominieren vielfältige quälende Konflikte das Befinden des Patienten, kurz darauf scheint deren Lösung schon gelungen. Umgekehrt können Ängste, bisher aktive Abwehrmechanismen, Widerstand und Vermeidung zurückkehren und die Hoffnung auf ein baldiges und erfolgreiches Beenden bedrohen (s. Kap. 5.3, 6.3 und 6.4).

Innere psychische Umstrukturierung und Überwindung von Widerstand und Vermeidungsverhalten kündigen sich häufig in plötzlichen, vom Patienten nicht reflektierten und nicht bewusst geplanten Verhaltensänderungen an – wie der unerwartete Purzelbaum einer Patientin während einer Psychoanalysestunde[96], das unangekündigte Aufsitzen aus dem bisherigen Liegen auf der Couch oder vice versa. Der Wunsch nach Veränderung der Stundenfrequenz oder der nach Terminsetzung für die Beendigung der Therapie und vieles mehr können als Neubeginn durch unbewusstes und unreflektiertes Handeln verstanden werden.

Beim Phänomen des **Neubeginns** geht die Handlung dem Bewusstsein des Patienten ähnlich wie beim Agieren in gewissem Maße voraus[97]. So als können die Patienten – ähnlich wie bei der adoleszenten Ablösung – ihre Angst vor Veränderung und Trennung vom Therapeuten nicht durch bewusste Entscheidung, sondern nur durch spontane, nicht angekündigte und eigenmächtige Verhaltensänderungen überwinden, scheinen sie wie beim plötzlichen Sprung ins kalte Wasser einen Satz machen zu müssen, um bisherige neurotische Muster zu überwinden. Mit der **Handlung ohne Einsicht** können Erwartungsängste vor dem fremden Neuen und Ungewohnten ausgeschaltet und vermeidend überwunden werden. Damit wird der erste, vorbewusste, probatorische Handlungsversuch erleichtert.

Neubeginn kann sich nicht nur affektiv oder im Verhalten, sondern auch in plötzlichen **positiven Einsichts- und Erkenntnisschüben** ausdrücken. Elemente der Lebensgeschichte oder der Persönlichkeit, die dem Patienten zu Beginn der Therapie bewusst und wesentlich schienen, können durch gegenteilige Details relativiert werden. Patienten, die beispielsweise unter Armut, Benachteiligung, seelischer, körperlicher Misshandlung oder Missbrauch in ihrer Kindheit gelitten hatten, können erst jetzt eine eindeutige Schuldzuweisung des Täters innerlich vornehmen und sich als missbrauchtes Opfer anerkennen. Andere entdecken, dass nicht nur bisher angeklagte äußere Verhältnisse oder die anderen an ihrem Leid schuld waren und können dabei allmählich ihre eigene Schuld und unverarbeitete Konflikte erkennen, die wie ein abgekapselter Abszess ihre seelische Potenz und Menschlichkeit so zerfressen hatten, dass sie selbst nicht mehr merkten, wann und wie nicht nur der andere, sondern auch sie selbst den anderen verletzt und die Beziehung zu ihnen zerstört haben.

Manche Patienten können erst in dieser Therapiephase bisher undenkbare und tabuisierte Widersprüche in der Beziehung zu wichtigen Personen ihres Lebens zulassen. Beispielsweise kann das Bild der verwöhnenden, selbstlosen Mutter durch uneinfühlsame, egozentrische, rücksichtslose Elemente ergänzt werden. Oder der zu autoritäre, strenge Vater kann jetzt auch als gefühlvoller, liebender, empathischer Vater erinnert werden. Dadurch ausgelöst können bisher unerkannte und unbearbeitete pathologische Strukturen und Konfliktsituationen des früheren Lebens deutlich werden, sich aus der Amnesie lösen und wie neu erinnert werden. Gefühle wie neugeboren oder aus tiefem Schlaf erwacht zu sein oder Licht am Ende eines dunklen Tunnels zu sehen[98], gehören zu solchen Momenten des Neubeginns. Voller Erstaunen fallen Patienten plötzlich wieder frühere reale oder phantasierte Trennungssituationen ein, die ebenfalls mit dem Wechsel zwischen Leid und Hoffnung einhergegangen waren.

Insbesondere **Veränderungen in der Beziehung mit dem Therapeuten** im Sinne des Neubeginns sind trotz des Wechsels zwischen Fortschritt und Rückschritt wichtige Signale und Indikatoren für latente intrapsychische Umstrukturierungen – wie ein wachsendes Selbstbewusstsein, psychische Flexibilität und Toleranzfähigkeit des Patienten. Beispielsweise muss eine Patientin, die aus der liegenden Position heraus einen Purzelbaum in der Psychoanalysestunde macht – wie es Balint[99] schildert –, wahrscheinlich den bisherigen Therapierahmen und die Übertragung eines einseitigen Machtgefälles zum Therapeuten sprengen, ohne zu wissen, wie der Therapeut darauf reagiert. Ähnlich wie beim kreativen Schaffensprozess kann der Patient seine eigene „Kreation“ nur aus sich heraus erschaffen, indem er das Eigene nicht mehr von den möglichen Reaktionen des anderen abhängig macht[100]. Insofern ist Neubeginn Ausdruck des Übergangs von therapeutischer Abhängigkeit hin zu neuer Selbstständigkeit (s. Kap. 9.3).

Durch innovativ neue Verhaltensweisen des Neubeginnes können **bisherige pathologische psychische Mechanismen überwunden** werden, was Kinston et al.[101] dazu veranlasst, von positiver therapeutischer Reaktion im Gegensatz zu negativer therapeutischer Reaktion zu sprechen (s. Kap. 6.3.6). Das daraus folgende neue Erleben des Patienten ist insofern als „emotional korrigierende Neuerfahrung“[102] zu verstehen. Die unreflektierten Verhaltensänderungen und Neuerfahrungen des Neubeginnes ersetzen aber keineswegs die spätere Einsicht und das Verständnis, sondern sind nur ein erster Schritt in diese Richtung. Der schnelle Wechsel und das Nebeneinander von Progressivem und Regressivem bedeuten einen wichtigen Zwischenschritt in dem Trennungsprozess des Patienten, weil der Umgang mit Offenheit, Flexibilität, Widersprüchen, Vieldeutigkeit und Vielfalt herausgefordert wird. Der Patient muss sich den immanenten Dualitäten unseres alltäglichen Lebens stellen – wie dem Wechsel zwischen Harmonie und Konflikt, Realität und Phantasie, Befriedigung und Frustrierung, negativen und positiven Affekten, Übereinstimmung und Widerspruch, Macht und Ohnmacht, Abhängigkeit und Selbstständigkeit, Lachen und Weinen, Einseitigkeit und Vielseitigkeit, altruistischen und egoistischen Strebungen, veränderbaren und unveränderbaren Dingen. So ist es in der Phase der Entscheidungsfindung zur Terminsetzung in der Abschlussphase der Therapie wesentlich, dass der Patient eine bestimmte Zeit lang unentschieden zwischen Trennungswunsch und Trennungsangst, Loslassen und Festhalten hin und her pendelt, um sich die verschiedenen Möglichkeiten zu vergegenwärtigen, damit er schließlich gut vorbereitet wählen kann (s. Kap. 8.4.4). Die ambivalente Unentschiedenheit hat in dieser Phase progressive Funktion und dient der Entscheidungsfindung, während das Verharren in nur einem Pol oder nur einer Balance regressiven Widerstand bedeutet.

Erst wenn der Patient das Nebeneinander zwischen Trennungsangst und Trennungswunsch bewusst erleben kann, das Hin-und-Her tolerieren und als sinnvolles Zwischenstadium akzeptieren kann, sind die psychischen Voraussetzungen dafür geschaffen, dass **eine Lösung dieses ambivalenten Pendelns möglich ist**. Die Planung des konkreten Therapieendes, insbesondere die Terminsetzung für die letzte Stunde, gelingt dem Patienten nur, wenn die Unentschiedenheit des Wechsels überwindbar ist durch Lösung von ambivalenter Blockade, indem dem Trennungswunsch Priorität vor allem anderen eingestanden wird. Jetzt bekommt die zielorientierte Entscheidung und Handlung **progressive Funktion**, während das Verharren in Untentschiedenheit regressive Widerstandsfunktion hat.

Psychotherapien von Patienten mit schon bestehenden, nicht genügend veränderten oder unveränderbaren **Ambivalenzstörungen** können aus diesem Grund vor der Terminsetzung zur Stagnation oder zum Stillstand kommen. Sowohl das zu schnelle, unüberdachte Entscheiden, als auch das zu lange, zu starre, quälende oder gar endlose Verharren in Unentschiedenheit kann Ausdruck davon sein, dass Zielgerichtetheit und Prioritätensetzung mit Angst besetzt sind, vermieden werden und damit nicht möglich sind. Die bei jeder Trennung assoziierte Phantasie an absolute und endgültige Trennung – wie durch Tod oder Sterben – wird bei solchen Patienten zur inneren Gewissheit, auch wenn die Realität der Trennung mit dem durch Sterben und Tod bedingten Verlust keineswegs identisch, sondern deutlich davon unterschieden ist (s. auch Kap. 5.3 und 5.4).

Häufig gelingt Patienten mit **strukturellen Störungen** der Wechsel zwischen Teilpolaritäten deswegen nicht, weil tiefgehende und nur schwer lösbare ambivalente Spaltungsmechanismen dies verhindern. Wie von Psychoanalytikern immer wieder berichtet, können Patienten mit gravierenden Störungen der Realitätswahrnehmung, der Symbolisierung und der Ambivalenz (wie bei Psychosen, schweren Persönlichkeitsstörungen, schweren chronischen Neurosen und schweren Traumatisierungen) mit der nicht überwindbaren Störung der Ambivalenz und dem darin zunehmend erkennbaren Scheitern des Trennungsprozesses in innere Krisen geraten, schwer regredieren und Rückfälle bekommen. Sie müssen manchmal stationär eingewiesen werden, brechen plötzlich die Therapie ab oder wechseln verzweifelt zu anderen Therapeuten und Therapierichtungen. Nicht die eine oder andere therapeutische Technik muss Ursache des therapeutischen Scheiterns sein, sondern die in der Persönlichkeit verankerten, psychotherapeutisch dann nicht korrigierbaren Störungen der Ambivalenz und Symbolisierung.

Patienten mit **weniger gravierenden Störungen der Ambivalenz** – wie insbesondere bei Zwangs- und depressiven Erkrankungen und Persönlichkeitsstörungen – können häufiger zwar den bewussten Wechsel und das Sowohl-als-Auch herstellen, geraten aber bei der Lösung ihrer ambivalenten Störung durch Prioritätensetzung und bewusste Entscheidung zum Beenden in heftige psychische Spannungen, Widerstand und Vermeidungsverhalten. Um ihre Angst vor und ihre **Widerstände gegen die Prioritätensetzung und Festlegung** auf einen endgültigen Termin und die Eindeutigkeit des Beendens zu überwinden, brauchen diese Patienten einen Therapeuten, der sich von ihrer Angst vor dem Verlust von Autonomie, ihrer Unfähigkeit zur Unterordnung, ihrer Angst vor Abhängigkeit und vor nicht mehr beeinflussbarer Endgültigkeit nicht anstecken lässt, sondern klar und konsequent zum positiven Sinn der antizipatorischen, möglichst selbst entschiedenen und mutuellen Terminsetzung steht.

Aber auch **nach erfolgreicher Terminsetzung** kann die gut vorbereitete Trennung nur gelingen, wenn der Patient nicht vermeidbare und nicht mehr lösbare Widersprüche bewusst in Kauf nehmen kann. Die Trennung ist psychisch nur zu bewältigen, wenn Gleichheit und Unterschiedlichkeit zwischen verschiedenen, mit der Situation verbundenen Teilaspekten erkannt und integriert werden können. Vor allem muss der durch die Trennung bedingte Verlust dem Neubeginn gegenübergestellt und beides wie die zwei Seiten der Medaille Trennung verstanden werden können, damit die Trennung nicht zum überwältigenden, nur einseitig negativen traumatischen Verlust wird.

Obwohl die erfolgreiche Terminsetzung ein wichtiger Meilenstein und Symbol für die Fähigkeit zur konstruktiven Ambivalenz und Symbolisierung ist, obwohl damit ein weiterer Schritt im Trennungsprozess gelungen ist, können auch danach in den **letzten Stunden** (s. Kap. 12) oder selbst in der **postterminalen Phase** (s. Kap. 13) noch weitere Zuspitzungen von Ambivalenzkonflikten auf verändertem Niveau entstehen. Sie sind aber in der Regel passager und von geringerer Intensität. Die letzten Stunden und der drohende letzte Termin führen ähnlich wie die Terminsetzung zur erneuten Druckzunahme („Countdown“[103]). Unter diesem letzten Zeitdruck wird deutlich, ob der festgelegte Zeitplan zum Beenden richtig war oder nicht. Denn die letzte Stunde hat unausweichlich den symbolischen Charakter einer verdichteten szenischen Darstellung der gesamten Therapie und der Art des Abschiedes.

Die **wachsende psychische Flexibilität und Offenheit**, die den gelingenden Trennungsprozess begleitet, bedeutet eine Erweiterung des Möglichkeitsraumes, der eine wichtige Voraussetzung ist für die Integration der mit jeder Trennung einhergehenden Widersprüche. Die zunehmende Toleranz für Widersprüche, Offenheit und Vielfalt fördert gleichzeitig den bewussten und kontrollierten Umgang mit Eindeutigkeit, Entschiedenheit und Handlungsfähigkeit, die für die Terminsetzung und die reale Beendigung unerlässlich sind. Im optimalen Fall hat **am Ende der Abschlussphase** dieser schnelle Befindlichkeits- oder Gefühlswechsel einer moderaten, offenen Wechselwirkung und Flexibilität psychischer Vorgänge Platz gemacht, die eine wichtige Voraussetzung für gesunde psychische Ausgeglichenheit im Alltag ist und ein wesentliches Ziel jeder Psychotherapie darstellt.

Vor allem für Patienten mit schwer lösbaren Ambivalenzkonflikten und damit auch Trennungsstörungen können **Abschiedsrituale** die Trennung erleichtern, wie sie in vielen Kulturen, Religionen, meditativen und verhaltensorientierten, direktiven Verfahren[104] Anwendung finden. Sie können Patienten dabei helfen, die immanente Widersprüchlichkeit von Verlust und Neubeginn bei Trennungen auszuhalten, indem gemeinsam vorgeplante und überschaubare Handlungen zur inneren Strukturierung beitragen. Bei anderen Patienten genügt es, wenn sie sich der rituellen Bedeutung der letzten Stunde bewusst werden, um den Abschied gemeinsam mit dem Therapeuten in der Phantasie zelebrieren zu können.

7.4 Technische Aspekte

Die **besondere Schwierigkeit** für den Therapeuten, mit Ambivalenz und ihren Störungen in der therapeutischen Situation umzugehen, besteht darin, dass diese Funktion eher **indirekt** in Erscheinung tritt. Schon bei der Indikationsstellung muss der Therapeut auf indirekte Hinweise dieser Störungen achten und antizipatorisch den Trennungsprozess am Therapieende bedenken. Insbesondere bei Patienten mit gravierenden Störungen der Realitätswahrnehmung und strukturell bedingten Störungen von Symbolisierung und Ambivalenz muss er auf klare und überschaubare zeitliche Rahmenbedingungen sowie auf Setting-bedingte Abhängigkeiten achten, damit vom Therapiebeginn an die Begrenztheit der therapeutischen Arbeit als Realität ebenso mit einbezogen ist wie das Gewährenlassen und vorbehaltlose Annehmen[105].

Da bei gestörter Ambivalenz dem Patienten häufig nur die eine Polarität von gegensätzlichen Strebungen bewusst ist, kann ihm der Therapeut nur helfen, indem er sich von dieser kognitiven Einseitigkeit bewusst löst, die dem Patienten nicht-bewusste Spaltung zwischen gegensätzlichen Polaritäten erkennt und verbalisiert. Dieser bewusste innere Lösungsvorgang im Therapeuten – **weg von latenter Wahrnehmung hin zu bewusster** – ist keineswegs leicht zu leisten, da diese Patienten meist sehr starr von ihren bewussten Vorstellungen überzeugt sind und jede andere Sicht vorerst als gegen sich gerichtet erleben.

Wenn beispielsweise ein Patient die Terminsetzung zwar verbal will, aber mit scheinbar rationalen Erklärungen immer wieder hinausschiebt, dann sollte sich der Therapeut von den rationalen Erklärungen des Patienten lösen und sich bewusst machen können, dass der Patient unabhängig von den vorgebrachten, scheinbar realen Gründen das Beenden vermeidet. Nur wenn der Therapeut die psychische Spaltung oder Dissoziation erkennt und in sich die dem Patienten nicht bewusste und doch bewusstseinsnahe, **vorbewusste gegenläufige Polarität mit der kognitiv-bewussten Ebene verbinden** kann, gelingt es ihm, den Mechanismus der pathologischen Ambivalenz mitzuteilen. Erst wenn der Therapeut dem Patienten das ambivalente Pendeln zwischen Trennungswunsch und Trennungsangst bewusst gemacht hat, kann sich der Patient mit beiden Polen der ambivalenten Zerrissenheit konfrontieren und auseinander setzen.

Es ist für mich immer wieder erstaunlich, wie sogar schwerst chronifizierte, in die Persönlichkeit verwobene Ambivalenzstörungen, die schon in Verhaltenstherapien oder anderen Therapien erfolglos behandelt worden waren, veränderbar sind, wenn der Therapeut den Patienten auf die Dissoziation von Gegensatzpaaren und deren gestörter Integration aufmerksam macht[106]. Diese Art des Benennens von Nicht-Gesagtem und Nicht-Bewusstem ähnelt zwar einer psychoanalytischen Deutung, aber im Unterschied zur klassisch-psychoanalytischen Deutung spielen dabei kognitive Vorgänge, manifestes Verhalten und Realität eine wesentlichere Rolle. Einsicht und Verstehen können dabei helfen, die Widerstände gegen Prioritätensetzung zu erkennen, aber eine grundlegende und anhaltende Umstrukturierung im Patienten ist nur möglich, wenn sowohl Kognitives, Verhalten und Realität als auch Einsicht und Verstehen mit einbezogen sind. Bewusstes Verhalten ist häufig nur dann anhaltend vom Patienten regulierbar, wenn ein gewisses Maß an Einsicht und Verstehen in seine psychischen Mechanismen vorhanden ist.

Bei der Überwindung der ambivalenten Unentschiedenheit in Richtung zielorientierter Handlungsfähigkeit und Entschiedenheit ist also die **therapieschulengetrennte Entweder-oder-Haltung der Psychotherapeuten** ein besonders **gravierendes Hindernis in technischer Hinsicht**. Sowohl die ausschließliche Fokussierung auf Einsicht und Verstehen, wie auch die ausschließliche Fokussierung auf Verhalten und Realität verhindern das Sowohl-als-Auch. Meiner Ansicht nach ist der Wechsel zwischen entweder psychodynamisch-psychoanalytischer oder kognitiv-behavioraler Sichtweise nur ein Austausch von einseitigen Polaritäten, die die notwendige Integration und das gleichwertige Nebeneinander weiterhin verhindern. Daher müsste jeder Psychotherapeut schon in der Ausbildung lernen, dass für die psychische Entwicklung und Homöostase sowohl Verhalten und konditionierte Verhaltensmuster im lerntheoretischen Sinne wesentlich sind, wie auch mehr oder weniger unbewusste psychische Konflikte, Mechanismen und Strukturen im psychoanalytischen Sinne. Die Entweder-oder-Polarisierung der beiden getrennten Standpunkte ein und desselben Phänomens ist vergleichbar der Störung der Ambivalenz selbst. Es wird auf der psychotherapeutischen Fachebene, ähnlich wie bei der gestörten Ambivalenz auch, wieder etwas in zwei getrennte Teile gespalten, obwohl diese in der Praxis wie zwei Seiten einer Medaille zusammengehören.

In technischer Hinsicht ist die fachliche und **persönliche Fähigkeit des Therapeuten zur psychischen Flexibilität** entscheidend dafür, ob er den Patienten auf dem Schritt weg von Fixierung und hin zur Flexibilität begleiten und fördern kann[107]. Der flexible Umgang des Therapeuten mit der zunehmenden psychischen Flexibilität des Patienten ist aber nicht mit technischer Beliebigkeit oder Konzeptlosigkeit zu verwechseln. Die eigene psychische Fähigkeit des Therapeuten zur Symbolisierung und Ambivalenz ist eine Voraussetzung dafür, die therapeutische Entwicklung des Patienten fachkundig begleiten zu können. Der Umgang des Therapeuten mit der sich verändernden ambivalenten Balance, mit der zunehmenden psychischen Flexibilität, dem offenen Wechsel zwischen Fortschritt und Rückschritt, der Prioritätensetzung bei der Terminierung und den immanenten Widersprüchen in der Abschlussphase, vor allem in den letzten Stunden, ist für die zunehmende Trennungsfähigkeit und das therapeutische Ergebnis beim Abschluss jeder Psychotherapie von ebenso zentraler Bedeutung wie das Verhalten der Eltern, wenn ihre adoleszenten Kinder sie verlassen.

Nur wenn sich der Therapeut darauf einlassen kann, einmal gegensätzliche Polaritäten als getrennt wahrzunehmen und stehen zu lassen, ein anderes Mal Synthese und Integration von Widersprüchen zu leisten, wird er seine technischen Aufgaben in der Abschlussphase erfüllen können. Er sollte die regressiven und progressiven Seiten der Ambivalenz erkennen, dem Patienten verständlich machen und in seiner Art, damit direkt umzugehen, vorleben können. Aus diesem Grund sind **psychisch kranke Therapeuten** mit ungelösten Störungen der Ambivalenz **ein Hemmnis für die Trennungsfähigkeit des Patienten**. Der Therapeut jeder Schule sollte sowohl als Verantwortung tragende therapeutische Autorität aktiv vorausgehen, als auch als passiver Zuschauer staunend der Entwicklung des Patienten folgen können. Er sollte in der Lage sein, sowohl die jeweils unterschiedlichen, individuellen und einmaligen Veränderungen des Patienten und seine wachsende Selbst- und Eigenständigkeit sich ungestört entwickeln zu lassen, als auch zugleich aktiv eigene Konzepte, Sichtweisen, Bewertungen und Zielvorstellungen einzubringen, um die Entwicklung des Patienten, ähnlich wie ein Coach, Trainer oder Lehrer, in positiver Hinsicht zu beeinflussen und zu ermöglichen.

Wie auch in anderen Therapiephasen kommt es auf die Fähigkeit des Therapeuten an, die **Vielfalt von psychischen Qualitäten differenziert benennen** und ausdrücken zu können. Es kann nicht oft genug gesagt werden, dass gerade die in der Psychotherapie bestehende Methodentrennung eine wesentliche Ursache dafür sein kann, dass der Therapeut schon von der Ausbildung her einseitig fixiert ist und den Wechsel zwischen und die Integration von Polaritäten beim Patienten somit blockiert. Beispielsweise haben kognitiv-behaviorale Therapeuten im Unterschied zu psychoanalytischen zwar immer wieder darauf hingewiesen, wie wichtig die bewusste Verstärkung von Positivem durch den Therapeuten ist, nicht dagegen auf die Bedeutung, die der Fähigkeit zum Wechsel und zum Sowohl-als-Auch zukommt.

Mit bewusster Haltung zur Konsequenz einerseits und Flexibilität andererseits muss sich der Therapeut an die jeweiligen **psychischen Besonderheiten seines Patienten** anpassen können, auch wenn er bisher nur von einer therapeutischen Schule ausgebildet wurde und von daher nur auf eine Behandlungstechnik in der Praxis festgelegt ist. Jedes Setting und jede Technik kann meiner Ansicht nach Flexibilität und Wechsel auf jeweils unterschiedliche Weise integrieren. In jeder Psychotherapie muss auf Veränderungen in der Beziehung zwischen Therapeut und Patient besonders in der Abschlussphase geachtet werden. Damit der Patient den Umgang mit Polaritätenpaaren und deren Gleichgewicht in der Beziehung mit dem Therapeuten erleben und üben kann, sollte der Therapeut den Patienten in besonderer Weise dazu ermutigen, sich damit zu befassen. Die Möglichkeit, sich in einer Beziehung kontrovers zu verhalten und zu entwickeln, kann der Patient im Hier-und-Jetzt kennen lernen und üben. Zwischen Geben und Nehmen, Nähe und Distanz, liebevollen und aggressiven Gefühlen, Neid und Dankbarkeit, Zustimmung und Ablehnung und vielem mehr in einer Beziehung hin und her pendeln zu können, ist Ausdruck der Lösung von Fixierung und pathologisch ambivalenter Spaltung, der Genesung des Patienten und sollte wesentliches Ziel jeder Therapie sein.

Wie das **konkrete Verhalten des Therapeuten** dabei beschaffen ist, kann **nicht in fallübergreifenden Handlungs-Leitlinien festgelegt** werden, sondern muss in der jeweiligen Situation und den unterschiedlichen inneren und äußeren Bedingungen immer aufs Neue sehr persönlich **adaptiert** werden. Beispielsweise kann der Therapeut den Durchbruch des Neubeginnes fördern mal durch ein aufmunterndes „na, und jetzt?“ – wie Balint[108] bei seiner Purzelbaum-Patientin –, mal durch einen zustimmenden, applaudierenden Blick ohne Worte, mal durch eine einsichtsfördernde Deutung, mal durch eine Anweisung für Übungen und Verhalten und vieles andere mehr.

Chancen und Gefahren von Psychotherapien liegen in der Abschlussphase immer wieder dicht beieinander. Manchmal ähnelt die Psychotherapie einer riskanten Gratwanderung, die nur durch ständiges Ausbalancieren der gegenläufigen Seiten zum erfolgreichen Abschluss gebracht werden kann. Nicht immer – wie empirische Untersuchungen zeigen – führt diese Gratwanderung aber zum Gipfel. Gelegentlich endet sie auch im „Absturz“. Darauf muss jeder Psychotherapeut gefasst sein und darauf sollte er schon in der Ausbildung vorbereitet werden (s. Kap. 10 und 14).

Vor allem eigene psychische Fixierungen des Therapeuten können das technische Verhalten beeinflussen und die psychische Entwicklung des Patienten hemmen (s. Kap. 5.6 und 6.5). Den **Wechsel zwischen gegensätzlichen Tendenzen zuzulassen**, ohne die Verbindung abreißen zu lassen, bedeutet für den Therapeuten eine oft nicht leicht zu bewältigende **psychische Gratwanderung**. Sie kann nicht nur den Patienten, sondern auch den Therapeuten vor eine psychische Belastungs- und Bewährungsprobe stellen, die sehr viel Ähnlichkeit mit schwierigen Generations- und Trennungssituationen von Eltern oder Lehrern hat, die sie mit ihren sich ablösenden Kleinkindern, pubertären oder adoleszenten Kindern oder Schülern erleben.

Die eigene psychische, oft nicht genügend eingestandene oder bewusst gemachte **Erstarrung oder Sturheit des Therapeuten**, die beispielsweise durch narzisstische Haltungen, Eitelkeit, Erfolgsorientiertheit, dogmatische Festlegungen oder Angst vor Selbstkritik bedingt sein kann, beeinflusst das therapeutische Ergebnis leicht in kritischen Übergangsmomenten negativ. Mit dem treffenden Bild des „psychischen Parkinsonismus“[109] bezeichnet Powell die psychische Erstarrung eines Psychoanalytikers, der am Ende der Therapie dem Patienten noch nicht einmal zur Verabschiedung die Hand geben kann, weil er damit die Abstinenzregel zu durchbrechen meint (s. Kap. 12). „But the price paid is an insidious rigidity, a kind of psychic Parkinsonism, which drains the therapist of natural warmth and affection. The subtle danger, in relation to the title of this paper („Ending is for Life“, Anm. d. Verf.), is that ending never takes place only because the human relationship never really got under way“ (ebd.). Die persönliche psychische Unbeweglichkeit und Starrheit ist nicht nur bei psychoanalytischen, sondern bei allen Psychotherapeuten ein Hindernis für berufliche Qualität.

7.5 Zusammenfassung

Ambivalenz wird hier als grundlegender psychischer Mechanismus verstanden, der als unbewusste psychische Gleichgewichtsfunktion die Balance zwischen widersprüchlichen Gegensatzpaaren reguliert. Ähnlich wie bei anderen Trennungsprozessen verändert sich im Verlauf der Abschlussphase wiederholt das Gleichgewicht zwischen Bindung und Trennung in spezifischer Weise. Während zu Beginn der Abschlussphase das bisherige Gleichgewicht dieser Polaritäten erschüttert wird, folgt eine gewisse Phase von ambivalentem Pendeln zwischen Festhalten und Loslassen, Trennungsangst und Trennungswunsch, Rückschritt und Fortschritt. Diese ambivalente Zwischenphase ist Ausdruck von positiver Weiterentwicklung des Trennungsprozesses, verbunden mit dem allmählichen Rückgang von Angst vor dem Ende, Widerstand und Vermeidungsverhalten. Das Phänomen des Neubeginns tritt jetzt oft auf und kommt in plötzlichen, vom Patienten nicht reflektierten Verhaltens- oder Einsichtsveränderungen zum Ausdruck. Aber der Trennungsprozess kann nur voranschreiten, wenn die ambivalente Zwischenphase nach kurzer Zeit durch eindeutige Prioritätensetzung beendet werden kann. Die Entscheidung und Festlegung des Termines der letzten Stunde bedeutet eine bewusste Prioritätensetzung und Zielorientierung hin zur realen Beendigung. Das Verharren in ambivalenter Unentschiedenheit hat jetzt regressive Vermeidungsfunktion und zieht die Gefahr eines gestörten Trennungsprozesses ebenso nach sich wie eine vorzeitige Beendigung im jetzigen Abschnitt. Die letzten Stunden haben Symbolcharakter für die gesamte Therapie und erfordern die differenzierte Fähigkeit zur Ambivalenz des Patienten, Widersprüche unterschiedlicher Art in einer Gesamtheit zu integrieren. In technischer Hinsicht ist es entscheidend, dass der Therapeut sich der jeweiligen Funktion von Ambivalenz im Trennungsprozess adaptiv anpasst und sein Vorgehen darauf abstimmt. Der Therapeut sollte sowohl Kognitives, Verhalten und Realität als auch Einsicht, Verstehen und intraspychische Phantasien mit einbeziehen und flexibel den jeweiligen Bedingungen anpassen.

Fußnoten

1 Laplanche et al. 1967, Nagera 1969.
2 Freud 1912b, G.W., Bd. 8.
3 vgl. Ciompi 1982, Kap. 5, S. 177–249, 1988, S. 260ff, Holder 1975, Kris 1984.
4 z. B. Freud 1912–13, G.W., Bd. 9, 1930a, G.W., Bd. 14.
5 Freud 1915c, G.W., Bd. 10; auch schon Freud 1905d, G.W., Bd. 6; 1917c, G.W., Bd. 10; vgl. Nagera 1969, S. 445ff.
6 Abraham, K. 1924 (in Abraham, K. 1969).
7 vgl. auch Graber 1924.
8 vgl. auch Gerö 1936.
9 vgl. zusammenfassend Bowlby 1958, 1960, 1960b.
10 z. B. Erikson 1959, Jacobson 1964, Mahler et al. 1975, Spitz 1957, 1965, 1972.
11 vgl. z. B. Kernberg 1975, 1984, 2001.
12 vgl. Ahrens 1997, S. 56.
13 Ausnahmen: z. B. Adler 1989, Ciompi 1982, s. Fußnote 3, Ebecke-Nohle 2000, Holder 1975, Kris 1984.
14 Riemann 1985.
15 Watzlawik et al. 1967, Kap. 6.
16 vgl. auch Ciompi 1982, S. 177ff.
17 z. B. Bohus et al. 2000, Jaenicke 2002 (in Diederichs), Linehan 1993.
18 Ciompi 1982, S. 177ff.
19 Watzlawik et al. 1967, Kap. 6.
20 z. B. Margraf 1996, Reinecker 1995.
21 z. B. Volkan et al. 1993, S. 24f, 71, 97f, 134.
22 PTBS, z. B. Langkafel 2000.
23 Linehan 1993, Bohus et al. 2000.
24 s. Anhang, Tab. 1 u. 2, Abb. 1.
25 0,3% aller durchgesehenen Arbeiten; s. Anhang, Abb. 1.
26 0,3% aller Publikationen zum Beenden; s. Anhang, Tab. 1 u. 2, Abb. 1.
27 Kay 1991 (in Schmukler 1991), S. 181–210.
28 insbes. Berna 1971, Dam et al. 1975, Erlich 1988, Fabricius et al. 1995, Fleming et al. 1963, Frommer 1999 (in Tress-Langenbach), S. 68, Hirsch 1994, Hohage et al. 1987, Jaenicke 2002 (in Diederichs), Kogan 1995, Kramer, Y. 1986, Lanyado 1999, Loewald 1988, S. 163, Meltzer 1984, S. 212ff, Menninger/Holzman 1958, S. 196, Nacht 1965, Schubert 2000, S. 115, Shane/Shane 1984, Smith 1977, Stamm 1974, Sugarman 1991 (in Schmukler 1991), Warnes 1984/1985, Wellendorf 2000, Wolff, H. 1977.
29 insbes. Amati 1990, Auchter 2001, Bergman 1988, Berry 1987, Bohus et al. 2000, Burke 1999, Calef et al. 1983, Chessick 1990, S. 325, Ebbecke-Nohlen 2000, Eickhoff 1975, Ferraro 1995, Glick, R. 1987, Hirsch 1994, Kinston/Cohn 1988, Langs 1974, Leupold-Löwenthal 1981, Novick 1992, Olinick

1964, Simone 1994, Thompson 1994, Warnes 1984/1985, Wolff, H. 1977, Zetzel 1970, S. 104.

30 insbes. Burke 1999, Emde 1988, Kohut 1977, Langs 1974, S. 472ff, Lanyado 1999, Leupold-Löwenthal 1981, Novick 1992, Simone 1994, S. 26; ähnlich auch Leikert et al. 2003.

31 insbes. Auchter 1978, Balint 1950 (in Balint 1965), Burke 1999, Edelson 1968, S. 79, Ekstein 1966, S. 220, Etchegoyen 1991, S. 625–628, Grinberg 1964, S. 370, Kinston et al. 1986, S. 344, Kohut 1977, Langs 1974, S. 456, 472ff, Loewald 1988, Markert 1992, Novick 1990, 1990a, 1992, Stoltzenberg 1986, S. 65ff, Ticho, E. 1972, Werbart 1997, Wolff, H. 1977.

32 vgl. insbes. Bowlby 1979, „Ambivalenz und ihre Regulierung", in Kap. 1, S. 13–39, 1980, S. 44–46, Kap. 6, S. 109–149.

33 Bowlby 1980, S. 45.

34 z. B. Bowlby 1944, 1979.

35 insbes. Bowlby 1958, 1960b, 1973.

36 vgl. z. B. Spiegel 1973.

37 Bowlby 1979, S. 19f, 51–61; s. Kap. 1.1.

38 Balint 1932, 1952 (beide in Balint 1965).

39 Balint 1965, S. 223.

40 Balint 1968, S. 156ff.

41 Thomä 1983 (in Hoffmann 1983), S. 19.

42 Bowlby 1980, S. 125.

43 vgl. zusammenfassend Bowlby 1979, Kap. 3, S. 62–88.

44 Freud 1905d, G.W., Bd. 5.

45 Abraham, K. 1924 (in Abraham, K. 1969).

46 Jacobson 1964, S. 54f.

47 Jacobson 1964, S. 218f.

48 z. B. Blos 1962, 1963, 1967, S. 182f, 1980, S. 172ff, Erikson 1959, Jacobson 1971, Novick 1976, 1990, 1990a, 1997.

49 Bowlby 1980, S. 155, 360, 429, 1979, S. 68.

50 z. B. Abraham, K. 1924 (in Abraham, K. 1969), Bowlby insbes. 1960b, 1961, 1963, 1973, 1979, 1980, Freud 1917c. G.W., Bd. 10, Kast 1994, Spiegel 1973, Volkan et al. 1976; s. Kap. 4.1.

51 z. B. Caruso 1968, S. 101f, Schultz 1984.

52 vgl. z. B. Auchter 1978, Kogan 1995, Kohut 1977, Niederland 1989, Rank 1932.

53 vgl. Auchter 1978, Kogan 1995, Kohut 1977, Niederland 1989, Rank 1932.

54 Peters et al. 2002 nennen ihr Buch „Zwischen Abschied und Neubeginn. Entwicklungskrisen im Alter"; vgl. auch z. B. Heuft et al. 2000, Luft 1998, 2003, 2003a, Radebold 1992, 1998, 2002.

55 vgl. Bowlby, Fußnote 35, Ciompi 1982, S. 177–249, 1988, S. 137–166, 203, 260–283.

56 vgl. Ciompi 1988, S. 269.

57 Laplanche et al. 1967, S. 55.

58 vgl. Ciompi 1988, S. 255–266.

59 vgl. Ciompi 1982, 1988, Linehan 1993, S. 25–27.

60 vgl. Linehan 1993, Kap. 2.

61 vgl. Ciompi 1988, S. 268.

62 Gemäldegalerie Berlin.

63 vgl. Ciompi 1988, S. 266.

64 vgl. Ciompi 1988, S. 260ff; ähnlich: Linehan 1993, insbes. Kap. 2.

65 vgl. Ciompi 1988, S. 260ff.

66 vgl. Ciompi 1988, S. 260–263.

67 vgl. Ciompi 1988, S. 260ff.

68 vgl. Ciompi 1988, S. 263ff.

69 vgl. z. B. Eckardt-Henn et al. 2000 (in Egle et al. 2000), S. 258–270, Eckardt-Henn et al. 2004.

70 Darwin 1872, S. 30.

71 Holzman 1964.

72 vgl. Ciompi 1982, S. 177ff.

73 Bowlby z. B. 1969.

74 vgl. Ciompi 1988, S. 316–345, Payk 1979, S. 71–110.

75 Für Freud bedeutet Fixierung „... die Bindung eines Teils der Libido oder Aggression an bestimmte Zonen, Umstände oder Modi der Befriedigung oder an Objekte, so daß der fixierte Triebanteil nicht mehr frei beweglich ist" (Laplache/Pontalis 1967, S. 154).

76 vgl. z. B. Thomä/Kächele 1985/1996, Bd. 1, S. 318.

77 Laplache/Pontalis 1967, S. 154.

78 Ferenczi 1925.

79 Mahler et al. 1975, vgl. auch neuere Säuglingsforscher (zusammenfassend Dornes 1993, 1997).

80 vgl. Ciompi 1988, S. 175ff.

81 Freud 1905d, G.W., Bd. 5.

82 vgl. Bowlby, Fußnoten Nr. 32–35.

83 ganz ähnlich vgl. Bowlby 1979, S. 29ff.

84 vgl. Ciompi 1988, S. 195f.

85 vgl. Bowlby 1979, S. 29ff.

86 vgl. Linehan 1993.

87 Freud 1926d, G.W., Bd. 14.

88 vgl. Ciompi 1988, S. 266.

89 vgl. Ciompi 1988, S. 207.

90 vgl. Rieber-Hunscha 1996, S. 208–218.

91 vgl. z. B. Ciompi 1988, S. 198ff, Kogan 1996, Rank 1932.

92 Niederland 1989, S. 167ff.

93 Peters et al. 2002.

94 gl. auch Ekstein 1966, S. 220.

95 vgl. Eissler 1955.

96 Balint 1968, S. 156ff.

97 vgl. z. B. Yalom 2002, S. 189; s. Kap. 6.1.

98 vgl. Balint 1950 (in Balint 1965).

99 Balint 1968, S. 156ff.

100 vgl. Auchter 1978, Kogan 1995, Kohut 1977, Niederland 1989, Rank 1932.

101 Kinston et al. 1986, S. 344.

102 Alexander 1948.

103 Klüwer 1977 (in Klüwer 1995), S. 87.

104 vgl. z. B. Hart 1981, Müller-Ebert 2001, S. 53 – 57.

105 vgl. Linehan 1993, insbes. Kap. 6 und 7, S. 122–163.

106 vgl. Linehan 1993.

107 vgl. Linehan 1993.

108 Balint 1968, S. 156ff.

109 Powell 1994, S. 29; ähnlich auch „affektive Arteriosklerose" des Psychoanalytikers: Greenson 1978, S. 332; s. Kap. 4.4.

8 Terminsetzung

8.1 Literaturübersicht

Immerhin 16%[1] aller durchgesehenen Arbeiten zur Beendigung haben die zeitliche Festlegung der letzten Stunde zum Haupt- oder Kapitelthema[2]. Nach der Mehrzahl von Arbeiten zum Beenden allgemein ist die Terminsetzung das Spezialthema, was mit Abstand am meisten vorkommt. 53% der Publikationen, die die Terminsetzung zum Haupt- oder Kapitelthema haben, beziehen sich auf die erzwungene und einseitige Terminsetzung[3]. Mit Ausnahme von Wolberg[4] sind es **ausschließlich Psychoanalytiker**, die ihre Bedeutung im Zusammenhang mit dem Trennungsprozess in der Abschlussphase überhaupt thematisieren. Die Geschichte der Terminsetzung symbolisiert in besonderer Weise die gesamte Entwicklung der Psychoanalyse im 20. Jahrhundert.

S. Freud selbst hat über die Terminsetzung Weniges und Widersprüchliches geschrieben. Nur in seiner schon mehrfach zitierten Arbeit „Die endliche und unendliche Analyse“[5] äußert er sich vergleichsweise ausführlich zur Terminsetzung am Therapieende. Er schildert kurz seine eigenen Erfahrungen bei seinem Patienten, dem Wolfsmann[6], und „... später auch in anderen Fällen“. Die Terminsetzung „... ist wirksam, vorausgesetzt, daß man die richtige Zeit für sie trifft. Aber sie kann keine Garantie für die vollständige Erledigung der Aufgabe geben“[7].

Mit diesen wenigen Worten vertritt Freud die Ansicht, dass die aktive Terminsetzung durch den Therapeuten bei manchen Patienten sinnvoll sein könne, wenn das Timing stimmt. Zugleich wertet er die Terminsetzung ab. Sie sei ein „heroisches Mittel“ (ebd.), eine „erpresserische Maßregel“ (ebd.) und ein „Zwang der Drohung“ (ebd.). Nur der gut informierte Leser kann das nicht direkt Gesagte zwischen den Zeilen lesen: die emotional gefärbte Entwertung der Terminsetzung von Freud bezieht sich an dieser Stelle wahrscheinlich auf die radikale Art der aktiven Terminsetzung, wie sie sein früherer Mitarbeiter und Kollege **Rank** praktizierte (s. Kap. 2.1). Rank setzte dem Patienten während der laufenden Behandlung von sich aus aktiv und einseitig im Voraus einen Endtermin. Mit dieser Art der zeitlichen Festlegung der letzten Stunde wollte Rank latente Trennungskonflikte des Patienten aktivieren, um sie der therapeutischen Bearbeitung in der folgenden Abschlussphase zugänglich zu machen[8].

Zu Beginn der **50er Jahre** waren für Psychoanalytiker immer noch die Terminsetzung und das Erreichen der Therapieziele identisch. Mit „Kriterien für das Beenden“ versuchten damals Psychoanalytiker Begründungen für die Terminsetzung zu finden (s. Kap. 2.1 und 2.10). Bis zum Beginn der 70er Jahre waren die meisten der wenigen Psychoanalytiker, die für ein differenziertes Konzept der Abschlussphase eintraten, noch der Ansicht, dass eine aktive Terminsetzung an erster Stelle durch den Therapeuten erfolgen solle[9]. Sogar die Angaben von **Rangell** (1966) zur Terminsetzung sind ungeklärt widersprüchlich: Einerseits betont er die besondere Aktivität des Psychoanalytikers bei der Terminsetzung („Dabei handelt es sich um einen der seltenen Fälle, in denen die Aktivität vom Analytiker ausgeht“[10]), andererseits schreibt er, dass die Beendigung einer erfolgreichen Behandlung „nur mutuell geschehen“ könne[11].

Im Laufe der **70er Jahre** scheint die **einseitige Terminvorgabe durch den Therapeuten** zunehmend von Psychoanalytikern als **negativ-autoritärer Eingriff** angesehen zu werden. Eine mutuelle Absprache gilt als erstrebenswert[12]. Möglicherweise ist diese Veränderung der Haltung durch die antiautoritäre Studentenbewegung und sich verändernde Einstellungen zur Autorität in den westlichen Industrienationen mitbedingt. Der Zeitgeist und die politische und kulturelle Einbettung haben auf den Umgang der Psychotherapeuten mit der Terminsetzung wohl größeren Einfluss gehabt als theoretische und wissenschaftliche Entwicklungen (s. Kap. 2.9).

Seit **Ende der 70er Jahre** wird in fast allen Arbeiten zur Abschlussphase auf die **Bedeutung der Terminsetzung** als wichtigem Einschnitt, als wesentliches Zwischenprodukt und als Meilenstein in der schon davor beginnenden und danach sich fortsetzenden Abschlussphase hingewiesen[13]. Aber außer eher allgemeinen Aspekten, ausgewählten Literaturübersichten, persönlichen Einschätzungen oder auf den Einzelfall reduzierten Angaben wird darüber hinaus die Bedeutung der Terminsetzung weder in theoretischer noch in technischer Hinsicht ausgeführt oder gar systematisch konzeptualisiert[14]. Allein Goldberg et al. (1985) wenden sich dezidiert gegen jegliche Terminsetzung[15].

Ausgelöst durch finanziellen Kostendruck im Gesundheitswesen der USA hat sich seit Ende der 60er Jahre die **psychoanalytische Kurztherapie** entwickelt (s. Kap. 2.5.4). Die psychoanalytischen Kurztherapeuten geben mehr oder weniger vom Therapiebeginn an eine fest fixierte Stundenzahl von 20 bis 30 Stunden und einen **vom Therapeuten festgelegten Endtermin** vor. Damit soll innerhalb des vom Therapeuten meist einseitig und starr vorgegebenen Rahmens eine fokussierte Thematik aktiviert werden. Psychoanalytische Kurztherapeuten setzen also – ähnlich wie Rank – die einseitige Terminsetzung durch den Therapeuten als technisches Mittel zur Aktualisierung von fokalen Trennungsthemen ein. Im Unterschied zu den psychoanalytischen Kurztherapeuten legte Rank den Endtermin während der laufenden Therapie fest, die mindestens viermal wöchentlich stattfand und auch deutlich mehr Stunden insgesamt dauerte (ca. 80 bis 100 Stunden[16]). Ebenfalls im Unterschied zu Rank benennen spätere psychoanalytische Kurztherapeuten die spezielle Trennungsthematik am Ende der Kurztherapie eher selten oder beiläufig, weil sie davon ausgehen, dass die gesamte Therapie durch die meist schon nach der ersten Stunde vom Therapeuten festgelegte Terminsetzung beeinflusst ist. Nur einige deutschprachige psychoanalytische Kurztherapeuten[17] betonen die Bedeutung der Abschlussphase und der Beendigungskrise in den letzten Stunden.

Kognitiv-behaviorale Richtungen befassen sich ebenfalls nur wenig und ausnahmsweise mit der Terminsetzung[18]. Die Zielorientiertheit und kürzere Therapiedauer sind wahrscheinlich die Gründe dafür, dass diese Therapieschulen nicht über die Terminsetzung beim Beenden nachdenken (ebd.). Das Kriterium der Befreiung von Symptomen scheint für diese Therapeuten so absolut zu sein, dass sie die dem nachfolgende Terminsetzung und die weitere Beendigung nicht mehr als essenziellen Teil der Therapie ansehen. Ich vermute, dass die meisten verhaltensorientierten Therapeuten bis in die 70er Jahre ebenso einseitig und autoritär den Endtermin vorgaben wie ihre psychoanalytischen Kollegen, während sie heute ebenso flexibel, pragmatisch und in mutueller Absprache die Terminsetzung handhaben. Eine Sonderstellung nimmt **Wolberg**[19] ein, der als verhaltensorientierter Therapeut in seinem Buch zur Kurztherapie[20] zwei kurze Unterkapitel zur Terminsetzung schreibt.

8.2 Definition

Terminsetzung bedeutet die Festlegung des letzten Termins. Bei jeder Psychotherapie ist das **Timing des Beendens** in Form einer **rechtzeiti-**

gen antizipatorischen Festlegung des letzten Behandlungstermins notwendig und sinnvoll, damit die Therapie von Patient und Therapeut gut vorbereitet und erfolgreich zum Abschluss gebracht werden kann. Da das Zeitgefühl und der Umgang mit Zeit wesentliche psychische Voraussetzungen für Trennungsfähigkeit sind[21], kann durch die therapeutische Arbeit mit der Terminsetzung die Fähigkeit, mit Trennungen jeder Art umzugehen, verbessert werden.

Mit dieser Terminsetzung ist nicht das unverbindliche Andenken und Ansprechen eines eventuellen Zeitpunktes oder Zeitraumes gemeint, sondern die **verbindliche und eindeutige Fixierung eines konkreten Termines der letzten Stunde.** Findet keine solche antizipatorische zeitliche Festlegung statt, und endet die Therapie plötzlich, ohne vorbereitende Abschlussphase mit Terminsetzung, ist dies als **Therapieabbruch** zu bezeichnen. Wenn beispielsweise Psychoanalytiker davon berichten, dass viele Langzeitanalysen unvorbereitet enden („imperfect termination“[22]), verstehe ich das als Hinweis für die fehlende Terminsetzung und die fehlende aktive und rechzeitige Vorbereitung in einer Abschlussphase.

Wenn der Therapeut die Realität zeitlicher Aspekte in der therapeutischen Situation nicht direkt benennt und dem Patienten die Wechselwirkungen mit unbewussten Vorgängen nicht verständlich macht, kann der Patient seinen gestörten **Umgang mit Zeit** nicht ausreichend erkennen und verändern. Findet darüber hinaus die Therapie ohne eine gewisse zeitliche Begrenzung und ohne für den Patienten überschaubaren Zeitrahmen statt, wird die Fähigkeit des Patienten, mit zeitlichen Strukturen umzugehen, zusätzlich durch die Therapie geschwächt. Damit kann beim Patienten kein Bewusstsein und kein Verständnis für Begrenzung und Befristung entstehen, das die Basis für realitätsangemessenes Verhalten im Leben ist. Dass vor allem Psychoanalytiker auf Grund kollektiver, dogmatischer Festlegungen eine gestörte Haltung zu zu langer Dauer, Zeitlosigkeit und Ziellosigkeit ihrer Therapien sowie ein fehlendes Bewusstsein von der dadurch bedingten Gefahr pathologischer Abhängigkeit und Verstärkung eines gestörten Zeitempfindens ihrer Patienten haben, wird nur selten ausgesprochen[23].

Die antizipatorische Terminsetzung ist ein therapeutisch in mehrfacher Hinsicht bedeutsamer Punkt in der Abschlussphase. Insbesondere bei Therapien mit offenem Ende bedeutet das bewusste Erleben des dahinführenden inneren Entscheidungsprozesses für den Patienten einen **bedeutenden therapeutischen Entwicklungsschritt in Richtung Trennungsfähigkeit**. Gleichzeitig ist die Festlegung der letzten Stunde wichtiger Katalysator für den weiteren Trennungsprozess, der durch wachsenden Zeitdruck und Endgültigkeit zunehmend charakterisiert ist.

Mit der Terminsetzung der letzten Stunde erhält das **Ziel des Beendens eine zeitliche Struktur** und aus der Vorstellung vom Ende wird zunehmend konkrete Realität. Wenn nicht äußere Gründe den Zeitpunkt erzwingen, ist er in der Regel die Folge von bewussten Entscheidungen[24]. Die mutuelle, wechselseitig zwischen Patient und Therapeut getroffene Absprache ist die beste Voraussetzung für eine an die individuellen Trennungsressourcen des Patienten gut adaptierte Entscheidung (s. u., Kap. 8.4.4). Aber auch dann, wenn ein von außen oder einseitig festgelegtes Ende vorgegeben ist, haben Therapeut und Patient die Möglichkeit, in gewissem Maße selbst zu entscheiden und zu bestimmen, wann der eigentliche „countdown“ für das Therapieende beginnt.

Oberflächlich gesehen erscheint das Thema der Terminsetzung vor dem Beenden der Psychotherapie als trivial und selbstverständlich. Erst bei näherer Betrachtung wird deutlich, wie **komplex dieser Themenbereich in theoretischer und technischer Hinsicht** ist. Die Art der Festlegung der letzten Stunde, die Gründe dafür, ihr Zeitpunkt, die dadurch festgelegte Dauer der Zeitabschnitte vor und nach der letzten Stunde sowie die Dauer der Entscheidungsfindung wirken sich in jeder Psychotherapie auf den Verlauf des Trennungsprozesses in der Abschlussphase und auf das Endergebnis der gesamten Therapie aus.

Den Zeitpunkt der letzten Stunde der Psychotherapie zu entscheiden, ist oft ebenso schwierig wie den Beginn der Abschlussphase zu **definieren** (s. Kap. 3.2.4), weil es **viele Möglichkeiten** gibt, und dabei viele **individuelle Aspekte** der gesamten Therapie und des Patienten zu berücksichtigen sind. Der Zeitpunkt der letzten Stunde einer Psychotherapie ist keineswegs zwingend, eindeutig oder mit einfachen Wenn-dann-Relationen fallübergreifend festlegbar. Patient und Therapeut müssen dabei wiederholt das zeitliche Maß zwischen zu lang und zu kurz reflektieren, abgewägen und dem jeweiligen Fall adaptieren. „Die Kunst besteht darin, zeitig aufzuhören – weder zu früh abzubrechen noch in einem dyadischen Dauerschlaf zu versinken“[25], beschreibt ein Psychoanalytiker den für jede Psychotherapie geltenden Umgang mit der Zeit in der Abschlussphase[26]. Aber nicht nur bei der selbst entschiedenen Terminsetzung, sondern auch bei von außen oder von Anfang an vorgegebenen Endterminen ist das Timing der Beendigung wesentlich (s. u., Kap. 8.4.1 bis 8.4.3).

Damit diese Entscheidung an die jeweilige Therapie und den Patienten adaptiert ist, sollten die verschiedenen zeitlichen Möglichkeiten und ihre Konsequenzen in der **Phase der Entscheidungsfindung** zuvor bewusst gemacht und gegeneinander abgewogen werden („Inkubationsperiode“[27]; s. Kap. 7.3 und 8.4.4). Das ist eine wesentliche Voraussetzung für eine gut durchdachte und vom Patienten gewollte Entscheidung für einen Endtermin („bejahte Trennung“[28]).

8.3 Zeit und Realität

In onto- und phylogenetischer Hinsicht sind das Bewusstsein von Zeit, das Erleben von Zeit und der Umgang mit Zeit wesentliche geistige Errungenschaften des Menschen, die mit Denken, Fühlen und Handeln untrennbar verbunden sind[29]. Gleichzeitig ist das differenzierte Zeitbewusstsein des Menschen von zeitlichen Rhythmen der Natur geprägt, die in mancherlei Hinsicht weitgehend unbewusst im Sinne einer „inneren Uhr“ wirken[30], die das „Zeit-Raum-Gefüge“ ebenso wie beim Tier[31] strukturiert. Da **Zeit** eine für alle verbindliche Konstante ist, auf die der Mensch nur wenig Einfluss hat, ist der Umgang des Individuums mit ihr immanent **verknüpft mit Begrenzung und Realität** und damit entscheidend für die Trennungsfähigkeit. Gleichzeitig ist die Dualität der Zeit insbesondere zwischen endlich und unendlich, subjektiv und objektiv sowie bewusst und unbewusst für den Menschen allgegenwärtig[32]. Seit Menschengedenken haben sich Philosophen und Denker mit der Dialektik der Zeit befasst und deren Komplexität betont (wie Aristoteles, Augustinus[33], Bergson, Elias, Heidegger, Husserl, Leibnitz, Kant, Proust).

Zeitliche Begrenzungen – wie insbesondere durch Tod – stellen für den Menschen mit Angst und Verlust verbundene Gefahren dar. Der Glaube an Unsterblichkeit und ein Leben nach dem Tode, wie er uns in vielen Religionen begegnet, kann als Hinweis darauf verstanden werden, wie sehr Menschen auf eine Hilfe angewiesen sind, um das Faktum der Sterblichkeit auszuhalten[34]. Die Hoffnung auf ein Weiterleben im Paradies, im Himmel, in einem unbegrenzten, unendlichen, „ozeanischen“ Zustand oder in Einheit mit Gott wird dem Menschen nicht nur in der christlichen Religion nach dem Tod verheißen, damit er das Leiden und die Realität des Lebens mit seinen Grenzen besser ertragen kann. Zeitlosigkeit, Unsterblichkeit, Unendlichkeit und Grenzenlosigkeit sind weit verbreitete Wunschphantasien des Menschen, die nur dann keinen pathologischen Charakter haben, wenn das Individuum sich von ihnen auch lösen und in der Realität mit Endlichkeit, Begrenzung und Widersprüchen umgehen kann[35].

Das **Zeitbewusstsein** des Menschen ist nur in geringem Maße angeboren und **entwickelt sich altersspezifisch** im Laufe des Lebens[36]. Während das Neugeborene noch kein Zeitbewusstsein hat, beginnen sich im Laufe des ersten Lebensjahres schon erste rudimentäre Zeitprägungen zu entwickeln, die durch die Realität der Zeitstruktur von Pflege, Fütterung und Zuwendung gestaltet werden. Im Laufe des zweiten bis dritten Lebensjahres – in der analen Phase nach S. Freud – werden weitere wichtige Grundlagen für das sich schnell entwickelnde Zeitgefühl des Kleinkindes geschaffen, wovon viele Psychoanalytiker[37] und psychoanalytische Entwicklungspsychologen[38] ausgingen. Die Kontrolle über die körperlichen Ausscheidungsvorgänge lassen ein differenziertes Bewusstsein von Dauer und Zeit entstehen, das mit zunehmend aktiv motorischen, sprachlichen, emotionalen und intellektuellen Differenzierungsprozessen Hand in Hand geht[39]. Dabei geht die frühere Einheit der symbioseähnlichen Mutter-Kind-Dyade zunehmend verloren und wird durch Abgrenzungen zwischen Selbst und Objekt ersetzt.

Das Zeitbewusstsein des Kleinkindes erhält zunehmend kognitive Struktur: beim drei- bis fünfjährigen Kleinkind haben sich schon gewisse bewusste zeitliche Vorstellungen entwickelt, die bis zur Einschulung soweit herangereift sind, dass das Kind die Realität der Uhrzeit kennt und als nicht korrigierbare Tatsache hinnimmt. Während für das Kleinkind auch kurze Zeitabschnitte unendlich lang erscheinen, kann das Schulkind auch längere Zeitabschnitte überblicken und einschätzen. Der **Jugendliche** möchte so schnell wie möglich erwachsen werden, um die schwierige Umstellungsphase weg vom Kindsein hinter sich zu bringen. Der **Adoleszente** denkt nicht an zeitliche Begrenzungen und die Vergänglichkeit, sondern möchte den Moment und die noch offenen Möglichkeiten des Erwachsenenlebens in vollen Zügen genießen. Dem **alternden Menschen** dagegen wird die zeitliche Befristung und Endlichkeit des Lebens immer bewusster und unausweichlicher. Er möchte die Zeit anhalten, weil das Gefühl entsteht, dass die Zeit rast und viel zu schnell vergeht.

Aber nicht nur im Laufe des Lebens, auch **im Alltag** verändert sich das subjektive Bewusstsein von Zeit. Mal entspricht das Zeitgefühl der objektiv vorgegebenen Uhrzeit, ein anderes Mal erscheint es kürzer oder länger oder ist gar gänzlich ausgeschaltet – wie im Schlaf, im Traum, im Tagtraum, im Orgasmus, in Trance, in Narkose, bei extremer psychischer und körperlicher Belastung, in der Therapiestunde, bei der Konzentration auf eine Sache, bei kreativer Arbeit. Mal ändert sich das Zeitempfinden innerhalb kurzer Zeit – minütlich, stündlich –, mal dauert es über eine bestimmte Zeitphase an und mal bezieht es sich auf längerfristige Lebensphasen.

Auch wenn zeitliche Strukturen in bestimmten Situationen ausgeschaltet sein können, sind beim psychisch Gesunden grundlegende zeitliche Maßstäbe auch ohne bewusstes Zutun im Wachzustand normalerweise wirksam. Beispielsweise haben die meisten Patienten die Dauer der Therapiestunde nach einer bestimmten Zeit so verinnerlicht, dass sie spüren, wann sich das Stundenende nähert und die Zeit abgelaufen ist, ohne auf die Uhr geschaut zu haben. Diese **innere unbewusste Uhr** ist ein wichtiges Signal für gut funktionierende intrapsychische Zeitstrukturen und eine wesentliche Grundlage für die Trennungsfähigkeit des Patienten. Bei einem Patienten, der im Laufe der Therapie keine innere Uhr entwickelt hat und auch nicht von sich aus auf das Einhalten des Stundenendes achtet, ist dies ein indirekter Hinweis auf ungelöste Trennungskonflikte und einen weiterhin gestörten Umgang mit Zeit. Auch die Dauer von Träumen und die der Traumerzählung können auf gravierende Störungen des Zeitgefühls hinweisen.

Die Bewältigung zeitlicher Vorgaben gelingt dem Individuum aus diesem Grund nur, wenn eine flexible Adaption an verschiedene Bedingungen von Zeit möglich ist. Bei vielen **psychischen Störungen** ist die Haltung zur und der Umgang mit Zeit mehr oder weniger gestört[40]. Es gibt schwerste pathologische Einengungen mit dem Verlust jedes Zeitgefühles bei Psychosen, während bei neurotischen Störungen eher partiell eingeengte Fixierungen im Umgang mit Zeit zu beobachten sind. Vor allem bei psychischen Erkrankungen, die mit pathologischer Ambivalenz verbunden sind – insbesondere bei Zwangsstörungen, Depressionen, Borderline-Störungen und Psychosen –, ist der gestörte Umgang mit Zeit in klinischer und therapeutischer Hinsicht von Bedeutung.

Kulturelle und gesellschaftliche Einflüsse sind ebenfalls für Störungen des Zeitgefühls entscheidend[41]: Die zunehmende Geschwindigkeit und Hektik unserer modernen Informationsgesellschaften beispielsweise können Störungen des Zeitgefühls nach sich ziehen: Den Menschen geht das Bewusstsein dafür verloren, dass manche Lebensprozesse, insbesondere psychischer Art, eine längere Zeitdauer als andere erfordern, um erfolgreich bewältigt zu werden[42]. Ich habe den Eindruck, dass die Zunahme von gravierenden psychischen Erkrankungen in der heutigen Zeit die unerwünschte Folge eines teuer erkauften technischen Fortschritts ist, der eine den Menschen überfordernde Geschwindigkeit erzwingt. Schon in Kindheit und Jugend beachten die Menschen ihre körperlichen und psychischen Grenzen im Alltag nicht, setzen sich ständig zeitlichem Druck und Geschwindigkeit aus, ohne es zu merken, und erhalten erst Jahre später als Langzeitfolge die Quittung in Form eines psycho-somato-sozialen Zusammenbruchs.

Wegen der besonderen Bedeutung von Zeit für alle Patienten sollte **in jeder Psychotherapie der Umgang des Patienten mit Zeit vom Therapiebeginn an beachtet** werden. Der Umgang mit zeitlichen Faktoren und das Timing im Hier-und-Jetzt des therapeutischen Alltags haben eine gewichtige therapeutische Funktion, die der psychischen Strukturierung des Patienten dient. Patient und Therapeut müssen vom ersten Kontakt an wiederholt zeitliche Vereinbarungen besprechen und entscheiden. Datum und Uhrzeit der ersten und weiterer Therapiestunden, regelmäßige Termine, Unterbrechungen durch Feiertage, Urlaub, wie auch der Zeitpunkt des Therapieendes und der letzten Stunde müssen als essenzieller Teil des Settings jeder Psychotherapie vereinbart werden.

Insbesondere in der **psychoanalytischen Theorie und Praxis** hat die zeitliche Dimension schon seit S. Freud einen zentralen Stellenwert. Das Zeitgefühl und der Umgang mit Zeit sind psychische Funktionen des Individuums, die – psychoanalytisch gesprochen – unbewusste synthetische Ich-Leistungen darstellen[43], die für Wahrnehmung, Gedächtnis, Denken, Fühlen und Handeln unabdingbar sind. Trotz der direkten Verknüpfung des Zeitbewusstseins mit bewusstem Denken, Fühlen und Handeln betonen Psychoanalytiker einseitig, dass es im Unbewussten keine Zeitstrukturen gibt. Nur selten aber wird von Psychoanalytikern ausgesprochen, dass viele unbewusste psychische Mechanismen und Funktionen – wie Affekte, Widerstand, Ambivalenz – durch den Faktor Zeit und Dauer wie durch eine innere Uhr reguliert werden (s. Kap. 5, 6 u. 7).

Auch der **Übertragungsbegriff** von Freud hat zeitliche Implikationen. Er beruht auf einer zeitlichen Unschärfe in der Wahrnehmung des Patienten, der eine aktuelle Situation in der Gegenwart – wie die zwischen Therapeut und Patient – mit einer in der Vergangenheit erlebten oder phantasierten verwechselt. Der Patient, der unbewusst etwas aus der Vergangenheit auf den Psychoanalytiker überträgt, wiederholt also in gewisser Hinsicht seine Vergangenheit in der Gegenwart. Die Wiederherstellung der Fähigkeit zur zeitlichen Differenzierung – insbesondere die Unterscheidung zwischen Vergangenheit, Gegenwart und Zukunft – stellt ein zentrales therapeutisches Ziel der psychodynamisch-psychoanalytischen Therapie dar. Die psychoanalytische Arbeit geht dann am besten vor sich, „wenn der Patient Distanz sowohl zu den Erlebnissen der Vergangenheit findet, wie auch zu den Wahrheiten der Gegenwart, die dann Geschichte werden“[44].

Trotzdem fällt die überwiegend abstrakte, eher philosophische Zugangsweise zur Thematik auf, wenn Psychoanalytiker zum Ende des 20. Jahrhunderts immer wieder über die Bedeutung der Zeit schreiben[45]. Mit Ausnahme der beiden interessanten und übergreifenden Bücher zum Thema Zeit von den Psychiatern **Ciompi** (1988) und **Payk** (1979) fehlt den psychoanalytischen Ausführungen zur Zeit der **klinische und praxisorientierte Bezug**. Weder in den genannten psychoanalytischen noch in den psychiatrischen Arbeiten wird konkret und themenbezogen herausgearbeitet, wie groß die Bedeutung der realen zeitlichen Festlegung der letzten Stunde in therapeutischer Hinsicht beim Beenden ist – nicht nur bei der psychoanalytischen Therapie, sondern bei allen Psychotherapien.

Im Unterschied dazu gehen Psychoanalytiker, die sich näher mit der Abschlussphase befassen, zwar auf zeitliche Aspekte und die Terminsetzung in der Abschlussphase ein[46]. Aber das Konkrete – die **zeitliche Realität** – wird auch bei diesen Autoren **nicht direkt benannt**, sondern in Form von abstrakt-symbolischer Verallgemeinerung umschrieben und höchstens vage angedeutet. Den meisten psychoanalytischen Autoren scheint sogar nicht bewusst zu sein, wie wesentlich die Realität der konkreten Festlegung eines verbindlichen Endtermines für die Trennungsfähigkeit des Patienten ist. Obwohl sie die Abschlussphase und die Bedeutung der Zeit betonen, können sie sich nicht von dem Paradigma der psychoanalytischen Deutung lösen. Das direkte Ansprechen der Zeit und der besonderen Bedeutung der realen zeitlichen Festlegung scheint von ihnen als Bruch des psychoanalytischen Dogmas der Zeit- und Ziellosigkeit angesehen zu werden (s. Kap. 2.5 und 2.10.)

In jeder Psychotherapie aber nimmt **beim Beenden der Einfluss von zeitlichen Faktoren** in spezieller Weise zu. Schon mit dem Beginn der Abschlussphase (s. Kap. 3.2.4) erhalten der Umgang mit der Zeit, sowie das Timing oder Zeitmanagement der Beendigung zwangsläufig eine besondere Realität und Aktualität, die sich in ihrem weiteren Verlauf immer weiter zuspitzen[47]. Die antizipatorische Festlegung des Termines für die letzte Therapiestunde hat eine besondere Funktion für die zeitliche Strukturierung des Therapieendes und damit für den gesamten Trennungsprozess des Patienten. Da die antizipatorische Terminsetzung eine unabdingbare Voraussetzung für die psychische Einstellung des Patienten auf die Trennung am Therapieende bedeutet, sollte sie in jeder Psychotherapie angestrebt werden. Wenn möglich sollte der Zeitpunkt der letzten Stunde zwischen Therapeut und Patient wiederholt mutuell in einem allmählichen Prozess während der Abschlussphase entschieden und abgesprochen werden (s. u., Kap. 8.4.4).

Wann aber ist der Zeitpunkt für die Terminsetzung in der Abschlussphase gekommen, wenn er nicht von außen festgelegt ist? Aus meiner eigenen Praxisstatistik (s. Anhang, Tab. 7) wird deutlich, dass die Terminsetzung bei allen Therapien etwa in der zweiten Hälfte der Abschlussphase stattfindet – nach ungefähr der Hälfte bis zwei Dritteln der Dauer und Stundenzahl der Abschlussphase (s. auch Kap. 3.2.4). Wenn der Therapeut rechtzeitig den Sinn der Terminsetzung dem Patienten mitteilt und den Patienten dazu ermuntert, eigene Vorstellungen dazu zu entwickeln, dann gelingt es den meisten Patienten innerhalb dieses Zeitraumes den Termin festzulegen. Aber die individuelle Varianz ist groß, zumal diese Entscheidung in komplexer Weise mit allem, was diese Therapie ausmacht, vernetzt ist. Deswegen ist der Zeitpunkt der Terminsetzung – ebenso wie der des Beginns der Abschlussphase und der der letzten Stunde – nicht zwangsläufig vorhersagbar und nicht definitiv vorherplanbar.

Bei der zeitlichen Festlegung der letzten Stunde sind **mehrere Zeitabschnitte** zu berücksichtigen: 1. die Dauer zwischen dem Beginn der Abschlussphase und der Terminsetzung, 2. die Dauer und die verbleibende Stundenzahl zwischen Terminsetzung und letzter Stunde und 3. die Dauer der postterminalen Phase im Anschluss an die letzte Stunde. Angst vor dem Ende (s. Kap. 5), Widerstand gegen und Vermeidung von Beenden (s. Kap. 6) sowie pathologische Ambivalenz (s. Kap. 7) müssen weitgehend gelöst sein, damit der Patient sich die verschiedenen realen Möglichkeiten zur Therapiebeendigung bewusst machen, sie einander gegenüberstellen, das Für und Wider gegeneinander abwägen kann. Dies sind essenzielle Voraussetzungen für die gut vorbereitete Entscheidung für den Zeitpunkt der letzten Stunde und für die Realisierung des Trennungsplanes.

8.4 Arten der Terminsetzung

Die Festlegung des letzten Termines kann aus unterschiedlichen Gründen und auf verschiedene Weise geschehen und erfordert ein jeweils anderes technisches Vorgehen.

8.4.1 Äußere Gründe

Nicht selten erzwingen äußere Gründe das vorzeitige Ende der Therapie – wie **Auflagen des Kostenträgers, finanzielle, berufliche Situationen, Krankheit, Todesfall, Beruf, Umzug** und vieles mehr[48]. Äußere Zwänge können jederzeit und unvorhersehbar während des gesamten Verlaufes einer Therapie die Behandlung und den zeitlichen Therapieplan vorzeitig stören und limitieren. Obwohl der Einfluss äußerer Faktoren eine wesentliche Rolle bei der Gestaltung und für die Wirkung der gesamten Therapie spielt, wird er selbst in den meisten psychoanalytischen Arbeiten zur Beendigung nicht angesprochen und als Begründung für eine Terminsetzung sogar abgelehnt[49]. **Kupers** (1988) ist einer der wenigen psychodynamisch-psychoanalytischen Autoren, der dezidiert die

Bedeutung der Möglichkeit äußerer Gründe einer vorzeitigen Beendigung in seinem Buch „Ending Therapy“ ausführt (s. Kap. 2.6.5).

Erst die in den letzten Jahren entstandenen Arbeiten zur erzwungenen Beendigung („Forced Termination“[50]) befassen sich gezielt mit den Wechselwirkungen zwischen äußeren Realitäten, inneren Vorgängen, vorzeitiger und einseitiger Beendigung.

Meiner Ansicht nach sind bei jeder Art von **Psychotherapie** und jeder Art der Terminsetzung nicht entweder äussere oder innere Gründe für die Trennungsfähigkeit des Patienten entscheidend, sondern vielmehr das differenzierte Bewußtsein von und der **Umgang mit** einem breiten Spektrum und vielfältigen Wechselwirkungen zwischen **sowohl inneren als auch äusseren Einflüssen**.

Bei einem Patienten beispielsweise, der schon vor Beginn der Abschlussphase panisch oder mit Symptomverstärkung selbst auf kurze Therapiepausen reagiert, ist davon auszugehen, dass die Trennungsfähigkeit einschneidend gestört ist und er eine erzwungene Beendigung nicht ohne weitere therapeutische Hilfe bewältigen kann. Hat der Patient dagegen seine psychische Störung weitgehend überwunden und ist in psychisch guter Verfassung, kann die von außen erzwungene, noch nicht erwünschte Festlegung der Beendigung dazu führen, dass dadurch innere Konflikte früher bearbeitbar sind und die Trennung vorzeitiger als gedacht positiv bewältigt wird.

Auch wenn die Beendigung keineswegs erwünscht ist und negative Trennungsreaktionen auslösen kann, muss das nicht zwangsläufig bedeuten, dass es gleich zum Therapieabbruch kommt und nur negative Folgen für den Patienten hat. Für die längerfristige Verarbeitungsmöglichkeit ist die **verbleibende Dauer und Stundenzahl** zwischen Terminsetzung und letzter Stunde sowie die jeweilige **Verfassung des Patienten** entscheidend.

Von vielen Psychotherapeuten aller Schulen wird in der BRD immer wieder beklagt, dass die Kostenbegrenzung der Krankenkassen als äußere Macht schuld daran sei, dass die Therapien ihrer Patienten zu früh endeten und eine Therapie umso erfolgreicher sei, je länger sie dauert[51]. Meiner Ansicht nach kommt darin das fehlende Bewusstsein für den aktiven und vorausschauenden Umgang mit Zeit und zeitlicher Begrenzung in der Psychotherapie zum Ausdruck. Ich erkenne darin die gängige psychotherapeutische Praxis mit der Beendigung in der BRD wieder.

Auch und gerade wenn äußere Grenzen in kurzer Zeit vorgegeben sind, ist jeder **Psychotherapeut verantwortlich für das Timing** und die rechtzeitige Einstellung des Patienten auf die Beendigung – sowohl in fachlicher als auch in besonderem Maße in ethischer Hinsicht. Wenn der Therapeut das vom Kostenträger bewilligte Stundenkontingent verstreichen lässt und erst ein bis zwei Stunden direkt vor dem äußerlich vorgegebenen Ende der Bezahlung das Beendigungsthema beim Patienten anspricht oder gar den Termin plötzlich ankündigt, dann ist er seiner therapeutischen Verantwortung nicht nachgekommen[52].

8.4.2 Einseitige Terminsetzung durch den Patienten

Für die einseitige Festlegung der letzten Stunde durch den Patienten gibt es eine Vielzahl von Gründen innerer und äußerer Art. Wesentlich für die individuelle Bedeutung der einseitigen Terminsetzung sind aber nicht so sehr deren Ursachen, sondern das Faktum des **Zeitpunktes im Gesamtverlauf, des verbleibenden Zeitraumes** und der **Stundenzahl bis zur letzten Stunde**. Entscheidend für die Trennungsbewältigung ist also auch bei einseitiger Terminsetzung durch den Patienten die Möglichkeit, noch über genügend Zeit und Stunden nach der Terminsetzung zu verfügen, in denen die Beendigung gemeinsam besprochen und bearbeitet werden kann.

Die sofortige Beendigung ohne ein gewisses Maß an gemeinsamer Aussprachemöglichkeit in einer Abschlussphase bedeutet in der Regel einen **Therapieabbruch**. Der Patient unterbricht eine vereinbarte und laufende therapeutische Maßnahme vorzeitig und abrupt und verunmöglicht damit die angezeigte Fortsetzung und vorbereitete Beendigung[53]. Insofern ist der plötzliche und sofortige Therapieabbruch des

Patienten, wenn er nicht aus äußeren Gründen erzwungen ist, immer als **destruktiv** und **gegen Therapeuten und Therapie gerichtet** anzusehen – unabhängig von den zugrunde liegenden Ursachen. Bei den von mir selbst durchgeführten Kurz- und Langzeittherapien haben 7% der Patienten ihre Therapie ohne Abschlussphase abgebrochen. Ein Drittel (35%) davon war in einer probatorischen Kurztherapie (s. Anhang, Tab. 7). Soweit ich das beurteilen kann, ist diese Abbruchquote im Vergleich zu anderen Mitteilungen recht gering. Es spricht für sich, dass es gerade zu diesem wichtigen Aspekt keine publizierten Daten zu geben scheint.

Neben vielen anderen äußeren oder intrapsychischen **Ursachen** können insbesondere nicht genügend beachtete, **larvierte Beziehungsstörungen in der Therapeut-Patient-Beziehung** die Ursache für die einseitige und vorzeitige Terminsetzung durch den Patienten sein. In Frage kommen bewusste und unbewusste Konflikte jeder Art, die nicht offen ausgesprochen und direkt bearbeitet wurden – wie Übertragungen, Animositäten, Antipathien, schlechte Passung mit dem Therapeuten, unerfüllte Beziehungswünsche, Enttäuschungen und ungelöste Wut.

Das **sture Beharren des Therapeuten** auf einem mutuell entschiedenen und fixierten Endtermin, obwohl der Patient diesen korrigieren will, kann dazu führen, dass die Therapie wirklich im einseitigen Abbruch des Patienten endet, der auf diese Weise seine Eigenständigkeit zu retten versucht.

Vor allem bei **erfolglosem Therapieverlauf** verhindern oft unbewusste Abwehrmechanismen des Patienten, dass über das Scheitern offen und direkt gesprochen wird, weil dies eine nicht aushaltbare narzisstische Kränkung bedeutet. Gerade bei der **Verleugnung von fehlendem therapeutischem Erfolg** sind nichtbewusste, averbale Verhaltensweisen oft indirekte Signale. Bemerkt der Therapeut weder die fehlenden therapeutischen Erfolge noch die latente Unzufriedenheit des Patienten und/oder spricht er es nicht von sich aus rechtzeitig an, verstrickt sich der Patient immer mehr in einen für ihn immer weniger lösbaren, quälenden, ambivalenten Zwiespalt zwischen Festhalten und Loslassen, zwischen dem Wunsch, die Therapie fortzusetzen und sie zu beenden. Der plötzliche und einseitige Therapieabbruch des Patienten kann dann der unbewusste Versuch des Patienten sein, sich aus einer nicht mehr aushaltbaren inneren Spannung zu befreien. Auch wenn oberflächlich gesehen der Patient die Therapie beendet, hat der Therapeut versagt, weil er die gestörte Therapie nicht erkannt und nicht aktiv angesprochen hat[54].

Gelingt es dagegen, das einseitige Agieren noch vor der Realisierung der Beendigung gemeinsam zu besprechen und zu verstehen, kann dadurch manchmal der **Stillstand der Therapie** gelöst werden. Es kann sogar Neubeginn in der therapeutischen Beziehung eintreten und zur erfolgreichen Fortsetzung der Therapie auf neuem Niveau kommen. Die einseitige Terminsetzung muss also nicht zwangsläufig zum Therapieabbruch im Dissens führen und Scheitern bedeuten, sondern kann auch Katalysator dafür sein, dass Konflikte und negative Störungen geklärt werden und letztlich eine mutuell getragene Beendigung im Konsens trotzdem möglich wird.

Auch durch die Therapie ausgelöste **positive psychische Veränderungen** können den Patienten **paradoxerweise** dazu veranlassen, die Therapie von sich aus einseitig und vorzeitig zu beenden. Die äußeren Lebensumstände des Patienten können sich durch seine Genesung so verändern, dass er zur plötzlichen, vorzeitigen Terminierung gezwungen ist, um diese Entwicklung zu realisieren. Beispielsweise kann der von seinem psychischen Leiden erlöste Patient zu einem Ortswechsel oder vorzeitiger Beendigung veranlasst sein, weil er eine Ausbildung erfolgreich abgeschlossen hat, oder weil er wegen beruflichem Erfolg in eine andere Stadt versetzt wird. Andere Patienten beginnen als Folge positiver Veränderungen eine neue Partnerbeziehung und verlassen die Stadt, um mit dem neuen Partner zusammenzuziehen und zu heiraten. Auch wenn solche primär durch intrapsychische Veränderung, sekundär aber durch äußere Gründe bedingte einseitige Terminsetzungen vom Patienten zu diesem Zeitpunkt noch nicht gewollt waren, kann der äußere Anlass zum Schub für die Trennungsfähigkeit des Patienten werden[55]. Ist der Therapeut nicht bereit, sich auf die veränderten Bedingungen einzustellen und beharrt stur auf der Fortsetzung der bisherigen Vereinbarungen, zerstört er den noch empfindlichen Mut des Patienten zum Neubeginn – insbesondere bei Adoleszenten.

Nicht selten ist bei Patienten die vorzeitige, plötzliche und einseitige Festlegung der Beendigung als therapeutischer Erfolg im Sinne von **zunehmender Handlungsfähigkeit** anzusehen (s. Kap. 6.4). Vor allem bei adoleszenten, kreativen, eigenwilligen und hochbegabten Patienten kann diese Art der Terminsetzung Ausdruck einer wachsenden Ablösung und **Trennungsfähigkeit im Sinne des Neubeginnes** sein[56]. Diesen Patienten gelingt es nur auf diesem Wege, ohne Rücksicht auf den Anderen, sie selbst zu sein. Beispielsweise kann die einseitige und plötzliche Beendigung der Patientin Dora von S. Freud[57] als altersentsprechendes, progressives Trennungshandeln verstanden werden, mit dem die bisher gefürchtete und vermiedene erwachsene Selbstständigkeit gelang[58]. Auch wenn Freud dieses Therapieende mit Skepsis betrachtet und als negativen Widerstand verstand, hat die Therapie seine Patientin dazu befähigt, ihn als väterliches Objekt von sich aus zu verlassen und ihre eigenen Wege zu gehen.

Die so genannte **spätadoleszente Trennung** von den Primärobjekten[59] im Alter zwischen 20 und 30 Jahren beruht meinem Verständnis nach auf einer gewissen Einseitigkeit und auf Handeln ohne Einsicht (Agieren; s. Kap. 6.3.3). Dem jungen Erwachsenen kann die Ablösung und Selbstfindung nur gelingen, wenn er die alten Eltern und die Geschwister ohne Rücksicht auf deren Gefühle und Wünsche verlassen und zurücklassen kann. Das impulsive Agieren ist insofern wie ein Schutz vor der Überwältigung durch latente Trennungsängste, Zweifel und Trauer über den Verlust zu verstehen. Negative Gefühle belasten den Sprung in die eigene, nicht vorhersehbare Zukunft allzusehr. Insofern hat der psychische Mechanismus des Agierens in der Adoleszenz eine wichtige progressive psychische Funktion bei der altersentsprechenden Ablösung[60].

Da das Agieren zugleich eine negative Widerstandsfunktion und unbewusstes Vermeidungsverhalten bedeutet, ist es wichtig, dass der Therapeut die **jeweiligen Funktionen** im Einzelfall beachtet und **differenziert**. Wenn der Therapeut aus persönlicher Gekränktheit die progressive mit der regressiven Funktion verwechselt und nur die negative Funktion deutet, kann der Therapeut wie ein Elefant im Porzellanladen die Selbstfindung des Patienten zerstören. Deswegen sollte der Therapeut insbesondere bei adoleszenten Patienten darauf achten, dass der Patient selbst Art und Zeitpunkt des Beendens bestimmen kann – auch wenn die Terminsetzung vorzeitig, ungeplant, plötzlich und gegen die Vorstellungen des Therapeuten gerichtet ist oder als solches erscheint[61].

Ähnlich wie bei den Eltern des Adoleszenten ist es zugleich wichtig, dass der Therapeut seine eigene Bewertung und Einschätzung der Beendigungssituation dem Patienten mitteilt, ohne ihn beeinflussen zu wollen. Es fördert die erwachsene Trennungsfähigkeit des Adoleszenten, wenn er den **Unterschied zwischen Dissens durch Selbstbehauptung und gezielter aggressiver Trennung** kennen lernt. Für den Therapeuten ist es – ebenso wie für Eltern – keineswegs leicht, die Balance zwischen eigenen widersprüchlichen Strebungen zu finden – sowohl den Adoleszenten gehen zu lassen, wie er es will, als auch die eigene Sichtweise mitzuteilen, ohne Bewertung, Schuldzuweisung und ohne autoritär die eigene Meinung aufzudrängen.

Den adoleszenten Patienten seine eigenen Fehler machen zu lassen, ihn ohne Angst und Wut gehen zu lassen, auch wenn der Therapeut oder die Eltern viele Schwächen, Unreifes, Unfertiges und Problematisches erkennen, erfordert ein hohes Maß an Selbstdisziplin, Fähigkeit zur Ambivalenz und Bereitschaft, eigene Wünsche und Ziele zurückzustecken. Der Therapeut trägt also gerade bei den noch empfindlichen Adoleszenten eine große Verantwortung für die wachsende Trennungsfähigkeit dieser Patienten. Denn wenn der adoleszente Lösungsprozess sogar in der therapeutischen Trennung nicht gelingt, ist die altersentsprechende Entwicklung weiterhin blockiert und kann in späteren Jahren nachträglich zum Keim für darüber hinausgehende psychische Störungen der Bindungs- und Trennungsfähigkeit werden[62].

Auch bei der **Kinder-und-Jugendlichen-Therapie** ist es meiner Ansicht nach besonders wichtig, dass der Therapeut den Wunsch des Kindes und der Eltern nach vorzeitiger Beendigung nicht nur als Widerstand ansieht, sondern auch als progressive Trennungsfähigkeit. Aus den vielen Arbeiten von psychoanalytischen Kinder-und-Jugendlichen-Therapeuten zum Beenden (s. Kap. 2.5.2) wird erkennbar, dass es für diese Therapeuten besonders schwer ist, das noch heranwachsende, von seinen Eltern und den Verhältnissen abhängige Kind im Wissen um Konflikte, Unreife, Unvollständigkeit, Gefahren von Rückfall und Entwicklungsstörung loszulassen. Ich habe den Eindruck, dass die heutigen, von klassischen Psychoanalytikern ausgebildeten psychoanalytischen Kinder-und-Jugendlichen-Therapeuten – ebenso wie die Erwachsenen-Psychoanalytiker – viel zu wenig auf eine möglichst zeitlich begrenzte und eher kurze Dauer ihrer Therapie achten.

8.4.3 Einseitige Terminsetzung durch den Therapeuten

Für die einseitig vom Therapeuten vorgenommene Festlegung der letzten Stunde gibt es ebenfalls ein **breites Spektrum innerer und äußerer Gründe** – wie technische Vorgaben der jeweiligen Therapierichtung, theoretische Dogmen, Stellenwechsel des Therapeuten, Rotation bei Ausbildungskandidaten, Überlastung durch zu viele Patienten, Krankheit, Tod, Umzug, Berentung, Stagnation der Therapie. Ich selbst habe im Laufe meiner bisher 23-jährigen Praxistätigkeit nur zweimal einseitig von mir aus die Therapie wegen Erfolglosigkeit terminiert.

Wie und ob der Patient eine erzwungene Trennung positiv verarbeiten kann, oder ob negative Reaktionen zu anhaltender Verschlechterung führen, ist insbesondere von den **psychischen Trennungsressourcen des Patienten, dem Zeitpunkt der Terminsetzung im Verlauf der Gesamttherapie**, der Dauer der verbleibenden Abschlussphase und der Möglichkeit der Trennungsbearbeitung abhängig. Ist genügend Zeit und sind genügend Stunden zwischen der Mitteilung und der letzten Stunde möglich, besteht trotzdem die Chance für eine positive Trennungsbewältigung des Patienten. Gelingt dem Patienten die Ablösung trotz durch den Therapeuten vorgegebener Beendigung, dann kann die zuerst ungewollte und gefürchtete vorzeitige Beendigung auch progressiver Katalysator für das Abfinden mit unveränderbaren Realitäten sein und progressive Entwicklungsschübe im Sinne des Neubeginnes nach sich ziehen[63].

Unabhängig von den Gründen des Therapeuten löst dessen vorzeitige und einseitige Beendigung fast regelhaft beim Patienten das Gefühl aus, **verlassen zu werden**, etwas weggenommen zu bekommen und zu verlieren, was er noch behalten möchte[64]. Die erste Reaktion des Patienten darauf ist **vergleichbar der Schockreaktion auf den plötzlichen Tod** einer geliebten Person. Das Gefühl, rausgeworfen und verlassen zu werden von einem Therapeuten, zu dem Vertrauen entwickelt wurde, und der noch gebraucht wird, lässt leidvolle Erfahrungen früherer Trennungssituationen bewusst werden, die so heftig wie ein neues Trauma sein können[65]. Nicht zuletzt aus diesem Grund ist meiner Ansicht nach die These **Ranks**, dass die einseitige, autoritäre Terminsetzung grundsätzlich die Trennungsfähigkeit verbessere, nicht haltbar[66]. Auch wenn Rank zu Recht schon damals erkannt hatte, dass die Terminsetzung latente Trennungskonflikte mobilisiert (s. Kap. 2.1), hat er die Gefahr von negativen Reaktionen – wie traumatischer Überwältung – nicht bedacht.

Welche Gefahren für den Patienten der Therapeut durch eine einseitige Beendigung riskiert – auch wenn sie längerfristig angekündigt ist –, wird aus **Freuds**[67] bildhaftem Vergleich in seinen Bemerkungen zur Beendigung durch Terminsetzung des Therapeuten deutlich: „Ein Mißgriff ist nicht mehr gutzumachen. Das Sprichwort, daß der Löwe nur einmal springt, muß recht behalten" (ebd.). Ich gehe davon aus, dass Freud mit dem „Missgriff" seine einseitige, ein Jahr im Voraus angekündigte Beendigung beim Wolfsmann[68] durch ihn als Therapeuten meint. Damit wollte Freud zwar die Stagnation der Therapie lösen und den Patienten zum „Sprung" in die Beendigung bringen, verstärkte aber dessen regressiven Widerstand gegen das Beenden. Freud kritisiert damit viele Jahre später die einseitige Beendigung durch den Therapeuten und war mit dieser Sichtweise wieder einmal seiner Zeit weit voraus. Denn noch bis zur antiautoritären Studentenbewegung der 60er Jahre war diese Art der autoritären Terminsetzung häufige psychotherapeutische Praxis – im Konsens mit der noch patriarchalisch-autoritären Gesellschaft und Medizin (s. Kap. 2.9).

Auch die **psychoanalytische Kurztherapie** beruht in gewisser Hinsicht auf einer **einseitigen Festlegung des Endtermines** schon in der ersten Stunde durch den Therapeuten (s. Kap. 2.5.4). Trotz mutueller Abstimmung und dem Einverständnis des Patienten[69], kann der Patient am Behandlungsbeginn die Therapiedauer und den Zeitpunkt der Beendigung im Allgemeinen nicht beurteilen, sondern folgt „brav" dem Vorschlag des Fachmannes. Alle Kurztherapeuten erwähnen, dass in den letzten Stunden negative Trennungsreaktionen, Trauer, Wut und der Wunsch nach Fortsetzung der Therapie vorkommen. Diese „Behandlungskrise"[70] wird als Ausdruck des unbewussten Widerstandes gegen das Beenden verstanden, der durch Bearbeiten der Trennungskonflikte und durch konsequentes Bestehen des Therapeuten auf der einmal getroffenen Vereinbarung zu lösen sei.

Nur beiläufig wird von einigen Kurztherapeuten darauf hingewiesen, wie **problematisch** das Bestehen des Therapeuten auf der zeitlich starr fixierten letzten Stunde sein kann, wenn der Patient die Behandlung fortsetzen möchte[71]. Ist der Therapeut in einer solchen Situation nicht bereit, sich auf die Bedürfnisse des Patienten einzustellen und die bisherige Begrenzung zu modifizieren, entsteht möglicherweise dieselbe psychische Situation für den Patienten, wie wenn der Therapeut nach längerer Therapie von sich aus einseitig die Therapie beendet. Da in den USA inzwischen wohl überwiegend Kurztherapien durchgeführt werden, ist das Ergebnis einer Psychotherapie-Konsumenten-Befragung in USA[72] von besonderer Bedeutung. Patienten, die ihr Therapieende selbst bestimmen konnten, waren mit ihrem Therapieerfolg insgesamt deutlich zufriedener als diejenigen, die es vorgegeben bekamen und nicht an ihre persönlichen Bedingungen adaptieren konnten.

Ich habe den Verdacht, dass die Art der vom Therapeuten ausgehenden und schon am Therapiebeginn vorgenommenen Fixierung der letzten Stunde sowie das Bestehen des Therapeuten auf starrer Beibehaltung der einmal gefällten Entscheidung bei bestimmten Patienten unbewusste **autoritäre Machtkonflikte** aktivieren, den Widerstand dagegen verstärken und die Fähigkeit zur Selbstbehauptung schwächen, weil die eigenständigen Entscheidungsmöglichkeiten des Patienten unterdrückt werden. Unter solchen Bedingungen ist es sehr schwierig, zwischen angemessener Trennungsreaktion und darüber hinausgehendem Widerstand im Rahmen einer persistierenden psychischen Störung zu differenzieren.

Nach meiner Erfahrung ist eine so einengende Terminierung schon in den ersten Stunden nicht sinnvoll und auch nicht erforderlich. Wenn Patient und Therapeut die Möglichkeit in Erwägung ziehen und beachten, in kurzer Zeit die Therapie erfolgreich zu beenden, können manche Patienten dies nach kurzer Zeit und weniger als 25 Stunden als Folge einer **mutuellen Entscheidung** gut vorbereitet selber schaffen. Es fördert die Trennungsfähigkeit und das Zutrauen zu sich selbst, es baut darüber hinaus den Einfluss der Übertragung analer Machtkonflikte ab, wenn sie gemeinsam mit dem Therapeuten die Gründe für die kurze Therapiedauer erkennen und selbst entscheiden können, ob und zu welchem Zeitpunkt das Ende für sie passt und richtig ist.

Gehe ich von **meiner Praxisstatistik** aus, konnten immerhin 18% aller Patienten ihre Therapie mit weniger als 25 Stunden erfolgreich beenden (s. Anhang, Tab. 7). Da die so genannte **Kurzzeittherapie** von 25 Stunden (mit einmal wöchentlicher Frequenz dauert sie immerhin ein halbes bis ¾ Jahr!) auch als Probetherapie durchgeführt wird, ist es nicht mehr erstaunlich, dass immerhin 35% dieser Patienten ihre Therapie plötzlich und vorzeitig abbrachen, während die Abbruchquote von Langzeittherapien (zwischen ein bis vier Jahren Dauer) bei meinem Klientel nur 7% beträgt. Außer diesen 7% haben alle Patienten ihre Therapie mehr oder weniger erfolgreich, in einer angemessenen Abschlussphase vorbereitet beenden können.

Nicht wenige Psychoanalytiker berichten davon, dass die einseitige Terminsetzung bei **erfolglosen Langzeitanalysen mit Stagnation** oder Stillstand das letzte Mittel sein kann, das ein hilfloser Therapeut hat, um eine quälende und anders nicht veränderbare Therapie zu beenden[73]. Während Freud diese Art der einseitigen Terminsetzung ausschließlich als „Missgriff" entwertet[74], gestehen sich nicht wenige Psychoanalytiker, die zur Abschlussphase geschrieben haben, eine solche Technik als „Notfallreaktion"[75] in hoffnungslosen Fällen zu.

Da diese Autoren das Beenden von negativen Therapieverläufen nur andeuten, möchte ich darauf etwas näher eingehen[76]. Ich gehe davon aus, dass jeder Psychotherapeut gescheiterte Therapieverläufe kennt. In den Arbeiten zur Abschlussphase fällt auf, dass insbesondere Patienten mit **schweren psychischen Erkrankungen** – insbesondere Borderline- und narzisstische Persönlichkeitsstörungen, chronische Neurosen und Psychosen sowie schwere Traumatisierungen – wiederholt im Zusammenhang mit unbefriedigenden Therapieverläufen genannt werden[77].

Obwohl der Gedanke an eine falsche diagnostische Beurteilung mit unangemessener Indikationsstellung nahe liegt und natürlich prinzipiell möglich ist, glaube ich, dass es bestimmte abgekapselte, schwere psychische Störungen bei Patienten gibt, die der Therapeut nicht von Anfang an erkennen kann, sondern die **erst im Verlauf der Therapie aufbrechen** und dann erst indirekt durch fehlende oder stagnierende therapeutische Veränderung manifest werden. Solche Therapieverläufe sind so gesehen unvermeidbar, nicht vorhersehbar und müssen nicht durch technische Fehler des Therapeuten verursacht sein. Auch der beste und erfahrenste Therapeut kann die Prognose gerade von solchen Therapien nur näherungsweise einschätzen und erst im Nachhinein eine trügerische oder falsche Indikationsstellung erkennen. Mit dem oft zitierten Satz zur Indikationsstellung „Man kauft die Katze im Sack" hat Freud[78] das unvermeidbare Risiko bei der Indikationsstellung zur Psychotherapie ausgesprochen, das auch heute noch für alle Psychotherapien – ähnlich wie oft auch in der somatischen Medizin – Gültigkeit hat.

Nicht zuletzt aus diesem Grund sollte der Therapeut **während der gesamten Therapie auf die therapeutische Wirkung achten**. Er trägt die Verantwortung dafür, dass er eine Therapie mit fehlender oder zu geringer Wirkung gut vorbereitet vorzeitig oder auch einseitig von sich aus beendet. Der Therapeut macht sich in ethischer und fachlicher Hinsicht schuldig, wenn er einen Patienten monate-, jahre- oder gar jahrzehntelang behandelt und sich dafür bezahlen lässt, ohne dass therapeutische Veränderungen erkennbar sind. Auch wenn der Patient dies noch so sehr wünscht und die Stunden selbst bezahlt, schädigt der Therapeut den Patienten durch jahrelange Fortsetzung einer erfolglosen Therapie, weil er seine Abhängigkeit und die Verleugnung der psychischen Behinderung zementiert.

Wenn Patient und Therapeut sich einig sind, die Therapie vorzeitig zu beenden, dann ist das Problem vorerst und scheinbar gelöst. Schwierig wird es aber, wenn der Therapeut die Behandlung beenden will, weil er eine Fortsetzung für sinnlos hält, der Patient aber die Therapie fortsetzen möchte. Für den Ausgang dieser für beide Beteiligten belastenden therapeutischen Situation ist entscheidend, wie und ob Therapeut und Patient sich über die Beendigung und den Dissens verständigen können.

Legt der Therapeut beispielsweise ohne äußere Gründe und ohne Begründung den letzten Termin ohne Vorbereitung gegen den Willen des Patienten fest, dann ist das meines Erachtens immer Ausdruck des Scheiterns und der Hilflosigkeit des Therapeuten. Aber auch wenn der Therapeut den von ihm festgelegten Zeitpunkt der letzten Stunde im Voraus ankündigt, ohne bereit zu sein, gemeinsam mit dem Patienten darüber zu sprechen, ist es keineswegs verwunderlich, wenn der Patient den Therapeuten als Aggressor erlebt, wutentbrannt die Therapie abbricht, an anderer Stelle – zum Beispiel bei einem Counsellor – wieder therapeutische Hilfe sucht und sich über den Therapeuten beim Ethikausschuss beschwert[79].

Meiner Ansicht nach ist in solch schwierigen therapeutischen Situationen die direkte und **offene Konfrontation** und das **Benennen der Realität** von fehlender therapeutischer Wirkung unvermeidbar. Ich gehe davon aus, dass solche malignen Situationen an erster Stelle Ausdruck der psychischen Störung des Patienten sind, die die eigene Unveränderbarkeit nicht wahrhaben können und verleugnen. Solche Patienten halten an einer quälenden und erfolglosen Therapie fest, weil das Eingeständnis der eigenen Unkorrigierbarkeit eine schwer aushaltbare narzisstische Kränkung und Entwürdigung bedeutet.

Weil die Fortsetzung der Verleugnung und des So-tun-als-Ob die maligne Spirale von Hilflosigkeit und Scheitern fortsetzt und verschlimmert, kann es der Therapeut dem Patienten nicht ersparen, sich mit dem durch Stillstand, Hoffnungslosigkeit und therapeutische Unveränderbarkeit gekennzeichneten Therapieverlauf offen zu befassen. Nur auf der Basis von Offenheit und Ehrlichkeit kann dann der Therapeut den Patienten über alternative psychotherapeutisch stützende, psychiatrische oder sozialpsychiatrische Dauerversorgung und andere Hilfsmöglichkeiten informieren. Wenn der Therapeut den Patienten mit dem Scheitern der Therapie konfrontieren will, muss er in einer solchen Situation auch eigene Ängste, Widerstände, Widersprüche und Ambivalenz überwinden – wie Angst vor dem eigenen Versagen, Schuldgefühle, Verleugnung des eigenen Scheiterns, Ambivalenz zwischen Helfen und Verletzen.

Kann der Patient die dadurch bedingte innere Traumatisierung selbst nicht bewältigen – warum auch immer –, ist die **Gefahr des Rückfalles**, schwerer regressiver Widerstandsentwicklung, Suizidalität und anderes groß (s. Kap. 3, 5, 6 und 7). Unabhängig von den Gründen für die Beendigung ist jeder Psychotherapeut **in ethischer Hinsicht verpflichtet, dem Patienten, soweit möglich, bei solchen Krisen therapeutisch behilflich zu sein** – z. B. durch Beratung, Überweisung an Kollegen, Konsil mit anderen mitbehandelnden Ärzten oder Therapeuten, Klinikeinweisung, psychiatrische Behandlung oder medikamentöse Mitbehandlung. Die ärztlich-therapeutische Verantwortung erscheint selbstverständlich, ist es aber in der Praxis bisher keineswegs. Denn die schulengetrennte Praxis und Haltung der Psychotherapeuten, die restriktiven psychotherapeutischen Teilkompetenzen – zumindest in der BRD – sind Ursachen für die nicht selten anzutreffende fehlende Verantwortungsübernahme in Krisensituationen.

Auch wenn es für jeden Therapeuten belastend ist und Überwindung kostet, sollten in Zukunft insbesondere **negative Therapieverläufe** – auch Langzeitkatamnesen von Kurztherapien – verstärkt **schulenübergreifend wissenschaftlich untersucht** werden, um objektivere Klarheit darüber zu erhalten, inwieweit solche malignen Entwicklungen durch differenzierte Indikationsstellung am Therapiebeginn und rechtzeitiges Beachten von Mikrosignalen zu verhindern sind. Da jeder Therapeut solchen Therapieverläufen begegnen kann, ist es wichtig, dass schon der Ausbildungskandidat mit ihrer Möglichkeit vertraut gemacht wird (s. Kap. 14).

8.4.4 Mutuelle Terminsetzung und Entscheidungsprozess

Ferenczi (1928) hat meines Wissens als erster die Bedeutung der mutuellen Terminsetzung angedeutet, ohne diesen Begriff aber zu definieren („Die richtige Beendigung einer Analyse ist wohl die, bei der weder der Arzt noch der Patient kündigt."[80]). In der psychoanalytischen Literatur zur Abschlussphase wird die mutuelle Terminsetzung seit den 60er Jahren zunehmend häufig als erstrebenswert angesehen[81]. Was allerdings im Einzelnen darunter zu verstehen ist, wird an keiner Stelle ausgeführt oder definiert. Obwohl in vielen Fallberichten das Ringen des Patienten um die Entscheidung zur Terminsetzung dargestellt ist[82], wird die psychische Bedeutung des Entscheidungsprozesses nicht besonders betont und ausgeführt. Nur in wenigen Arbeiten zur Abschlussphase wird, meist beiläufig und kurz, auf die Bedeutung der Entscheidungsfindung hingewiesen (s. o., Kap. 8.1). Rangell (1971) spricht in einer allgemeinen Arbeit mit dem Titel „Structural Problems in Intrapsychic Conflicts" zwar beiläufig von Entscheidungskonflikten („‚decision-making' type of conflict"[83]), aber er führt diese Thematik nicht praxisbezogen aus, sondern bleibt ausschließlich auf der strukturell-theoretischen metapsychologischen Ebene. Sogar im Buch von König (1994) mit dem Titel „Indikation. Entscheidungen vor und während der psychoanalytischen Therapie" wird die psychologische und psychodynamische Bedeutung dieses Entwicklungsprozesses in der Abschlussphase nicht aufgegriffen.

Im Unterschied zur von außen vorgegebenen oder einseitigen zeitlichen Fixierung der letzten Stunde wird von **mutueller Terminsetzung** gesprochen, wenn sie **zwischen Therapeut und Patient abgestimmt** ist. Diese Art der Beendigung ist besonders bei Therapien möglich, bei denen zu Beginn kein oder nur ein grober Zeitplan festgelegt wurde und der Zeitpunkt der letzten Stunde erst im Verlauf der Therapie entschieden werden muss. Auf den ersten Blick scheint die zwischen Therapeut und Patient abgesprochene Terminsetzung sofort einleuchtend und trivial zu sein. Erst bei genauerer Betrachtung wird deutlich, dass die Entscheidung zur Terminsetzung das Ergebnis eines komplexen intrapsychischen und interpersonellen Prozesses ist, der entscheidend für den Verlauf der Abschlussphase ist.

Meiner Ansicht nach beruht das **psychologische Prinzip** der mutuellen Terminsetzung auf einem **bewussten Entscheidungsprozess**, der für die Trennungsfähigkeit des Patienten einen nicht zu überschätzenden therapeutischen Wert hat. Die mutuell getragene zeitliche Festlegung der letzten Stunde ist das Ergebnis sich aufeinander aufbauender Mikroentscheidungen und komplizierter intrapsychischer und interaktioneller Vorgänge auf unterschiedlichen Ebenen des Bewusstseins. Das bewusste Erleben dieses Prozesses ist eine wesentliche Voraussetzung für die Realisierung der Beendigung und die innere Trennungsbewältigung. Nur wenn der Patient das Ziel der Beendigung bejaht („Bejahte Trennung“[84]), kann er sich ohne Traumatisierung innerlich und äußerlich lösen. Trennungsfähigkeit ist insofern Ausdruck von Zielorientiertheit und Handlungsfähigkeit, die sich gegenüber allem anderen durchsetzt.

Ähnlich wie bei vielen anderen, mehr oder weniger alltäglichen Situationen gibt es beim Beenden äußere und innere Hindernisse, die das Erreichen des Zieles erschweren oder gar verhindern (s. Kap. 3, 5, 6 und 7). Wenn der Patient die Intensivierung von Trennungsangst, negativen Affekten und Widerstand überwunden hat, der Trennungswunsch sich allmählich entwickelt, stehen sich Trennungsangst und Trennungswunsch eine Zeitlang gegenüber und pendeln hin und her. Da ihr Nebeneinander aber letztlich unvereinbar ist und die Handlungsfähigkeit blockiert, muss der Patient eine Wahl treffen, um zielorientiert handeln zu können. Diese innere Wahl beruht auf einer **Prioritätensetzung durch eine Entscheidung** in einem intrapsychischen Machtkampf um verschiedene Möglichkeiten, bei dem es nur einen Sieger, aber immer einen oder mehrere Verlierer gibt.

Ebenso wie bei anderen Entscheidungssituationen im Leben ist es bei der Terminsetzung wesentlich, dass der Patient sich in einer Phase der Entscheidungsfindung zuvor das gesamte Spektrum an Möglichkeiten, zwischen denen er wählen kann, bewusst macht und gegeneinander abwägt. Während bei den meisten alltäglichen Entscheidungssituationen diese intrapsychischen Mikrovorgänge nicht bewusst wahrgenommen werden und wie „automatisch“ ablaufen, können weitreichende Entscheidungen, die mit lebenswichtigen und länger dauernden Entwicklungen verbunden sind, nur gefällt werden, wenn eine sowohl rational begründete, als auch emotional stimmige Prioritätensetzung bewusst vorgenommen und der damit verbundene Verlust in Kauf genommen werden kann.

Beispielsweise müssen sich Patient und Therapeut vor der Terminsetzung Gedanken über die **zeitlichen Möglichkeiten** machen. Um konkrete Vorstellungen bezüglich des Zeitpunktes der letzten Stunde und damit auch von Dauer und Stundenzahl bis zum Ende entwickeln zu können, sollte der Patient vor der Entscheidung vom Therapeuten über wesentliche Aspekte der äußeren Realität der Therapie informiert werden[85]. Dazu gehören auch die Bestimmungen des Kostenträgers beim Beenden. Patient und Therapeut sollten sich die vergangene Therapie, ihre Ziele und Ergebnisse im Rückblick bewusst machen, beurteilen, bewerten und mit den antizipatorischen Vorstellungen und Zielen bis zur letzten Stunde vergleichen (s. Kap. 10).

Dabei kann auch die Möglichkeit von **Setting-Veränderungen** (s. Kap. 6.5 u. 9.4) überdacht und entschieden werden – wie vom Liegen zum Sitzen oder vice versa, Frequenzreduktion oder Frequenzerhöhung, weniger Üben und mehr Gespräch oder vice versa. Meiner Erfahrung nach ist die bis heute noch gängige psychoanalytische Praxis, auf dem einmal fixierten Termin stur und unbeugsam auch gegen den Willen des Patienten zu bestehen[86], nur selten erforderlich und sinn-voll[87]. Therapeut und Patient müssen sich auch darüber verständigen, ob die Terminsetzung unter bestimmten Voraussetzungen veränderbar sein kann (wie durch Verlängerung der Therapie, zusätzliche Stunden, Veränderung von Rahmenbedingungen; s. Kap. 12) oder unkorrigierbar festgelegt ist.

Auch äußere Einflüsse zeitlicher Art sind zu berücksichtigen, denn der zusätzliche **Einfluss von realen Lebensbedingungen des Patienten** auf die Belastungen durch den Trennungsprozess ist hoch (s. Kap 5.4). Die an die jeweilige Realität des Patienten adaptierte Terminsetzung ist daher ein nicht zu unterschätzender Garant für die erfolgreiche Beendigung. Wenn beispielsweise die letzte Therapiephase gleichzeitig und parallel zu anderen lebenswichtigen Einschnitten stattfindet (wie Trennungen, Heirat, Umzug, Prüfung), ist die Gefahr groß, dass die Trennungsreaktionen kumulieren und zu psychischer Überforderung führen. Dann ist die Trennungsbewältigung insgesamt gefährdet. Vorgegebene Unterbrechungen (wie Urlaub, Reisen, Feiertage) oder besondere Daten (wie Geburtstag, Jahrestage) haben für viele Patienten unbewusst eine besondere, fast magische Bedeutung, und sie werden von ihnen häufig als äußerer Anlass für den Zeitpunkt der letzten Stunde gebraucht und gewählt. Da äußere Gründe bewusst oder unbewusst aber auch als regressiver Widerstand und Vermeidung vorgeschoben werden können, sollten Therapeut und Patient in der Abschlussphase diese Möglichkeit bei der Terminsetzung beachten und besprechen.

Neben der realitätsbezogenen, sachlichen Klärung ist es bei der Entscheidungsfindung für den Zeitpunkt der letzten Stunde wesentlich, dass der Patient seine persönlichen Ideen dazu möglichst selbstständig entwickeln kann[88]. Die **aktive Selbstbestimmung und Mitverantwortung des Patienten** bei der Terminsetzung dient letztlich dem Ziel, dass ein Zeitpunkt gewählt wird, der dann auch einhaltbar ist und nicht korrigiert werden muss (s. Kap. 9). Das gedankliche Durchspielen der verschiedenen Möglichkeiten vor der Entscheidung, das Erleben des ambivalenten Hin-und-her-Pendelns in Unentschiedenheit und das gleichberechtigte Nebeneinander von sich widersprechenden Varianten dient dem bewussten Erkunden des Möglichkeitsraumes in progressiver Hinsicht (s. Kap. 7).

Der Trennungsprozess in der Abschlussphase kann aber nur voranschreiten, wenn der Patient die **Phase des ambivalenten Wechsels** und der Unentschiedenheit **durch eindeutige Prioritätensetzung beenden** kann. Er muss hierzu eine Auswahl treffen, da nicht alles zugleich möglich ist. Die Entscheidung für den Zeitpunkt der letzten Stunde kann nur gefällt werden, wenn in Kauf genommen wird, dass der Trennungswunsch alleine obsiegt und andere Möglichkeiten dafür geopfert werden. Dem Patienten gelingt die Trennung also nur dann, wenn er den mit der inneren Prioritätensetzung verbundenen **Verlust der besiegten Alternativen hinnehmen** und bejahen kann. Der Patient muss also den Verlust der vertrauten Therapie und all des damit Verbundenen hinnehmen können.

Darüber hinaus ist die Terminsetzung vom Patienten nur realisierbar, wenn er damit einhergehende **Unsicherheiten und Risiken in Kauf nehmen** kann[89]. Denn diese Festlegung ist zunächst wie ein Brückenschlag ins Leere, weil sie auf noch vagen Antizipationen von etwas beruht, was in der Zukunft liegt und keineswegs mit Sicherheit vorhersagbar ist. Trotz aller antizipatorischen Annahmen und Planungen beruht die Terminsetzung auf gefühlsmäßigen Eindrücken, Vermutungen und Abwägungen, von denen sich erst, wenn es soweit ist, herausstellt, ob sie zutreffend waren oder nicht. Die Unsicherheit, ob der Plan und das gesetzte Ziel erreichbar ist, muss als eine Möglichkeit ebenso ausgehalten werden können, wie die Hoffnung und der Wunsch, es zu schaffen. Auch wenn die Terminentscheidung noch so gut bewusst gemacht wurde, bleibt offen, was Realität sein wird, wenn der letzte Termin zur Gegenwart wird. Nur wenn der Patient die damit verbundenen Risiken einzugehen bereit ist, und die **immanenten Widersprüche** zwischen Eindeutigkeit und Festlegung der Entscheidung auf der einen und Unvorhersehbarkeit, Offenheit und Unsicherheit auf der anderen Seite bewusst **integrieren** kann, gelingt dieser Schritt zur Trennungsvorbereitung[90].

Die **Dauer der postterminalen Phase** und mögliche Reservestunden sollten schon in dieser Zeit der Entscheidungsfindung berücksichtigt werden (s. Kap. 13). Für viele Patienten bedeutet es eine notwendige Beruhigung für die postterminale Anpassungszeit, wenn sie in einer zu definierenden Zeit nach der letzten Stunde jederzeit im Notfall zurückkommen können. Damit dies möglich ist, sollten nach dem letzten Termin noch ein paar Stunden offen bleiben. Manche Patienten wollen die bisherige Therapie zu einem bestimmten Termin zwar beenden, möchten aber danach noch einige Stunden außerhalb der bisherigen Rahmenbedingungen haben. Damit können sie die Angst vor dem Sprung ins Alleinsein, vor einem Rückfall besonders in der ersten postterminalen Phase mildern und besser tolerieren. Der Grat zwischen Widerstand gegen Trauer und Verlust, gegen die Akzeptanz der Realität des Therapieendes auf der einen und progressiver Lösung auf der anderen Seite ist auch hierbei schmal.

Der innere Entscheidungsprozess zur Terminsetzung erinnert mich an die von **S. Freud** und **Abraham**[91] genannten psychischen Vorgänge in der **analen Phase** der **psychosexuellen Entwicklung des Kindes**, die durch innere und äußere Macht- und Autoritätskämpfe mit den elterlichen Objekten gekennzeichnet sind (s. Kap. 7.2.1). Freud und Abraham vertreten die These, dass die erfolgreiche Lösung der Machtkämpfe zwischen Eltern und Kind für die psychische Entwicklung und die Fähigkeit zur Ambivalenz des Kindes psychisch strukturbildend und für zukünftige Handlungs-, Entscheidungs- und Trennungsfähigkeit maßgeblich ist. Da die Lösung von unvermeidbaren Widersprüchen nicht nur in der Kindheit, sondern bei vielen alltäglichen Situationen, vor allem bei Trennungen, unabdingbar ist, hat die mutuelle Entscheidungsfindung gerade im Trennungsprozess der Abschlussphase einen großen therapeutischen Wert. Wenn der Patient in der Abschlussphase die Chance hat, sich der psychischen Mikroprozesse bewusst zu werden und die Möglichkeit zu entdecken, durch eigene Wahl und Entscheidung Einfluss auf sein Verhalten zu nehmen, kann nach meiner Erfahrung das Verharren in pathologisch ambivalenter Handlungsunfähigkeit oft erstaunlich schnell überwunden werden.

Aber es gibt Patienten, die nur schwer oder gar nicht in der Lage sind, sich einen antizipatorischen Termin für die letzte Stunde zu setzen, weil eine schwer oder nicht korrigierbare **Störung der Ambivalenz**, meist in Verbindung mit grundlegenden strukturellen Störungen vorliegt. Bei solchen Patienten werden latente Entscheidungsstörungen oft erst in der Abschlussphase daran manifest, dass sie sich **keinen Termin setzen können**. Sie können den inneren Entscheidungsprozess nicht durchlaufen und ihre Therapie nicht durch antizipatorische Fixierung der letzten Stunde beenden, weil zielgerichtete Handlung, Akzeptanz von Widersprüchen und der Umgang mit zeitlicher Realität und Begrenzung psychisch für sie nicht integrierbar sind. Sind beispielsweise noch nicht genügend verarbeitete frühere Traumata oder innere Trennungskonflikte erkennbar, und hat der Patient psychische Probleme mit der Prioritätensetzung und Entscheidungsfindung, dann sollte der Zeitraum zwischen Terminsetzung und letztem Termin nicht zu knapp bemessen sein, damit für diese Trennungsarbeit genügend Zeit da ist. Hat der Patient einen deutlich gestörten Umgang mit Zeit – wie viele Zwangspatienten –, sollte ebenfalls eine ausreichend lange Zeit dafür vorgesehen werden.

Bei anderen Patienten dagegen hilft die zeitliche Verlängerung der Phase der Entscheidungsfindung nicht, sondern verstärkt im Gegenteil nur die quälende ambivalente Zerrissenheit. Die **Grenzen des therapeutischen Einflusses** werden bei ihnen an dieser Stelle manifest. Wenn der Therapeut dies nicht rechtzeitig erkennt, anspricht und Konsequenzen daraus zieht, können diese Patienten leicht darüber hinausgehende unbewusste Widerstände gegen die Terminsetzung entwickeln, was sich in plötzlichem Therapieabbruch, in Stagnation oder im nicht beendbaren Festhalten an einer nicht wirksamen Therapie äußern kann. Für solche Patienten kann unter Umständen erst das Akzeptieren der eigenen psychischen Störung und ihrer Unveränderbarkeit ermöglichen, im Hier-und-Jetzt gemeinsam mit dem Therapeuten neue Haltungen und Verhalten mit inneren Entscheidungen zu erproben und zu üben (s. Kap. 10.3).

Trotz aller mit der Terminsetzung verbundenen psychischen Belastungen ist der **Prozess der Entscheidungsfindung zur Terminsetzung eine therapeutische Chance**. Durch den mutuellen und bewussten Prozess wird es möglich, bisher nicht entdeckte, dem Patienten meist nicht bewusste Störungen noch zu erkennen und zu verändern. Sowohl die Handlungs-, Leistungs- und Entscheidungsfähigkeit durch Prioritätensetzung, die Selbstständigkeit und Selbstverantwortlichkeit, als auch die Fähigkeit zur selbstentschiedenen zeitlichen Strukturierung, zur Begrenzung, Trennung und überhaupt zum Umgang mit Zeit können in Zukunft vom Patienten bewusster beeinflusst und reguliert werden. Dies ist für die katamnestischen Langzeitergebnisse und in prognostischer Hinsicht entscheidend, da diese Funktionen für die Bewältigung des Lebens und vor allem der ubiquitären Trennungssituationen entscheidend sind.

8.5 Technische Aspekte

Nicht nur die psychischen Trennungsressourcen, die Störungen und die Persönlichkeit des Patienten entscheiden über die Art der Terminfindung und Terminsetzung in der Abschlussphase, sondern auch das Wissen und die technischen Konzepte des Therapeuten von Trennungsprozessen in der Abschlussphase und seine Haltungen zu Zeit, Begrenzung und Endlichkeit haben direkten Einfluss auf seinen Umgang und seine Technik mit der Entscheidungsfindung und Entscheidung zur Terminsetzung.

Jeder Therapeut sollte die verschiedenen **Möglichkeiten der Terminsetzung** kennen und wissen, dass einseitige, plötzliche und vorzeitige Terminsetzungen zu jeder Zeit der Therapie vorkommen können. In technischer Hinsicht sollte selbst dann das Ziel darin bestehen, so weit wie möglich noch eine **gewisse Zeit und Stundenzahl für die gemeinsame Bearbeitung der Trennung zur Verfügung zu stellen**. Jeder Therapeut muss die jeweilige Art und Begründung der Terminsetzung beachten und seine Technik adaptiv anpassen. Damit die **individuelle Adaption** an die Trennungsfähigkeit und Trennungsressourcen des Patienten gelingt, muss der Therapeut über ein breites technisches Repertoire verfügen, das er differenziert und flexibel einsetzen kann. Es ist nicht nur entweder die eine oder die andere innere Haltung oder Verhaltensweise möglich, sondern das Sowohl-als-Auch. Maß und Verteilung zwischen verschiedenen Möglichkeiten und Notwendigkeiten sind bei der Terminsetzung in technischer Hinsicht gefordert[92]. Die Vielfalt an Verhaltensmöglichkeiten, der Wechsel zwischen konträren Verhaltensweisen, Denkmustern, Gefühlen und Phantasien des Therapeuten bieten dem Patienten eine nicht zu unterschätzende Chance, durch die Neuerfahrung im Hier-und-Jetzt psychisch zu reifen.

In jeder Psychotherapie sollte der Therapeut auch in diesem Therapieabschnitt **sowohl auf Verstehen und Einsicht, als auch auf Verhalten und Üben achten**. Nicht theoretische oder technische Prioritäten der jeweiligen Richtung, sondern patientenbezogene Kriterien sollten die Entscheidungen zum jeweiligen Vorgehen begründen. Wenn dieses grundlegende ethische Prinzip Priorität hat, ist es nicht mehr so wichtig, welche Art der Therapie, in welchem Setting mit welcher theoretischen Grundkonzeption durchgeführt wird[93].

In jeder Therapie sollte eine **mutuelle Terminsetzung** nach einer angemessenen Zeit der Entscheidungsfindung angestrebt werden. Für jeden Therapeuten sollte heute die **aktive Mitbestimmung des Patienten** bei der Terminsetzung Priorität haben – ähnlich wie bei der Indikationsstellung –, weil sie einer der wichtigen Garanten dafür ist, dass die Therapie zu einem für beide zufrieden stellenden Ergebnis führt. Die aktive Selbstbestimmung fordert den Patienten dazu heraus, die im Alltag benötigte altersgemäße Selbstständigkeit soweit wie möglich zu üben und wiederherzustellen (s. Kap. 9). Da sich viele Patienten trotz aller therapeutischen Erfolge schwer tun, die passive Patientenrolle zu verlassen und aktive Mitgestaltung und Mitverantwortung für ihre Therapie zu übernehmen, ist es wesentlich, dass der Therapeut nun darauf achtet, den Patienten dazu anregt und darin unterstützt, seine Eigenarten, den eigenen Willen und die ihm eigene Kreativität sich entwickeln zu lassen. Damit der Patient es wagt, er selbst zu sein, muss er spüren können, dass der Therapeut ein hohes Maß an Toleranz für individuelle Unterschiede und auch ungewöhnliche Spielarten des Seelischen hat[94].

Dennoch: Trotz aller aktiven mutuellen Teilhabe des Patienten an der Entscheidungsfindung und Festsetzung der letzten Stunde trägt **letztlich der Therapeut die Verantwortung** für das Timing der Beendigung. Neben der Beratung des Patienten hinsichtlich der zeitlichen Koordination in der Abschlussphase ist es die Aufgabe des Therapeuten, darauf zu achten, dass die verschiedenen zeitlichen Möglichkeiten und Konsequenzen durchdacht, das Für und Wider besprochen werden, bevor schließlich die Entscheidung fällt. Der Patient braucht in der Phase der Entscheidungsfindung noch die Hilfe des Therapeuten, der über sachliche Dinge informiert, auf Fragen direkt antwortet und eigene Sichtweisen, Überlegungen und Vorstellungen zum Beenden mitteilt, ohne sich autoritär, intrusiv oder alles besser wissend aufzudrängen.

Wie in allen anderen Therapiephasen kann auch der Therapeut selbst **eigene intrapsychische Trennungskonflikte**, Widerstand und Vermeidung speziell gegen die Terminsetzung entwickeln, die Ursache für technische Schwächen und Fehler sein können. Vor allem eigene, nicht bewusst gemachte Probleme mit Begrenzung und im Umgang mit Zeit und eigene Ambivalenzstörungen sind von besonderem Einfluss bei der Terminsetzung. Deswegen gehört es zur Qualität des Psychotherapeuten, dass er auf diese Möglichkeit bei sich selbst achtet und diese Hindernisse durch Selbstreflexion und eigentherapeutische Psychohygiene gegebenenfalls korrigierend zu lösen versucht.

8.6 Zusammenfassung

Bei jeder Psychotherapie ist das Timing des Beendens in Form einer antizipatorischen Festlegung des letzten Behandlungstermines in der zweiten Hälfte der Abschlussphase notwendig und sinnvoll, damit die innere Einstellung des Patienten auf die endgültige Trennung gelingt. Verschiedene Arten der Terminsetzung – wie Terminierung aus äußeren Gründen, einseitig durch den Patienten, durch den Therapeuten oder mutuell – erfordern ein jeweils unterschiedliches, daran adaptiertes Vorgehen. Wenn möglich sollte in jeder Therapie eine gewisse mutuelle Terminsetzung stattfinden, wobei Patient und Therapeut sich gemeinsam auf einen Termin festlegen, nachdem sie in der Phase der Entscheidungsfindung das Für und Wider der verschiedenen Möglichkeiten abgewogen haben. Die therapeutische Arbeit mit der Terminsetzung fördert die Trennungsfähigkeit, weil das Zeitgefühl und der Umgang mit Zeit zum therapeutischen Fokus werden. Obwohl die Terminsetzung eine zeitliche Begrenzung bedeutet und zwangsläufig zu zunehmendem Zeitdruck und verstärkter psychischer Spannung führt, ist sie zugleich Chance dafür, dass das Ziel der Beendigung erreichbar wird und Widerstand und Vermeidungsverhalten überwunden werden.

Fußnoten

1 s. Anhang, Tab. 1. u. 2, Abb. 1.

2 s. Anhang, Tab. 1 u. 2; Abarbanel 1995, Abrams 1978, S. 464–465, Auchter 2002 (in Diederichs), Burgner 1988, Bush et al. 1984, Chertoff 1989, Dehe et al. 1979, Dewald 1966, Donaubauer et al. 2001, Elkind 1995, Firestein 1978, 2001, Garcia-Lawson et al. 1997, Glick, R. 1987, Goldberg et al. 1985, Goudsmit 1990, Grotjahn 1977, Junkert-Tress et al. 2000, Langs 1974, S. 44ff, Limentani 1982, Lord et al. 1978, Martinez 1989, Menniger/Holzman 1958, S. 194ff, Milch et al. 2002, Morrison 1997, Murdin 2000, S. 80–96, Novick 1988, Novick et al. 1991 (in Schmukler 1991), Orens 1955, Poland 1997, Rendely 1999, Schlesinger Silver 1986, Sugarman 1991 (in Schmukler 1991), S. 6–10, Schulz et al. 1999, Schwarz 1974, Smith, S. 1982, Stadtler 1993, Stork 1999, Thaler 1999, Ticho, E. 1970, S. 52–56, 1972, S. 329–332, Tyson 1996, Vaslamatzis et al. 1989, Weddington et al. 1979, Weiss, St. 1972, Weiss, Sa. 1991 (in Schmukler 1991), S. 269–272, Wolberg 1954, 1980, S. 71f.

3 im Englischen „Forced Termination" (vgl. zusammenfassend Novick 1988, S. 307; Therapieabbruch bei Junkert-Tress et al. 2000): Abarbanel 1995, Dehe et al. 1979, Dewald 1966, Donaubauer et al. 2001, Elkind 1995, Glick, R. 1987, Grotjahn 1977, Junkert-Tress et al. 2000, Limentani 1982, Lord et al. 1978, Martinez 1989, Morrison 1997, Murdin 2000, S. 80–96, Novick 1988, Rendely 1999, Schlesinger Silver 1986, Schulz, H. et al. 1999, Schwarz 1974, Smith, S. 1982, Stadtler 1993, Stork 1999, Thaler 1999, Vaslamatzis 1989, Weddington et al. 1979, Weiss, St. 1972.

4 Wolberg 1954, 1980.

5 Freud 1937c, G.W., Bd. 16.

6 Freud 1918b, G.W., Bd. 1.

7 Freud 1937c, G.W., Bd. 16, S. 62.

8 Rank 1924, 1926, 1929, 1931.

9 wie Glover 1955, Rangell 1966, Weiss, St. 1972.

10 Rangell 1966, S. 343.

11 Rangell 1966, S. 333.

12 vgl. insbes. Abrams 1978, Allen 1942, Auchter 2002 (in Diederichs), Berry 1987, Blanck et al 1986, Burgner 1991 (in Schmukler 1991), Etchegoyen 1991, S. 629ff, Firestein 1978, 2001, Kernberg, P. 1991 (in Schmukler 1991), Langs 1974, S. 506ff, Novick 1976, 1988, Novick et al. 1991 (in Schmukler 1991), Rangell 1966, Simone 1994, S. 29, Weiss, Sa. 1991 (in Schmukler 1991), Wittenberg 1999.

13 insbes. Auchter 2002 (in Diederichs), Cavenar/Nash 1975, Dam et al. 1975, Eickhoff 1975, Firestein 1978, 2001, Leupold-Löwenthal 1981, Novick 1988, Novick et al. 1991 (in Schmukler 1991), Pine 1979, Ruffler 1959, S. 212ff, Simone 1994, Silverman 1971, Stamm 1974, Stoltzenberg 1986, S. 28ff, Warnes 1984/1985, Wittenberg 1999, S. 176ff.

14 sogar auch Novick et al. 1991 (in Schmukler 1991).

15 Kritik auch von Blanck et al. 1986.

16 insbes. Rank 1924.

17 insbes. Daser 2000, Klüwer 1995a, Scharff 1994.

18 vgl. Müller-Ebert 2001.

19 Wolberg 1954, 1980.

20 Wolberg 1980, S. 71–73.

21 vgl. bezügl. der Trauerbewältigung: insbes. Bowlby 1979, S. 76.

22 vgl. Rucker 1993, S. 170.

23 wie Balint 1947, 1949 (beide in Balint 1965), Rieber-Hunscha 1996, Schmideberg 1938.

24 Abrams 1978, S. 464–467, Berry 1987, S. 103, Dam et al. 1975, Diederichs 2002, S. 132, Firestein 2001, Jaenicke 2002 (in Diederichs), Kernberg, P. 1991 (in Schmukler 1991), Langs 1974, S. 44ff, Novick et al. 1991 (in Schmukler 1991), Pine 1979, Rangell 1966, Ruffler 1958, S. 219, Schultz 1984, S. 84ff, Simone 1994, S. 32f, Sugarman 1991 (in Schmukler 1991), Ticho, E. 1970, S. 52–56, 1972, S. 329–332, Weiss, Sa. 1991 (in Schmukler 1991), Wilke 1991 (in Diederichs), Yalom 1970, 2002, S. 163.

25 Goudsmit 1990, S. 77.

26 ähnlich auch Zetzel 1970, S. 100ff.

27 Novick 1982, S. 354; auch Kramer, Y. 1986, S. 346ff, Ticho, E. 1972.

28 Müller-Ebert 2001, S. 40.

29 vgl. insbes. Ciompi 1988, Payk 1979.

30 vgl. Ciompi 1988, Kap. 4.2., S. 137–156, Payk 1979, S. 62–64.

31 Ciompi 1988, Kap. 4.2., S. 137–156, 240f.

32 vgl. z. B. Elias 1984.

33 vgl. Flasch 1993.

34 vgl. Eissler 1955, Freud 1937c, G.W., Bd. 16, Langs 1997, Loewald 1980, S. 123ff, Pollock 1971.

35 vgl. Eickhoff 1975, Luft 2003, 2003a, Schmukler 1991.

36 vgl. Colarusso 1979, 1988, 1991, 1999, Erikson 1959, Kafka 2001, Kurtz 1988, Pollock 1971, Sabbadini 1989, Spitz 1972; vgl. auch Ciompi 1988, Kap. 4., S. 128–248, Payk 1979, Kap. IV., S. 59–70, Piaget 1946.

37 Abraham, K. 1925 (in Abraham, K. 1971, S. 184ff), Bergler/Roheim 1946, Bonaparte 1940, Eissler 1955, Loewald 1980, Kap. 6., Schilder 1935, Simmel 1919, 1918 (zit. in Eissler 1955), Spielrein 1923; neuerdings auch Green 2003, Weiß, H. 2003; vgl. auch Bowlby 1958, S. 434.

38 wie insbes. Arlow 1986, Colarusso 1979, 1988, 1991, 1999, Erikson 1959, Mahler et al. 1975, Piaget 1946 (vgl. Ciompi 1988), Spitz 1972.

39 Vgl. Colarusso 1979, Piaget 1946 (vgl. Ciompi 1982, 1988).

40 vgl. Arlow 1984, Ciompi 1988, S. 318ff, Colarusso 1979, Payk 1979, S. 89–110, Pollock 1971.

41 vgl. z. B. Ciompi 1988, Elias 1984, Payk 1979.

42 vgl. Ciompi 1988, S. 207, Klotterer 2003.

43 vgl. z. B. Thomä/Kächele 1985, S. 261ff, Colarusso 1999.

44 Thomä/Kächele 1985, S. 302.

45 vgl. z. B. Eckert 2002, Green 2003, Kafka 2001, Klotterer 2003, Meerwein 1989, Mertens 1995, Schmidt 1996, Thomä/Kächele 1985, 1986, S. 261ff, Weiß, H. 2003, Wellendorf 2000, Zimmermann 1997.

46 insbes. Berry 1987, S. 119ff, Eickhoff 1975, S. 104f, Etchegoyen 1991, S. 647, Langs 1974, S. 448ff, Rangell 1966, 1976, S. 349.

47 vgl. insbes. Berry 1987, S. 119ff, Dam et al. 1975, S. 445, Leupold-Löwenthal 1981, S. 194ff, Müller-Ebert 2001, S. 120ff, Novick 1988, 1992, Novick et al. 1991 (in Schmukler 1991), Pollock 1971, S. 248, Simone 1994, S. 15ff, 33, Wolberg 1954.

48 vgl. Literatur zur „Forced Termination"; s. Fußnote Nr. 3 dieses Kap.

49 z. B. Simone Garburri 1985.

50 vgl. Literatur zur „Forced Termination"; s. Fußnote Nr. 3.

51 vgl. Mehr Lebensfreude 2002; sogar im Artikel der die Studie durchführenden Therapeuten wird das erkennbar (vgl. Hartmann/Zepf 2002); vgl. auch den Satz in Leuziger-Bohleber et al. 2002, S. 93: „Ein großes Problem scheinen uns Behandlungen, die aus finanziellen Gründen relativ abrupt nach Beendigung der Kassenleistung (meist nach 300 Stunden) beendet werden müssen".

52 vgl. Müller-Ebert 2001, S. 47ff.

53 s. Fußnote Nr. 3 dieses Kap.
54 vgl. z. B. Elkind 1992.
55 vgl. Dewald 1966.
56 vgl. insbes. Novick 1988; ähnlich Bowlby 1963, S. 523.
57 Freud 1905e, G.W., Bd. 5.
58 vgl. Markus 1974, Possick 1984.
59 vgl. insbes. Novick 1976, 1990, 1990a, Novick et al. 1991 (in Schmukler 1991).
60 vgl. z. B. Blos 1962, 1963, 1967, 1980, Spitz 1972.
61 vgl. insbes. Abrams 1978, Frenkel 1991 (in Schmukler 1991), Sugarman 1991 (in Schmukler 1991).
62 vgl. Novick et al. 1991 (in Schmukler 1991), S. 294.
63 vgl. Ekstein 1985, Kernberg, P. 1991 (in Schmukler 1991), Orens 1955, Smith 1982.
64 s. Fußnote Nr. 3 dieses Kap.
65 vgl. Dewald 1966, Elkind 1992, Rendely 1999, Weiss, St. 1972.
66 vgl. Wolberg 1980.
67 Freud 1937c, G.W., Bd. 16.
68 Freud 1918b, G.W., Bd. 12.
69 vgl. insbes. Daser 2000, Scharff 1994.
70 Klüwer 1977 (in Klüwer 1995a), S. 62–91.
71 Daser 2000, Kupers 1988, Murdin 2000, Leigh 1998, Strupp 1980.
72 vgl. Seligman 1995, Hutterer 1996.
73 vgl. insbes. Asch 1976, Buxbaum 1950, Dam et al. 1975, Ekstein 1985, Firestein 1978, Goudsmit, 1990, Simone Garburri 1985, Grinberg 1980, Novick 1976, Novick et al. 1991 (in Schmukler 1991), Payne 1950, Reich, A. 1950, Weigert 1952.
74 Kritik vgl. Nacht 1965.
75 Goudsmit 1990, S. 76.
76 vgl. auch Strupp et al. 1977, Elkind 1992.
77 vgl. Anzieu 1987, Bergman 1997, Blum 1989, S. 88, Blanck/Blanck 1983, Brenman 1982, Bruns 1991, Burke 1999, Chessick 1990, Diederichs 2002 (in Diederichs), Eickhoff 1975, S. 105, Firstein 1978, 1982, 2001, Fordham 1969, Glick, R. 1987, Grinberg 1964, Hirsch 1989, Kantrowitz et al. 1990, 1990a, 1990b, 1993, Kernberg, P. 1991 (in Schmukler 1991), Kestemberg 1964, Kinston 1983, Kinston et al. 1988, Klauber 1977, König 1991, Kohut 1977, Langs 1974, S. 450, 486ff, Murdin 2000, Kap. 3, S. 71ff, Nacht 1965, Novick et al. 1991 (in Schmukler 1991), Schlesinger 1996, Schmidt 1996, Schubert 2000, Smith 1977, Stoltzenberg 1986, S. 82ff, Ticho, E. 1970, S. 53, Ticho, G. 1967, 1971, Warnes 1984/1985, Weigert 1952, Weiss, St. 1972, Werbart 1998, Wolff, H. 1977, Zetzel 1970, Kap. 6.
78 Freud 1933a, G.W., Bd. 15.
79 vgl. in den USA: Abarbanel 1995, Elkind 1995.
80 Ferenzci 1928, S. 234f.
81 s. Fußnote Nr. 12 dieses Kap.
82 vgl. insbes. Firestein 1978, 2001, Schmukler 1991.
83 Rangell 1971, S. 111ff.
84 Müller-Ebert 2001, S. 40.
85 vgl. Novick 1976, Müller-Ebert 2001.
86 vgl. Clarkin/Yeomans/Kernberg 1999, S. 250: „Manchmal möchte ein Therapeut den Patienten durch eine allmähliche Verringerung der Sitzungsfrequenz an die Trennung ‚gewöhnen'. Dieses Vorgehen ist eindeutig falsch"; s. auch Kap. 9.
87 ähnlich Loewald 1988, Müller-Ebert 2001, Novick 1992, S. 372, Wolberg 1954, 1980.
88 vgl. Abrams 1978, S. 466, Dam et al. 1975, S. 449, Fabricius et al. 1995, Frenkel 1991 (in Schmukler 1991), S. 224, Greenson 1965, S. 306f, Kohut 1977, S. 33, Loewald 1988, Müller-Ebert 2001, S. 192, Rangell 1966, Ruffler 1958, 1959.
89 vgl. Blatt et al. 1987.
90 vgl. Silverman 1971, Loewald 1988, Warnes 1984/1985.
91 Freud 1905d, G.W., Bd. 5, Abraham, K. 1924 (in Abraham, K. 1969).
92 vgl. Langs 1974, S. 451, Loewald 1988, Novick 1990, Novick et al. 1991 (in Schmukler 1991), Payne 1950.
93 vgl. z. B. Beutler et al. 2000.
94 vgl. Novick et al. 1991 (in Schmukler 1991).

9 Von Abhängigkeit zu Selbstständigkeit – von Gewöhnung zu Entwöhnung

9.1 Literaturübersicht

In der durchgesehenen Literatur zur Abschlussphase gibt es *keine* Arbeit, die die Gegensatzpaare Abhängigkeit und Autonomie sowie Gewöhnung und Entwöhnung zum Haupt- oder Kapitelthema hat[1]. In den zwei Monografien von **Edelson** (1963) und **Kupers** (1988) finden sich Kapitel, die sich der Thematik nähern[2]. Obwohl sich in der Monografie von **Rieber-Hunscha**[3] kein eigenes Kapitel zu dieser Thematik befindet, versucht sie, sowohl die psychodynamischen als auch die auf Verhalten bezogenen Ebenen dieser Gegensatzpaare zu benennen.

Von mehreren Psychoanalytikern, die zur Abschlussphase schreiben, wird die Bedeutung der Abhängigkeitsthematik am Therapieende seit den 50er Jahren immerhin gestreift[4]. Diese Autoren betonen wiederholt, dass gerade die positiven und befriedigenden Elemente in der psychotherapeutischen Situation orale, infantil-narzisstische Wünsche und Abhängigkeiten fördern.

In Verbindung mit Entwöhnungstherapie bei Suchtkrankheiten erwähnen drei klinische Autoren[5] beiläufig die Gefahr des Rückfalles in der Abschlussphase dieser stationären Behandlungen und heben die Bedeutung der Eigenaktivität des Patienten zur Überwindung der Abhängigkeitsthematik ihrer Sucht hervor.

Die Bedeutung von Macht und Abhängigkeit in der therapeutischen Beziehung und die Notwendigkeit, sie in der Abschlussphase zu benennen, wird von mehreren psychoanalytischen Autoren angesprochen[6]. Andere Autoren betonen mehr die Bedeutung der Stärkung der Eigen- oder Selbstständigkeit des Patienten beim Beenden[7]. In vielen psychoanalytischen Arbeiten zur Abschlussphase wird auf die Befähigung zur Selbstanalyse hingewiesen[8]. In den Arbeiten von **Chessick** (1990) und **G. Ticho** (1967) ist Selbstanalyse das Hauptthema. Unterkapitel zu diesem Thema finden sich in den beiden Monografien von **Firestein**[9] und **Stoltzenberg**[10].

Mit den Gegensatzpaaren Abhängigkeit und Autonomie sowie Gewöhnung und Entwöhnung befassen sich **alle psychotherapeutischen Schulen** mehr oder weniger und mit jeweils unterschiedlicher Gewichtung. Es bestehen jeweils schulenspezifische, oft konträre Ansichten dazu: psychoanalytische Therapeuten sehen ausschließlich die unbewusste Dynamik und kognitiv-behaviorale Therapeuten die wahrnehmbaren Verhaltensphänomene dieser Gegensatzpaare.

In der **Psychoanalyse** spielt das Gegensatzpaar Autonomie und Abhängigkeit eine zentrale Rolle, auch wenn über diese Thematik nur selten gezielt geschrieben wird[11]. Interessant ist, dass kurz nach Freuds Tod (1939) der einflussreiche amerikanische Urvater der Ich-Psychologie **H. Hartmann**[12] die Begriffe „Gewohnheit und Automatismen“ als „irreführend verwerfen“ will, weil sie nur auf äußeres Verhalten bezogen seien und intrapsychische Prozesse ausschlössen. In diesem Verständnis kommt der damals beginnende und bis heute bestehende Schulenstreit um dogmatische Abgrenzungen und Rivalität zwischen Psychoanalyse und Verhaltenstherapie erneut zum Ausdruck (s. Kap. 2.10). Umgekehrt haben Pioniere der **Verhaltenstherapie** – wie **Eysenck** und **Watzlawik** – die Gefahr von pathologischer Abhängigkeit bei psychoanalytischen Langzeittherapien angeprangert. Sie sahen damals jede Psychotherapie von mehr als fünf Stunden für wirkungslos an.

Vor allem für **M. Klein** (1962) und heutige Kleinianische Psychoanalytiker spielen intrapsychische Entwöhnungs- und Trauerprozesse eine wesentliche Rolle bei der Entwicklung der depressiven Position in der frühen Kindheit (s. Kap. 2.5 und 4.1). Aber wie andere Psychoanalytiker beachten sie einseitig und ausschließlich den Einfluss von intrapsychischen Phantasien, während die kognitiven Verhaltens- und Realitätsebenen auch weitgehend ignoriert werden. Dies ist sogar bei Kleinianischen Psychoanalytikern zu beobachten, die sich mit der Abschlussphase befasst haben[13]. Im Unterschied zu ihnen weisen andere, weniger klassische Psychoanalytiker[14] auf die Verknüpfung von Gewöhnung und Abhängigkeit mit äußeren, vor allem soziokulturellen Realitäten hin – wie Religion, Tradition, politische Haltungen.

Es ist wieder **Bowlby**[15], der Psychoanalyse und Lerntheorie in dieser Hinsicht zusammenbringt und wiederholt die Bedeutung von Abhängigkeit und Unabhängigkeit sowie Gewöhnung und Entwöhnung für Trennungsprozesse benennt. Für Bowlby sind Gewöhnung und Abhängigkeit Begriffe, die die Bindungs- und Trennungsfähigkeit des Menschen gleichermaßen charakterisieren[16]. Das Fremde sei für Mensch und Tier[17] bedrohlich, weil es unbekannt und ungewohnt ist. Abhängigkeit sieht er als zwangsläufige Folge von Bindung und Gewöhnung an, die wiederum der Hintergrund für Trennungsangst, Widerstand gegen Trennung, Ambivalenz zwischen Trennungsangst und Trennungswunsch bei drohendem Verlust seien. Wenn Trennungsangst zu intensiv sei, behindere sie einerseits Selbstständigkeit und Selbstvertrauen, verstärke andererseits die Abhängigkeit im Übermaß[18]. Er kritisiert die klassische Psychoanalyse, weil sie Abhängigkeit und Verwöhnung zu einseitig negativ als „unreif“ und gefährlich entwerte[19].

9.2 Definition

Abhängigkeit und Unabhängigkeit (synonym: Autonomie) sowie Gewöhnung und Entwöhnung sind **Gegensatzpaare**, die das gesamte psycho-somato-soziale Gleichgewicht jedes Menschen auf einem breiten Spektrum innerer und äußerer Ebenen maßgeblich beeinflussen. Wie bei allen psychisch bedeutsamen Gegensatzpaaren ist weniger das Entweder-Oder der einen oder anderen Polarität für die psychische Balance entscheidend. Wesentlicher ist das **Sowohl-als-Auch**, ihre **Mischung, Gewichtung, Balance und ihr Maß**[20] (s. Kap. 7).

In der psychischen Realität des Individuums kommt die **Ausschließlichkeit der extremen Pole** Abhängigkeit oder Unabhängigkeit, Gewöhnung oder Entwöhnung **nur ausnahmsweise** vor[21]. Die Regel ist eine dazwischenliegende Mischung. Abhängigkeit und Unabhängigkeit sowie Gewöhnung und Entwöhnung bezeichnen keinen absoluten Wert oder Unwert. Sie sind vielmehr unterschiedlich zu bewerten, je nachdem an welcher Stelle im vieldimensionalen Koordinatensystem eines Lebens man ihnen begegnet.

Ausgestaltung und **Gleichgewicht** zwischen den gegensätzlichen Seiten ändern sich im zeitlichen Verlauf des Lebens in vielerlei Hinsicht – wie **entwicklungsspezifisch, phasenspezifisch, persönlichkeitsspezifisch** und **situationsbedingt**. Beispielsweise sind Säuglinge, Kranke, Behinderte, Alte oder Sterbende in vielerlei Hinsicht von der Hilfe anderer Menschen abhängig, was aber keineswegs andere unabhängige oder „kompetente“ Eigenschaften dieser Menschen ausschließt. Eine stabile Zweierbeziehung gelingt nur, wenn sowohl Unabhängigkeit als auch Abhängigkeit vorkommen und sich ebenso abwechseln und mischen können wie Gewöhnung und Entwöhnung.

Je länger und intensiver eine Beziehung dauert, umso mehr entwickelt sich das Phänomen der **Gewöhnung** oder **Habituation** – in der Sprache der kognitiv-behavioralen Therapeuten. Gewöhnung ist Ausdruck einer situationsbedingten seelischen Abhängigkeit von Befriedigung und Sicherheit durch diese Beziehung. Sie geht einher mit einer partiellen Frustrationsintoleranz gegenüber Trennung und Lösung von Abhängigkeit, die unausweichlich mit der Beendigung verbunden sind[22]. Im Sprichwort „Wenn es am schönsten ist, soll man aufhören", wird beispielsweise auf die allgemein bekannte Gefahr der Gewöhnung an zu lang andauernde Befriedigung angespielt. Auch die in vielen Kulturen rituell vorgegebene zeitliche Begrenzung der Trauer nach einem Todesfall beruht auf dem Wissen darum, und sie dient dem Schutz vor zu langem Verharren in regressiver Abhängigkeit (s. Kap. 4).

Bei allen therapeutischen Maßnahmen – auch in der somatischen Medizin – können **negative Begleiteffekte von Abhängigkeit und Gewöhnung** eine Rolle spielen – wie bei Medikamenteneinnahme, Krankenhausaufenthalt, physikalischer und physiotherapeutischer Behandlung. Diese Nebenwirkung von therapeutischen Maßnahmen könnte man als sekundären Therapiegewinn bezeichnen – analog dem sekundären Krankheitsgewinn. Insbesondere bei Langzeittherapien hat die Regelmäßigkeit von therapeutischen Sitzungen zur Folge, dass ein psychotherapeutischer „Alltag" im Sinne einer moderaten Gewöhnung eintritt. Wie im Alltagsleben (z. B. bei fester Bindung, Ehe, Arbeit, Wohnung) führt die Gewöhnung an kontinuierliche Rahmenbedingungen einerseits zu emotional-positiver Sicherheit, Berechenbarkeit und Ruhe, während andererseits als negativer Begleiteffekt die Verstärkung von Abhängigkeit und der partielle Abbau von Selbstständigkeit entsteht.

Nicht nur im individuellen Bereich, sondern auch auf **gesellschaftlicher und historischer Ebene** ist das Gleichgewicht dieser Polaritätenpaare prägend[23]. In einer „Spaßgesellschaft", wie die moderne westliche Medien- und Informationsgesellschaft häufig genannt wird, hat Befriedigung, Lust, Gesundheit und Sicherheit einen einseitig überhöhten Stellenwert, was Abhängigkeit und Gewöhnung nach sich zieht. Durch Werbung wird subliminal dem Einzelnen dieser Genuss so aufgedrängt und schmackhaft gemacht, dass die Abhängigkeit immer größer wird und der Verzicht darauf immer weniger tolerierbar scheint.

So gesehen ist es nicht verwunderlich, wenn suchtartige Abhängigkeiten, ambivalente Zerrissenheit oder Spaltung bis hin zu manifesten Suchtkrankheiten überhand nehmen, Sinngebung und moralische Werteorientierung dagegen zunehmend abhanden kommen. Die **geschwächte psychische Fähigkeit zu Verzicht und Frustrationstoleranz, die einseitige Fixierung auf Lust und Befriedigung**, die Unmöglichkeit des Wechsels und der Integration von Widersprüchen sind meiner Ansicht nach zu beobachtende psychische Folgen gesellschaftlicher Realitäten, die immer mehr jeglicher Beeinflussung entgleiten – insbesondere der durch Psychotherapie. Ich könnte mir vorstellen, dass dabei intrapsychische Funktionen auch durch hirnphysiologische Vorgänge begleitend konditioniert und aufrechterhalten werden, auch wenn die eigentlichen Ursachen individuell und gesellschaftlich-sozialer Art sind.

Psychische Unabhängigkeit, die Abhängigkeiten nicht ausschließt, Gewöhnung und Entwöhnung als Ausdruck von Bindungs- und Trennungsfähigkeit sind wesentliche **Ziele jeder erwachsenen psychischen Gesundheit**, der so genannten „Normalität" oder so genannten „reifen Liebesfähigkeit". Dies ist ein weiteres Beispiel dafür, dass psychische Gesundheit nie absolut und widerspruchsfrei ist, sondern immer ein konflikthafter Kompromiss, eine Mischung zwischen verschiedenen, bedeutsamen Gegensätzen (s. Kap. 7.2). Damit sich im Laufe des Lebens eines Menschen immer wieder ein konstruktives Gleichgewicht dieser Polaritäten entwickeln kann, bedarf es einer gewissen **psychischen Plastizität und Flexibilität** im Sinne von adaptiver Integration. Beim psychisch Gesunden wird das Gleichgewicht einerseits unbewusst reguliert, kann aber auch durch bewusste Vorgänge aktiv beeinflusst werden. Psychische Abhängigkeit kann beispielsweise durch einen inneren Trennungsprozess abgebaut werden, der über aktive Entwöhnung zu neuer Unabhängigkeit und Selbstständigkeit führt. Bei allen einschneidenden Trennungssituationen im Leben werden mit Hilfe solcher innerer Anpassungsvorgänge die Übergänge moduliert, die im Alltag wie automatisch und unbewusst stattfinden.

Auch die **psychische Adaptionsfähigkeit** bezüglich der Polaritäten Abhängigkeit und Unabhängigkeit sowie Gewöhnung und Entwöhnung ist ein Ziel jeder Psychotherapie. Nicht absolute Unabhängigkeit oder Abhängigkeit, nicht ausschließlich Ge- oder Entwöhnung sind psychotherapeutisch anzustrebende Ziele, son-dern die jeweils individuell unterschiedliche **Balance** zwischen diesen Polen. Meiner Ansicht nach ist in dem übergreifenden Begriff der **psychischen „Selbstständigkeit“** diese Integration von widersprüchlichen Teilelementen beinhaltet[24]. Auch wenn mit psychischer Selbstständigkeit eine gewisse Unabhängigkeit gemeint ist, so schließt sie auch abhängige Elemente nicht aus. Beispielsweise beruht das Konzept der „Salutogenese“[25] auf der Selbstständigkeit des Patienten, dessen Gesundheits- und Störungsbewusstsein und seinem Wissen um Möglichkeiten der selbsttherapeutischen Beeinflussung psychophysischer Störungen im Alltag, die heute zunehmend als wesentliche Fähigkeiten des Menschen angesehen werden, weil sie der Prävention von darüber hinausgehenden Erkrankungen dienen. Erstaunlicherweise wird der Begriff „Selbstständigkeit“ aber sowohl in der psychotherapeutischen als auch psychoanalytischen Terminologie nur ganz selten gebraucht.

Ist die **Balance der Polaritätenpaare** Abhängigkeit und Unabhängigkeit sowie Gewöhnung und Entwöhnung gestört und nicht mehr regulierbar, dann misslingt psychische Selbstständigkeit. Kommunikative, interpersonelle und weitergehende psychische Störungen können die Folge sein. Dauern die gestörten Mechanismen an, werden sie durch den Gewöhnungs- oder Habituationsprozess psychisch – vielleicht sogar auch neurobiologisch – fixiert. Bei vielen psychischen Erkrankungen führt die längere Zeit bestehende, nicht bewusst gestörte Fähigkeit zur Ambivalenz dazu, dass Grundpolaritäten wie Abhängigkeit und Unabhängigkeit, Gewöhnung und Entwöhnung nicht integrierbar sind (s. Kap. 7). Bedingt durch unbewusste psychische Spaltungsmechanismen ist häufig nur entweder die eine oder die andere Polarität bewusstseinsfähig, während die andere unbewusst ist.

In jeder Psychotherapeut-Patient-Beziehung spielt ebenso wie in jeder Arzt-Patient-Beziehung die Balance zwischen Abhängigkeit und Selbstständigkeit sowie Gewöhnung und Entwöhnung eine große Rolle. Sie ist auch in ethischer Hinsicht von Bedeutung[26]. Jede auch nur kurze Arzt-Patient-Beziehung basiert in der Regel auf **einseitiger Abhängigkeit des Patienten vom Therapeuten und einerseitiger Macht des Therapeuten über den Patienten.** Der Patient vertraut sich dem erfahrenen Helfer an, ordnet sich unter, begibt sich in seine Hände und liefert sich in gewisser Hinsicht aus. Dadurch gibt der Patient ein Stück seiner Freiheit und Fähigkeit zur Selbstbestimmung und Selbstständigkeit auf. Da ein solch einseitiges Macht-, Wissens- und Abhängigkeitsgefälle die Gefahr des Zuviels und des Missbrauches auf verschiedenen Ebenen in sich birgt, hat schon Hippokrates im antiken Griechenland bis heute gültige ethische Grundsätze für den Arzt aufgestellt, die den Patienten vor Missbrauch durch den Arzt schützen sollen.

Um sich als Patient freiwillig auf die einseitige Abhängigkeit der Arzt-Patient-Beziehung einlassen zu können, muss der Patient dem Arzt in fachlicher und menschlicher Hinsicht vertrauen können. Vertrauen, Sympathie, gegenseitige Achtung und Wertschätzung sind in jeder Arzt-Patient-Beziehung wichtige Garanten für therapeutische Wirksamkeit[27]. Diese **emotional positiv getönte Vertrauensbeziehung** ist die Voraussetzung dafür, dass der Patient sich auf eine therapeutische Abhängigkeit einlassen kann.

Je erfolgreicher und befriedigender diese therapeutische Abhängigkeit ist, umso mehr stellt sich ebenso wie in anderen Beziehungen der Wunsch nach Wiederholung, Regelmäßigkeit und Kontinuität ein. **Jede Psychotherapie befriedigt in gewissem Maße Wünsche des Patienten nach Hilfe, Halt, Zuwendung, menschlichem Kontakt und Gespräch.** Allein durch die Tatsache therapeutischer Zuwendung können Ängste vor Frustrierung dieser Wünsche, vor Allein-Sein, vor Eigenverantwortlichkeit und Selbstständigkeit verborgen bleiben. Befriedigung führt zu schnell eintretenden therapeutischen Anfangserfolgen, die im weiteren Verlauf der Therapie zur Gefahr von Abhängigkeit und Gewöhnung und in der Abschlussphase zum

Hindernis gegen das Beenden werden können. Trotz aller gegenteiligen Ansichten von Psychoanalytikern verstärken bestimmte Elemente der psychoanalytischen Technik und des hochfrequenten Langzeit-Settings unweigerlich Gewöhnung und Abhängigkeit – z. B. weil der Patient sich kontinuierlich mit sich selbst beschäftigt, im Mittelpunkt des Interesses steht, nicht allein ist, Sicherheit und Kontinuität erlebt. Auch bei direktiven, kognitiv-behavioralen Therapien schwächt die Gewöhnung des Patienten an die führende Lenkung des Therapeuten zwangsläufig die Selbstständigkeit des Patienten.

Unabhängig von der Technik und dem Setting bedeutet bei allen erfolgreichen Psychotherapien die Vorstellung des Beendens zu **Beginn der Abschlussphase** (s. Kap. 3) einen mehr oder weniger schmerzhaften **Verlust der befriedigenden Wirkung der therapeutischen Situation**. Während der Patient mit einem Beinbruch sich in der Abschlussphase der therapeutischen Maßnahmen weniger von der Arzt-Patient-Beziehung, sondern mehr von Gips oder Krücken lösen muss, ist der Psychotherapiepatient einer persönlichen Trennungssituation ausgesetzt, die allen anderen Trennungen von positiv besetzten menschlichen Beziehungen entspricht. Er muss sich von der therapeutischen Abhängigkeit und Gewöhnung an die therapeutische Beziehung in der Abschlussphase verabschieden, um wieder alleine und selbstständig leben zu können.

Bei psychisch gestörten Patienten, die leicht eine pathologische Abhängigkeit und Gewöhnung entwickeln, kann der **Gewöhnungseffekt so stark** werden, dass passagere **„Entzugserscheinungen“** bei einer Unterbrechung oder Beendigung auftreten können. Nur über den allmählichen Entzug im Sinne von Entwöhnung können offene und latente Ängste vor dem Ende der Befriedigung am Therapieende allmählich wieder abgebaut werden, mit dem Ziel der Selbstständigkeit des hoffentlich geheilten Patienten. Der Arzt oder Psychotherapeut hat die Aufgabe, den Entwöhnungsprozess zu beachten und die Fähigkeit des Patienten zu fördern, sich von Gewöhnung und Abhängigkeit ohne negative Folgen zu lösen. Das allmähliche Absetzen oder Ausschleichen von Medikamenten, die Reduktion der Dosis, die Vergrößerung der Dauer zwischen den Einnahmen, das Ausprobieren und Üben ohne Therapie, die Planung und Vorbereitung des Beendens sind nur einige altbekannte Techniken in der Medizin, einen solchen Entwöhnungsprozess in der Abschlussphase von therapeutischen Maßnahmen durchzuführen. Da die suchtartige Abhängigkeit von einer therapeutischen Maßnahme in der Regel vom Patienten selbst gewollt und ichsynton ist, kann die vom Therapeuten eingeleitete Entwöhnung nur gelingen, wenn der Patient sie selbst, ebenso wie der Therapeut, anstrebt, durchführt und Verantwortung dafür übernimmt.

Die genannten Aspekte von Abhängigkeit und Selbstständigkeit sowie Gewöhnung und Entwöhnung in der Arzt-Patient-Beziehung haben für alle Psychotherapien die gleiche Gültigkeit. Alle **Einzeltherapien** befriedigen den Wunsch des Patienten, alleine im Mittelpunkt des Interesses und der Aufmerksamkeit eines Menschen zu stehen, wodurch indirekt die Eigenständigkeit vorübergehend geschwächt wird. In **Gruppentherapien** und **stationären Therapien** wird der Wunsch nach umfassender Versorgung, Kontakt und Nicht-Alleinsein befriedigt, während die Angst vor Alleinsein, Selbstständigkeit, Verantwortungsübernahme verborgen bleiben kann. **Direktive Techniken** befriedigen Wünsche des Patienten nach passiver Abhängigkeit von einer ihn führenden Person, sodass die Angst vor Selbstständigkeit und Offenheit unentdeckt bleiben kann. Wegen der das Selbstwertgefühl mindernden und beschämenden Qualität von psychischen Störungen, der besonderen Intimität der Therapeut-Patient-Beziehung und der psychischen, nicht materiellen Arbeitsweise der Psychotherapie hat der Psychotherapeut einen großen Einfluss und spezielle Macht über den Patienten. Besonders dann, wenn die Therapie gelingt, verstärkt sich das Machtgefälle.

Die Passivität, die Neutralität und das Sich-Zurücknehmen des **psychoanalytischen Therapeuten** befriedigen kindliche regressive Wünsche nach Grenzenlosigkeit, Ziellosigkeit, Zeitlosigkeit und Unendlichkeit. Die Ziellosigkeit der freien Assoziation in der psychoanalytischen Therapie fördert das Verharren in assoziativen Phantasiewelten, Widerstand und Vermeidungsverhalten gegen die Akzeptanz von Begrenzung und Realität. Konflikte mit Zielstrebigkeit, Selbstständigkeit, Verantwortungsübernahme, Entscheidungs- und Handlungsfähigkeit können dadurch abgewehrt und unbewusst bleiben und erst unter dem Druck der Realität des Beendens in der Abschlussphase ins Bewusstsein kommen.

9.3 Verlauf in der Abschlussphase

In der Abschlussphase hat die Entwöhnung von Abhängigkeit und Gewöhnung sowie die Wiederherstellung von Selbstständigkeit Priorität. Das ideelle **Ziel der Abschlussphase** ist, dass die zu Therapiebeginn sich entwickelnde und schließlich erreichte **Abhängigkeit und Gewöhnung wieder abgebaut** und in einem mehr oder weniger langen Prozess **durch innere und äußere Selbstständigkeit ersetzt** wird. Dieses Ziel ist nur erreichbar, wenn der Patient Trennung und Ablösung psychisch bewältigen und positiv verarbeiten kann („Trennungskompetenz“[28]). Da Psychotherapie nur wirkt, wenn der Patient ein gewisses Maß an abhängiger Bindung zum Therapeuten eingehen und sich am Ende wieder davon lösen kann, muss nicht nur in der Abschlussphase sondern während des ganzen therapeutischen Prozesses darauf geachtet werden, dass eine phasenspezifische Veränderung der Gewichtung von Abhängigkeit und Unabhängigkeit sowie Gewöhnung und Entwöhnung geschieht.

In jeder Psychotherapie können vom Anfang bis zum Ende **spezifische Entwicklungslinien** von Abhängigkeit und Unabhängigkeit, Gewöhnung und Entwöhnung beschrieben werden. In ihrer Relation zueinander, in ihrer Durchmischung und in dem Grad der Fixierung zeigen sie individuelle, störungs- und krankheitsspezifische Entwicklungen während des gesamten Therapieverlaufes. In der Abschlussphase wird die bisherige Gewöhnung in Richtung Entwöhnung und die therapeutische Abhängigkeit in Richtung Selbstständigkeit verändert. Dieser **Trennungsprozess** geht in der Regel **allmählich**, **phasenhaft**, **stufen**- und **schubweise** vor sich und ist vergleichbar dem Trennungsprozess bei Trauer nach einem Todesfall, bei der Suchtentwöhnung sowie bei grundlegenden psychischen Entwicklungen, wenn eine Phase in die nächste übergeht – wie insbesondere in der frühen Kindheit, Pubertät, Adoleszenz, Klimakterium, Alter (s. Kap. 1.1).

Auch die komplexe Einbettung dieses Umgewichtungsprozesses in die psycho-somatosoziale Gesamtheit des Patienten ist **vergleichbar anderen Trennungsprozessen**. Im Unterschied zu klassischen, vor allem Kleinianischen Psychoanalytikern und auch zu Hartmann[29] verstehe ich diesen Ablösungsprozess nicht ausschließlich als intrapsychischen, psychodynamischen Vorgang, der von äußerer Realität und Verhalten nur wenig beeinflusst ist. Alle derartigen Trennungsprozesse sind durch eine besondere Mischung und Wechselwirkungen zwischen sowohl äußerer Realität und Verhalten als auch intrapsychischen Umstrukturierungsprozessen gekennzeichnet. Durch **innere und äußere Entwöhnungs- oder Trauerarbeit** kann der Patient eine alte Phase abschließen, überwinden und dabei einen weiteren inneren Reifungsschub und Übergang zu einem reiferen Niveau erfahren.

In der gesamten Psychotherapie verlaufen in der Regel die **Entwicklungslinien** von Abhängigkeit und Unabhängigkeit sowie Gewöhnung und Entwöhnung **kontrapunktisch gegenläufig**. Therapeutische Abhängigkeit und Gewöhnung bauen sich zu Therapiebeginn allmählich bis zu einem Höhepunkt etwa zum Beginn der Abschlussphase auf und bilden sich dann bis zum Ende der postterminalen Phase weitgehend zurück. Am Anfang der Therapie ist der Patient noch vom Therapeuten unabhängig, weil noch keine vertraute Beziehung besteht. Gleichzeitig ist er aber vom Therapeuten als Fachmann in besonderer Weise abhängig, weil er krank und auf therapeutische Hilfe angewiesen ist. Lässt er sich auf die Therapie ein, muss er sich zwangsläufig von der fachlichen Autorität des Therapeuten in gewissem Maße abhängig machen und verliert Unabhängigkeit. Häufig ist zu Beginn der Abschlussphase der Punkt erreicht, an dem die Gewöhnung an die Therapie und die Abhängigkeit von ihr am stärksten ist.

Parallel zur Abhängigkeit beginnt sich die Gewöhnung vom Therapiebeginn an kontinuierlich aufzubauen und erreicht ebenfalls zu Beginn der Abschlussphase ihren Höhepunkt. Zu Beginn der Abschlussphase wird die in den bisherigen Therapieabschnitten erreichte Abhängigkeit und Gewöhnung erschüttert, weil der Fokus der Beendigung die bis dahin etablierte Sicherheit angreift (s. Kap. 3). Gelingt der Trennungsprozess im weiteren Verlauf der Abschlussphase, findet ein allmählicher Rückgang von Abhängigkeit und Gewöhnung statt – die Entwöhnung. Im weiteren Verlauf der Abschlussphase ist die Terminsetzung (s. Kap. 8) ein wichtiger Indikator für die gelingende Lösung durch Veränderung des Gleichgewichtes der Polaritätenpaare Abhängigkeit und Selbstständigkeit sowie Gewöhnung und Entwöhnung. Unabhängigkeit und Selbstständigkeit nehmen kontinuierlich zu und können schon in den letzten Stunden deutlich höher sein als zu Therapiebeginn. In den letzten Stunden und in der postterminalen Phase ist normalerweise die therapeutische Abhängigkeit und Gewöhnung weitgehend abgebaut und hat psychischer Selbstständigkeit Platz gemacht.

Der **Wechsel der Prioritäten** und die **Umgewichtung der Gegensatzpaare** Abhängigkeit und Selbstständigkeit sowie Gewöhnung und Entwöhnung in der Abschlussphase bedeuten für alle Patienten eine mehr oder weniger gravierende psychische Belastung und Herausforderung, die mit Ängsten, inneren Konflikten, Widerstand, Abwehrentwicklung und Vermeidungsverhalten einhergehen kann (s. Kap. 5, 6 u. 7). Die ersten Reaktionen auf das Bewusstwerden der Endlichkeit der Therapie, die Angst vor dem Ende, die Abwehr- und Widerstandsentwicklung, der Umgang mit der Terminsetzung bis hin zu den letzten Stunden können mit schmerzhaften Verlustphänomenen einhergehen, die durch die Vorstellung des zu diesem Zeitpunkt keineswegs erwünschten Abbau von Gewöhnung und Sicherheit beim Beenden entfacht werden.

Negative Widerstandsreaktionen und Widerstandsentwicklungen, die sich gegen die Veränderung der therapeutischen Gewöhnung und Abhängigkeit richten, sind in allen Psychotherapien unterschiedlicher Rahmenbedingungen und Techniken möglich – unabhängig von ihrer zeitlichen Dauer, Stundenzahl und Frequenz. Auch bei von anfang an zeitlich fixierten Kurztherapien sind Widerstände gegen das Aufgeben der Abhängigkeit bekannt (s. Kap. 8.1). Der **Widerstand gegen Entwöhnung und Selbstständigkeit** kann im Detail vielerlei **Ursachen** haben – wie Setting, Technik, Persönlichkeit, Art der psychischen Störung, Lebensrealität. Allein die Dauer und Intensität der Psychotherapie kann Trennungskonflikte aktivieren. Je stärker und intensiver die innere Abhängigkeit des Patienten von der Therapie und dem Therapeuten ist, umso schwieriger kann sich die Ablösung in der Abschlussphase gestalten.

Insbesondere bei Patienten in **Langzeittherapie oder mit jahrzehntelangen therapieähnlichen Kontakten** kann **pathologische Abhängigkeit** zu heftigen Trennungsreaktionen und Widerstand gegen jegliche Veränderung und Lösung von Gewöhnung und Abhängigkeit führen. Dies könnte beispielsweise der Grund dafür sein, dass manche psychoanalytische Langzeitpatienten ihre Therapie ohne regelrechte Abschlussphase schließlich abbrechen[30]. Aber Psychotherapeuten aller Richtungen wie auch nicht-therapeutische Berater, Sozialarbeiter und Sozialpädagogen scheinen therapeutische oder therapieähnliche Abhängigkeiten ihrer Patienten bzw. Klienten jahre- bis jahrzehntelang aufrechtzuerhalten, ohne sich über den Sinn und die Folgen Rechenschaft abzulegen[31] (s. u., Kap. 9.4). Es scheint nicht wenige Patienten zu geben – ich selbst habe einige erlebt –, die sowohl nach über 10-jähriger verhaltenstherapeutischer als auch nach jahrzehntelanger psychoanalytischer Therapie völlig lebensunfähig und abhängig therapeutische Zuflucht bei somatischen Ärzten oder anderen Therapieverfahren suchen. Ich habe den Eindruck, dass die Therapeuten und Berater die Trennung vermeiden, weil sie die therapeutisch nicht veränderbare Trennungsstörung des Patienten bzw. Klienten merken. Ob sie damit wirklich dem Patienten/Klienten helfen oder ihm letztlich sogar schaden, weil die bestehende Störung sich zunehmend verfestigt, ist eine der vielen offenen Fragen, die sich erst dann stellen, wenn man sich konkret mit Trennungsthemen auseinander setzt.

Auch wenn die Technik des Therapeuten und das Setting zur Ursache von Widerstand gegen die Lösung der Abhängigkeit und Gewöhnung werden können, ist an erster Stelle die Trennungsstörung in Form des Widerstandes gegen Entwöhnung von Abhängigkeit durch die **Art der psychischen Erkrankung** des Patienten, seine **Persönlichkeit** und **psychischen Strukturen** bedingt. Beispielsweise wird vielen Patienten erst zu Beginn der Abschlussphase bewusst, dass sie von der Therapie inzwischen abhängig geworden sind – oft gegen ihre anfängliche Vorstellung. Gerade bei Patienten, die in der Anfangsphase ihrer Psychotherapie rasch aufblühen und deren Symptome überraschend schnell und leicht zurückgehen, können abgekapselte Abhängigkeiten und Trennungskonflikte erst mit Beginn der Abschlussphase oder nach dem Therapieende offensichtlich werden.

Das Leiden an der antizipierten Beendigung ihres befriedigenden Zustandes **erinnert an Entzugserscheinungen von süchtigen Patienten** oder an das Klagen von Trauernden über den Verlust. Der Therapeut wird projektiv als destruktiver Aggressor erlebt, der dem Patienten seine „Droge" wegnehmen und ihn sadistisch absichtlich quälen will. So als wollten sie die Therapie unendlich fortsetzen, klammern sie sich am Therapeuten jammernd fest, auch wenn sie bewusst keinesfalls abhängig sondern nur unabhängig sein wollen. Obwohl sie bisher eine positive therapeutische Entwicklung genommen zu haben scheinen, kann es zu Beginn der Abschlussphase zum schweren Rückfall kommen, wenn das reale Ende der therapeutischen Befriedigung bewusst wird.

Nicht selten sind solche negativen Trennungsreaktionen durch **äußere Lebensrealitäten** dieser Patienten bedingt: weil sie durch das Therapieende etwas für sie Unersetzbares und **Lebensnotwendiges** verlieren – insbesondere **menschlicher Kontakt und Gespräch** –, können durch die antizipierende Vorstellung des Therapieendes Depression, Angst und Wut als Ausdruck von emotionalen „Entzugserscheinungen" auftreten. Die Anwesenheit des Therapeuten, das Nicht-allein-Sein, einen Gesprächspartner zu haben, im Mittelpunkt des Interesses zu stehen, die introspektive Selbstbeobachtung und die Verlässlichkeit der therapeutischen Vereinbarungen – all das wirkt auf die psychische Ausgeglichenheit dieser Patienten stabilisierend. Das dadurch hervorgerufene einseitige Wohlgefühl des Patienten verdrängt weiterbestehende Trennungskonflikte aus dem Bewusstsein. Mit Gewöhnung und Abhängigkeit verbundenes narzisstisches Wohlgefühl und Sicherheitsgefühl dieser Patienten in der Therapie ist oft nur Ausdruck eines durch die Therapie induzierten Pseudo-Selbst, mit dem bestimmte psychische, somatische oder soziale Grundkonflikte und Realitäten vom Bewusstsein abgespalten werden. Wenn der Therapeut einem Übermaß an Befriedigung und Wohlgefühl nicht spätestens in der Abschlussphase entgegensteuert, wird er leicht übersehen, dass die therapeutischen Erfolge nicht auf einer wirklichen psychischen Veränderung, sondern auf einer Wiederholung, Verstärkung und Verschiebung von pathologischen Strukturen und Abwehrmechanismen durch ein „falsches Selbst" beruhen.

Auch wenn das Bewusstsein von Abhängigkeit und Gewöhnung negative Affekte auslöst, ist dies häufig der **entscheidende Wendepunkt**, bei dem das Gleichgewichtes zwischen Abhängigkeit und Unabhängigkeit, Gewöhnung und Entwöhnung sich Richtung Loslösung zu verändern beginnt. Oft ist dies erst rückblickend als Ausgangspunkt für eine positive Wende zu erkennen[32]. Manchmal sind es gerade die gewohnten Elemente des vereinbarten Rahmens, die der Patient wie eine einengende Fessel sprengen muss, um Widerstand und Abhängigkeit zu lösen und einen **Neubeginn** in sich selbst zu erreichen (s. Kap. 7).

Die **aktive Mitarbeit** des Patienten und Übernahme von Verantwortung für die Planung seines Beendens sind wichtige Garanten dafür, dass der Patient zunehmend die Lösung im Sinne des Neubeginns und der Wende realisieren kann (s. Kap. 8.4.4). Wenn der Therapeut bereit ist, den Patienten innerhalb der Rahmenbedingungen möglichst von sich aus eigene Vorstellungen entwickeln, wählen und entscheiden zu lassen, fördert er dessen Fähigkeit, gute äußere und innere Trennungsbedingungen antizipatorisch zu planen und schließlich in die Tat umzusetzen[33]. Patienten, die ihr Therapieende selbst gestalten konnten, sind oft zufriedener mit der Gesamttherapie im Rückblick, als wenn das Therapieende von außen vorgegeben wurde[34].

Vor allem die reale **Art der Kommunikation im Hier-und-Jetzt** der therapeutischen Beziehung ist jetzt von großer Bedeutung. In psychodynamisch-psychoanalytischen Therapien beispielsweise wird es im Verlauf der Abschlussphase zunehmend wichtiger, dass die Arbeit an intrapsychischen Konflikten nicht nur abstrakt in Form von symbolischen Deutungen verbalisiert wird. Wenn Verhalten und Handlungen des Patienten konkret und direkt besprochen werden können, ist dies ein wesentlicher Hinweis auf die Lösung von Übertragungen (s. Kap. 11).

Die Lösung von Abhängigkeit des Patienten wird beispielswiese daran erkennbar, dass sich seine **Widerspruchs- und Konfliktfähigkeit verbessert** – oft zusammen mit der Stabilisierung seines Selbstwertgefühles und dem Bewusstsein seiner persönlichen Eigenheiten. Der Patient kann eigene, auch kontroverse Sichtweisen gegenüber dem Therapeuten selbstbewusster zulassen und vertreten. Mit **Verringerung des Machtgefälles** traut sich der Patient zunehmend, die beim Therapeuten erfahrenen Erkenntnisse und Verhaltensweisen am Therapeuten selbst anzuwenden. Er wagt es, ihm zu widersprechen, ihn auch mal zu hinterfragen, zu kritisieren oder ihn zu loben und ihm zu danken (s. Kap. 12). Er hält Dissens, kämpferischen Streit und Rivalität aus, ohne eigene Sichtweisen aufzugeben. Gleichzeitig wächst die gegensätzliche Fähigkeit, sich anderen Wünschen oder Sichtweisen auch mal anzupassen oder sich ihnen unterzuordnen, ohne es als Selbstaufgabe, Scheitern oder Versagen zu erleben.

Sich auch mal gegen den anderen egoistisch ohne Scham- und Schuldgefühle zu behaupten, dabei **zwischen bewusster Aggression und Selbstbehauptung zu unterscheiden**, ist in der zwischenmenschlichen Kommunikation und Beziehung ebenso wichtig wie die Zurücknahme eigener Wünsche und Interessen. Es gelingt dem zunehmend eigenständigen Patienten leichter, widersprüchliche und gegensätzliche Strebungen in sich und in Beziehungen gleichzeitig gelten zu lassen. Enttäuschung und Wut über den anderen, wenn der nicht dasselbe will, werden durch die Erkenntnis gemildert, dass dieser Dissens keine Beziehungsstörung darstellen muss, sondern allein durch die Tatsache der Unterschiedlichkeit bedingt ist. Der differenzierte Umgang mit unterschiedlichen Affekten, Widersprüchen und Gegensatzpaaren, das Erkennen eigener Grenzen, Verzichten und sich Abfinden mit unerreichbaren Zielen und Wünschen sind nur einige Beispiele von psychischen, für Kommunikation wesentlichen Fähigkeiten, die in dieser Phase der offener werdenden Beziehung zwischen Therapeut und Patient nicht nur bewusst gemacht sondern miteinander erlebt, geübt und hinterfragt werden können.

Latente, immer noch nicht gelöste **Machtkonflikte** können die Ursache für Stagnation im Trennungsprozess und Widerstand gegen die Realisierung der Beendigung sein. Für manche Patienten kann es für die Nivellierung des Machtgefälles hilfreich sein, wenn der Therapeut einen gewissen **Rollentausch der Therapeut-Patient-Beziehung** zulässt[35] (s. Kap. 7.4). Wenn der Patient zunehmend eigenständiger wird, kommt es fast regelhaft vor, dass er die in der Therapie gemachten psychischen Erkenntnisse und Erfahrungen am Therapeuten selbst ausprobieren und anwenden möchte. Damit versucht er, die therapeutischen Rollen in gewissem Maße umzukehren: der Patient untersucht und beurteilt die psychische Kompetenz des Therapeuten. Der Patient kann damit das zunehmende Gefühl von menschlicher Gleichberechtigung trotz aller weiterhin bestehenden Unterschiedlichkeit der Funktionen erreichen. Wie beim Arzt, Lehrer oder Ausbilder ist auch die Macht des Therapeuten über den Patienten mit pädagogischer Vorbildfunktion verknüpft. Ähnlich wie für Schüler, Studenten und Auszubildende ist es für alle Patienten ein das bisherige Machtgefälle ausgleichendes und wohltuendes Erlebnis, wenn sie beim Therapeuten selbst menschliche Schwächen, Fehlleistungen, Eigenheiten und psychische Besonderheiten entdecken und benennen können. Damit wird die Voraussetzung geschaffen, im Rückblick die gemeinsame Beurteilung und Bewertung der Therapie und ihre Ergebnisse in positiver wie in negativer Hinsicht offenen Auges vorzunehmen (s. Kap. 10).

Ein besonders wichtiges Anzeichen für die zunehmende Ablösung und Selbstständigkeit des Patienten sind seine **selbsttherapeutischen Fähigkeiten** – in psychoanalytischer Terminologie als Fähigkeit zur „Selbstanalyse“ und in kognitiv-behavioraler Terminologie als „Selbstmanagement“ bezeichnet. Die Fähigkeit zur Selbstreflexion besteht darin, dass der Patient die therapeutische Funktion des Therapeuten bei sich selbst ohne dessen Hilfe oder Anwesenheit auch außerhalb der Therapiestunden anwenden und damit sein psychisches Befinden selbst regulieren kann. Voraussetzung für die selbsttherapeutische oder selbstanalytische Funktion ist, dass er die Arbeitsweise des Therapeuten verstanden hat und für sinnvoll erachtet. Nur dann kann er sich mit der therapeutischen Funktion des Therapeuten identifizieren und sie als Teil von sich verinnerlichen und in sein Leben nach dem Ende der Therapie mitnehmen und anwenden. Auch das Vorhandensein der „inneren Uhr“ (s. Kap. 8.3) ist ein indirekter Hinweis auf den Grad der Selbstständigkeit des Patienten – hier im Umgang mit Zeit.

Die selbsttherapeutische Fähigkeit oder das Selbstmanagement ist nicht nur bei psychoanalytischen Therapien von Bedeutung sondern bei allen psychotherapeutischen Verfahren. Die Fähigkeit, mit eigenen psychischen Schwankungen und vor allem auch Störungen selbstständig umzugehen, entwickelt sich meist nicht von alleine, sondern muss während der gesamten Therapie – wiederholt und unter veränderten Bedingungen – insbesondere in der Abschlussphase bewusst gemacht, erprobt und gelernt werden. Das ist eine grundlegende Bedingung dafür, dass die **Wirkung der Therapie** in gewisser Hinsicht als „unendlich“ oder **lebenslang** bezeichnet werden kann.

Auch bei der Planung der **postterminalen Phase** (s. Kap. 13) ist das Maß der noch bestehenden **Abhängigkeit** und der **selbsttherapeutischen Fähigkeit** des Patienten zu **beachten**. Ein zu kurzer Zeitraum für die postterminale Phase kann den Weg in die Selbstständigkeit des Patienten zu früh forcieren, sodass eine Scheinselbstständigkeit – ähnlich wie in der Kindheit und Adoleszenz – entsteht und unter Umständen dazu führt, dass die Bereitschaft reduziert wird, Ohnmacht und Hilflosigkeit zu akzeptieren und bei Gefahr eines Rückfalles erneut therapeutische Hilfe zu suchen.

Ein zu langer Zeitraum für die postterminale Phase verführt den Patienten dazu, die bisherige therapeutische Abhängigkeit zu lange aufrechtzuerhalten und Selbstständigkeit zu vermeiden. Das kann unlösbare Trennungskonflikte verdecken und nicht beendbare, lebenslange, so genannte „unendliche“ Therapie im pathologischen Sinne fördern. Damit wird der therapeutisch nicht veränderbare Anteil der Persönlichkeit des Patienten verleugnet und der offene Umgang vermieden. Da auch der Therapeut durch solche frustranen Therapieverläufe in Konflikt mit eigenen Zielen gerät, ist die Gefahr des gemeinsamen Agierens und der Verleugnung des Scheiterns groß. Bei solchen Patienten ist es meiner Ansicht nach für das Verhalten des Therapeuten und für das Abfinden des Patienten hilfreich, wenn es eine klare Grenze gibt zwischen lebenslanger psychiatrisch-psychotherapeutischer stützender Begleitung im Rahmen der Sprechstunde und der zeitlich limitierten Richtlinien-Psychotherapie.

9.4 Technische Aspekte

Während der gesamten Abschlussphase muss der Therapeut das sich **verändernde Gleichgewicht der Polaritäten** Abhängigkeit/Unabhängigkeit und Gewöhnung/Entwöhnung in besonderer Weise beachten und sein Vorgehen darauf ausrichten. Vor allem die Selbstständigkeit des Patienten sollte Priorität haben, indem der Therapeut dem Patienten zunehmend mehr aktive Entscheidungskompetenz und Selbstverantwortung zutraut und die selbstständige Planung und Gestaltung der Abschlussphase durch den Patienten fördert. Der Patient sollte mit eigenen Ideen und Vorstellungen dazu beitragen, die Abschlussphase und das Therapieende auf ihn individuell zu adaptieren und maßzuschneidern. Häufig ist es aber der Therapeut, der das Ziel der Selbstständigkeit und Selbstverantwortung schon am Beginn der Abschlussphase aktiv ansprechen muss, weil latente Widerstände und Vermeidungsverhalten beim Patienten wirksam sind.

Der Therapeut kann durch die Art, wie er mit ersten Schritten des Patienten in die Selbstständigkeit umgeht, das für die Entwicklung des Patienten entscheidende **Selbstbewusstsein und die Selbstbehauptung fördern** oder hemmen[36]. Die meisten Patienten brauchen spätestens in der Abschlussphase den Therapeuten als jemand, der sich selbst in seiner bisherigen therapeutischen Aktivität zurückhält und darauf achtet, dass der Patient selbst Verantwortung übernimmt[37]. Dies ist keineswegs gleichbedeutend mit dem Abzug des Interesses vom Patienten. Nicht nur der „brillante" Psychoanalytiker sondern auch jeder allzu narzisstisch von sich überzeugte Psychotherapeut schwächt mit großartigen Interventionen den Mut des Patienten, er selbst zu sein, und birgt die Gefahr der Indoktrination in sich[38].

Ähnlich wie Eltern ihren adoleszenten Kindern oder wie Lehrer ihren Schülern muss der Therapeut in der Abschlussphase dem Patienten gezielt und bewusst mehr **Freiraum und Verantwortung lassen**. Zugleich ist es wichtig, dass er bestimmte therapeutische Funktionen im Rahmen seines Therapiekonzeptes weiterhin konsequent und kontinuierlich bis zum realen Ende fortsetzt, damit auch noch in der Abschlussphase therapeutische Wirkungen erreicht werden. Einen Patienten gewähren zu lassen und ihm mehr Verantwortung zu übergeben, kann trotzdem bedeuten, dass der Therapeut ihn mit eigenen, auch konträren Ansichten oder Deutungen konfrontiert, ihm die damit verbundene psychische Belastung zumutet und zutraut, damit er Dissens, Unterschiedlichkeit und Machtkonflikte in der Beziehung zunehmend aushalten und für sich selbst nutzen kann.

Obwohl der Therapeut, wie in anderen Therapiephasen auch, Widerstand verstehend und akzeptierend annehmen muss, sollte er in der Abschlussphase den regressiven **Wünschen des Patienten nach Abhängigkeit und Gewöhnung nicht allzusehr nachgeben**, sondern deren Überwindung durch Exposition anstreben. Denn die Gefahr ist groß, dass der Therapeut durch allzu schonendes Verhalten den Widerstand und die Vermeidung des Patienten mitagiert, die Selbstständigkeit erschwert und die Balance zwischen Befriedigung und Frustration stört (s. Kap. 4.4). Auch wenn dies eine in der Verhaltenstherapie angewandte Technik darstellt, ist das **Prinzip der Exposition** in der klassisch psychoanalytischen Technik implizit enthalten in Form der konfrontierenden Deutung, die infantile Wünsche des Patienten nicht befriedigt sondern frustriert. Aber die Art, wie der Therapeut die konfrontierende Deutung ausspricht, kann entscheidender für die Wirkung sein als ihr Inhalt. Denn latente moralische oder in Diagnosen versteckte Entwertungen, Schuldzuweisungen, Projektion von eigener Aggression und vieles mehr können die noch empfindlichen Lösungsversuche des Patienten hemmen.

Vielen Patienten hilft es, sich vom Therapeuten zu lösen, wenn sie **menschliche Schwächen**, nicht-bewusste Reaktionen oder Verhaltensweisen – wie Versprecher oder Fehlleistungen – auch **beim Therapeuten** selbst entdecken und mit ihm direkt besprechen können. Das durch die Übertragung verzerrrte Bild vom Therapeuten kann dadurch zugunsten der Realität zunehmend abgebaut werden[39]. Der Therapeut kann sogar die Ablösung seines Patienten stören, wenn er nicht auch eine gewisse **Lockerung der einseitigen Patient-Therapeut-Rollenverteilung** in der Psychotherapie zulassen kann und will[40]. Denn er verhindert, dass sich der Patient damit von immer noch idealisierenden Vorstellungen vom Therapeuten und von einseitigen Übertragungen lösen kann. Schon **Ferenczi** (1932) hatte – zum Ärger von Freud – die Technik der Lockerung oder Umkehr der klassisch psychoanalytischen Rollenverteilung als „mutuelle" Analyse ausprobiert[41]. Weil Ferenczi mit der Freud'schen Technik bei manchen Patienten an Grenzen der therapeutischen Veränderbarkeit stieß, versuchte er bei einer Patientin, ihr starres Festhalten an erlebtem Leid der Kindheit durch reale Rollenumkehr zu lockern und damit den Neubeginn zu fördern. Er gab seine Abstinenz und Neutralität real auf, ließ Berührungen mit der Patientin zu, legte sich selbst auf die Couch, während die Patientin in seinem analytischen Stuhl saß, und ließ sich von ihr als Therapeutin analysieren.

Meiner Ansicht nach ist aber **nicht die reale Rollenumkehr** für die psychische Entwicklung des Patienten wesentlich[42]. Da die Realisierung von Wunschphantasien – wie nach Berührung – neue Abgrenzungsprobleme nach sich ziehen kann, halte ich in der Regel einen Rollentausch **nur auf gedanklicher und verbaler Ebene** für sinnvoll. Die Bereitschaft des Therapeuten – nicht nur des Psychoanalytikers –, sich selbst und seine eigene Art begrenzt auf die therapeutische Beziehung, soweit als notwendig kritisch hinterfragen zu lassen, seine Grenzen und Möglichkeiten in therapeutischer Hinsicht offen mit dem Patienten auszutauschen, hat bei meinen Patienten bisher immer ausgereicht, sie erkennen zu lassen, dass der Therapeut nicht ein omnipotentes Objekt, sondern auch ein Mensch mit eigenen Unvollständigkeiten, Schwächen und Stärken ist, der sein psychisches Gleichgewicht ebenso wie der Patient lebenslang regulieren muss.

Die Konfrontation mit der Realität der Person des Therapeuten gelingt also, wenn der Therapeut dazu bereit ist, sowohl den Freud'schen, als auch den Kohut'schen Spiegel[43] oder die direktive Autoritätsrolle zu entfernen, um dem Patienten den **unverstellten Blick von Gleich zu Gleich** zu ermöglichen. Auch wenn Abstinenz und Spiegelhaltung des Psychoanalytikers wichtige technische Grundelemente darstellen, können sie zur iatrogenen Als-ob-Beziehung führen, wenn der Therapeut sie zwanghaft und ausschließlich bis zur letzten Minute einhält. Verbietet sich der Therapeut grundsätzlich, sein Verhalten flexibel der jeweiligen Situation anzupassen, auch mal spontan und direkt zu sein, Gefühle zu zeigen oder persönliche Sichtweisen oder auch für die Therapie wichtige persönliche Details preiszugeben, kann er in jeder Psychotherapie damit pathologische Übertragungsmuster des Patienten zementieren (s. Kap. 11).

Bisherige Technikprioritäten und Setting-Vereinbarungen sollten deshalb in der Abschlussphase überprüft und gegebenenfalls den speziellen Ablösungskonflikten des Patienten **angepasst** werden (s. Kap. 6.5 und 8.4). Dies ist aber keineswegs zu verwechseln mit „anything goes“ im Verhalten des Therapeuten oder grenzenloser Offenheit[44], die ich für den Patienten in ethischer und technischer Hinsicht als schädigend ansehe. Während zum Therapiebeginn die Festlegung therapeutischer Rahmenbedingungen und technischer Vorgaben im Vordergrund steht, kann in der Abschlussphase gerade dies zum therapeutischen Hindernis werden. Auch wenn der Patient den Sinn des zu Therapiebeginn geschaffenen Rahmens erkannt, sich dem angepasst und dessen Sinn verinnerlicht hat, kann das unflexible Bestehen auf konsequenter Einhaltung dieses Rahmens für viele Patienten zu einer nicht mehr einsehbaren, die Selbstständigkeit unterdrückenden Zwangsmaßnahme werden (s. Kap. 8). „Abweichungen von Technik sind manchmal unvermeidbar und notwendig“[45]. Diese Ansicht vertreten allerdings meist nicht dogmatische Psychoanalytiker und Psychotherapeuten[46], während Clarkin/Yeomans/Kernberg (1999) sogar bei Borderline-Störungen meinen: „Manchmal möchte ein Therapeut den Patienten durch eine allmähliche Verringerung der Sitzungsfrequenz an die Trennung ‚gewöhnen‘. Dieses Vorgehen ist eindeutig falsch. Die ideale Technik besteht darin, die Intensität der Behandlung bis zu ihrem Ende aufrechtzuerhalten ...“[47].

Jedes Setting und jede psychotherapeutische Technik ruft **spezifische und unterschiedliche Abhängigkeits- und Machtkonstellationen** in der therapeutischen Beziehung hervor. Schon deswegen sollte meiner Ansicht nach eine Überprüfung, Hinterfragung und gegebenenfalls Korrektur hinsichtlich der Technik- und Setting-Parameter spätestens in der Abschlussphase erfolgen. Bei psychodynamisch-psychoanalytischen Behandlungen halte ich es deswegen für wesentlich, dass die Technik der Ziellosigkeit durch zielorientierte und handlungsorientierte Elemente erweitert wird. Ich selbst habe die Erfahrung gemacht, dass Therapieergebnisse von psychoanalytischen Behandlungen deutlich verbessert werden können, wenn der Psychoanalytiker sich diese phasenspezifische technische Adaption zueigen macht. Durch die in der Abschlussphase entstehende Ziel- und Handlungsorientiertheit muss die psychoanalytische Technik der freien Assoziation keineswegs vollständig aufgegeben werden. Sie wird vielmehr in positiver Hinsicht konstruktiv ergänzt und erweitert. Umgekehrt kann sich der Patient in kognitiv-behavioralen Therapien von der bisherigen Gewöhnung an Anweisung und Übung kognitiver Vorgänge wahrscheinlich nur lösen, wenn jetzt auch konflikthafte, beziehungs- und einsichtsorientierte intrapsychische Aspekte mit einbezogen werden.

Mögliche **Setting-Veränderungen** – wie Sitzen oder Liegen, Frequenzänderung, Unterbrechungen, postterminale Vereinbarungen – können sowohl vom Therapeuten als auch vom Patienten vorgeschlagen und sollten gemeinsam besprochen und möglichst **mutuell entschieden** werden. Bei der Anpassung technischer und settingbezogener Vereinbarungen sind auch **realitätsbezogene Einflüsse zu beachten** und zu integrieren – wie zeitliche Faktoren (z. B. Alter, Lebensphase, wichtige Termine, Jahrestag, Heirat, Geburt) oder familiäre, berufliche, finanzielle, körperliche, kulturelle, soziale und politische Gegebenheiten. Durch aktive Hinterfragung und Deutung sollte auch der psychoanalytische Therapeut die Beschäftigung des Patienten mit verschiedenen Realitäten fördern, damit er sich zunehmend von der realitätsabgewandten Phantasiewelt und Übertragungen löst und die notwendige Integration von und Wechselwirkung zwischen Innen und Außen, Phantasie und Realität zunehmend gelingt (s. Kap. 11).

Nicht nur beim Patienten, **auch beim Therapeuten selbst** wird während der gesamten Psychotherapie die psychische **Balance** zwischen Abhängigkeit und Unabhängigkeit sowie Gewöhnung und Entwöhnung in spezifischer Weise beeinflusst. **Ethische Aspekte** der Therapeut-Patient-Beziehung sind damit eng verbunden. Auch der Therapeut wird von einem Patienten trotz aller Selbstständigkeit, Verantwortlichkeit und Entscheidungsfreiheit in gewissem Maße abhängig. Da der Therapeut seinen Lebensunterhalt durch diese Tätigkeit verdient, ist er beispielsweise in finanzieller Hinsicht vom Patienten abhängig. Wenn eine therapeutische Vereinbarung mit regelmäßigen Terminen getroffen wird, dann ist vor allem der niedergelassene Therapeut in finanzieller Hinsicht davon abhängig, dass der Patient diese einhält. Vor allem bei hochfrequenten Langzeittherapien ist der Therapeut in besonderer Weise sowohl finanziell vom Kommen und Bezahlen des Patienten abhängig, als auch vom Effekt der Gewöhnung an diesen Patienten. Die für ausfallende Stunden eventuell zu Therapiebeginn getroffenen Vereinbarungen sind schon spezifischer Ausdruck für die wechselseitigen Abhängigkeiten und die jeweiligen Machtgefälle in der Therapeut-Patient-Beziehung. Auch in fachlicher Hinsicht ist der Therapeut vom Patienten, dem Verlauf und dem Ergebnis der Therapie abhängig, wenn der Therapeut eine qualitativ gute Arbeit leisten will und an beruflichem Erfolg interessiert ist.

Der zunehmend selbstbewusste, selbstsichere und eigenwillige Patient will sich mit dem Therapeuten messen, mit ihm rivalisieren und ihn auch mal überrunden, um sich selbst zu finden und sich von ihm zu lösen. Damit ist der Therapeut in **psychischer Hinsicht** ebenso **gefordert**, wie wenn der Patient offen widerspricht oder eigene Wege geht (s. Kap. 5.6). Es zeigt sich jetzt, ob der Therapeut den zunehmend selbstbewussten und von ihm getrennten Patienten genauso aushalten und unterstützen kann wie den geschwächten und kranken. Es kann für den Therapeuten schwierig sein, den Patienten in seiner Eigenwilligkeit und Andersartigkeit zu tolerieren, ohne sich selbst völlig zurückzunehmen oder gar in destruktive Gegenreaktionen zu verfallen. Auf die Differenzierung zwischen regressivem Widerstand und progressiver Selbstbehauptung muss der Therapeut nicht nur beim Patienten, sondern ebenso bei sich selbst achten.

Auch der Therapeut selbst hat also eine **gewisse Trennungsarbeit** zu leisten[48] und muss sich – vor allem bei Langzeittherapien – von Gewöhnung und Abhängigkeit auf seine Weise lösen. Ähnlich wie der Patient kann auch der Therapeut dazu verführt werden, im Leben unerfüllte Beziehungswünsche in der therapeutischen Beziehung zu realisieren, wenn er nicht auf diese Gefahr achtet. Seelische Ausgeglichenheit des Therapeuten ist entscheidend dafür, ob er von einem Patienten seelisch oder sogar real körperlich, womöglich sexuell berührbar und emotional abhängig wird und damit ethische Grenzen überschreitet[49].

Die **besondere Intimität jeder psychotherapeutischen Beziehung** kann den Therapeuten in emotionaler Hinsicht in eine zu enge Beziehung und Abhängigkeit zum Patienten bringen. Achtet der Therapeut nicht bewusst auf diese **Gefahren**, kann das Verhalten und die Technik des Therapeuten vor allem in der Abschlussphase unbemerkt negativ beeinflusst werden. Die Gefahr der einseitigen Suggestion, der Ausnutzung und gar des Missbrauches des Patienten ist damit verknüpft. Der Therapeut muss besonders wachsam bezüglich der Grenzsetzung und Differenzierung zwischen eigenen Interessen und denen des Patienten sein. Denn es gibt vielfältige Überschneidungen beider Bereiche, die im individuellen Fall ein klares Verständnis, Konzept und Definition erfordern, damit die Therapie nicht zum willkürlichen Instrument im Eigeninteresse des Therapeuten wird.

Wenn beispielsweise ein Therapeut den Wunsch des Patienten, die Therapie in kurzer Zeit vorzeitig zu beenden, nicht ernst nimmt oder missachtet, mit autoritären Anweisungen, Drohungen oder theoretischen Zwängen den Patienten zum Bleiben überreden oder zwingen will, verführt er abhängige Patienten in eine noch größere Abhängigkeit und missachtet das grundlegende Prinzip der Freiwilligkeit und Selbstbestimmung des Patienten in unserer westlichen Kultur. Weder finanzielle, fachliche, theoretische, noch persönliche, bewusste oder unbewusste Ziele können als Begründung für das Festhalten des Therapeuten an einer einmal getroffenen Vereinbarung herangezogen werden, wenn sie den Wünschen des Patienten zuwider laufen.

Denn Priorität in ethischer Hinsicht hat grundsätzlich das Wohl, das Interesse und der Wunsch des Patienten, auch wenn der Therapeut dadurch Nachteile hat. Nicht technische oder theoretische Interessen sollen die therapeutische Praxis leiten sondern an erster Stelle patientenbezogene. Das ist das selbstverständliche hippokratische Postulat und das späterer ethischer Konventionen, das jedem Arzt abgefordert wird und auch für jeden Psychotherapeuten Gültigkeit hat, wenn er Patienten zur Behandlung annimmt – unabhängig von der Art der Bezahlung, der Art der Ausbildung und der psychotherapeutischen Orientierung.

9.5 Zusammenfassung

Das jeweilige Gleichgewicht der Gegensatzpaare Abhängigkeit und Unabhängigkeit sowie Gewöhnung und Entwöhnung charakterisiert den Trennungsverlauf des Patienten in der Abschlussphase. Trennungsfähigkeit besteht darin, dass der Patient sich aus der bisher gewohnten Abhängigkeit zunehmend löst und wieder selbstständig wird, indem er die Funktionen des Therapeuten selbst übernimmt. Im stufenweisen Prozess der Abschlussphase geht die wachsende Selbstständigkeit des Patienten einher mit der Entwöhnung von bisheriger therapeutischer Abängigkeit. Vor allem bei Langzeittherapien kann die Veränderung der Balance dieser Gegensatzpaare mit Angst vor dem Ende, Widerstand und Vermeidungsverhalten verbunden sein, die sich in der therapeutischen Beziehung in latenten Machtkonflikten manifestieren kann. Damit die Umstrukturierung dieses Gleichgewichtes gelingt, sollte der Therapeut die technische Priorität zunehmend auf das reale Trennungsverhalten des Patienten, auf seine psychische Selbstständigkeit, sowie seine Kommunikation und Interaktion mit dem Therapeuten ausrichten und dabei den therapeutischen Einfluss soweit wie möglich zurücknehmen.

Fußnoten

1 s. Anhang, Tab. 1 u. 2, Abb. 1.

2 Edelson 1963, Kapitel 6 „The Struggle for Maturity and Indipendence“, S. 64–70; Kupers 1988, Kap. 7 „The Community of Therapy Consumers“, S. 123–133.

3 Rieber-Hunscha 1996, S. 204ff.

4 insbes. Berna 1971, Blanck/Blanck 1986, S. 246, 260, Diederichs 2002, Garcia-Lawson et al. 1997, Gaskill 1980, Jaenicke 2002 (in Diederichs), Hirsch 1994, Kinston et al. 1986, Lampl-de Groot 1960, Miller 1965, Murdin 2000, S. 3, 5, 30, 34, 68, 85, Nacht 1965, Novick 1980, Rangell 1966, Reich, A. 1950, Reimer et al. 1996, S. 59, Rendely 1999, Rieber-Hunscha 1996, S. 204ff, Schafer 1973, Schmideberg 1938, Schmidt 1996, Ticho, E. 1972, Ticho, G. 1967, 1971, Weigert 1952, Whipple 1979, Wilke 2002 (in Diederichs), Wolberg 1954, 1980, Zetzel 1970, S. 269.

5 Leikert et al. 2000, Lindner 1991, Voigtel 2000.

6 insbes. Berna 1971, Elkind 1992, Firestein 1982, Levenson, L. 1998, Loewald 1988, Powell 1994, Rangell 1982, Rieber-Hunscha 1996, S. 203ff.

7 insbes. Garcia-Lawson et al. 1997, Leikert et al. 2000, Miller 1965, Rangell 1982, Schafer 1973, Ticho, G. 1967, 1971.

8 insbes. Auchter 2001, Auchter 2002 (in Diederichs), Balint 1934, 1935 (beide in Balint 1965) , Benedek 1955, Berenstein et al. 1989, Bergman 1988, Blanck/Blanck 1986, Chessick 1990, Dam et

al. 1975, Edelson 1963, Eickhoff 1975, Ekboir et al. 1982, Firestein 1978, 2001, Fordham 1969, Gaskill 1980, Grinberg 1980, Grotjahn 1954, Hoffer 1950, Hurn 1970, Kantrowitz et al. 1990, 1990a, 1990b, Kramer, M. 1959, Kupers 1988, Levenson, L. 1998, Loewald 1962, Müller 1999, Novick 1988, 1992, Orens 1955, Rangell 1966, Reich 1950, Simone 1994, Shane/Shane 1984, Stoltzenberg 1986, Ticho, E. 1972, Ticho, G. 1967, 1971, Werbart 1997, Wolberg 1980, Wolff, H. 1977.

9 Firestein 2001, S. 232–234.

10 Stoltzenberg 1986, S. 92–99.

11 vgl. z. B. Reimer 1990 „Abhängigkeit in der Psychotherapie"; Achse III Abhängigkeit versus Autonomie der OPD, vgl. Arbeitskreis OPD 1996; Fairbairn 1946 (in Fairbairn 2000, S. 178–181) trennt zwischen „reifer Abhängigkeit" im Sinne von „Unabhängigkeit" und Abhängigkeit als regressiver Widerstand.

12 Hartmann 1939, S. 120.

13 vgl. insbes. Etchegoyen 1991, Garcia-Lawson et al. 1997, Meltzer 1984, Simone Garburri 1985, Simone 1994.

14 wie Erikson 1959, Lindemann 1979, S. 139, Kupers 1988, S. 30, Spitz 1965, Zetzel 1970, S. 117.

15 vgl. Bowlby insbes. 1969, 1973, 1975, S. 295–305, 1979, 1980; s. Kap. 1.1, 2.2, 2.3, 4.1, 5.1 und 6.1.

16 vgl. insbes. Bowlby 1973, Kap. 16, S. 261ff, 288–296.

17 vgl. Bowlby insbes. 1979, S. 47ff; Darwin 1872, Kap. II., S. 25–38: „Prinzip der zweckmäßig assoziierten Gewohnheiten" bei Mensch und Tier; Hermann 1933, 1936 (Anklammern des Affen als Ausdruck von Abhängigkeit).

18 vgl. Bowlby insbes. 1979, S. 147ff.

19 vgl. Bowlby 1973, Kap. 16, S. 288–296, 1979, S. 143ff.

20 Ähnlich Bowlby z. B. 1979, S. 128ff.

21 vgl. Jaenicke 2002 (in Diederichs).

22 vgl. Rieber-Hunscha 1996, S. 206.

23 vgl. Kupers 1988.

24 vgl. Rieber-Hunscha 1996, S. 220ff.

25 vgl. z. B. Lamprecht et al. 1997.

26 vgl. z. B. Birnbacher 1999 (in Tress/Langenbach), S. 37, Gabbard/Lester 1995, Kottje-Birnbacher et al. 1995, Murdin 2000, S. 30ff, 68, 85, Reimer 1990.

27 vgl. auch Rieber-Hunscha 1996, S. 63–71.

28 Müller-Ebert 2001.

29 Hartmann 1939, S. 120.

30 vgl. z. B. Blum 1989, Golland 1997, Kramer, Y. 1986; vgl. Kap. 2.10 und 8.

31 vgl. Müller-Ebert 2001, S. 200f.

32 vgl. Menninger/Holzman 1958, S. 189ff.

33 vgl. Wilke 2002 (in Diederichs).

34 vgl. Consumer-report in USA, Seligman 1995, Hutterer 1996.

35 vgl. Powell 1994, Rieber-Hunscha 1996, S. 228ff.

36 vgl. Ticho, G. 1971.

37 vgl. Ticho, G. 1971.

38 vgl. Ticho G. 1971.

39 vgl. Nacht 1965.

40 vgl. Rieber-Hunscha 1996, S. 229–231.

41 vgl. auch Balint 1950 (in Balint 1965), Thomä 1984.

42 vgl. Rieber-Hunscha 1996, S 228ff.

43 vgl. Rieber-Hunscha 1996, S. 169ff.

44 wie bei der neuen Ich-Psychologie angedeutet (z. B. Orange et al. 1997); vgl. auch Schmidt-Hellerau 2002.

45 Ticho, G. 1971, S. 42.

46 insbes. Dewald 1982, Hurn 1971, Kestemberg 1964, Klauber 1977, König 1991, Laforgue 1934, Martinez 1989, Müller-Ebert 2001, Murdin 2000, Nacht 1965, Rose 1974, Stone 1961, Wittenberg 1999, Wolberg 1954.

47 Clarkin/Yeomans/Kernberg 1999, S. 250.

48 Markert 1985, Müller-Ebert 2001, Viorst 1982.

49 ähnlich: vgl. Reimer et al. 2001.

10 Ziele und Ergebnisse – Rückblick und Ausblick

10.1 Literaturübersicht

Von den durchgesehenen, auf die Beendigung fokussierten Arbeiten haben immerhin 5%[1] Therapieziele zum Haupt- oder Kapitelthema[2]. In fast allen Arbeiten zur Beendigung wird aber auf die Bedeutung von Therapiezielen bei psychoanalytischen Therapien hingewiesen.

Beispielsweise befassen sich die abgedruckten Beiträge im International Journal of Psychoanalysis 31 (1950) zum Beendigungs-Symposium in London 1949 fast ausschließlich mit dem **Erreichen von Therapiezielen**, das damals als wesentliches **„Kriterium zur Beendigung"** und zur zeitgleichen Terminsetzung angesehen wurde. In späteren psychoanalytischen Arbeiten zur Beendigung wird über Therapieziele weiterhin nur in verallgemeinernder Weise und losgelöst von empirischen Daten und Ergebnissen gesprochen. Es wird eine verwirrende Vielzahl ausschließlich für psychoanalytische Therapien geltender Ziele aufgeführt[3]. Am häufigsten werden genannt: Lösung der Übertragungsneurose, Selbstanalyse, Lösung von Omnipotenz und Abhängigkeit[4]. Vor zu hohen Zielen und unrealistischen Ergebniserwartungen des Psychoanalytikers wird in einigen Arbeiten gewarnt[5]. Auf die Bedeutung des Rückblickes in der Abschlussphase wird in mehreren Arbeiten hingewiesen[6]. Beiläufig geben einige Autoren konkrete technische Hinweise zum Umgang mit Zielen und Ergebnissen in der Abschlussphase[7].

Bis heute ist die Psychoanalyse von ungelösten **Widersprüchlichkeiten bezüglich Zielen und Ergebnissen** geprägt, die Habermas (1968) zu der Bemerkung vom „szientistischen Selbstmißverständnis" der Psychoanalyse veranlassten – die Psychoanalyse sei weder ganz Geisteswissenschaft noch ganz Naturwissenschaft. **S. Freud** selbst war ursprünglich am Erreichen von therapeutischen Zielen sehr interessiert[8]. Möglicherweise gab er die Verführungstheorie weniger aus theoretischen Gründen auf, sondern weil er mit dem Ende seiner Behandlungen wegen zu wenig therapeutischen Erfolgen nicht zufrieden war[9]. Obwohl Freud in seinen Publikationen, insbesondere den frühen Falldarstellungen, einerseits therapeutische Schwierigkeiten offen zugab, scheint er andererseits negative Erfahrungen höchstens in persönlichen Briefen – wie mit Fließ[10] – mitgeteilt zu haben. In Veröffentlichungen konstruierte er therapeutische Erfolge, um seine Arbeit im besseren Licht erscheinen zu lassen[11]. Freud schreibt beispielsweise im Dezember 1896 an Fließ, dass „immer noch niemand fertig" sei und er nicht „sicher" und „froh" werden könne, „solange kein Fall bis zum Ende durchschaut ist"[12]. Ein Jahr später (im September 1897) teilt er Fließ erneut mit: „Die fortgesetzten Enttäuschungen bei den Versuchen, eine Analyse zum wirklichen Abschluß zu bringen, das Davonlaufen der eine Zeitlang am besten gepackten Leute, das Ausbleiben der vollen Erfolge, auf die ich gerechnet hatte, die Möglichkeit, mir die partiellen Erfolge anders, auf die gewöhnliche Art zu erklären."[13] (s. Kap. 2.1). Auch wenn Freud im Laufe seiner psychoanalytischen Praxis sich immer weniger für therapeutische Ziele und ihre Ergebnisse interessierte, dafür umso mehr metatheoretische psychoanalytische Konstruktionen entwickelte, kam er nicht umhin, sich noch 1937 in der schon mehrfach zitierten Arbeit „Die endliche und die unendliche Analyse“[14] mit therapeutischen Zielen und Ergebnissen zu befassen. Er offenbart aber auch in dieser Arbeit keine konkreten empirischen Daten oder technische Hinweise, sondern versteckt sie hinter abstrakt verklausulierten, abgehobenen theoretischen Ausführungen.

Auch heute noch ist die Psychoanalyse einerseits der **therapeutischen Ziellosigkeit** und einem philosophisch hermeneutischen Wissenschaftlichkeitsanspruch verpflichtet, andererseits ist sie von „tiefgehenden“ therapeutischen Zielen und **überhöhten therapeutischen Erwartungen** geprägt. **Bruns**[15] formuliert das 2003 in seinem Eröffnungsbeitrag zur Tagung der DPV zu Gegenübertragung am Therapieende: „Eine vollständige Analyse erwarten wir nur bei einer natürlichen Beendigung. Sie ist ein Ideal, das wir anstreben und das wir als innere Orientierung brauchen, von dem wir aber in den meisten Behandlungen Abstriche machen müssen“[16]. Aber trotz der einseitigen Betonung des Prinzips der Ziellosigkeit bei der psychoanalytischen Therapie haben sich seit Freud Psychoanalytiker wiederholt um die Benennung von Zielen und Ergebnissen ihrer Therapien bemüht[17]. Nach dem Tod Freuds und dem Ende des Zweiten Weltkrieges entstand innerhalb der Psychoanalyse eine zunehmende Spaltung zwischen einerseits Psychoanalytikern, die sich der empirischen Forschung widmeten, und andererseits vielen praktizierenden Psychoanalytikern, die die Dokumentation und Erforschung von Therapieergebnissen grundsätzlich als unvereinbar mit dem therapeutischen Prinzip der Ziellosigkeit ablehnten.

Ausgelöst durch den Rückgang des finanziellen Wohlstandes der großen Industrienationen – ausgehend von den USA – wurde seit Mitte der 80er Jahre die Beachtung der Kosten, Ziele und Ergebnisse der psychoanalytischen Therapien zunehmend vom Gesundheitswesen eingefordert. Die Geldknappheit und die Konkurrenz von empirisch evaluierten, anderen psychotherapeutischen, insbesondere kognitiv-behavioralen Verfahren zwangen Psychoanalytiker dazu, **empirische Katamnesestudien** durchzuführen und über Ziele nachzudenken[18]. Alle von mir durchgesehenen empirischen Katamneseuntersuchungen und Arbeiten zu Therapiezielen von Psychoanalytikern befassen sich aber höchstens beiläufig, wenn überhaupt, mit der Bedeutung von Zielen und Ergebnissen in der Abschlussphase (s. Kap. 2.3). Obwohl im Zusammenhang mit der Beendigungsthematik immer wieder auf diese empirischen Studien hingewiesen wird, ist ihr Untersuchungsgegenstand nicht die Abschlussphase selbst, sondern der katamnestische Langzeitverlauf. Auch wenn in diesen Arbeiten das Ende der Therapie reflektiert wird, beruhen ihre Ergebnisse nicht auf direkter Erfassung von Daten während der Abschlussphase. Vielmehr werden höchstens ausgehend von katamnestischen Ergebnissen Rückschlüsse auf die Abschlussphase gezogen.

Im Unterschied zur Psychoanalyse sind **kognitiv-behaviorale und gesprächspsychotherapeutische Richtungen** schon immer einer empirisch-wissenschaftlichen Psychologie verpflichtet, für die die Definition von Therapiezielen ebenso selbstverständlich und essenziell ist wie die Technik der Zielorientiertheit und die Dokumentation von Therapieergebnissen. Dies ist sicherlich einer der Gründe, warum diese Richtungen zu Beginn des 21. Jahrhunderts zunehmend an Einfluss und Macht gewinnen.

10.2 Definition und Verlauf

Jede psychotherapeutische Behandlung eines Patienten wird ebenso wie in der somatischen Medizin begonnen mit dem ideellen **Heilungsziel**, dass der Patient von seinen Leiden in angemessener Zeit erlöst und geheilt wird. Aber in der Psychotherapie ist es weitaus schwieriger als in der somatischen Medizin, Ziele zu definieren und Ergebnisse zu dokumentieren, weil Psychotherapie durch ihren immateriellen Charakter weniger objektivierbar und in komplexer Weise mit der psycho-somato-sozialen Gesamtheit verknüpft ist.

In jeder Psychotherapie müssen passgerecht an die jeweilige Technik, das Setting, den individuellen Einzelfall und Therapieverlauf adaptierte **Therapieziele** vom Therapeuten bei der Indikationsstellung benannt und **mit den Er-**

gebnissen am Therapieende verglichen werden. Für jede Art von Psychotherapie gelten zielorientierte Prinzipien trotz schulenspezifisch unterschiedlicher Therapieziel-Definitionen.

Während Therapieziele am Therapiebeginn ausschließlich auf prognostischen Einschätzungen, Vermutungen und therapeutischen Vorsätzen beruhen, erhalten die antizipierten Ziele im Laufe der Therapie zunehmend eine reale Gestalt in Form von Ergebnissen, die von Therapeut und Patient wiederholt besprochen werden sollten. Da Psychotherapie inzwischen eine in der westlichen Welt anerkannte und ins Gesundheitswesen integrierte Therapiemethode ist, sind die Psychotherapeuten gezwungen, die Qualität ihrer Arbeit gemessen an Wirksamkeit und Effektivität durch Dokumentation von Zielen und Therapieergebnissen nachzuweisen, zumal die Qualität der therapeutischen Arbeit neben ökonomischen auch ethische Dimensionen berührt[19]. Damit wird von den Psychotherapeuten etwas gefordert, was selbstverständliche Realität jeder Therapie und jedem Medizin- oder Psychologiestudenten schon bekannt ist. Jeder Psychotherapeut muss wie jeder Arzt bei jeder Therapie aufs Neue eine Diagnose stellen, seine Indikation und Ziele definieren, ein therapeutisches Konzept entwickeln, es durchführen, Ziele und Ergebnisse am Ende dokumentieren, einander gegenüberstellen und bewerten.

Obwohl zu Beginn des 21. Jahrhunderts eine Vielzahl von empirischen Studien zu Zielen und Ergebnissen von Psychotherapien verschiedener Schulen vorliegt[20], ist die **Erforschung von Therapieergebnissen** der Psychotherapie doch zugleich „ein **dunkles Kapitel**“ **geblieben**[21]. Die Spaltung zwischen empirisch-wissenschaftlicher Forschung und Theorie einerseits und Therapiepraxis andererseits hat gleichzeitig eher zu-, als abgenommen. Da Psychotherapie bis heute weltweit schulengetrennt gelehrt, erforscht und praktiziert wird, sind schulenübergreifende Aspekte hinsichtlich Zielen und Ergebnissen wenig formuliert und untersucht worden. Wegen der Unterschiedlichkeit der von der jeweiligen Therapieschule betonten Ziele und Ergebnisse, ist es schwierig und umstritten, daraus schulenübergreifende Aspekte abzuleiten[22]. Während beispielsweise die kognitiv-behavioralen Verfahren als Ziel eine Symptomheilung in Form von Handlungs- und Verhaltensänderung anstreben, sind für psychoanalytische Verfahren innere Einsicht und intrapsychische Umstrukturierung wesentlicher als die Änderungen im Verhalten.

In jeder **Psychotherapie** ist es notwendig und sinnvoll, dass Therapeut und Patient wiederholt die **Therapieziele und ihre Ergebnisse gemeinsam besprechen**. Auch wenn therapeutische Ziele von Anfang an klar formuliert worden sind (wie insbes. bei direktiven und fokalen Therapien), können sich diese ähnlich wie bei den weniger zielorientierten non-direktiven Verfahren im Verlauf der Therapie verändern. Anfängliche Ziele werden nach kurzer Zeit erreicht oder als unerreichbar aufgegeben und/oder durch andere ersetzt oder ergänzt. Die Therapieergebnisse gehen in manchen Punkten weit über die anfänglichen Ziele hinaus oder bleiben dahinter zurück. Neue Ziele kommen hinzu, werden erreicht, bleiben unerreicht oder erweisen sich als unrealistisch. Therapieziele können zu wichtigen Lebenszielen des Patienten hinführen und dazu beitragen, dass Therapie- und Lebensziele[23] sich ergänzen. Die Symptomatik kann verschwunden oder gebessert sein, phasenweise wieder auftauchen oder konstant bleiben. Die Verbesserung des Umganges mit sich und seiner Störung ist für den Patienten oft wichtiger als die vollständige Auflösung der Symptomatik oder die erhoffte grundlegende Umstrukturierung der Persönlichkeit.

Auch wenn Therapieziele von Therapeut und Patient bei der Indikationsstellung antizipatorisch und im Verlauf der Therapie definiert werden, erhalten Therapieziele und Ergebnisse **erst in der Abschlussphase ihre besondere Aktualität und Bedeutung für den Trennungsprozess**. Da ein wesentliches Ziel jeder Psychotherapie in der Verbesserung der Trennungsfähigkeit des Patienten besteht, die das Ziel der Abschlussphase jeder Psychotherapie ist (s. Kap. 1.1), beruht das entscheidende Kriterium für den Beginn der Abschlussphase nicht auf dem Erreichen der erfolgreichen Trennungsfähigkeit (s. Kap. 3). Das Ziel der Trennungsfähigkeit entwickelt sich erst als Folge der in der Abschlussphase erreichten Ablösung. Von vielen Psychoanalytikern werden zum Thema des Beendens oft zwei Sätze gesagt: „Der Weg ist das Ziel der

Therapie“ und „Das Therapieende beginnt schon am Anfang“. Die Aussagen dieser lapidaren Sätze sind dogmatisch einseitig und falsch, weil sie nicht genügend differenzieren zwischen Zielen am Therapiebeginn und Ergebnissen am Therapieende.

Erst im Verlauf der Abschlussphase können und müssen die angestrebten **Therapieziele und Heilungswünsche** erneut mit den real erreichten Therapieergebnissen **verglichen und bewertet** werden. Da das Ziel von Heilung in der Praxis oft unerreichbar oder nur annähernd erreichbar ist, können Therapieziele und am Ende erreichte Ergebnisse weit auseinander klaffen. In der Abschlussphase reduzieren sich die noch erreichbaren Ziele durch das Näherkommen des Therapieendes immer mehr. Die tatsächlichen Ergebnisse und ihre Bewertung rücken deshalb in den Vorgrund. Nicht mehr die angestrebten Ziele, sondern nur noch die Realität des Erreichten zählt. Spätestens in der Abschlussphase jeder Psychotherapie kommt mehr oder weniger direkt die Frage hoch, was die Behandlung gebracht hat und was nicht. Auch wenn Ziele und Ergebnisse jederzeit während der gesamten Therapie aktuell werden können, bekommt dieser Themenkomplex bei den meisten Patienten erst nach der Terminsetzung eine besondere Aktualität. Der zunehmende Zeitdruck und die Finalität ist die psychologische Ursache für den meist nicht sofort bewussten Drang nach Bilanz und abschließender Beurteilung, Rückblick und Ausblick.

Die erreichten Ergebnisse können besprochen, mit den ursprünglichen Zielen verglichen („Bilanzieren“[24]) und ein **„Resumée“** gezogen werden, das beurteilt und bewertet wird[25]. Im Rückblick besteht die Möglichkeit, die Therapie wie durch ein Teleskop zu betrachten und zu rekapitulieren[26]. Dabei wird der therapeutische Prozess als Ganzes, „makroskopisch“[27] oder im „Panoramablick“[28] wie die Aussicht von einem Berg aus überblickt. Dies ist wesentliche Voraussetzung dafür, dass auch der Patient sich selbst darüber bewusst wird und Rechenschaft ablegt. Deswegen wird es in der Abschlussphase immer wichtiger, dass Patient und Therapeut gemeinsam Ziele und Ergebnisse der gesamten Therapie im Rückblick und Ausblick besprechen, beurteilen und bewerten.

Vor allem für Patienten in psychoanalytischer Therapie bedeutet dieser makroskopische Blick eine Veränderung der bisherigen mikroskopischen psychoanalytischen Arbeitsweise. Denn beim makroskopischen Rückblick müssen Details und assoziative Einfälle zurückstehen, damit die **Gestalt des therapeutischen Prozesses als Ganzes** und die wahrnehmbaren Fakten der Ergebnisse überblickt werden können. Der vergangene Therapieverlauf ist unveränderbare Vergangenheit geworden, während die Zeit danach noch offene Zukunft darstellt. Es besteht die Möglichkeit, in der Therapie gemachte Erfahrungen, Erkenntnisse und Einsichten noch einmal zu besprechen, wobei insbesondere noch nicht ausgesprochene und gelöste Konflikte zwischen Therapeut und Patient aufgearbeitet werden können.

Der Rückblick und die Gegenüberstellung von Zielen und Ergebnissen erlauben es, sich von unrealistischen Heilungserwartungen zu trennen, die sowohl beim Patienten wie auch beim Therapeuten immer noch bestehen können. Rückblick, Beurteilung und Bewertung der vergangenen Therapie müssen keineswegs nur einmal in einer Stunde der Abschlussphase geschehen, sondern können immer wieder unter verschiedenen Gesichtspunkten erfolgen. Das ist für Patient und Therapeut keineswegs leicht und selbstverständlich.

Ähnlich wie bei einer Prüfung müssen Therapeut und Patient gemeinsam die **Ergebnisse ihrer zurückliegenden Arbeit offenlegen, um sie beurteilen zu können**. Ebenso wie Prüfungen haben sie finalen Charakter mit offenem Ergebnis[29]. Versagen und Scheitern der Therapie sind als Extreme ebenso möglich wie Erfolg und Heilung. Die Erfolge der vorangegangenen Therapie können wie die reifen Früchte beim Erntedankfest[30] voller Freude betrachtet werden. Aber auch die unbefriedigenden oder negativen Ergebnisse müssen ebenso offengelegt, erkannt und hingenommen werden. Da Psychotherapie keineswegs immer und ausschließlich erfolgreich ist, sollten Patient und Therapeut nicht nur den therapeutischen Erfolgen, sondern auch den durch die Therapie nicht oder wenig veränderten Bereichen „ins Auge“ sehen[31]. **Fragebögen zu** Therapiezielen (wie Psy-BaDo[32]) sind dabei ein für Patient und Therapeut gleichermaßen hilfreicher Zwang zur Formulierung und Dokumentation ihrer Ziele.

Wegen der prüfungsähnlichen Situation geht das rückblickende **Besprechen von Zielen und Ergebnissen** in der Abschlussphase für Patient und Therapeut mit mehr oder weniger heftiger psychischer Anspannung einher, manchmal verbunden mit positiven Affekten, manchmal auch mit negativen Affekten, Widerstand und Vermeidungsverhalten. Bei Behandlungen mit gutem therapeutischen Gesamterfolg können überhöhte Heilungswünsche eine unrealistische Unzufriedenheit über ihre Therapieergebnisse auslösen, die auf eine bisher nicht erkannte Angst vor jeglichem Misserfolg und Frustrationsintoleranz beim Patienten zurückgeht. Bei wenig erfolgreichen Therapien können Therapeut und Patient dem Eingeständnis des schlechten Ergebnisses durch Schönreden oder Vermeiden des Rückblickes ausweichen. Trotz erfolgreicher Terminsetzung kommt die Angst vor dem Ende häufig im Abschnitt zwischen Terminsetzung und letzter Stunde in anderer Gestalt wieder. Gefürchtet wird nicht mehr so sehr das Beenden selbst, sondern die offene Beurteilung des therapeutischen Ergebnisses in Relation zu den vorgenommenen Zielen (analog der „Nachforschungsangst"[33] des Therapeuten; s. Kap. 5.6.5).

Die Angst vor dem Ende ist jetzt durch die **Angst vor dem Versagen oder vor dem Scheitern** gefärbt (s. Kap. 5.3). So ist es für jeden Patienten mehr oder weniger kränkend – trotz aller gleichzeitigen Erfolge –, sich kurz vor dem Ende negative Ergebnisse, unerreichte Ziele, Unveränderbares, Unerwünschtes, Leidvolles oder gar neue psychische Störungen bewusst zu machen, einzugestehen und für die Folgen die Verantwortung zu übernehmen. Damit werden eigene unrealistische, infantile, grandiose und omnipotente Wünsche, überhöhte Ideale, eigene negative Seiten, Schwächen, nicht veränderbares psychisches Leiden oder Scheitern im Leben offenkundig, die jetzt nicht mehr so wie bisher verheimlicht, abgewehrt oder vermieden werden können. Die offene Thematisierung kann dem Patienten dabei helfen, Nachforschungsangst und Widerstände gegen das Offenlegen und Beurteilen zu erkennen und zu überwinden.

Selbst geringe Versagensgefühle lösen bei einigen Patienten trotz aller therapeutischen Erfolge immer noch **weitere Ängste, Vermeidungsverhalten, Abwehr und Widerstand** aus (s. Kap. 6). Insbesondere bei Patienten mit gravierenden Ambivalenzstörungen führt die Festlegung auf Bewertung von Therapieergebnissen zur Widerstandsentwicklung und erneuter Symptomverstärkung. Ist der Druck für den Patienten zu groß, werden bekannte und neue, bewusste und unbewusste Abwehrmechanismen, Affekte, intrapsychische Konflikte und Verhaltensweisen aktiviert, die die psychische Spannung zu verringern versuchen. Depressives Jammern und Klagen, euphorisches Hochjubeln, Vermeidung, Entzug, Flucht, Therapieabbruch sind dann Ausdruck des Widerstandes dagegen, sich mit dem Therapeuten der gemeinsamen Bewertung und Beurteilung der vergangenen Therapie zu stellen.

Haben solche Patienten in den früheren Therapieabschnitten zu wenig ihre Angst und Vermeidung Stellung zu beziehen, Entscheidungen zu treffen oder aktiv zu handeln kennen gelernt und verändert, sind **kritische Zuspitzungen in der Abschlussphase** bei der Beurteilung von Zielen und Ergebnissen zu erwarten. Dies kann sowohl eine Folge der mit der freien Assoziation arbeitenden psychoanalytischen Technik sein als auch ein übermäßig schonender, zu wenig fordernder Umgang des Therapeuten mit dem Patienten. Da im Alltagsleben Bewertung, Entscheidung und Handlung unabdingbare psychische Funktionen darstellen, erfüllt die Auseinandersetzung mit Ergebnissen und Zielen ebenso wie der Entscheidungsprozess zur Terminsetzung eine wichtige therapeutische Aufgabe (s. u.; Kap. 8.4.4). Dadurch werden diese Funktionen getestet und können noch in gewissem Maße bewusst gemacht und gegebenenfalls verändert werden.

Vor allem unerwünschte und nicht veränderbare Aspekte seines Lebens können dem Patienten bei der Besprechung von Zielen und Ergebnissen bewusst werden. Sie sollten in jeder Therapie zur Sprache kommen[34]. Die Fähigkeit, **sich mit etwas Unvollkommenem abzufinden,** ohne Positives auszublenden, ist eine für jeden Menschen wichtige psychische Kompetenz, die Psychotherapeuten bisher nur selten benannt und hervorgehoben haben. Sich mit etwas abfinden zu können, was unvollkommen und mit Mängeln, Schwächen und Widersprüchen verbunden ist, bedeutet eine Fähigkeit, die als Basis von erwachsenem Selbstbewusstsein, von Bindungsfähigkeit oder Liebesfähigkeit anzusehen ist („Unlustbejahung"[35]).

Meiner Ansicht nach wird die Fähigkeit, sich mit Unerwünschtem abzufinden, weder in der Kindheit noch in der Jugend entwickelt sondern erst – ähnlich wie die erwachsene Fähigkeit zum Trauerprozess (s. Kap. 4) – am Ende der Adoleszenz allmählich aufgebaut und verändert sich im Laufe des weiteren Lebens jeweils phasenspezifisch. Vor allem im Klimakterium, in der Midlifecrisis, im Rentenalter und Senium ist die wachsende psychische Bereitschaft, sich mit dem gelebten Leben abzufinden, von essenzieller Bedeutung für psychische Ausgeglichenheit, für auch in diesem Lebensabschnitt zukunftsorientiertes Handeln und die Fähigkeit, dem Ende des Lebens so gelassen wie möglich entgegenzusehen.

Wie Trauer und Entwöhnung ist das Sich-Abfinden Ausdruck eines komplexen **inneren Anpassungsprozesses an eine nicht beeinflussbare Realität**. Dieser Abfindungsprozess gelingt nur, wenn auf die Erfüllung von Wünschen oder Zielen, die sich als unrealisierbar herausgestellt haben, verzichtet werden kann – sowohl bezogen auf sich selbst wie auf den anderen. Durch das Sich-Abfinden wird eine Aussöhnung mit der Realität erreicht und der innere Frieden hergestellt. Die innere Aussöhnung mit unveränderbaren und unerwünschten Realitäten kann Energien für bisher weniger beachtete eigene Interessen und Fähigkeiten freisetzen und einen Neubeginn (s. Kap. 7.2 und 7.3) von bisher ungeahnten Möglichkeiten nach sich ziehen.

Wenn der Patient sich mit den Zielen und Ergebnissen seiner Therapie – wie auch seines Lebens – in der Abschlussphase auseinander setzt, wird seine Fähigkeit – wie auch die des Therapeuten – herausgefordert, die **„nackte", nicht mehr korrigierbare Wahrheit der gemeinsam erlebten therapeutischen Geschichte** zu erkennen, zu bearbeiten, zu bewerten und sich damit abzufinden. Dies ist eine wichtige Voraussetzung für einen gelingenden Ablösungs- und Trennungsprozess im Hier-und-Jetzt und in der Zukunft. Gelingt es dem Individuum nicht, sich mit unveränderbaren Realitäten abzufinden, haben negative Stimmungen, erfolglose Änderungsversuche, trotziges Sich-Auflehnen eine selbstzerstörerische Qualität und sind nicht selten Ausgang von darüber hinausgehenden psychischen Störungen, ganz abgesehen von der vitalen Energie, die hierdurch verloren geht.

Neben dem Rückblick wird auch der **Ausblick auf die Zukunft, auf die letzten Stunden und die Zeit nach dem Ende der Therapie zunehmend wichtig** und bedeutungsvoll (s. Kap. 12 und 13). Insbesondere bei intensiven Langzeittherapien bedeutet das reale Ende der Therapie einen gravierenden Einschnitt im Alltagsleben. Seit Jahren gewohnte, regelmäßige, eventuell mehrmals wöchentliche Therapietermine fallen plötzlich ebenso weg wie die Befriedigung durch die Verfügbarkeit, Zuverlässigkeit und das Interesse des Therapeuten. Besonders bei Patienten, die real unter Alleinsein, Einsamkeit und fehlenden Beziehungen leiden, kann dies trotz aller bisherigen therapeutischen Erfolge erneut schwere psychische Belastungen und Rückfall auslösen.

Aber auch beim Ende einer **Kurztherapie**, einer zeitlich begrenzten **ambulanten oder stationären Psychotherapie** ist der Ausblick auf das Danach besonders wichtig, weil die Veränderungen vorläufiger und zwangsläufig fragiler sind als bei ambulanten Langzeittherapien. Die Freude und das Hochgefühl, die durch schnelle Therapieerfolge ausgelöst werden, überdecken oft das Bewusstsein von unveränderter eigener psychischer Labilität oder pathogenen Lebensbedingungen, in die der Patient ungeschützt und unvorbereitet zurückgeworfen wird, wenn er sich nicht in der Abschlussphase angemessen darauf eingestellt hat. Das offene Besprechen der Möglichkeit eines Rückfalles, fortbestehender Therapiebedürftigkeit, Suche eines ambulanten Therapieplatzes bei stationären Therapien, des Abwartens oder des Sich-Abfindens mit der therapeutischen Unveränderbarkeit sind wichtige Themen, die der inneren Vorbereitung und Einstellung auf die Zeit danach dienen.

10.3 Technische Aspekte

In der Abschlussphase ist das **Verständnis des Therapeuten von Zielen und Ergebnissen** sowie seine Technik im offenen Umgang mit dem Patienten in dieser Hinsicht entscheidend. Seine Haltung zu Zielen und Ergebnissen prägt den Umgang mit dem gemeinsamen Rückblick und Ausblick in der Abschlussphase. Da bei der Psychotherapie die Ergebnisse trotz aller Zielformulierungen zu Beginn nur wenig fallübergreifend vorhersagbar sind, ist ihre rückblickende Überprüfung und die individuelle Beurteilung gemessen an den anfänglichen Zielen in der Abschlussphase von großer Bedeutung – sowohl für den Patienten als auch für den Therapeuten. Für den Therapeuten ist es nicht leicht, sich im Einzelfall von durch Ausbildung, Theorie, Technik oder durch wissenschaftliche Ergebnisse vorgegebenen Zielen im Einzelfall zu lösen und sein jeweiliges Therapiekonzept dem individuellen Fall bewusst und entschieden anzupassen, ohne sinnvolle formale Bestimmungen, konzeptuelle Strukturen und technische Grundsätze gänzlich aufzugeben.

Mehr als der Patient trägt der **Therapeut die Verantwortung** dafür, dass das **Gespräch über Ziele und Ergebnisse, Rückblick und Ausblick** geführt wird. Die Thematik sollte insbesondere bei Langzeittherapien nicht nur einmal, sondern wiederholt unter verschiedenen Blickwinkeln besprochen werden. Wenn der Patient dies nicht von sich aus tut, muss der Therapeut diese Themen aktiv ansprechen und ihn dazu ermuntern, seine Sicht von Zielen und Ergebnissen der Therapie auszusprechen. Fast zwangsläufig führt dies zum Rückblick auf die vergangene Therapie und schließlich auch zum Ausblick auf das zukünftige Danach.

Dieses Gespräch kann durch **standardisierte Fragebögen** für Patient und Therapeut vorbereitet und unterstützt werden. Das gemeinsame Besprechen von Zielen und Ergebnissen im Rückblick ist aber keineswegs identisch mit oder gar ersetzbar durch das Ausfüllen eines Fragebogens oder das gemeinsame Betrachen von statistischen Veränderungsprofilen, wie es Grawe et al. (1994) vorschlagen. Es besteht ein psychologisch wirksamer Unterschied zwischen dem Schreiben und dem unvorbereiteten, direkten Sprechen mit dem beteiligten anderen. Auch wenn statistische Profile das Produkt von Antworten des Patienten sind und sie gemeinsam auf dem Bildschirm betrachtet werden, verstärken statistische Daten eine einseitig autoritäre Arzt-Patient-Beziehung, bei der der Patient unmündiger und passiver Zuschauer ist, während der Therapeut und der virtuelle Rechner die Beurteilung vorgeben. Im Unterschied dazu fördert die im Gespräch selbst formulierte Bewertung und Einschätzung der Therapie im Rückblick nicht nur bei psychoanalytischen Therapien, sondern in allen Psychotherapien die psychische Selbstständigkeit des Patienten (s. Kap. 9), das Aushalten und Akzeptieren der damit einhergehenden Affekte sowie das Zutrauen in die eigene psychische Urteilsfähigkeit.

Die Vorbehalte und die aversive Ablehnung, die viele Psychoanalytiker in der BRD gegen jegliches Einsetzen von Fragebögen parallel zum therapeutischen Verlauf haben, kann ich persönlich nicht teilen. Seit fast vier Jahren füllen alle meine Patienten ebenso wie ich selbst zu Therapiebeginn und kurz vor der letzten Stunde von mir umgearbeitete Psy-BaDo-Fragebögen zu Therapiezielen aus[36]. Die Fragebögen am Ende der Therapie enthalten die zu Beginn gemachten Zielformulierungen und konfrontieren den Patienten aufs Neue mit seinen anfänglichen Formulierungen von Zielen, die sie meist schon längst vergessen haben, und die ihnen erst jetzt wieder bewusst werden. So können die Ziele und die erreichten Ergebnisse am Ende – auch und gerade in psychoanalytischen Therapien – gut ergänzt und in **therapeutischer Hinsicht** genutzt werden. Mit wenigen Ausnahmen fanden es alle meine Patienten bereichernd, wenn sie das, was sie am Therapiebeginn geschrieben und danach vergessen hatten, wieder erkennen und mit den realen Ergebnissen am Ende ihrer Therapie vergleichen konnten.

Wenn seit einigen Jahren in der Medizin und damit auch in der Psychotherapie **Qualitätssicherung** und **Ergebnisdokumentation** des Psychotherapeuten zunehmend beachtet wird, wurde damit eine Lücke in den bisherigen Psychotherapie-Richtlinien geschlossen. Meiner Ansicht nach war und ist jeder Psychotherapeut in jeder Psychotherapie grundsätzlich immer aufs Neue verpflichtet, Ziele zu definieren, den

Therapieverlauf und die Ergebnisse zu dokumentieren und mit den Zielen zu vergleichen. Auch wenn in der BRD eine aufwändige Beantragung von psychotherapeutischen Leistungen vor ihrer Erbringung verlangt wird, ist diese kein Ersatz für die Ergebnisdokumentation am Ende der Therapie.

Ist der Psychotherapeut im Gesundheitswesen dazu gezwungen, in gewissem Maße seine Therapieergebnisse im Rahmen einer internen Qualitätssicherung offen zu legen und für sie geradezustehen, ist dies nicht nur dazu angetan, seine ärztliche Kompetenz dem Kostenträger glaubwürdig zu machen, sondern wirkt sich auch auf den Umgang mit dem Patienten aus. Es wird damit auch seine Bereitschaft und Aufmerksamkeit gestärkt, in der therapeutischen Situation selbst gemeinsam mit dem Patienten die Ziele und Ergebnisse zu bewerten. Möglicherweise ist die in den Psychotherapie-Richtlinien bisher zu wenig erkennbare Ergebnisorientiertheit ein Grund dafür, warum Psychotherapeuten in der BRD bisher so wenig über Beendigungsprozesse nachgedacht haben. Die wechselseitige Gewöhnung von Patient und Therapeut vor allem bei Langzeitpsychotherapien verstärkt darüber hinaus die Gefahr, dass die kontinuierliche und befriedigende Sicherheit der therapeutischen Vereinbarung zu sehr genossen und dabei das eigentliche Ziel der Psychotherapie auch vom Therapeuten leicht vergessen wird – die Fähigkeit des Patienten, in einer angemessenen Zeit die Therapie zu beenden und ohne Therapie weiterzuleben (s. Kap. 9).

Ebenso wichtig wie der Rückblick ist das **gemeinsame Besprechen der postterminalen und posttherapeutischen Zeit** (s. Kap. 13). Der Ausblick in die Zukunft ist als innere Vorbereitung und Einstellung für den Patienten von besonderer Bedeutung, weil er dies jetzt noch gemeinsam mit dem Therapeuten bearbeiten und antizipatorische Lösungen dafür entwickeln kann. Der Patient kann noch Fragen an den Therapeuten richten, sie können gemeinsam nach Lösungen suchen und der Therapeut kann als Fachmann informieren und beraten, kann hinweisen auf illusorische Wunschvorstellungen, auf die Bedeutung von eigentherapeutischer Aktivität während des gesamten späteren Lebens oder auf erneute therapeutische Möglichkeiten beim Rückfall.

Beim **Therapeuten** selbst können **eigene Ängste, Widerstand und Vermeidungsverhalten gegen das offene Besprechen von Zielen und Ergebnissen, Rückblick und Ausblick** wirksam werden und sein technisches Vorgehen behindern, wenn er sich nicht bewusst Rechenschaft darüber ablegt. Der gemeinsame Rückblick und die Beurteilung der Ergebnisse kann nicht nur für den Patienten, sondern auch für den Therapeuten eine mit Spannung und Angst besetzte Herausforderung darstellen. Seine eigenen beruflichen und persönlichen Ideale, Wertvorstellungen, Theorien und Selbstvorstellungen werden dadurch ja einer Bilanzierung und Prüfung unterzogen.

Die Therapieergebnisse decken auf, ob die Indikation zu Beginn oder bei Verlängerungsanträgen richtig gestellt, die Ziele angemessen eingeschätzt waren, die Technik und das Setting der Störung des jeweiligen Patienten richtig entschieden und durchgeführt worden ist. Die von **E. Ticho** (1972) benannte **„Nachforschungsangst"** von Psychoanalytikern ist ein stimmiger Begriff für die Ängste, die nicht nur bei psychoanalytischen Therapeuten sondern bei jedem Psychotherapeuten aktiv sein können und sich auf den Umgang mit Therapieergebnissen direkt auswirken. Sich selbst und sein fachliches Vorgehen kritisch gemeinsam mit dem Patienten im Rückblick zu durchleuchten, aus neutraler Distanz und aus der Sicht des Patienten zu beurteilen, erfordert ein hohes Maß an Selbstdisziplin, Kritikfähigkeit und psychischer Flexibilität des Therapeuten. Darüber hinaus muss der Therapeut insbesondere den Wechsel und die Integration widersprüchlicher Affekte bewältigen können – Freude und Glück über positive Stärken und Erfolge, aber auch Trauer über unvermeidbare negative Seiten. Wenn der Therapeut diese psychische Arbeit gemeinsam mit dem Patienten und zugleich getrennt von ihm leistet, schafft er gute Voraussetzungen dafür, dass der Patient erreichte, unerreichte und unerreichbare Ziele seiner Therapie und seines Lebens ebenso anerkennen kann wie die reale Person des Therapeuten mit seinen Stärken und Schwächen.

Bei der Besprechung und Bewertung von Zielen und Ergebnissen können eigene narzisstische Vollkommenheitswünsche und überhöhte Heilungsziele oder Erwartung an „Normalität" sowie Ängste vor Unvollkommenheit die technischen Möglichkeiten des Therapeuten hemmen – wie Angst vor Unvollständigkeit, vor Scheitern, Versagen und Leiden und vieles andere mehr (s. Kap. 5.6.6). Werden intensive negative Affekte wie Schuldgefühle, Zweifel an der eigenen Kompetenz, Scham, Vorwürfe, Wut, Enttäuschung vom Therapeuten nicht bewusst bewältigt, können sie unbemerkt in die Bewertung der Therapieergebnisse einfließen – sowohl in zu negativer wie auch in zu positiver Hinsicht – und die erforderliche Übernahme von Verantwortung und Schuld verhindern.

Insbesondere bei **negativen Therapieverläufen mit wenig therapeutischen Erfolgen** trägt jeder Therapeut eine große Verantwortung dafür, aktiv das offene Gespräch mit dem Patienten darüber zu führen (s. Kap. 8.5 und 9.4). Wenn der Patient weiterhin leidet, und weder der Therapeut, noch andere ihm weiterhelfen können, ist es meiner Ansicht nach die Aufgabe des Psychotherapeuten diese Unbehandelbarkeit **offen mit dem Patienten zu besprechen**. Jeder Therapeut kann trotz aller gut durchdachten Indikationsstellung mit Patienten konfrontiert werden, bei denen er an Grenzen des psychotherapeutischen Einflusses gerät[37]. Da jeder Therapeut jederzeit mit solchen belastenden therapeutischen Verläufen und schwierigen Gesprächen konfrontiert werden kann, sollte in jeder psychotherapeutischen Ausbildung schon im Rahmen der Indikationsstellung auf mögliche negative Therapieverläufe gezielt eingegangen werden. Das ist aber meines Wissens bisher nicht die Regel, sondern eher die Ausnahme und dem Zufall überlassen. Dies ist daran erkennbar, dass diese Thematik bis heute in psychotherapeutischen Lehrbüchern oder auch in Leitlinien orientierten Überblicken zu bestimmten Störungen nicht berücksichtigt wird.

Die Symptomatik des Patienten kann weiterhin bestehen, die Lebenssituation kann unerträglich sein, es können Schicksalsschläge, unheilbare Krankheiten hinzukommen und vieles mehr. Die Ursachen für zu wenig therapeutische Veränderbarkeit können vielfältig sein. Auch wenn es verführerisch ist, die Therapeuten, die angewandten Techniken, Indikationen und Verfahren als Ursache dieses Scheiterns anzuschuldigen, glaube ich, dass dies doch meist durch patientenbezogene psychische Persönlichkeitsstörungen bedingt ist, für die es bisher weder eindeutige Erklärungen, noch therapeutische Möglichkeiten gibt. Weder immer wieder wechselnde Modediagnosen noch neurobiologische oder genetische Forschungsergebnisse haben bis jetzt unsere therapeutische Hilflosigkeit bei diesen Patienten wegnehmen oder erklären können.

Bei wenig erfolgreichen Therapien von Patienten, die darüber hinaus in schwierigen äußeren Verhältnissen leben, müssen Patient und Therapeut die oft schwer zu definierende **Abgrenzung zwischen inneren psychischen Ressourcen und äußeren Verhältnissen** benennen. Wenn der Therapeut der Ansicht ist, dass die Fortsetzung einer Psychotherapie keine weiteren psychotherapeutischen Erfolge verspricht, trotz fortdauerndem Leidensdruck – oft verbunden mit nicht veränderbaren äußeren Verhältnissen –, so muss er dies dem Patienten offen mitteilen, damit der Patient es verstehen kann. Der Therapeut, der mit einem solchen Patienten eine mehr oder weniger lange Therapie durchgeführt hat, kennt den Patienten inzwischen so gut, dass *er* die Person ist, die am ehesten das Gespräch über das therapeutische Scheitern initiieren kann und dabei auch unerwünschte und unbequeme Wahrheiten aussprechen sollte. Ich glaube, dass ein offenes therapeutisches Gespräch, ohne Vorwurf, Anklage und Entwertung, diesen behinderten Patienten eine größere therapeutische Hilfe ist, als wenn er sein Geld für unwirksame Therapie rauswirft oder wieder weitergeschickt wird mit für den Patienten schon längst bekannten Ausflüchten und Pseudoerklärungen – wie kein freier Platz mehr nach fünf Probegesprächen, nicht geeignet für die jeweilige Technik oder psychotherapeutische Kompetenz des Therapeuten, dafür aber andere Empfehlung.

Es ist **eine der schwierigsten Aufgaben** in der Praxis eines Psychotherapeuten, solche Wahrheiten so **mitzuteilen**, dass der Patient sich trotz aller Begrenzungen als Mensch mit einem Recht auf Leben und Lebensfreude fühlen kann. Schon mehrfach habe ich erfahren, dass

Psychotherapeuten unterschiedlicher Schulen diese therapeutische Schwerstarbeit unterlassen und damit eine realistische Ablösung verhindert hatten.

Die Konfrontation mit nicht heilbaren Krankheiten, Versagen der therapeutischen Technik oder des Therapeuten selbst kann immer vorkommen und ist für Patient und Therapeut gleichermaßen schwer auszuhalten. **Das Besprechen von therapeutischer Unveränderbarkeit und nicht erreichbarer Selbstständigkeit erfordert beim Therapeuten die Überwindung von eigenen negativen Affekten** wie Angst, Scham, Enttäuschung, Wut und Schuldgefühlen. Das für den Psychotherapeuten – wie auch den somatischen Arzt – Schwierigste dabei ist, sich und dem Patienten die eigene Hilflosigkeit, das Nicht-Wissen und die ambivalente Zerrissenheit zwischen Heilungswunsch und therapeutischer Hilflosigkeit einzugestehen. Wenn der Therapeut damit verbundene eigene pychische Konflikte verleugnet, können sich unbewusste Widerstände in Form von weiteren **unbewussten Abwehrmechanismen und Vermeidungsverhalten**, von omnipotenten Heilungs- und Rettungsphantasien, unangemessenen Schuldgefühlen und vielem mehr aufbauen. Beim Patienten kann es zu Rückfall oder Verstärkung von psychischen Symptomen führen, weil die oft übersensiblen Patienten dies unbewusst spüren und als persönliche Ablehnung missverstehen. Ich selbst habe schon mehrfach somatisch erkrankte Patienten behandelt, die nicht zuletzt deswegen psychisch erkrankten, weil ihre somatischen Ärzte das „Ich weiß nicht“ und ihre diagnostische und therapeutische Hilflosigkeit nicht direkt zugeben konnten, sondern den Patienten als „verrückten“, psychisch Kranken entwerteten und zum Psychotherapeuten abschoben.

Ist der Therapeut selbst unbewusst oder nicht eingestanden ambivalent hin und her gerissen zwischen Fortsetzen und Beenden, Helfenwollen, Schuldgefühlen und Ablehnung der weiteren Behandlung, dann erschwert oder verhindert er, dass der Patient sich abfinden kann. Die **ambivalente Unentschiedenheit** des Therapeuten überträgt sich unbewusst auf die in ihrem Leid überempfindlichen Patienten in ähnlicher Weise, wie wenn der somatische Arzt die Diagnose einer unheilbaren Krankheit innerlich hin und her gerissen dem Patienten mehr verhüllt als offen mitteilt. Die latente Unentschiedenheit des Therapeuten erleben Patienten leicht als Ablehnung und Vorenthaltung von Fakten und fühlen sich schlecht behandelt. Eine vom Therapeuten selbst nicht gelöste ambivalente Haltung dazu kann unterschwellig die Ursache dafür sein, dass Patienten sich nicht mit der therapeutischen Unveränderbarkeit abfinden können und es vermeiden, von der Gesellschaft bereitgestellte soziale Hilfestellungen zu suchen und anzunehmen.

Die Gefahr ist bei solchen Patienten groß, dass der Therapeut den **fehlenden therapeutischen Einfluss** und die innere Not des Patienten nicht aushält und die Schuld **einseitig auf die äußeren Verhältnisse verschiebt** und projeziert. Denn noch mehr als der somatische Arzt erlebt der Psychotherapeut das Leid der in einer Gesellschaft Benachteiligten und muss sich mit der Unveränderbarkeit von Realitäten in besonderer Weise abfinden und aussöhnen können, um seinen Patienten zu helfen. Es erfordert vom Psychotherapeuten eine besondere psychische Kraft, das Leiden dieser Benachteiligten auszuhalten, dessen wahre Ursachen zu erkennen im Bewusstsein der eigenen therapeutischen und gesellschaftlich sozialen Hilflosigkeit und Ohnmacht. In kritischen Zeiten während des 20. Jahrhunderts gab es deswegen immer wieder Psychotherapeuten – wie Wilhelm Reich und Sigfried Bernfeld in den 20er Jahren –, die spürten, dass Psychotherapie wenig hilft, wenn die sozialen Quellen der psychischen Störung weiterbestehen.

In den letzten Jahrzehnten scheint es zunehmend mehr Patienten auch in der BRD zu geben, die schon **mehrere gescheiterte psychotherapeutische Behandlungen** unter verschiedenen Setting-Bedingungen, Techniken und Therapeuten erfolglos hinter sich haben. Solche Patienten fallen in psychotherapeutischen Vermittlungsstellen auf, weil sie unvermittelbar von einem Therapeuten zum anderen rotieren. Ich selbst habe bisher in meiner Praxis solche infausten Verläufe höchstens beim Erstgespräch gesehen und als psychotherapeutisch nicht behandelbar an entsprechende soziale oder sozialpsychiatrische Institutionen weitergeleitet.

Für den Therapeuten ist es bei derart gescheiterten Therapieverläufen wichtig, dass er die **psychosozialen Versorgungsmöglichkeiten für nicht heilbare psychisch Kranke im Gesundheitswesen** kennt. Da es für den ärztlichen oder psychologischen Fachpsychotherapeuten in der BRD bis heute **keine angemessen dotierten Abrechnungsziffern** für die stützende, unbefristete Betreuung gibt, und die psychotherapeutische Versorgung in der BRD insgesamt keineswegs gut ist[38], werden solche Patienten aus finanziellen Gründen nicht von den eigentlich zuständigen Fachpsychotherapeuten, sondern von Hausärzten, hausärztlichen Fachärzten oder von sozialpädagogischen Beratern – ähnlich den Counsellors – in Institutionen betreut[39]. Für diese Patienten hat unser Gesundheitswesen also bisher nicht gut gesorgt.

Ich gehe davon aus, dass in der BRD viele dieser Patienten in psychotherapeutisch-psychosomatischen oder psychiatrischen Kliniken behandelt werden und gar nicht zur Richtlinien-Psychotherapie kommen. Manchmal werden solche Patienten von Ausbildungskandidaten, die mit negativen Verläufen noch zu wenig rechnen, für wenig Geld behandelt; manchmal hat ein Psychotherapeut Mitleid, führt aus Kapazitätsgründen oder aus Selbsttäuschung eine Richtlinientherapie durch, die der Patient nicht beenden kann, weil er gar nicht wirklich bindungs- oder trennungsfähig ist und jede befristete und zielorientierte Therapie zum Scheitern verurteilt ist.

Die **Psychotherapie-Richtlinien** der BRD schreiben die **therapeutische Zielorientiertheit** vor: Psychotherapeutische Leistungen werden nur bezahlt, wenn Aussicht auf therapeutischen Erfolg vorhanden ist. Der Psychotherapeut muss die Leistungen vor ihrer Erbringung beantragen. Wenn sie bewilligt sind, kann der Therapeut dieses Kontingent ausschöpfen, ohne dass er währenddessen oder danach darüber Rechenschaft ablegen muss, ob therapeutische Veränderungen stattfanden, oder ob die Therapie über längere Zeit erfolglos war. Diese Situation verführt die Psychotherapeuten dazu, die bewilligten Leistungen solange fortzusetzen, bis das Kontingent aufgebraucht ist, auch wenn ein therapeutischer Stillstand vorliegt[40]. Wenn der Kostenträger nicht mehr bezahlt, werden die Patienten, die nicht beenden können, auf eigene Kosten privat weiterbehandelt. Eventuell wird nach Ablauf der vorgeschriebenen Sperrfrist – nach zwei Jahren – erneut eine von der Kasse finanzierte Richtlinien-Therapie beantragt, ohne dass wahrscheinlich die zwischenzeitliche Fortdauer der Therapie offengelegt wird.

Viele **Psychotherapeuten** in der BRD sehen sogar die Krankenkasse oder den Kostenträger wegen ihrer Leistungsbegrenzungen grundsätzlich als Feind des Patienten an, weil sie sich auch mit Patienten einseitig identifizieren und solidarisieren, die sich nicht von der therapeutischen Abhängigkeit lösen und ihre Therapie nicht beenden können. Damit projezieren sie die therapeutische Unveränderbarkeit auf die notwendige Begrenzung des Kostenträgers und verleugnen die eigene Unfähigkeit, dem therapeutischen Scheitern und der Unveränderbarkeit des Patienten offen ins Auge zu sehen und in das therapeutische Gespräch beratend mit einzubeziehen. Diese Therapeuten setzen den **Sinn von Befristung, Grenzsetzung und Terminierung** in psychotherapeutischer Hinsicht gleich mit unterlassener Hilfeleistung oder sozialem Abschieben. Das ist meiner Ansicht nach ein Denkfehler und fachlich unqualifiziert.

Meiner Ansicht nach wird dem Patienten nicht genutzt sondern geschadet, wenn der Therapeut eine Therapie fortsetzt ohne Ende, weil der Patient dadurch immer mehr in eine immer weniger lösbare Abhängigkeit zum Therapeuten gerät (s. Kap. 9). Mit der Fortsetzung einer Therapie ohne Hoffnung auf therapeutische Veränderung kann der Therapeut die schwierige Aufgabe vermeiden, gemeinsam mit dem behinderten Patienten dessen nicht behandelbarer Störung ins Auge zu schauen und über Maßnahmen zu reflektieren, die dem Patienten helfen können, sein Leiden zu lindern – wie Berentung, sozialfürsorgerische Maßnahmen, betreutes Wohnen, Tagesklinik usw.

Ich persönlich halte die **Differenzierung und Abgrenzung zwischen ergebnis- und zielorientierter befristeter Richtlinien-Psychotherapie** – auch in fraktionierter Form – einerseits, und andererseits der **zeitlich unbefristeten, lebensbegleitenden, stützenden, so genannten „kleinen" Psychotherapie** für sinnvoll. Die Psychotherapeuten sollten mehr als bisher nach Abschluss der Richtlinien-Psychotherapie Rechenschaft über ihre Therapieergebnisse ablegen müssen, damit die Durchführung jahrelanger Therapien ohne Erfolg und nicht selten keineswegs zum Nutzen des Patienten kontrollierbar und erschwert wird.

Möglicherweise müssen in der Zukunft des 21. Jahrhunderts die therapeutischen Ziele und Ergebnisse von Psychotherapie aufs Neue überdacht und verändert werden, weil in Folge der High-tech-Informations- und Mediengesellschaften und Globalisierung der westlichen Industrienationen das psychische Leiden nicht mehr beherrschbar ist. Vor allem bei den Menschen, die von der globalen Wirtschaft ausgeschlossen sind, werden möglicherweise jegliche psychotherapeutischen Maßnahmen versagen, weil die realen Verhältnisse alles andere beherrschen. Werden bisher gültige ethische, psychische und menschliche Regeln sich der Technik und Wirtschaft noch mehr unterordnen müssen, wenn sich die technischen Möglichkeiten in der Medizin und im Alltag weiterhin mit der den Menschen überfordernden Geschwindigkeit weiterentwickeln? Die Realisierung eines mit Nanotechnik gesteuerten Roboter-Menschen bedeutet für mich als älterer Psychotherapeutin das Ende der jetzigen Psychotherapie und den Beginn einer Psychotechnik, die die Natur abschafft, indem sie sie der Technik unterwirft und klont. Eine solche Realität kann ich mir nur als unvereinbar mit bisherigen Fühl- und Denkvorgängen der Psyche vorstellen und hoffe, dass die nächsten Generationen besser damit zurechtkommen.

10.4 Zusammenfassung

Auch wenn Therapieziele schon bei der Indikationsstellung am Therapiebeginn definiert werden, sollten in der Abschlussphase jeder Psychotherapie Ziele und Ergebnisse der gesamten Therapie im Rückblick und Ausblick offen und direkt besprochen und bewertet werden. Vor allem Ängste vor dem Versagen können nach der Terminsetzung erneut zu kritischen Zuspitzungen führen. Das Sich-Abfinden mit unerwünschten, nicht beeinflussbaren Realitäten oder nicht erreichten Therapiezielen ist eine wichtige psychische Voraussetzung dafür, dass der Patient sich mit dem Negativen versöhnen kann. Der Therapeut trägt die Verantwortung dafür, dass das offene Gespräch über Ziele und Ergebnisse rechtzeitig vor der letzten Stunde geführt wird. Therapieziel-Fragebögen können Patient und Therapeut dabei helfen, die weit verbreiteten Nachforschungsängste zu überwinden und sich der Realität zu stellen.

Fußnoten

1 s. Anhang, Tab. 1 u. 2, Abb. 1.

2 Auchter 2002 (in Diederichs), S. 94–97, Balint 1935 (in Balint 1965), Etchegoyen 1991, Kap. 46.3, Firestein 1978, Kap. 11, Gray 1965, Kogan 1996, Lehmkuhl 2002 (in Diederichs), Murdin 2000, Kap. 1 u. 6, Oremland et al. 1975, Ruffler 1958/1959, Schlesinger 1996, Simone 1994, Kap. 1, Stoltzenberg 1986, Kap. 1, Ticho, E. 1972, Wolberg 1954, Kap. 49.

3 vgl. Zusammenstellung bei Ruffler 1958/1959, Stoltzenberg 1986, Firestein 1978.

4 Ablon 1988, Auchter 2001, 2002 (in Diederichs), Balint 1935, 1950 (beide in Balint 1965), Berenstein et al. 1989, Blanck 1966, Blanck/Blanck 1983, Blum 1989, Bräutigam 1983, Calef et al. 1983, Dewald 1978, 1982, Edelson 1963, S. 23f, Eickhoff 1975, S. 104ff, Fabricius et al. 1995, Freud 1937c, G.W., Bd. 16, Gaskill 1980, Glover 1955, Grenell 2002, Grinberg 1980, Jaenicke 2002 (in Diederichs), Kantrowitz 1992, 1993, Kantrowitz et al. 1990, 1990a, 1990b, Klauber 1967, Kramer, Y. 1986, Laforgue 1934, Lanyado 1999, Lindner 1991, Loewald 1962, Mann, J. 1984/1985, Müller 1999, Muslin 1995, Nacht 1965, Novick 1990, Pedder 1988, Rangell 1966, 1982, Reich, A. 1950, Robbins 1975, Schmideberg 1938, Schubert 2000, Simone Garburri 1985, Smith 1977, Ticho, E. 1972, Ticho, G. 1967, 1971, Werbart 1997, Wilke 2002 (in Diederichs), Wittenberg 1999, Wittenberger 2002 (in Diederichs), Wolff, H. 1977.

5 insbes. Ablon 1988, Balint 1935 (in Balint 1965), Berry 1987, S. 103f, Dewald 1982, Fabricius et al. 1995, Jaenicke 2002 (in Diederichs), Kogan 1996, Mann, J. 1984/1985, Reich, A. 1950, Schlessinger et al. 1975, Searles 1964/1965, S. 526, Schmideberg 1938, Schmukler 1991, Ticho E. 1972, Wittenberger 2002 (in Diederichs); Panel: Gray 1965.

6 insbes. Berenstein et al. 1989, Blum 1989, Edelson 1963, S. 80, Lehmkuhl 2002 (in Diederichs), Müller-Ebert 2001, S. 47, 123, Novick 1976, 1992,

Reich, A. 1950, Reimer et al. 1996, S. 58, Senf 1988, Shane/Shane 1984, Ticho, E. 1972, Wittenberg 1999, Wolberg 1954, 1980.

7 insbes. Kantrowitz et al. 1990b, Kogan 1996, Ticho, E. 1972, Müller-Ebert 2001, S. 123, Werbart 1997, Wilke 2002 (in Diederichs).

8 vgl. z. B. Freud 1895d, G.W., Bd. 1.

9 vgl. Israels 1993, insbes. Teil II.

10 vgl. Masson 1985.

11 vgl. Israels 1993, S. 177ff.

12 Masson 1985, S. 229.

13 Masson 1985, S. 283.

14 Freud 1937c, G.W., Bd. 16.

15 Bruns 2003 (in Gutwinski-Jeggle et al., S. 13–18).

16 Bruns 2003 (in Gutwinski-Jeggle et al., S. 15).

17 z. B. Ferenczi/Rank 1924, Freud 1937c, G.W., Bd. 16, Symposium der Analytischen Gesellschaft in Marienbad, abgedruckt in Internationaler Zeitschrift Psychoanalyse 23, 1937, Deutsch, H. 1959, Panel-report Gray 65.

18 z. B. Bohleber et al. 2001, Leuziger-Bohleber et al. 1997, Sandler/Dreher 1996, Westenberger-Breuer 2003.

19 vgl. Birnbacher 1999 (in Tress/Langenbach), Gabbard/Lester 1995.

20 vgl. zusammenfassend z. B. Grawe et al. 1994, Beutler et al. 2000.

21 Ambühl/Strauß 1999.

22 wie insbes. Grawe et al. 1994.

23 Ticho, E. 1972.

24 Müller-Ebert 2001, S. 123ff

25 vgl. Wolberg 1954, S. 832ff, Murdin 2000, S. 12ff, Reimer et al. 1996, S. 58.

26 Muslin 1995, S. 161.

27 Rangell 1966; ähnlich auch Ciompi 1988, S. 237ff (für die verschiedenen Perspektiven des Zeit-Raum-Begriffs).

28 Berenstein et al. 1989, S. 387.

29 vgl. Wilke 2002 (in Diederichs).

30 vgl. Ekstein 1966, S. 228.

31 vgl. Kogan 1996.

32 Psy-BaDo = Basisdokumentation für psychische, psychosoziale und psychosomatische Kontakte; vgl. Heuft/Senf 1998.

33 Ticho, E. 1971, S. 44; ähnlich Schmideberg 1938, S. 132.

34 vgl. Kogan 1996, Ticho, E. 1972.

35 Ferenczi 1926 (in Balint 1966), S. 922.

36 siehe Fußnote 32 dieses Kap.

37 vgl. insbes. Elkind 1992, Firestein 2001, S. 230f, Menninger/Holzman 1958, „Die erfolglose Analyse", S. 209f, Strupp et al. 1977.

38 vgl. Wittchen et al. 2001, Zepf et al. 2001.

39 vgl. Lehmkuhl 1993.

40 vgl. Eckert 2002, Müller-Ebert 2001, S. 48ff.

11 Lösung von Übertragungen

Übertragung, Übertragungsneurose und Gegenübertragung sind spezifische Begriffe der von der Psychoanalyse ausgehenden Therapieschulen. Die ihnen zugrunde liegenden psychischen Phänomene und Vorgänge sind aber nicht nur in psychoanalytischen Therapien sondern in allen Psychotherapien sowie für die psychische Verfassung jedes Menschen und für die Qualität von Kommunikation, Interaktion und Beziehung grundsätzlich von Bedeutung. Jeder Psychotherapeut sollte vom Einfluss übertragungsbedingter Aspekte Kenntnis haben, damit er sie im Rahmen seiner jeweiligen Technik berücksichtigen kann. Deswegen ist dieses Kapitel nicht nur für psychoanalytische Therapeuten, sondern für Psychotherapeuten aller Schulen[1] sowie für alle Berufsgruppen von Bedeutung, bei denen der Umgang mit Menschen gefordert ist.

11.1 Literaturübersicht

Nur 1 %[2] aller durchgesehenen, auf die Beendigung fokussierten Arbeiten haben die Lösung der Übertragungsneurose in der Abschlussphase als Haupt- oder Kapitelthema[3]. Während in den Artikeln von **Kubie** (1967) und **Hurn** (1970) nicht mehr als ein Überblick über wichtige Aspekte der Abschlussphase gegeben wird, sind im Buch von **Stoltzenberg**[4] ausführliche Unterkapitel zu den Themen Übertragung, Gegenübertragung und Arbeitsbündnis zu finden. Aber die Autorin referiert ausschließlich das, was in den Arbeiten zur Abschlussphase dazu geschrieben ist, ohne darüber hinausgehende, eigene Positionen zu entwickeln.

In allen psychoanalytischen Arbeiten zur Beendigung psychoanalytischer Therapien wird auf die Bedeutung der Lösung der Übertragungsneurose hingewiesen[5], aber in keiner Arbeit wird deutlich gemacht, was im Einzelnen darunter zu verstehen ist. Die Begriffe Übertragung, Übertragungsneurose und Gegenübertragung werden je nach psychoanalytischer Schulenzugehörigkeit in unterschiedlichem Sinne benutzt, **aber nicht definiert**. Auf der Frühjahrstagung 2003 der Deutschen Psychoanalytischen Vereinigung (DPV; s. Kap. 2.4) „Gegenübertragung und Beendigung der Behandlung" kam diese Thematik beispielsweise in den von mir besuchten Veranstaltungen ebenso wenig direkt und fokussiert zur Sprache, wie bei S. Freud selbst. Obwohl Freud den Begriff der Übertragung und ihre zentrale Bedeutung für die psychoanalytische Therapie entwickelt hat, äußert er sich zur Lösung von Übertragung höchstens beiläufig. In seiner 28. Vorlesung sagt er dazu Folgendes: „Zum Schlusse einer analytischen Kur muß die Übertragung selbst abgetragen sein, und wenn der Erfolg sich jetzt einstellt oder erhält, so beruht er nicht auf der

Suggestion, sondern auf der mit ihrer Hilfe vollbrachten Leistung der Überwindung der inneren Widerstände, auf der in dem Kranken erzielten inneren Veränderung"[6]. Sogar in seiner Arbeit „Die endliche und die unendliche Analyse"[7] geht Freud auf die Lösung von Übertragung am Therapieende nicht direkt ein.

In den Arbeiten zur Beendigung wird die Lösung der Übertragungsneurose in der Abschlussphase immer wieder mit Hilfe **metaphorischer Bilder** dargestellt (s. Kap. 1.1). **Buxbaum** (1950) und **Bergman** (1988) vergleichen die Schwierigkeit des Psychoanalytikers bei der Lösung der Übertragungsneurose mit denen des Zauberlehrlings in der gleichnamigen Ballade von J.W. Goethe: der Lehrling – der Psychoanalytiker – kann den Besen der Übertragung zwar herbeizaubern, aber nicht mehr loswerden. **Weigert** (1952) vergleicht die Lösung der Übertragungsneurose mit der Landung eines Flugzeuges, das von einem Piloten – dem Psychoanalytiker – geflogen wird, der nicht genau weiß, wie er das Flugzeug wieder sicher landen kann. Diese symbolischen Analogien deuten zwar besondere Schwierigkeiten und Unberechenbarkeiten an, denen der Psychoanalytiker bei der Lösung der Übertragung ausgesetzt ist. Aber sie sind wenig aussagekräftig im Detail, weil die Vieldeutigkeit und Unschärfe dieser Symbole nicht durch Realität und konkrete Handlungsleitlinien ergänzt werden. Dies gilt auch für den Vergleich von **Kubie** (1967), der die Etablierung des von Übertragung gelösten und realitätsgerechten inneren Bildes des Patienten vom Psychoanalytiker mit den „Haftranken des wilden Weines" vergleicht, die Wurzeln in der Realität schlagen wie der Wein in der Mauer.

Es besteht innerhalb der Psychoanalyse keine Einigkeit darüber, wann die Übertragung gelöst ist[8]. Heutige Autoren vermuten den **Zeitpunkt** der Lösung der Übertragungsneurose erst in der postanalytischen Phase, frühere sehen die Lösung der Übertragungsneurose als Voraussetzung zur Terminsetzung (s. Kap. 2.1). In den empirischen Studien von **Schachter** et al.[9] wird festgestellt, dass in katamnestischen psychoanalytischen Interviews auch Jahre nach dem Ende der Therapie alte Übertragungselemente leicht wieder aktiviert würden (s. Kap. 2.3). Dies veranlasste die Autoren zu der Vermutung, dass die Übertragung grundsätzlich nur unvollständig gelöst wird und weiterbesteht (s. Kap. 13.1). Einige Autoren deuten an, dass sie die vollständige Lösung der Übertragung als ein theoretisches Ideal oder sogar einen „Mythos"[10] ansehen, was in der Praxis unerreichbar sei. Sie gehen davon aus, dass in der Praxis die Lösung der Übertragungsneurose mehr oder weniger unvollständig ist und Übertragungsreste lebenslang bestehen und wirksam bleiben können[11].

Obwohl die Technik des Psychoanalytikers in der Abschlussphase von vielen Autoren, die zur Abschlussphase geschrieben haben, für die Lösung der Übertragung als wesentlich erachtet wird, gibt es **weder Konsens, noch über allgemeine Andeutungen hinausgehende technische Leitlinien** dazu. Einige Autoren sehen Modifikationen des Settings und der Technik als sinnvolle Anpassung des therapeutischen Rahmens an (s. Kap. 9)[12], die die Lösung der Übertragungsneurose fördern können, während andere Autoren sie ablehnen oder nur unter bestimmten Umständen anwenden[13]. Insbesondere unerkannte Gegenübertragung sowie persönliche Probleme des Psychoanalytikers, sich vom Patienten zu lösen, werden von vielen Autoren als Hindernis für die Lösung der Übertragungsneurose erwähnt.

Insgesamt werden in den Arbeiten zur Abschlussphase viele unterschiedliche theoretische und technische **Einzelaspekte** zur Lösung der Übertragung und Übertragungsneurose erwähnt. Aber sie werden **in keiner Arbeit zusammengetragen, verglichen und systematisiert**. Es ist sinnlos und unmöglich, Struktur in die konfuse Verworrenheit zu bringen, die in den Publikationen zu diesem Thema festzustellen ist. Es ist auffällig, dass auch in psychoanalytischen Lehrbüchern oder in Büchern speziell zum Thema der Übertragung die Thematik ihrer Auflösung höchstens beiläufig gestreift wird[14], obwohl in allen psychoanalytischen Büchern und Lehrbüchern mindestens ein ausführliches Kapitel zu Übertragung, Übertragungsneurose und Gegenübertragung zu finden ist.

Ich habe den Eindruck, dass das Thema der Lösung der Übertragungsneurose und des Beendigungsprozesses in der Abschlussphase von psychoanalytischen Autoren wie ein heißes Eisen angefasst und nicht direkt behandelt wird, weil damit **zentrale psychoanalytische Dogmen berührt** werden, die schon von Freud selbst aufgestellt wurden: In der psychoanalytischen Therapie hat Übertragung und Widerstand Priorität. Schon die Pioniere der Psychoanalyse Freud, Rank und Ferenczi waren in den 20er Jahren über die Lösung der Übertragung in heftigen Dissens geraten, der folgenschwere Spaltungen in der psychoanalytischen Bewegung nach sich zog (s. Kap. 2.1). Ich könnte mir vorstellen, dass es Psychoanalytiker bewusst oder unbewusst vermeiden, offen über die Lösung von Übertragungen zu diskutieren, weil die dogmatischen Fixierungen auf intrapsychische Prozesse und technische Ziellosigkeit sowie auf Ausschluss von Realität und Verhalten ins Wanken geraten könnten. Die meisten psychoanalytischen Autoren scheinen es zu vermeiden, diese Dogmen kritisch zu hinterfragen, neu zu reflektieren, sie entweder abzulehnen oder ihren Sinn zu begründen. Es ist erstaunlich und schade, dass die Psychoanalyse genau an dem Punkt, der ihre besondere Spezialität begründet, so vage Vorstellungen, lückenhafte theoretische und technische Konzepte hat.

11.2 Definitionen

Die Lösung der Übertragungsneurose ist nur definierbar und technisch zu begründen, wenn die damit verbundenen Begriffe und Phänomene klar umrissen sind. Die jeweiligen theoretischen Definitionen wirken sich zwangsläufig auf das Verständnis von der Lösung der Übertragungen und der Übertragungsneurose und damit auch auf die Technik in der Abschlussphase aus. Da in den durchgesehenen Arbeiten zur Abschlussphase die benutzten Begriffe nicht definiert werden, möchte ich, bevor ich auf die Lösung von Übertragungen in der Abschlussphase eingehe, die wichtigsten Begriffe kurz erläutern:

11.2.1 Übertragung

Mit dem von S. Freud eingeführten Begriff der Übertragung wird die **Wiederholung früherer, vergessener und jetzt unbewusster zwischenmenschlicher Erfahrungen der psychosexuellen Entwicklung in der Gegenwart** bezeichnet. Ein wesentliches Prinzip der psychoanalytischen Therapie beruht auf der durch das Setting und die Technik der Ziellosigkeit bedingten Aktivierung von Übertragung, Gegenübertragung und Widerstand. Die Übertragung beruht auf verinnerlichten erlebten oder phantasierten Erfahrungen der psychosexuellen Entwicklung in der Kindheit. Übertragungen sind unbewusst und können eine mehr oder weniger gravierende Störung der Wahrnehmung, des Fühlens und Denkens bewirken. Übertragung spielt sich in der Phantasie ab und kann indirekt in nicht-bewussten, scheinbar nebensächlichen Details des Verhaltens zum Ausdruck kommen. Der Patient, der unbewusst etwas aus der Vergangenheit auf den Psychoanalytiker überträgt, verwechselt aktuelle Kommunikations- und Interaktionsvorgänge mit Phantasien und Erinnerungen an frühere Beziehungserfahrungen.

Die meisten Psychoanalytiker gehen davon aus, dass Übertragung ein **ubiquitäres, intrapsychisches** Phänomen ist, das zu jeder Zeit, in jeder Situation und in jeder Beziehung auftreten kann. Die psychoanalytische Therapie fördert durch ihr Setting und ihre Technik gezielt regressive Übertragungsprozesse, um latente psychische Konflikte zugänglich zu machen und tiefgehende psychische Umstrukturierungen in Gang zu setzen.

Immer wieder entbrannte aber zwischen Psychoanalytikern im Laufe des 20. Jahrhunderts Dissens um das **Maß und die Grenzen von Übertragungen**. Bis heute umstritten ist, ob alles Psychische des Patienten in der psychoanalytischen Situation durch Übertragung verursacht ist oder ob neben übertragungsbedingten auch übertragungsfreie, realitätsbezogene psychische interpersonelle Bereiche davon abzugrenzen sind. Für orthodoxe Psychoanalytiker und Kleinianer zählen nur innere, durch Übertragung bedingte unbewusste Prozesse, während andere Psychoanalytiker neben dieser inneren Realität auch äußere Realität anerkennen und vor einer Überbewertung und Ausschließlichkeit von Übertragungsaspekten warnen. Einige Psychoanalytiker, die die differenziert-moderate Position vertreten, haben sich mit Trennungsprozessen in der Abschlussphase befasst[15].

Meiner Ansicht nach geschehen in jeder Psychotherapie Übertragungen unabhängig von der jeweiligen Technik und den Rahmenbedingungen, auch wenn darüber weder nachgedacht noch gesprochen wird. Insofern ist für die Beurteilung der psychischen Bedeutung von übertragungsbedingen Aspekten nicht die Tatsache von übertragungsbedingten Elementen als solche maßgeblich, sondern ihr **Ausmaß**, ihre **Veränderbarkeit** und die **Fähigkeit des Patienten, sie zu erkennen und zu beeinflussen**.

Damit das Individuum übertragungsbedingte Einflüsse regulieren kann, ist sein Verständnis von Bewusstsein, Wahrnehmung und Realität und vor allem die Unterscheidung zwischen Phantasie und Realität von grundlegender Bedeutung[16]. Die bisher schulengetrennten Polarisierungen zwischen Unbewusst und Bewusst, innerer und äußerer Realität, Phantasie und Verhalten haben eine schulenübergreifende psychologische Definition dieser Phänomene bis heute verhindert.

11.2.2 Übertragungsneurose

Unter der Übertragungsneurose verstehen Psychoanalytiker ausgehend von S. Freud eine **spezifische, durch die psychoanalytische Situation entstehende Wiederholung der infantilen Neurose**, bei der sich die Übertragungselemente als Ganzes organisieren und an der Person des Psychoanalytikers manifestieren. Die Entwicklung der Übertragungsneurose wird als Voraussetzung dafür angesehen, dass pathogene psychische Strukturen und Konflikte in der psychoanalytischen Therapie veränderbar werden.

Orthodoxe Psychoanalytiker und Kleinianer vertreten die **Ein-Personen-Position**. Sie besagt, dass die Übertragungsneurose ausschließlich eine Wiederholung der infantilen Neurose darstellt und nicht oder nur wenig durch die aktuelle und reale Beziehung, durch das therapeutische Arbeitsbündnis, die Art der Kommunikation, Interaktion und realen Beziehung zwischen Therapeut und Patient beeinflusst wird. Unter Psychoanalytikern hat sich heute aber weitgehend eine **Zwei-Personen-Sichtweise** durchgesetzt, die neben der Wiederholung früherer Übertragungsmuster die Bedeutung von Beziehung, Kommunikation und Interaktion im Hier-und-Jetzt anerkennt („Janusgesichtigkeit").

Mehrere Psychoanalytiker, die sich mit der Abschlussphase befasst haben[17], stellen schon in den 60er Jahren den absoluten Begriff der Übertragungsneurose infrage[18]. Heute gehen viele Psychoanalytiker von **„wechselnden Übertragungsfoci"** während der psychoanalytischen Therapie aus[19]. Je nach setting- und technikbedingter therapeutischer Intensität können einzelne Übertragungselemente, Übertragungsreaktionen und Übertragungsfoci zum Kern der psychoanalytischen Arbeit werden. Bei hochfrequenten psychoanalytischen Langzeittherapien entfacht sich ein mehr oder weniger verzweigtes Übertragungssystem mit wechselnden Foci als Übertragungsneurose, sodass der pathogene Gesamtkomplex veränderbar im Sinne von tiefgehenden psychischen Umstrukturierungen wird. Mit Übertragungsneurose wird also eine **Summation einzelner, spezifischer Übertragungen** bezeichnet, die bei einer Störung als komplexe Gesamtheit miteinander verknüpft sind.

Da ich den Begriff der Übertragungsneurose in seinem allumfassenden Anspruch für irreführend halte, werde ich im Folgenden nur **Übertragungen als Oberbegriff** benutzen.

11.2.3 Gegenübertragung

Unter Gegenübertragung verstehen die meisten heutigen Psychoanalytiker **sämtliche Gefühle, Gedanken und Phantasien, die im Psychoanalytiker selbst durch unbewusste Prozesse in der psychoanalytischen Situation entstehen**. Die Interaktion von Unbewusst des Patienten zu Unbewusst des Psychoanalytikers gibt es aber nicht nur in der speziellen psychoanalytischen Situation. Sie ist ebenso **ubiquitär** wie die Übertragung und kann in jeder anderen Therapie und menschlichen Beziehung vorkommen[20]. Die Gegenübertragung ist für den Psychoanalytiker ein wichtiger Indikator und wesentliches Instrument, um unbewusste Prozesse und Interaktionen erkennen und messen zu können. Im Psychoanalytiker entstehende Gegenübertragung kann sowohl durch das Unbewusste des Patienten als auch durch eigene unbewusste Konflikte bedingt sein.

Im Unterschied zu den meisten Psychoanalytikern von heute halte ich es in technischer Hinsicht für essenziell, dass der Psychoanalytiker klar unterscheidet zwischen der **durch das Unbewusste des Patienten ausgelösten Gegenübertragung** und der vom Therapeuten selbst ausgehenden Gegenübertragung (**„Eigenübertragung“**[21]), die eine eigene unbewusste Übertragung darstellt. Wenn der Psychoanalytiker dies nicht tut, geht eine wesentliche und leitende Voraussetzung für das psychodynamische Verständnis, die Art der Deutung und das technische Vorgehen verloren. Aus diesem Grund verstehe ich unter Gegenübertragung nur die psychischen Reaktionen im Psychoanalytiker, die durch **Unbewusstes im Patienten** ausgelöst werden.

11.2.4 Therapeutisches Arbeitsbündnis

Unter dem von Zetzel und Greenson[22] formulierten therapeutischen Arbeitsbündnis werden **die zwischen Patient und Therapeut bewusst vereinbarten und real durchgeführten Rahmenbedingungen des Settings** verstanden – wie Zeit, Geld und Ort. Positive Übertragung und Arbeitsbündnis werden von Psychoanalytikern oft in einem Atemzug genannt und nicht voneinander unterschieden.

Innerhalb der Psychoanalyse kam es wiederholt zu theoretischen Auseinandersetzungen um das Verständnis des bewussten Arbeitsbündnisses und der Übertragung. Viele Psychoanalytiker – insbesondere Kleinianisch orientierte – sehen alles in der psychoanalytischen Therapie als Übertragung und Unbewusstes an und negieren die Differenz zwischen unbewusster Übertragung und bewusstem, realitätsbezogenem Arbeitsbündniss. **Deserno**[23] beispielsweise versteht das Konzept des Arbeitsbündnisses und die Anerkennung von äußerer Realität als Verrat an der Psychoanalyse selbst („Konventionalisierung der Psychoanalyse“).

Die Psychoanalytiker dagegen, die das Arbeitsbündnis neben der Übertragung für wichtig erachten, verstehen beide als Polaritätenpaar und betonen die oszillierende Wechselwirkung zwischen den realen Elementen der Therapeut-Patient-Beziehung und unbewussten Übertragungsprozessen. Viele der Psychoanalytiker, die das Arbeitsbündnis von eigentlichen Übertragungen unterscheiden, haben auch zu Trennungsprozessen in der Abschlussphase geschrieben und haben auf die Bedeutung der Realität der Trennung in der Abschlussphase für unbewusste Prozesse hingewiesen[24]. Die **komplexen Wechselwirkungen zwischen Bewusstem, Unbewusstem und Realität** werden sowohl von der Säuglingsforschung wie auch von neurobiologischen Forschungen bestätigt.

Meiner Ansicht nach ist die **Differenzierung** zwischen bewussten, realitätsangemessenen und unbewussten übertragungsbedingten Elementen in jeder Therapie für Patient und Therapeut gleichermaßen wesentlich, weil eine solche Unterscheidung für psychische Gesundheit essenziell ist. Wenn der Therapeut diese Differenzierung nicht beachtet und leistet, projeziert er leicht alle Gefühle in sich auf den Patienten und verpasst es, eigene psychische Konflikte oder Vermeidungen – wie Widerstand oder Verleugnung von Trennung und Verlust – als solche zu erkennen und zu lösen.

Auf der Frühjahrstagung 2003 der Deutschen Psychoanalytischen Vereinigung (DPV; s. Kap. 2.4) wurde in mehreren Falldarstellungen zwar von negativen Affekten des Therapeuten in Verbindung mit dem Beenden berichtet – von Ängsten, Unsicherheit, Schuldgefühlen und Wut –, aber kein Referent bezog diese Affekte auf ungelöste, kollektive Trennungskonflikte im Psychoanalytiker selbst. Kollektive unbewusste Trennungskonflikte im Psychoanalytiker sind durch die schon in der Ausbildung kultivierte einseitige positive Haltung zur Ziellosigkeit und negative zur Begrenzung und Endlichkeit bedingt und ziehen gravierende technische Fehler nach sich. Sie blockieren damit das Ziel des rechtzeitigen Beendens, das des rechtzeitigen Ansprechens des Beendens, die positive Verstärkung des Trennungswunsches, die Integration von Trennungswunsch und Trennungsangst, die bewusste Entscheidung zur Terminsetzung usw.

11.2.5 Realität

Der Begriff Realität wird in psychoanalytischen Arbeiten und Lehrbüchern selten definiert, aber häufig unhinterfragt benutzt – meist in Verbindung mit S. Freuds abstrakten Begriffen und Definitionen von Realität wie dem „Realitätsprinzip“ (s. Kap. 2.9, 5.4). Im Unterschied zu philosophischen Abhandlungen wird in psychiatrischen, psychologischen Wörterbüchern oder auch in Fremdwörter-Lexika Realität nur kurz als **Begriff für Wirklichkeit** definiert und auf Freuds Ausführungen dazu verwiesen.

Ähnlich wie schon Freud bezeichnen heutige Psychoanalytiker mit Realität meist **das Äußere, das vom Individuum kognitiv wahrnehmbar ist**. Die unbewussten psychischen Strukturen – wie Übertragung und Übertragungsneurose – sind für Psychoanalytiker dagegen eine andere, nicht äußere, unbewusste innere Realität. Für viele Psychoanalytiker ist ausschließlich die **intrapsychische innere Realität** des Patienten gemeint, wie sie in der Übertragungsneurose zum Ausdruck kommt, während die reale Person des Patienten und seine Beziehung mit dem Psychoanalytiker nur als Folge davon gesehen wird (Ein-Personen-Psychologie). Andere psychoanalytische Schulen (wie Objektbeziehungstheorie, Selbstpsychologen) betonen dezidiert sowohl die übertragungsbedingte intrapsychische Realität als auch die Bedeutung von äußerer Realität, kognitiver Wahrnehmung, Kommunikation und Interaktion zwischen Psychoanalytiker und Patient (Zwei-Personen-Psychologie). Aus der Sicht der Zwei-Personen-Psychologie ist psychische Realität also **kein absoluter Begriff, sondern ein relativer**, der von der jeweiligen Perspektive und dem Standort des Betrachters abhängt.

Meiner Ansicht nach muss jeder Therapeut bei jedem Patienten und in jeder Therapie auf verschiedene Ebenen und Perspektiven von sowohl inneren als auch äußeren Realitäten achten und in technischer Hinsicht darauf hinwirken, dass der Patient soweit wie möglich bewusst damit umgehen kann.

11.3 Lösung von Übertragungen in der Abschlussphase

Während zu Beginn der psychoanalytischen Therapie durch Setting und Technik provozierte übertragungsbedingte Vorgänge aktiviert werden, besteht ein grundlegendes Ziel jeder psychoanalytischen Therapie darin, **übertragungsbedingte Aktivitäten soweit wie möglich bewusst zu machen, abzubauen und zu lösen**. Da Übertragungen ubiquitär und alltäglich sind, ist meiner Ansicht nach nicht die absolute Lösung jeglicher übertragungsbedingter Aktivitäten das therapeutische Ziel, sondern nur der **Abbau des pathogenen Anteils**. Die Fähigkeit des Patienten, sich zu trennen, basiert also auf der erfolgreichen intrapsychischen Lösung von einem pathogenen Maß an Trennungs-Übertragungen. Sind Übertragungen am Ende der Therapie nicht ausreichend gelöst, muss die Therapie wegen dieses nicht erreichten Zieles als erfolglos oder gescheitert beurteilt werden. Dieser eindeutige Zusammenhang zwischen unbewusster Psychodynamik und realen Therapieergebnissen wird aber in keiner mir bekannten Arbeit benannt.

Die Lösung von Übertragungen ist ein **allmählicher Prozess**, der nicht erst mit der Abschlussphase beginnt, sondern sich von Therapiebeginn an vorbereitet. Da die Lösung von Übertragungen in komplexer Weise mit allen Details der gesamten Therapie in ständiger Wechselwirkung verknüpft ist, erscheint der Trennungsprozess in der Abschlussphase aus der „Panorama“-Sicht[25] über die Gesamttherapie wie „natürlich“[26]. Betrachtet man aber die psychischen Prozesse in der Abschlussphase detaillierter, dann wird erkennbar, dass durch übertragungsbedingte Reaktionen und Prozesse die Trennungsthematik mit der zunehmenden Realität und Realisierung des Therapieendes in besonderer Weise beeinflusst wird. Gelingt die Therapie, dann geht das positive Ergebnis mit der ausreichenden Lösung von Übertragungen einher. Gleichzeitig werden in der Abschlussphase spezifische Trennungsübertragungen vorübergehend verstärkt, weil der Fokus und die

Realität von Trennung spezifische intrapsychische Konflikte und Vorgänge in Gang setzt, die sich auf Bewusstsein und Verhalten auswirken können.

Zu Beginn der Abschlussphase (s. Kap. 3) ist der Gedanke an ein Therapieende häufig Auslöser für übertragungsbedingte Ängste, Widerstand, Abwehr und Vermeidungsverhalten, die durch unbewusste Trennungskonflikte bedingt sind (s. Kap. 4, 5 und 6). Damit verbunden ist das **Wiederaufflammen von Übertragungen**, die jetzt ganz speziell auf Trennung und Ablösung fokussiert sind[27]. Auch wenn damit negative regressive Vorgänge erneut aktiviert oder verstärkt werden, sind genau sie die Voraussetzung für ihre Überwindung und für Neubeginn. Paradoxerweise besteht also der erste Schritt zur Lösung der Übertragungen in der Abschlussphase – ähnlich wie am Anfang der Therapie – darin, dass sich pathogene Übertragungen und negative psychische Mechanismen intensivieren, aber eben dadurch konstruktiv veränderbar werden.

Die Vorstellung vom Therapieende als einem psychisch unerträglichen Drama ist Ausdruck von Trennungsängsten, die wiederum unbewusste projektive Abwehrmechanismen in Gang setzen können, die auf die Person des Psychoanalytikers gerichtet sind. Beispielsweise erlebt der Patient den Therapeuten in der Übertragung als sadistischen Aggressor, der ihn rauswerfen will, allein dadurch, dass der Therapeut während der laufenden Therapie nur mal kurz das Therapieende anspricht oder dazu eine Frage stellt. Damit gelingt es ihm unbewusst, sich nicht die eigenen Ängste vor dem Ende eingestehen zu müssen, sondern sie auf den Therapeuten abzulenken. Wie der Patient jetzt mit diesen psychischen Reaktionen umgeht, ist ein Hinweis darauf, wie weit die psychische Genesung und Weiterentwicklung vorangeschritten ist, insbesondere hinsichtlich der Lösung von Trennungsübertragungen.

Mit solchen Abwehrmechanismen werden regelhaft **frühere negative Trennungserfahrungen** assoziiert[28]. Je weniger dem Patienten diese früheren, mit negativen Affekten verbundenen Trennungserfahrungen bewusst sind, umso größer ist die Gefahr, dass weitere Abwehrmechanismen folgen, die auch die Übertragung zum Therapeuten betreffen. So kann der Patient immer mehr die gegenwärtige Situation mit dem Therapeuten unbewusst mit der von früher verwechseln, ohne es selbst wahrzunehmen. Der Trennungsprozess in der Abschlussphase und damit auch die Lösung von trennungsbedingten Übertragungen geht nur voran, wenn der Patient sich seinen Trennungsreaktionen, seinen Ängsten, seinen Widerständen und seinem Vermeidungsverhalten stellt. An jedem Punkt der Abschlussphase – vor allem bei der Terminsetzung – kann der Prozess der Lösung von Übertragungen stagnieren und zum Stillstand kommen, weil regressive Widerstände den progressiven Neubeginn behindern.

Bei vielen Patienten folgt nach dem Wiederaufflammen von Übertragungen und Widerstand und nach erfolgreichem Abbau die oft weitaus schwieriger zu bewältigende Hürde der **Trennungsambivalenz** und ihrer Lösung (s. Kap. 7). Erst wenn der Patient die Angst vor dem Ende überwunden hat, ist er in der Lage, die ambivalente Unentschiedenheit zwischen Trennungsangst und Trennungswunsch durch eine eindeutige und bewusste Entscheidung für einen konkreten zeitlichen Plan seines Therapieendes zu beenden. Bei Patienten mit noch gestörter Ambivalenz manifestieren sich Widerstände gegen die Lösung der Trennungsambivalenz an Übertragungen und verhindern somit ihre Lösung. Sie erleben beispielsweise den anderen – insbesondere den Therapeuten – als bedrängend und destruktiv einengend, wenn der auf eine Entscheidung drängt, und vermeiden durch Entzug und Flucht die direkte Konfrontation, um nicht die eigene Entscheidungsunfähigkeit zugeben zu müssen. Damit verhindern sie eine wechselseitige Beziehung von Gleich zu Gleich, ohne sich selbst Rechenschaft darüber abzulegen.

Vor allem bei diesem Übertragungs-Widerstand in der Abschlussphase wird der wachsende **Einfluss von Verhalten und kognitiver Entscheidung** auf intrapsychische Veränderungsprozesse in Richtung Lösung von Übertragungen deutlich. Der Patient kann die Trennung nur erfolgreich innerlich bewältigen, wenn er sie äußerlich auch realisiert. Das reale Verhalten ist jetzt die Voraussetzung für weitere intrapsychische Lösung von Übertragungen. Patienten mit manifesten Zwangsstörungen und latenten Zwangsstrukturen haben häufig hartnäckige Störungen im Umgang mit Zeit, Entscheidung, Zielorientiertheit, die durch ihre Schwierigkeit, die pathologische Ambivalenz zu lösen, bedingt sind.

Damit sie diese psychische Störung verändern können, brauchen gerade diese Patienten in psychoanalytischen Therapien den **Paradigmenwechsel in der Abschlussphase** – weg von zu viel Ziellosigkeit, intrapsychischen Vorgängen, Offenheit und Vieldeutigkeit hin zu mehr Zielorierentiertheit, Begrenzung, Festlegung, Eindeutigkeit und Handlung. Diese Verlagerung des Schwerpunktes in inhaltlicher und technischer Hinsicht ist meiner Ansicht nach eine wichtige Voraussetzung für die Lösung von Übertragungen. Die besonders aktive Wechselwirkung zwischen innerer Veränderung von Übertragung und äußerer Ablösung in der Abschlussphase erinnert an **Entwöhnungsprozesse** („Transference-weaning"[29]; s. Kap. 1 und 9), bei denen sich Mischung, Verteilung und Umgang mit kognitiven Vorgängen einerseits und unbewussten intrapsychischen Prozessen wie Übertragung, Gegenübertragung und Widerstand andererseits in spezifischer Weise verändern.

Dem Patienten helfen im Verlaufe der Abschlussphase nicht mehr an erster Stelle psychoanalytische Deutungen oder Einsichten von psychodynamischen Zusammenhängen weiter, auch wenn sie kurzfristig Entlastung bringen können – wie über das trügerische Gefühl, die Trennung durch Festlegung oder intellektuell zu beherrschen. Bei der Lösung der pathologischen Ambivalenz sind **Verhaltensänderungen in der Realität** weitaus wichtiger als psychoanalytische Deutungen, damit die Entscheidung für einen Beendigungsplan gefällt werden und in die Tat umgesetzt werden kann. Deutung und Einsicht ersetzen nicht das konkrete Verhalten und können dem Patienten nicht die psychische Arbeit abnehmen, die die Voraussetzung für die Realisierung und Bewältigung der Trennung ist. Auch für die Lösung von Übertragungen ist die Realisierung der Beendigung durch rechtzeitige zeitliche Planung und Festlegung des letzten Termines wesentlich (s. Kap. 8). Die Lösung von Trennungsübertragungen in der Abschlussphase beruht also darauf, dass der Patient nicht nur Einsicht in die Unterschiede zwischen Phantasie und Realität gewinnt, sondern dass er bewusst das Beenden realisiert, dem Trennungswunsch Priorität gibt, sich zu einem Endtermin entscheidet und die Therapie zum geplanten Zeitpunkt beendet, das heißt, dass er in der Realität handelt. Dies ist bei allen anderen lebenswichtigen Trennungs- und Entscheidungssituationen von ähnlicher Bedeutung (s. Kap. 1.1).

Die **Integration der mit der Trennung unabänderlich verbundenen Widersprüche** und Gegensätze kann der Patient nur aktiv bewältigen, wenn die Trennung zunehmend Schritt um Schritt realisiert wird. Das Glücksgefühl und die Freude am Erfolg der gelingenden Ablösung kann er nur erreichen, wenn er sich der phantasierten Gefahr und der Angst exponiert, sie in der Realität durchlebt und erst dann spürt, dass er sie bewältigen kann und sie somit als unangemessene, übersteigerte Phantasien versteht. Das bewusste und realitätsgerechte Trennungsverhalten in der Abschlussphase ist Ausdruck der gelungenen Lösung von Übertragungen und sowohl Folge von als auch Katalysator für psychische Umstrukturierungen („Ego-re-adaption"[30]). Die **selbstentschiedene Handlungsfähigkeit** beim Beenden ist in gewisser Hinsicht **dem therapeutischen Arbeitsbündnis vergleichbar**, das der Patient inzwischen verinnerlicht hat, und das Teil von ihm selbst geworden ist. Die Handlungsfähigkeit, Entscheidungsfindung, Terminsetzung und das Beenden selbst sind in der Abschlussphase – ähnlich wie das therapeutische Arbeitsbündnis im Laufe der psychoanalytischen Therapie – wichtiger Schutz vor dem unvermeidbaren Sog der Übertragungsstürme und sichern wie ein Schiffsanker den Bezug zur Realität beim Trennungsprozess in der Abschlussphase. Die Kontinuität des Arbeitsbündnisses bis zur letzten Stunde ist der Garant dafür, dass der Patient sich einlassen kann in phantasierte Übertragungen, ohne dabei die Verbindung mit der Realität zu verlieren. Auch wenn diese Aussage so selbstverständlich erscheint, wird sie nur selten von Psychoanalytikern aus der Sowohl-als-auch-Perspektive klar benannt und wohl auch nicht geteilt.

Die von vielen Psychoanalytikern angesprochene **selbstanalytische Funktion** ist ebenfalls Ausdruck der Lösung von Übertragungen des Patienten. Indem der Patient zunehmend das mit sich selbst durchführen kann, was er zusammen mit dem Psychoanalytiker als gewinnbringend erfahren und kennen gelernt hat, löst er sich aus der auch übertragungsbedingten Abhängigkeit vom Therapeuten und wird real unabhängiger von ihm und der Therapie. Mit der Verinnerlicherung von oder der Identifikation mit der psychoanalytischen Funktion des Therapeuten ist der unbewusste intrapsychische Vorgang gemeint, durch den das in der Therapie Erlebte und das bewusste Arbeitsbündnis als innerer Teil des Patienten selbst integriert wird. Mit dieser neuen intrapsychischen Instanz braucht der Patient die reale Therapie und die Anwesenheit des Therapeuten nicht mehr, sondern kann die psychische Arbeit selbstständig fortsetzen. Auf dieser **lebenslangen inneren Kontinuität** basiert die so genannte **„unendliche" Psychoanalyse**, die aber nur dann stattfindet, wenn der Patient sie nach ihrem Ende bewusst realisiert.

Man könnte also sagen, dass das Eingehen des Arbeitsbündnisses zu Beginn der psychoanalytischen Therapie die Voraussetzung dafür bietet, dass die therapeutischen Funktionen am Ende der Therapie verinnerlicht werden und in die selbstanalytischen Fähigkeiten übergehen können. Dieser **komplexe Prozess der Verinnerlichung** geschieht aber wieder nicht nur in der psychoanalytischen Therapie, sondern **in allen Psychotherapien**[31], selbst wenn nicht direkt an Übertragung und ihrer Lösung gearbeitet wird.

Die selbstanalytischen Fähigkeiten helfen dem Patienten aber nur, wenn er **in der Realität mit Grenzen umgehen** kann, die in der Abschlussphase zum therapeutischen Fokus werden. Um sich von Übertragungen lösen zu können, muss der Patient in der Lage sein, sich einer einmal gefällten Entscheidung unterzuordnen. Dies setzt insbesondere die Fähigkeit voraus, sich zu begrenzen. Versagen, Scheitern und Leiden müssen ebenso hingenommen und aktiv moduliert werden wie das Nebeneinander immanenter Widersprüche von Gegensatzpaaren (s. Kap. 7) – wie Ich/Andere, Gefühl/Verstand, Vergangenheit/Gegenwart/Zukunft, Abhängigkeit/Unabhängigkeit, Gewöhnung/Entwöhnung. Vor allem die Fähigkeit, in der Beziehung mit dem Psychoanalytiker zwischen verschiedenen Ebenen von Realität und Phantasie, Gefühl und Verstand zu differenzieren, ist bei der Lösung von übertragungsbedingten Einflüssen unabdingbar. Realität und Phantasie, Gefühl und Verstand sind zwei jeweils unterschiedliche Teilaspekte wie zwei Seiten einer Medaille, die die psychische Verfassung jedes Menschen tagtäglich beeinflussen. Die Differenzierung auf unterschiedlichen psychischen Ebenen ist intrapsychische Voraussetzung für Trennungsfähigkeit, wie auch Bindungs- und Beziehungsfähigkeit im Sinne von „reifer Objektliebe" oder „Objektkonstanz".

Die genannten psychischen Vorgänge gehen in der Abschlussphase in einem **prozesshaften Geschehen allmählich und schrittweise** vonstatten und entwickeln eine nicht vorhersehbare Eigendynamik. Weder der Zeitpunkt noch das Ergebnis, wann und wie weit Übertragungen lösbar sind, ist von Therapiebeginn an vorhersehbar, sondern Therapeut und Patient müssen sich im Verlauf der Abschlussphase den individuell unterschiedlichen Entwicklungen des Trennungsprozesses stellen und den äußeren Rahmen der intrapsychischen Lösung adaptieren. Insofern gibt es **keinen eindeutig festlegbaren Zeitpunkt**, an dem Übertragungsreaktionen oder die Übertragungsneurose gelöst sein müssen. Je weiter der Trennungsprozess erfolgreich vorangeschritten ist, umso selbstständiger, schneller, müheloser und zum Teil schon wie automatisiert gelingt die Bewusstmachung und Lösung der Übertragungen.

Obwohl sich bei erfolgreichem Trennungsprozess ein allmählicher Rückgang von übertragungsbedingten Einflüssen einstellt, können sich **noch in den letzten Stunden** und in der **postterminalen Phase** Übertragungen erneut aktualisieren. Nicht selten geschieht die letzte Lösung von Amnesie und die Bewusstwerdung und Offenbarung von bisher nicht ausgesprochenen Erinnerungen erst unter dem zunehmenden Zeitdruck und der Finalität der letzten Stunden (s. Kap. 12).

Die Lösung von übertragungsbedingten Verzerrungen bedeutet nicht, dass am Therapieende oder später keinerlei Übertragungsreaktionen mehr vorhanden oder möglich sind. Da Übertragung und Gegenübertragung ebenso ubiquitäre Phänomene im täglichen Leben darstellen wie bewusste und unbewusste Phänomene überhaupt, kann das Ziel der Lösung von übertragungsbedingten Verzerrungen nur darin bestehen, sie soweit möglich durch neue Erfahrung, Erleben und Einsicht zu ersetzen, damit der Patient schließlich sein **psychisches Gleichgewicht zwischen Bewusstem und Unbewusstem finden und selbstständig regulieren** kann. Das psychoanalytische Therapieziel kann also nicht in der totalen Lösung von Übertragungen bestehen. Lösung von übertragungsbedingten Wahrnehmungsverzerrungen ist in der Praxis immer nur partiell und unvollständig – ähnlich wie bei anderen Trennungsprozessen (s. Kap. 1.1). Insofern ist die **absolute Lösung von Übertragungen ein „Mythos"**[32].

Nicht entweder das Auftreten oder das Verschwinden von übertragungsbedingten Verzerrungen selbst ist entscheidend für die Beurteilung von therapeutischen Ergebnissen, sondern wie der Patient damit umgehen kann. Es ist deshalb gar nicht verwunderlich, dass in katamnestischen psychoanalytischen Interviews auch Jahre oder **Jahrzehnte nach Abschluss** einer Therapie Übertragungsreaktionen wiederkehren können (s. Kap. 2.3) – so wie dies auch bei der Wiederbegegnung von nahestehenden Menschen (wie Klassentreffen) Jahrzehnte später zu beobachten ist. Im Unterschied zu **Schachter**[33] und **Kantrowitz**[34] verstehe ich die persistierenden, nicht regulier- und lösbaren Übertragungen mancher Patienten als Hinweis darauf, dass die psychoanalytische Technik und das psychoanalytische Langzeit-Setting bei manchen Patienten eben nicht zur erwünschten intrapsychischen Veränderung geführt hat. Den Vorschlag von Schachter (ebd.), in solchen Fällen weitere psychoanalytische Therapiegespräche oder gar eine weitere psychoanalytische Therapie einzusetzen, empfinde ich als Ignoranz gegenüber den therapeutischen Grenzen von so genannten „Rite-Analysen", die in der Methode selbst begründet sind.

Meiner Ansicht nach sollte in solchen Fällen nicht noch einmal dieselbe, schon einmal erfolglose Therapiemethode angewandt werden, sondern – wenn überhaupt – eine andere. Dass allein durch erneute analytische Therapie mit derselben Intensität und Anzahl der Stunden und möglichst langer Dauer eine intrapsychische Umstrukturierung erreichbar sein könnte, halte ich für eine **illusionäre Heilungsphantasie und Verleugnung der therapeutischen Grenzen** der Psychoanalyse, die Schachter (ebd.) mit anderen neuzeitlichen Psychoanalytikern teilt. Die sehr viel realistischeren Warnungen von **S. Freud**[35] selbst, der kurz vor seinem Tod auf die Gefahr von überhöhten Erwartungen an therapeutische Ergebnisse der Psychoanalyse hinwies, haben meiner Ansicht nach viele Psychoanalytiker fälschlicherweise bisher nur als die resignativen Worte eines alten und kranken Mannes abgetan.

11.4 Technische Aspekte

Auch wenn vieles im folgenden Abschnitt schon in anderen Kapiteln angesprochen wurde, möchte ich es trotzdem an dieser Stelle fokussiert auf technische Aspekte bei der Lösung von Übertragungen wiederholen, weil damit zentrale Essentials der psychoanalytischen Theorie und Praxis verbunden sind.

11.4.1 Mehr Zielgerichtetheit, weniger Ziellosigkeit

Für die erfolgreiche Lösung von Übertragungen ist es erforderlich, dass der psychoanalytische Therapeut in der Abschlussphase einen gewissen technischen Paradigmenwechsel vollzieht, und das bisherige technische Prinzip der Ziellosigkeit zunehmend in den Hintergrund treten lässt. Das Ziel besteht jetzt darin, die Trennung in der Therapie sowohl innerlich als auch äußerlich-real erfolgreich zu bewältigen.

Von vielen Psychoanalytikern wird bis heute der **Begriff „Technik"** und insbesondere „aktive Technik" einseitig als bewusstes und aktives Manipulieren im Sinne von verhaltenstherapeutisch strukturierten Anweisungen abgetan und entwertet (s. Kap. 2.10). Für sie besteht die

Technik des Psychoanalytikers ausschließlich darin, keine Technik zu haben, sondern sich ziellos dem hinzugeben, was sich im Laufe des psychoanalytischen Prozesses entwickelt. Meiner Ansicht nach ist dies Ausdruck einer undifferenzierten, einseitigen Betonung der psychoanalytischen Technik der Ziellosigkeit, die auf unrealistischen, dogmatischen Festlegungen beruht. Dadurch werden alle darüber hinausgehenden, zielgerichteten Aspekte und Wechselwirkungen mit unbewussten Prozessen ignoriert, was dazu führt, dass die Chance verpasst wird, sie in die psychoanalytische Arbeit mit einzubeziehen.

Mehr **Zielorientiertheit** in der Abschlussphase bedeutet keineswegs, dass die Technik der Ziellosigkeit und freien Assoziation gänzlich aufhören muss. Ganz im Gegenteil ist das **Sowohl-als-Auch** sowie der **Wechsel zwischen Ziellosigkeit und Zielgerichtetheit** für die erfolgreiche Ablösung des Patienten erforderlich und führt zu weiteren, nachhaltigen Verbesserungen der psychischen Fähigkeiten des Patienten. Alle in diesem Buch genannten Aspekte der Abschlussphase sind von Bedeutung und sowohl durch intrapsychische unbewusste Dynamik, als auch durch kognitive, auf Verhalten und Realität bezogene Ebenen charakterisiert.

Der Psychoanalytiker muss den **Fokus der Trennung** bewusst beachten und sein technisches Vorgehen darauf abstimmen, damit der Patient diesen Fokus in seiner komplexen Gestalt bearbeitet. Der Therapeut sollte also aktiv bestimmte Themen und Ziele ansprechen und forcieren, ohne dabei manipulativ oder autoriär einzugreifen. Er sollte die Auseinandersetzung des Patienten mit durch die Trennung aktivierten Themen anregen, ohne die Technik der psychoanalytischen Ziellosigkeit ganz zu verlassen. Um im Einzelfall zu klaren Entscheidungen beim Beenden zu kommen, muss der psychoanalytische Therapeut die Spannung zwischen technischer Offenheit und Flexibilität einerseits und bewusstem, eindeutigem und entschiedenem technischem Verhalten andererseits aushalten und nutzen können.

In der Abschlussphase gibt es bestimmte **stufenweise zu erreichende Zwischenziele**, die der Psychoanalytiker neben aller psychoanalytischen Ziellosigkeit beachten und **aktiv beim Patienten bewusst machen** und benennen sollte – wie die Auseinandersetzung mit dem Beenden zu Beginn der Abschlussphase, mit Trennungsangst und Widerstand, mit Trennungsambivalenz, Terminsetzung, Vielfalt von Trennungsaffekten, Lösung von Abhängigkeit und Gewöhnung. Der Psychoanalytiker sollte erreichte und unerreichte Ziele und Ergebnisse der Therapie in Verbindung mit der Beendigung ebenso von sich aus aktiv, direkt, offen und wiederholt ansprechen und dabei auch unbequeme Wahrheiten bei Deutungen nicht scheuen[36]. Ein Psychoanalytiker, der nicht aktiv das Timing und die Entscheidungen zum Beenden verfolgt und mit einbezieht, verhindert, dass der Patient sich mit unbewussten Widerständen und Vermeidungsverhalten gegen Zielgerichtetheit auseinander setzt.

11.4.2 Gezielte Fokussierung auf kognitive Vorgänge und Verhalten

Der Psychoanalytiker sollte in der Abschlussphase verstärkt und fokussiert auch darauf achten, dass der Patient soweit möglich zwischen Realität und Phantasie, bewusstem Arbeitsbündnis und unbewussten Übertragungsphantasien, zwischen sich und dem anderen unterscheidet. Vor allem im Hier-und-Jetzt der therapeutischen Beziehung, in Verhalten, Kommunikation, Interaktion **sollte der Realität zunehmend mehr Platz neben Phantasie und intrapsychischen Konflikten eingeräumt werden**. Das mag für viele psychoanalytische Praktiker selbstverständlich sein, aber die Bedeutung von kognitiven Aspekten wird von Psychoanalytikern in theoretischer und technischer Hinsicht nur selten öffentlich hervorgehoben und dezidiert ausgesprochen.

So ist es ein großer Unterschied, ob der Psychoanalytiker Trennungsängste des Patienten nur in Form von abstrakten Deutungen benennt oder aber direkt das Vermeidungsverhalten des Patienten in der therapeutischen Situation der Abschlussphase anspricht. Nur wenn der Psychoanalytiker das aktuelle Verhalten in der therapeutischen Beziehung aufgreift und psychoanalytisch hinterfragt, können noch nicht gelöste Übertragungsreste aufgedeckt werden. **Die konfrontierende und Angst-exponierende Arbeit am Kognitiven und am Verhalten** bedeuten einerseits eine wichtige Überprüfung dafür, ob die bisherigen Therapieerfolge sich auch im Verhalten des Patienten zeigen. Andererseits sind sie als wesentliche Übung für den Patienten zu verstehen, sich von alten Verhaltensmustern zu lösen und neue auszuprobieren. Wird eine psychoanalytische Therapie ohne diese Realisierung von neuen Verhaltensmustern in der therapeutischen Beziehung beendet, dann fehlt eine wesentliche Vorbereitung auf die postterminale Selbstständigkeit.

Vor allem Echtheit, Direktheit, Intuition, Offenheit und Spontaneität des Therapeuten sind jetzt wichtig dafür, dass der Patient **unterscheiden** lernt zwischen der **realen Person des Therapeuten** und seiner so genannten **klassisch-analytischen Haltung** im Sinn der Spiegelmetapher Freuds oder Kohuts[37]. Es ist das reale Verhalten, die reale Person des Therapeuten und die reale Beziehung zwischen Therapeut und Patient im Hier-und-Jetzt, die der Patient am Ende zunehmend kennen lernen und mit denen er sich anders als bisher auseinander setzen sollte, um die besonderen Schutzbedingungen der therapeutischen Abgeschlossenheit verlassen und die Härten des Lebens vorbereitet bewältigen zu können. Die Lösung von Übertragungseinflüssen wird gestört, wenn die Spontaneität und Direktheit des Psychoanalytikers blockiert ist – sei es bewusst aus dogmatisch-theoretischen Gründen, sei es unbewusst aufgrund eigener persönlicher Art oder Konflikte[38].

Für viele Patienten ist es wichtig, dass der Psychoanalytiker seine therapeutische **Neutralität und Abstinenz in gewissem Maße aufgibt** und sich ihm als unverstellter Mensch von Gleich zu Gleich offenbart. Sowohl spontane als auch gut überlegte und wohldosierte „Selbstenthüllungen" des Psychoanalytikers, das offene Aussprechen eigener unbewusster Reaktionen wie Fehlleistungen oder Vergessen innerhalb der direkten Beziehung bis hin zum verbalen Rollentausch (s. Kap. 7.4 u. 9.4) erleichtern es dem Patienten, sich von übertragungsbedingten Verzerrungen seiner Objektvorstellungen zu lösen.

Erst wenn der Patient die **menschliche Begrenztheit des Psychoanalytikers als die eines ebenbürtigen Menschen mit eigenem Charakter, Stärken und Schwächen erkennen** und damit oft erstmalig eine längere Beziehung mit einem Menschen erleben kann, ist Offenheit und Direktheit in der Beziehung möglich, ohne dass Unterschiede, Differenzen, Eigenheiten und Konflikte ausgeklammert werden müssen. Das Vertrauen ins eigene Unbewusste wird beim Patienten gestärkt, wenn er beim Psychoanalytiker erkennen kann, dass dieser auch lebenslang damit selbst arbeiten muss[39]. Damit aber die psychoanalytische Arbeit bis zum Ende der Therapie möglich ist, sollte trotz aller Offenheit das direkte Offenbaren der Person des Psychoanalytikers begrenzt sein auf die therapeutische Situation, um die persönliche Neutralität und Abstinenz des Psychoanalytikers weiterhin aufrechtzuerhalten.

11.4.3 Adaptive Flexibilität

Unter adaptiver Flexibilität des Psychoanalytikers verstehe ich, dass der Psychoanalytiker seine Technik und sein Verhalten in gewissem Maße den spezifischen individuell unterschiedlichen inneren und äußeren Bedingungen des Patienten, des Therapieverlaufes und des jeweiligen Ergebnisses flexibel anpasst. Auch wenn der Psychoanalytiker sein therapeutisches Konzept bis zum Therapieende beibehält, ist ein **gewisses Maß** an adaptiver Flexibilität in Technik und Verhalten sinnvoll, weil es dem Patienten die Lösung von übertragungsbedingten Verzerrungen erleichtert.

Therapieschulen-eingeengte Dogmen verhindern nicht nur bei der Psychoanalyse, sondern bei allen Schulen die adaptive Einstellung des Therapeuten auf den Patienten und schaden letztlich der Ergebnisqualität der Therapie – vor allem der Trennungsfähigkeit des Patienten. Diese Dogmen **verletzen** darüber hinaus **ethische Prinzipien** jeder Psychotherapie: Die Interessen des Patienten haben Priorität und nicht die des Therapeuten oder der Therapieschule. Sowohl dogmatische Festlegungen, als auch persönliche Unbeweglichkeit des Therapeuten können verhindern, dass der Patient zwischen

Übertragung und Realität in der therapeutischen Beziehung unterscheiden lernt. Dies kann das unflexible Bestehen des Psychoanalytikers auf strikten Regeln oder auf starrem Festhalten am einmal vereinbarten Setting sein[40], wie auch seine psychische Rigidität, „psychischer Parkinsonismus“[41], ein allzu strenges analytisches Über-Ich[42], „affektive Arteriosklerose“[43] „Deutungsfanatismus“[44], „stereotype“ Übertragungsdeutungen[45] sowie die Überschätzung der inneren unbewussten Prozesse[46].

Der Therapeut sollte zwischen einer **Vielfalt von eigenen Verhaltensmöglichkeiten** wählen und wechseln können, indem er sein reales Verhalten den jeweiligen unbewussten Fokussen des Patienten adaptiert. Mal ist es der aktive, das Aushalten von Frustration fordernde Psychoanalytiker, mal der sich passiv zurücknehmende, mal der die Wünsche des Patienten befriedigende, mal der sich in Konfrontation und Dissens einlassende, mal der konsequent klassisch deutende Psychoanalytiker, der durch sein jeweiliges Verhalten dem Patienten dabei hilft, sich übertragungsbedingten Widerstand bewusst zu machen und sich davon zu lösen.

Auch **Veränderungen des Settings und bisheriger therapeutischer Vereinbarungen** können zur adaptiven Flexibilität gehören. Mal kann die Veränderung der Frequenz durch Reduktion oder Erhöhung sinnvoll sein; mal Verkürzung oder Verlängerung der Therapiedauer, der Gesamtstundenzahl oder der Frequenz; mal können Liegen oder Sitzen, mal probatorische Unterbrechung, Probetrennung, fraktionierte Therapiephasen, Korrektur von einmal gefällten Entscheidungen, Wechsel zu anderen Therapieverfahren, Settings, stationärer Behandlung oder vorzeitige Beendigung eine sinnvolle Adaption bedeuten. Bei anderen Patienten wiederum kann gerade das Bestehen auf Kontinuität des Settings wesentlich dafür sein, dass sie sich aktiv dem aussetzen, was sie immer noch unbewusst zu vermeiden versuchen.

Bei aller adaptiven Flexibilität sollte in der Abschlussphase das **Ziel der zunehmenden Selbstständigkeit des Patienten Priorität** haben. Der Psychoanalytiker sollte darauf achten, dass er sich in seiner psychoanalytischen Kompetenz in der Abschlussphase zurücknimmt und überflüssig macht, damit der Patient seine eigenen Sichtweisen und Deutungen zu sich selbst entwickeln kann. Dadurch wird die durch die Therapie selbst geförderte und aufrechterhaltene künstliche „Übertragung“ des einseitigen Arzt-Patient-Gefälles gelöst, indem sich das Ungleichgewicht zwischen dem negativen Selbstbild des kranken Patienten und dem Objektbild des immer alles besser wissenden Fachpsychotherapeuten verringert.

11.4.4 Eigene Trennungsübertragungen

Da eigene, nicht bewusst gemachte Trennungskonflikte des Psychoanalytikers als „Eigenübertragungen“[47] das technische Verhalten beeinflussen, ist es in der Abschlussphase besonders wichtig, dass er auf eigene Trennungsreaktionen achtet und sie von solchen **differenziert**, die durch den Patienten in ihm induziert sind. Der Therapeut hilft dem Patienten dabei, solche Prozesse bei sich selbst zu akzeptieren und eigenständig zu regulieren, wenn er ihm in gewissem Maße eigene unbewusste Reaktionen in der Gegenübertragung mitteilt[48]. Da unbewusste Reaktionen des anderen in jeder Beziehung und jederzeit vorkommen und auf die Interaktion und Kommunikation Einfluss haben, kann der Patient mit Hilfe des Therapeuten diese modellhaft und probatorisch bei sich erkennen und üben, um die jeweiligen Selbstbilder und Fremdbilder wahrzunehmen und in Einklang bringen zu können. Im Unterschied dazu sollte der Therapeut die durch eigene Übertragungen bedingten Trennungsreaktionen in der Regel nicht mit dem Patienten besprechen, damit die für die gesamte Therapie essenzielle persönliche Neutralität und Abstinenz gewährleistet ist.

Neben eigenen psychischen Trennungsproblemen des Therapeuten wirken sich insbesondere **dogmatische und schulenspezifische Haltungen** zur Dauer und zum Setting der Therapie auf die technischen Entscheidungen beim Umgang mit dem Beenden aus. Vor allem die Haltung zur hochfrequenten Langzeitanalyse der meisten heutigen Psychoanalytiker ist meiner Ansicht nach Ursache kollektiver, unbewusster Widerstände gegen Trennung, Begrenzung und

Zielorientierung. Die meisten Psychoanalytiker sind unbeugsam und felsenfest davon überzeugt, dass ausschließlich die möglichst lange und hochfrequente Psychoanalyse erfolgversprechend ist, wenn sie ohne inhaltliches und zeitliches Ziel „ziellos und tendenzlos" durchgeführt wird. Bei manchen, auf relativ reifem psychischem Niveau funktionierenden Patienten mag dieses Vorgehen möglich und erfolgversprechend sein. Aber bei vielen anderen Patienten kann diese Technik und dieses Setting den unbewussten Widerstand und das Vermeiden von Trennung und Getrenntheit zementieren. Sind beim Patienten ähnliche Widerstände aktiv, können diese die Entscheidungen von Therapeut und Patient unbewusst bestimmen, womit ihre Bewusstwerdung und Lösung verhindert wird. Solche gemeinsamen, vom Widerstand gegen das Beenden geprägten Entscheidungen verhindern die Lösung des Patienten von Übertragungen und behindern zunehmend seine Trennungsfähigkeit. Bei diesen Patienten agiert der Psychoanalytiker mit der ziellosen Haltung den unbewussten Widerstand des Patienten gegen Trennung mit und verhindert so seine Lösung. Damit wird eine therapeutische Chance gerade der psychoanalytischen Therapie nicht genutzt und die Ergebnisqualität der analytischen Therapie maßgeblich eingeschränkt und verschlechtert. Nicht primär aus finanziellen, sondern aus psychoanalytischen Gründen bin ich deswegen eine Gegnerin der dogmatisch-starren Haltung von heutigen Psychoanalytikern zur inhaltlichen und zeitlichen Ziellosigkeit psychoanalytischer Therapien.

11.5 Zusammenfassung

Ein grundlegendes Ziel jeder psychoanalytischen Therapie besteht darin, dass übertragungsbedingte Aktivität soweit wie möglich bewusst gemacht, abgebaut und gelöst wird. Da ein gewisses Maß an Übertragungen alltäglich ist, muss sich nicht die absolute Lösung jeglicher übertragungsbedingter Vorgänge einstellen, sondern nur der Abbau des pathogenen Anteils. Zu Beginn der Abschlussphase werden spezifische Trennungs-Übertragungen und Übertragungs-Widerstände gegen Trennung aktiviert, deren Einfluss durch die therapeutische Bearbeitung gelöst werden müssen, damit der Trennungsprozess schließlich gelingt. In technischer Hinsicht ist ein gewisser Paradigmenwechsel in psychoanalytischen Therapien notwendig – von zu viel Ziellosigkeit, Offenheit, intrapsychischen Prozessen und technischer Fixierung hin zu mehr Zielorientiertheit, Begrenzung, Festlegung, Eindeutigkeit, Kognition, Verhalten, Handlung und technischer Flexibilität. Das bewusste und realitätsgerechte Trennungsverhalten des Patienten in der Abschlussphase ist Ausdruck der gelungenen Lösung von Übertragungen und sowohl Folge als auch Katalysator für psychische Umstrukturierungen, insbesondere für die Entwicklung der selbstanalytischen Funktion.

Fußnoten

1 vgl. z. B. Wolberg 1980, S. 68–69.
2 s. Anhang, Tab. 1 u. 2, Abb. 1.
3 Hurn 1970, Kubie 1967, Stoltzenberg 1986, S. 33–51.
4 Stoltzenberg 1986, S. 33–51.
5 vgl. Firestein 1978, Shane/Shane 1984.
6 Freud 1916/17, G.W., Bd. 11, S. 471.
7 Freud 1937c, G.W., Bd. 16.
8 vgl. Panels: Hurn 1973, Balkoura 1974.
9 Schachter 1990, 1992.
10 Jaenicke 2002 (in Diederichs).
11 insbes. Bergman 1988, Buxbaum 1950, Dewald 1982, Rangell 1966/1967, S. 355f, Reich, A. 1950, Gitelson 1967 (zit. nach Rangell 1966/1967, S. 355f).
12 insbes. Klauber 1967, Laforgue 1934, Loewald 1988, Martinez 1989, Nacht 1965, Rose 1974, Stone 1961, Ticho, G. 1971, Wittenberg 1999.
13 insbes. Abend 1988, Balint 1950 (in Balint 1965), Dewald 1982, Eickhoff 1975, Ekstein 1985, Glover 1955, Hurn 1970, Kubie 1967, Levenson, L. 1998, Orens 1955, Rangell 1966, Shane/Shane 1984, Simone 1994.
14 sogar Fairbairn 2000, Gill 1982, 1994.
15 wie Balint, Glover, Greenson, Loewald, Stone, Ticho, E., Zetzel; vgl. zusammenfassend Stoltzenberg 1986, S. 33–39.
16 vgl. auch Bowlby 1973, S. 251.
17 vgl. Stoltzenberg 1986, S. 33–39.
18 wie auch Fairbairn 2000, Gill 1982.
19 vgl. z. B. Thomä/Kächele 1985/1996.
20 vgl. Säuglingsforschung, Mimische Untersuchungen.
21 Heuft 1990.

[22] Zetzel 1970, Greenson 1967, 1978.
[23] Deserno 1990, S. 126.
[24] vgl. zusammenfassend Stoltzenberg 1986, S. 45–52.
[25] Berenstein et al. 1989.
[26] Ferenczi 1928.
[27] vgl. z. B. Glover 1955.
[28] vgl. insbes. Auchter 1978, 2002 (in Diederichs 2002) Coltart 1996, Dewald 1966, Edelson 1963, Ehlert-Balzer 2000, Eickhoff 1975, Ekstein 1966, Erikson 1959, S. 169–175, Ferraro 1995, Firstein 1978, 2001, Fordham 1969, Greenson 1967, Hurn 1970, Kinston et al. 1988, Kogan 1996, Kohut 1977, Kupers 1988, Langs 1974, Leupold-Löwenthal 1981, Luborsky 1984, S. 101f, Murdin 2000, Niederland 1989, Novick 1980, 1992, Payne 1950, Rangell 1966, 1976, Simone 1994, Stamm 1974, Stoltzenberg 1984, Kap. 3.2.5., Ticho, E. 1970, Zetzel 1970, Kap. 6; s. Kap. 1.1 u. 5.
[29] Glover 1955, S. 139.
[30] Glover 1955, S. 139.
[31] vgl. z. B. Wolberg 1954, 1980.
[32] vgl. Jaenicke 2002 (in Diederichs), S. 69f.
[33] Schachter 1990, 1992.
[34] Kantrowitz et al. 1990, 1990a, 1990b, Kantrowitz 1993.
[35] Freud 1937c, G.W., Bd. 16.
[36] vgl. Greenson 1978, S. 313–330ff.
[37] Rieber-Hunscha 1996, S. 169–175.
[38] vgl. Gill 1982, S. 127ff, Lipton 1977, Stone 1954, Glover 1955.
[39] Ticho, G. 1971, S. 43.
[40] Buxbaum 1950.
[41] Powell 1994, S. 29.
[42] Reich, A. 1950.
[43] Greenson 1978, S. 332.
[44] Ferenczi/Rank 1924, S. 31.
[45] Rosenfeld 1972 (zit. nach Gill 1982/1996, S. 138.
[46] vgl. z. B. Bräutigam 1983, Greenson 1978.
[47] Heuft 1990.
[48] vgl. Greenson 1978.

12 Die letzten Stunden

12.1 Literaturübersicht

Von den durchgesehenen Arbeiten zur Beendigung in der Abschlussphase haben nur 2%[1] die letzten Stunden zum Hauptthema oder Kapitelthema[2]. Ein einziger Artikel von **Lipton** (1961) hat die letzte Stunde als Titel („The Last Hour“). In dem nur fünfseitigen kurzen Fallbericht geht es aber weniger um die spezifische Thematik der letzten Stunden, sondern mehr um das schon von Glover (1955) vertretene Postulat, dass die psychoanalytische Technik der Ziellosigkeit bis zur letzten Stunde und auch in den letzten Minuten noch möglich und sinnvoll sei.

Im Buch zur Beendigung der Psychotherapie von **Edelson** (1963) gibt es ein für diese Zeit erstaunlich ausführliches Kapitel „The Last Days of Treatment“[3], in dem eine Vielzahl von wesentlichen Aspekten der letzten Stunden angedeutet und ausgesprochen wird. Das längste Unterkapitel zur Thematik der letzten Stunden ist im Lehrbuchkapitel zur Beendigung von **Langs** (1974)[4] enthalten. Ausgehend von mehreren Fallvignetten geht er auf Geschenke und auf technische Fragen der letzten Stunden ein. Im neueren Buch zur Beendigung von **Murdin** (2000) gibt es ein immerhin 15-seitiges Kapitel „Endgame: Last Sessions“ [5], in dem viele Aspekte dazu genannt werden. Mit einem eher poetisch als deskriptiv klinischen Fallbericht will **Marshall** (2000) in ihrem Artikel „Termination of an Infinite ‚Conversation‘. Reflections on the Last Days of an Analysis“ darstellen, dass die Psychoanalyse bis zum letzten Moment ziellos verlaufen solle. Die philosophisch-„poststrukturalistisch“ orientierte Psychoanalytikerin[6] beklagt dabei die heutige Zielorientiertheit der Psychotherapie und kritisiert die psychoanalytischen Autoren, die die Bedeutung der Abschlussphase hervorheben.

In weiteren 11%[7] der Arbeiten zur Beendigungsthematik werden unterschiedliche Einzelheiten der letzten Stunden erwähnt[8]. Auf die Bedeutung von **Abschiedsritualen** wird von mehreren, meist nicht psychoanalytischen Autoren im Rahmen von verschiedenen psychotherapeutischen Verfahren und Setting-Bedingungen hingewiesen[9].

Die besonderen psychischen Phänomene der letzten Stunden – wie auch in analogen Alltagssituationen – haben in der gesamten psychologischen, psychotherapeutischen und auch psychoanalytischen Literatur bisher kaum Beachtung gefunden.

12.2 Definition und Verlauf

Die letzten Stunden der Psychotherapie verstehe ich als den letzten Abschnitt der Abschlussphase **direkt vor dem festgelegten Ende der Therapiestunden** (s. Kap. 1.1). Er ist in besonderer Weise durch **Finalität** und **Terminalität** charakterisiert – durch Endgültigkeit, Unumkehrbarkeit und zunehmenden Zeitdruck („Countdown“[10]).

Das Phänomen der letzten Stunden oder Minuten kann bei vielen Trennungssituationen im **Alltag** beobachtet werden – wie vor dem Ende einer Therapiestunde[11], vor einer Therapiepause, vor dem Ende eines Konzertes oder Theaterstückes[12], eines psychologischen Tests[13], vor der Abfahrt des Zuges auf dem Bahnhof, vor dem Anpfiff eines Wettkampfes, vor der Heirat, vor der Trennung einer Liebesbeziehung[14], vor der Scheidung, vor einer Prüfung, vor dem Ende von lebenswichtigen Abschnitten[15] wie Schule, Studium und Berufsausbildung.

In den letzten Stunden vor dem fixierten Ende einer Psychotherapie prägt das **Bewusstsein von Zeit** die psychische Verfassung (s. Kap. 8.3). Der Zeitdruck, die Unumkehrbarkeit und die fehlende Möglichkeit, ihm entrinnen zu können, verleihen dem kurzen Abschnitt der letzten Stunden ihren besonderen Charakter. Durch die Festlegung des letzten Termines wird der verbleibende Rest an Zeit in dem kurzen Zeitabschnitt der letzten Stunden immer kleiner, bevor er endgültig zu Ende geht. Die Uhr tickt, die Anspannung steigt. Die Therapie hört schließlich unwiderbringlich auf, hat keine Zukunft mehr und wird zur unveränderbaren Vergangenheit. Es ist zu spät, um bisher Unerledigtes noch beeinflussen zu können.

Auch wenn bisher alles problemlos verlaufen ist, führt der zunehmende Zeitdruck unausweichlich zur plötzlichen **intrapsychischen Spannungszunahme**, die einer **Stressreaktion** direkt vor der eigentlichen Trennung vergleichbar ist – ähnlich beispielsweise dem Lampenfieber des Schauspielers direkt vor dem Auftritt, der Aufregung und Erwartungsangst vor einer Reise oder einschneidenden Veränderungen. Das bisherige psychische Gleichgewicht wird dadurch noch im letzten Abschnitt erneut erschüttert. Es können unerwartete, unbewusste psychische Zuspitzungen auftreten, auch wenn das Therapieende in der davorliegenden Abschlussphase gut vorbereitet worden ist und die Beendigung der Therapie in der Regel selbstentschieden, bejaht und gewollt wird. Die vorwiegend unbewussten Reaktionen auf den Zeitdruck sind ähnlich **überindividuell stereotyp** – trotz aller individuellen Färbung – wie die Trennungsreaktionen in der Abschlussphase insgesamt (s. Kap. 1.1).

Im Unterschied zu früheren Abschnitten der Abschlussphase sind die Reaktionen auf den Zeitdruck der letzten Stunden aber passagerer. Wie im Zeitraffer oder in der Zusammenfassung können sämtliche in diesem Buch beschriebenen Aspekte des Trennungsprozesses der Abschlussphase jetzt für kurze Momente reaktiviert werden, punktuell aufblitzen und sich in schneller Folge abwechseln. Ähnlich wie beim Finale eines Konzertes spielen alle Themen noch einmal für einen kurzen Moment laut und intensiv zusammen, bevor das Stück endet.

Beim Patienten kommt der finale Zeitdruck indirekt über plötzliche Wechsel und **Schwankungen im psychischen und körperlichen Befinden**, in Stimmungen, im Verhalten oder in Ereignissen zum Ausdruck – zwischen depressiv gedrückter Trauer und euphorischer Erregung, zwischen Angst, Schmerz, Trauer, Wut über den Verlust des Bisherigen und Glücksgefühlen über den erfolgreichen Abschluss sowie freudiger Erwartung des Neuen danach. Manchen Patienten scheint der Trennungsprozess in der Abschlussphase bis zu den letzten Stunden ohne größere Probleme zu gelingen. Patient und Therapeut sind dann gleichermaßen davon überrascht, wenn sich das Befinden in den letzten Stunden plötzlich einschneidend verändert und der Patient in ein für sie unerklärliches Stimmungstief gerät.

Der Schritt aus der exklusiven, wohltuenden und geschützten Situation der Psychotherapie zurück ins „normale" Leben erscheint manchen Patienten immer mehr wie ein Sprung ins kalte Wasser, je näher die letzten Stunden kommen. Das Ende erscheint plötzlich einseitig negativ als scharfe Grenze, Sprung ins Ungewisse, grausamer Einschnitt, Abbruch, Absturz, Unfall oder gar Tod. Dann wieder wird es ausschließlich als positive Chance, Neubeginn, Befreiung, Wiedergeburt, Ende eines Tunnels erlebt und begrüßt.

Der direkt bevorstehende Abschied mobilisiert das **Bewusstwerden insbesondere von leidvollen Verlustgefühlen** – sowohl in der Gegenwart als auch in Vergangenheit und Zukunft[16] (s. Kap. 1.1, 5.4 und 8.3). Wie in vielen anderen terminalen Situationen des Alltags wird die **Wahrnehmung bisher unerledigter Aufgaben und Konflikte** bedrängender. Der Wunsch, das bis dahin Aufgeschobene noch in letzter Minute zu erledigen, die Angst, dass die Zeit nicht mehr reicht, um es noch zu bewältigen, führt oft an Grenzen des psychisch Tolerierbaren. Der Patient will mal alles aufgeben, will gar nichts mehr erreichen, alles ist ihm egal, weil er den Kampf um die Zeit schon verloren glaubt und aufgegeben hat. Ein anderes Mal wollen die Patienten sofort, auch kurz vor dem Ziel noch vorzeitig ihre Therapie sogar abbrechen, um diesem spannungsgeladenen Zustand zu entfliehen. Im nächsten Moment dominiert die Gegenseite – sie wollen nicht loslassen, sondern festhalten, wollen den letzten Termin hinausschieben, weitere Termine haben, mit dem Therapeuten auch in Zukunft Kontakt halten.

Im **außertherapeutischen Leben** der Patienten passieren während der letzten Stunden nicht selten **unerwartete Wendungen** positiver oder negativer Art, die zusätzlich die Spannung erhöhen. Ledige Patienten lernen plötzlich den ersehnten Partner kennen, Trennungen von Partnerschaften werden vollzogen, ein gefürchteter Todesfall, Unfälle ereignen sich, Schwangerschaft tritt ein, Krankheiten werden geheilt oder diagnostiziert, Beförderung, Versetzung oder Kündigung am Arbeitsplatz und vieles andere.

Vor allem in der Therapie selbst, in der **Beziehung zum Therapeuten**, in Kommunikation und Interaktion können **plötzliche Veränderungen** wahrnehmbar sein. Das Ergebnis einer bisher wenig erfolgreichen Therapie kann sich plötzlich durch entscheidende Verhaltensänderungen des Patienten deutlich verbessern[17]. Eine schwierige therapeutische Arbeit kann plötzlich so intensiv und wirksam werden wie bisher nie. Bei einer bisher erfolgreichen und problemlos verlaufenden Therapie können sich wider Erwarten plötzlich Schwierigkeiten, Spannungen und Dissens zwischen Patient und Therapeut entwickeln.

Manche Patienten möchten in der letzten Stunde oder den letzten Minuten „mal ganz anders als bisher" mit ihrem Therapeuten sprechen oder zusammen sein, wollen mal persönliche Fragen an den Therapeuten stellen, mit ihm nur über Positives sprechen oder zusammen eine Tasse Tee trinken. Andere Patienten können die letzten gemeinsamen Stunden nur genießen, weil sie innerlich ihre Therapie schon in den vorangegangenen Stunden für sich abgeschlossen haben.

Einige Patienten werden im letzten Augenblick des endgültigen Abschiedes von Tränen und Trauer überfallen und verlassen den Therapeuten unter heftigem Weinen oder mit einem „weinenden und einem lachenden Auge"[18]. Manche Patienten wollen ihren Therapeuten wenigstens zum Schluss mal umarmen und „drücken", während andere abrupt vor dem letzten Moment der Verabschiedung den Raum verlassen, so als fürchteten sie, in diesen Minuten doch noch von Trauer und Tränen überwältigt zu werden. Überfallartig übergeben manche Patienten dem Therapeuten in den letzten Minuten beim Abschied ein Geschenk, sodass keine Zeit oder kaum mehr Zeit dafür bleibt, damit der Therapeut es in Anwesenheit des Patienten auspackt, sich dafür bedankt und ein paar Worte darüber ausgetauscht werden können.

Es gibt Patienten, die auch in den letzten Minuten **keinerlei Trauer über das Therapieende** erleben, sondern ausschließlich Freude über das für sie nur erfolgreiche Beenden ihrer Therapie empfinden. Sie können es kaum erwarten, die therapeutische Abhängigkeit loszusein, der Enge und Abgeschiedenheit des therapeutischen Rahmens den Rücken zu kehren. Solche Patienten kehren nicht selten zum Therapeuten oder zu einer anderen Therapie zurück, weil sie erst danach mit den gegenteiligen negativen Affekten und Gedanken konfrontiert sind und damit nicht ohne erneute Hilfe eines Therapeuten fertigwerden. Sie brauchen oft einige Stunden oder sogar eine weitere Therapiephase, um diesen letzten Teil der Trennung innerlich abschließen zu können (s. Kap. 13).

Entscheidend für die **erfolgreiche Bewältigung** der unerwarteten Veränderungen und des ambivalenten Hin-und-her-Pendelns der letzten Stunden ist es, dass Patient und Therapeut offen und bereit dafür sind, sich von dem, was aus dem Patienten dann herausbricht, **überraschen zu lassen**. Wenn der Patient die Therapie erfolgreich zum geplanten Termin beenden will, kann er die zunehmende psychische Anspannung und das dadurch labilisierte Gleichgewicht nur bewältigen, wenn er sich dem stellt und es ohne Angst hinnimmt. Der Patient kann diese Belastungen der letzten Stunden am besten bewältigen, wenn er sie als **unbewusste Reaktionen** seines eigenen Inneren auf den terminalen Zeitdruck als Zuschauer wie von außen ohne Angst wahrnimmt und geschehen lässt. Kann er sich nicht überraschen lassen von dem, was in den letzten Stunden aus ihm herauskommt, kann sich der Teufelskreis von traumatischer Spannungsüberwältigung und Widerstand wiederholen und wird leicht in der postterminalen Phase oder noch später der Keim für einen Rückfall.

Die **intrapsychische Zweiteilung in einen erlebenden und einen beobachtenden Teil** von sich selbst ist dieselbe therapeutische Ich-Spaltung, die vor allem der psychoanalytische Patient schon in früheren Therapiephasen als progressive Fähigkeit (therapeutische Ich-Spaltung im Dienste des Ichs) kennen gelernt hat. Dieses intrapsychische Splitting als positive psychische Funktion (s. Kap. 7.2) erlaubt es, dass der Patient sich einerseits ziellos öffnen kann für das Unberechenbare und Unsteuerbare, was in der besonderen Situation der letzten Stunden aus seinem Inneren herausbricht. Andererseits ist es dem Patienten zugleich möglich, das Ziel der Trennung bewusst anzustreben und zu realisieren, unabhängig von dem, was immer an situativ begründeten, passageren Reaktionen entsteht. Diese intrapsychische Aufteilung ist eine wesentliche Voraussetzung dafür, dass die psychischen Spannungen der letzten Stunden tolerabel und als **Chance für die progressive Trennungsbewältigung** nutzbar sind.

Darüber hinaus lernt der Patient auch, dass Widersprüche und Uneindeutigkeit nicht prinzipiell pathologisch, sondern für psychische Ausgeglichenheit manchmal unabdingbar und nützlich sind. Die tolerante Haltung gegenüber Widersprüchen ist die Voraussetzung dafür, dass sich der Patient von pathologischer Einseitigkeit lösen, Mischung und Vielfalt gegensätzlicher Elemente ertragen kann.

Das relativ angstfreie Hinnehmen dieser psychischen Anspannung ist nur möglich, wenn Patient und Therapeut **differenzieren** können zwischen **situativ bedingter, „normaler" Reaktion** auf das endgültige Therapieende einerseits, und andererseits darüber hinausgehender **negativer, regressiver Entwicklung** – einem Rückfall, bisher nicht erreichten therapeutischen Zielen oder negativen therapeutischen Ergebnissen. Zwischen individueller Varianz, kreativer Selbstfindung und Eigenständigkeit einerseits, und pathologischen Trennungsreaktionen, Widerstand und Vermeidungsverhalten andererseits gibt es viele Überschneidungen, die die Differenzierung erschweren.

Verursacht durch die besondere psychische Anspannung der letzten Stunden, das schnelle Alternieren und das wenig steuerbare Geschehen wächst auch die Gefahr für regressive, **negative Reaktionen** und Entwicklungen, weil damit das Bewusstwerden der Realität und die Endgültigkeit des Therapieendes hinausgeschoben werden kann –, auch wenn die bewussten Begründungen anders lauten. Übertragungsbedingte omnipotente Unendlichkeitsphantasien, aggressive Phantasien, Schuldgefühle, Versagensängste, Todesängste, Angst vor Einsamkeit und vieles mehr liegen solchen Widerständen, Abwehrmechanismen und dem Vermeidungsverhalten zugrunde. Vor allem bisher immer noch nicht bewältigte, frühere traumatische Erfahrungen können im Widerstand zum Ausdruck kommen. Nicht genügend geheilte narzisstische Wunden können erst jetzt aufbrechen[19] und unbewusste Abwehrprozesse in Gang setzen, die die Wiederholung des schon einmal leidvoll Erlebten oder verinnerlichten Traumas verhindern sollen.

Vor allem bisher nicht ausreichend bewusst gemachte oder nicht ausgesprochene Ängste vor dem Beenden führen in den letzten Stunden schnell zum **agierenden Handeln**: Unbewusste Trennungskonflikte und Trennungsängste jeder Art lösen dann mehr oder weniger tiefgehende, passagere, kurzfristige oder auch länger anhaltende Widerstände und Aufflackern von Symptomen in den letzten Stunden aus. Manche Patienten brechen die Therapie kurz vor den letzten Stunden abrupt ab, kommen einfach nicht mehr, sagen nicht ab und melden sich nie mehr. Andere Patienten vergessen die letzte Stunde, kommen zu spät oder gerade noch in der letzten Minute, um sich verabschieden zu können. Wieder andere sagen aus äußeren Gründen ab oder wollen die letzten Stunden vorzeitig beenden oder gar abbrechen, oder sie möchten das Therapieende hinausschieben, die Therapie durch weitere Stunden verlängern oder fortsetzen auf anderer Basis (z. B. private Bezahlung). Häufig wird der Wunsch geäußert, die Therapie zwar zu beenden, aber weiterhin beruflichen (wie durch Supervision, Fortbildung) oder privaten, freundschaftlichen oder gar sexuellen Kontakt mit dem Therapeuten zu haben.

Selbst das scheinbar problemlose, pflichtbewusste Einhalten der getroffenen Vereinbarungen für die letzten Stunden kann Ausdruck von unbewusstem Widerstand sein. Durch das starre, zwanghafte Einhalten von einmal entschiedenen Planungen in den letzten Stunden und Momenten werden Affekte, Widersprüche und Phantasien kontrolliert und unterdrückt. Damit wird die Integration von Widersprüchen und der Wechsel zwischen gegensätzlichen Polaritäten bei der Trennung verhindert mit der Gefahr von pathologisch ambivalenter Spaltung (s. Kap. 7). Indem sich solche Patienten an die Vereinbarungen halten, vermeiden sie unbewusst emotionale Offenheit und das flexible Anpassen an psychische Vielfalt und Widersprüchlichkeit, was für sie mit Versagens- und Schuldgefühlen verbunden ist.

Insbesondere Patienten mit **ungelösten Ambivalenzstörungen** bewältigen manchmal die vereinbarte Terminsetzung bis zu den letzten Stunden scheinbar problemlos, weil sie unbewusst die gesamte Beziehung zum Therapeuten innerlich schon längst beendet und abgebrochen haben, um Trennungsschmerzen zu vermeiden. Bei diesen Patienten wird oft in den letzten Stunden manifest, dass die Trennungsfähigkeit nur vordergründig gelingt, weil die Fähigkeit zur Integration von Widersprüchen durch Lösung von Ambivalenz in den letzten Stunden nicht ausreichend ist. Sie passen sich äußerlich zwar den getroffenen Vereinbarungen an, ordnen sich aber unbewusst masochistisch unter und verbieten sich selbst ein eigenständiger Mensch zu sein (s. Kap. 9.3). Solche Patienten sind in hohem Maße davon abhängig, dass es ihnen in den letzten Stunden gut geht und nichts Ungeplantes, Unvorhersehbares, Konflikthaftes oder gar Negatives passiert. Trotz lege artis durchgeführter und partiell erfolgreicher Therapie können sie die psychische Belastung von realer Trennung manchmal nicht bewältigen und dekompensieren unter dem Druck der letzten Stunden. Nicht alle Patienten erreichen am Ende ihrer Therapie die erhoffte und erwartete psychische Stärke und Stabilität, die das Erleben der Unausweichlichkeit des Abschieds im Unterschied zur Wunschphantasie verlangt.

Eine wichtige Voraussetzung dafür, dass solche unbewussten Widerstandsreaktionen und vermeidendes Verhalten gerade der letzten Stunden und Momente **passager** sind, sich nach kurzer Zeit wieder zurückbilden und lösen können, besteht darin, dass der Patient sie jenseits der bewussten und äußeren Motive als einfühlbare, **situativ angemessene Reaktion** erlebt und versteht. In allen Psychotherapien muss der Therapeut – nicht nur der Psychoanalytiker – auf solche Widerstände achten, ihre Gründe verstehen und mit dem Patienten direkt besprechen. Für die Trennungsfähigkeit des Patienten ist nicht entscheidend, ob solche stürmischen Wechselbäder kurz vor dem Ende entstehen oder nicht, sondern wie er damit umgehen kann.

Die **Möglichkeit eines Rückfalles** oder neuer psychischer Störungen sollte aber gleichfalls in Erwägung gezogen werden – sowohl in den letzten Stunden als auch danach. Da viele Patienten die Möglichkeit des Rückfalles fürchten, sie aus Angst und Scham nicht direkt ansprechen, ist es die Verantwortung des Therapeuten, dies von sich aus spätestens in den letzten Stunden zu thematisieren. Damit hilft er dem Patienten, diese Ängste zu meistern, weil konkrete Maßnahmen und Hilfestellungen bewusst gemacht und vereinbart werden können. Im Umgang mit sich verstärkenden psychischen Spannungen und Symptomen in den letzten Stunden wird dem Patienten offenkundig, wie wichtig in Zukunft selbstständiges Bewusstmachen, Abwägen und Entscheiden ist, um psychisch belastende Situationen zu meistern.

Der Patient sollte wissen, **ob der vereinbarte Endtermin** prinzipiell unveränderbar festgelegt oder unter einem Rückfall oder erneuter regressiver Entwicklung **korrigierbar ist oder nicht**. Das Spektrum an Möglichkeiten, die Vereinbarung zu verändern, ist groß – Verschiebung der letzten Stunde, Verlängerung der Therapie um einige Stunden, Fortsetzung oder Wiederaufnahme der Therapie, Therapeuten- und/oder Methodenwechsel, keine weitere Psychotherapie mehr, psychiatrische Behandlung, stationäre Behandlung und vieles mehr. Solche Situationen sind aber nicht durch überindividuelle Regeln antizipatorisch festzulegen, sondern müssen in jedem einzelnen Fall überlegt, geplant und entschieden werden.

Wenn sich Patienten nur schwer Terminen und Plänen anpassen können, ist es eher hilfreich, wenn der Therapeut auf der einmal gefällten Entscheidung besteht und damit ihren Sinn vertritt. Der Therapeut unterstützt solche Patienten dabei, ihre Ängste vor, Widerstand gegen und Vermeidung von Festlegung zu überwinden und somit eine positive korrigierende Neuerfahrung mit Offenheit und Festlegung zugleich zu erleben[20]. Bei Patienten dagegen, die sich allzusehr von außen vorgegebenen Zwängen unterordnen – das drückt sich häufig im Gefühl des „ich muss" aus –, kann das starre Bestehen des Therapeuten auf der einmal entschiedenen Terminsetzung die noch immer zu einseitige Passivität und Anpassung des Patienten verstärken, während die angestrebte Verantwortungsübernahme und Selbstständigkeit dadurch weiter vermieden wird. Bei solchen Patienten kann die flexible Anpassung und Änderung eines einmal beschlossenen Termines eine bereichernde Neuerfahrung darstellen, die zur psychischen Umstrukturierung und zu mehr Selbstständigkeit führt.

Für den Patienten ist es darüber hinaus in den letzten Stunden wesentlich, dass er weiß, ob er sich **in der postterminalen Phase und danach wieder melden** kann, falls er die Trennung doch nicht alleine bewältigen kann[21] (s. Kap. 13). Da Psychotherapie inzwischen eine anerkannte therapeutische Dienstleistung ist, sollte sich der Patient in der Regel wieder beim Therapeuten melden können. Jeder Psychotherapeut übernimmt, ebenso wie der Arzt, mit der Therapievereinbarung bis zur letzten Stunde und eine gewisse Zeit danach eine therapeutische Verpflichtung, auch und gerade wenn sich negative Entwicklungen einstellen. Es fördert die Selbstständigkeit des Patienten, wenn er selbst die Wiederaufnahme des Kontaktes reguliert. Falls der Patient sich wieder melden kann, muss besprochen werden, unter welchen Voraussetzungen und wie das geschehen kann. Die Problematik von Karten, Briefen, Faxen, E-mails oder Telefonaten ohne persönlichen Kontakt sollte vom Therapeuten offen angesprochen werden[22]. Wenn der Patient dies von sich aus nicht aufgreift, muss es der Therapeut tun. Denn gerade wenn der Patient die Aussprache vermeidet, können unbewusste Widerstände eine Rolle spielen. Durch das Besprechen und Vereinbaren dieser Dinge setzt sich der Patient mit dem Danach auseinander und kann sich darauf einstellen.

In den **letzten Momenten** erhalten kleine Details eine große **symbolische Bedeutung** für die gesamte Therapie und die therapeutische Beziehung, so wie auch letzte Eindrücke oder die Postkarten vor dem Tod von Angehörigen oder der Grabstein Symbol für und Verbindung zum Verstorbenen darstellen[23]. **Abschiedsrituale** – wie bei Beerdigungen, dem „Leichenschmaus" – spielen aus diesem Grund in Mythologie und Religion eine große Rolle und werden auch von manchen Psychotherapeuten gezielt im therapeutischen Prozess besonders in der Abschlussphase eingesetzt (s. Fußnote Nr. 9). Die letzte Geste, der letzte Händedruck, der letzte Blick, die letzte Reaktion auf ein Geschenk, die letzten Worte, die letzte Wahrnehmung des Praxisraumes und vieles mehr können in diesem Augenblick vom Patienten innerlich als symbolhafte Verdichtungen für die gesamte Therapie gespeichert und in der Erinnerung festgehalten werden.

Beim kulturell vorgegebenen Abschiedsritual des Sich-die-Hand-Gebens und dem Blick in die Augen ist in einem kurzen Moment die ganze Therapie beinhaltet. Wenn der Patient solche Rituale als Symbol des Ganzen akzeptieren kann, bedeuten sie eine hilfreiche Brücke, die es erleichtert, die heftigen Spannungen und Affekte der letzten Momente zu überwinden und die Trennung zu vollziehen. Für manche Patienten ist es unter Umständen hilfreich und erlösend, wenn sie darüber hinaus die letzten Stunden als Abschiedsritual bewusst vorherplanen und zelebrieren können.

Für das erfolgreiche Durchleben und die befreiende Erlösung von den unberechenbaren Reaktionen in den letzten Stunden und Minuten ist nicht so sehr die eine oder andere psychotherapeutische Technik entscheidend, sondern dass die jeweilige psychotherapeutische Arbeit bis zur letzten Minute an die jeweiligen Bedingungen des Patienten adaptiert und fortgesetzt wird, damit er **diese Trennungserfahrung als probatorisches Modell für zukünftige Trennungen** in sich aufnehmen und für sein Leben danach mitnehmen kann. Wie sich die letzten Stunden im Einzelnen und im Einzelfall gestalten, ist nicht vorhersehbar und antizipatorisch vorzuplanen. Sie folgen einer spezifisch individuellen Eigendynamik, die oft erst im Nachhinein zu verstehen ist.

12.3 Dankbarkeit und Geschenk

Bei erfolgreichen Therapien und gelingender Ablösung in der Abschlussphase entsteht bei allen Patienten das Gefühl der Dankbarkeit[24]. Sind diese Dankbarkeitsgefühle nicht bewusst, werden gar unterdrückt oder sind unbewusst, stört es die Trennungsfähigkeit des Patienten und kann komplexe Widerstands- und Abwehrmechanismen, ein gestörtes Trennungsverhalten sowie den Keim für einen späteren Rückfall nach sich ziehen.

Manche Patienten äußern ihre Dankbarkeit gegenüber dem Therapeuten nicht erst in den letzten Stunden, sondern schon zu Beginn oder während der Therapie. Andere Patienten bedanken sich auch nicht in den letzten Stunden, obwohl sie das Gefühl der Dankbarkeit in sich spüren und der Therapeut es auch ohne Worte erkennen kann. Viele Patienten beschäftigen sich gegen Ende der Therapie mit dem Gedanken, dem Therapeuten ein Geschenk zu machen, um ihre Dankbarkeit für eine erfolgreich empfundene Therapie zum Ausdruck zu bringen. Einige nehmen sich schon während der Therapie vor, dem Therapeuten in der letzten Stunde ein speziell auf ihn und die Therapie abgestimmtes Geschenk zu übergeben. Oft wählen sie als Geschenk Gegenstände, die für sie selbst und den therapeutischen Prozess eine besondere Bedeutung bekommen haben (vgl. „verbindendes Objekt"[25]) – einen Stein oder ein Gedicht der Kindheit[26], eine während der Therapie abgeschlossene Arbeit, ein selbst gemaltes Bild oder einen selbst gebackenen Kuchen und vieles mehr.

Ohne vorher darüber gesprochen zu haben, überreichen manche Patienten zu Beginn der letzten Stunde als Überraschung für den Therapeuten ihr Geschenk so, dass darüber noch gesprochen werden und der Therapeut sich bedanken kann. Andere übergeben erst in den letzten Minuten der letzten Stunde oder erst nach der letzten Verabschiedung beim Hinausgehen ihr Geschenk so, als wollten sie die Möglichkeit, darüber noch gemeinsam zu sprechen, vermeiden.

Das Gefühl der Dankbarkeit und die Geste des Schenkens sind bei allen Menschen **Ausdruck von zwischenmenschlicher Kommunikation und Beziehung**. Dankbarkeit ist auf einen anderen Menschen gerichtet, der dem Dankbaren etwas geschenkt oder gegeben hat. Mit der Geste des Schenkens offenbart der Schenker einseitig sein dem anderen liebevoll zugewandtes, positives Gefühl der Dankbarkeit. Das Geschenk in seinem Wert ist keineswegs identisch mit dem, was man selber bekommen hat, sondern nur **stellvertretender, symbolischer Ausdruck** für die dadurch ausgelöste Dankbarkeit. Ein Geschenk ist ein freiwilliges Geben, während die Bezahlung eine geforderte Gegenleistung bedeutet. Indem der Schenkende dem Beschenkten von sich aus etwas nicht Gefordertes gibt, versucht er – wenn auch nur annähernd und symbolisch – das einseitige Gefälle zwischen Geben und Nehmen wieder auszugleichen.

Geben und Nehmen sind Teilaspekte eines immanenten Gegensatzpaares, das in jeder menschlichen Beziehung, Kommunikation und Interaktion eine Rolle spielt. Dankbarkeit und Geschenk sind eingebettet in ein komplexes Netz zwischenmenschlicher Gefühle, Konflikte, Verhaltensweisen und Umgangsweisen, die durch Realitäten verschiedener Ebenen beeinflusst sind. Die Mischung und der Wechsel innerhalb des Gegensatzpaares Geben und Nehmen charakterisiert die jeweilige Balance.

In jeder **Arzt-Patient-Beziehung** hat die Dankbarkeit des Patienten am Ende der Behandlung eine besondere Nuance und Intensität, die durch die **spezifische Einseitigkeit des Machtgefälles** und Unterschiedlichkeit dieser Beziehung bedingt ist (s. Kap. 9). Auch wenn die geleistete Arbeit des Therapeuten bezahlt ist, bedeutet die Therapie und der therapeutische Erfolg für den Patienten meist in emotionaler Hinsicht sehr viel mehr, als das, was dafür bezahlt worden ist. Für den Therapeuten ist der Patient einer von vielen und sein Verhalten ist trotz aller menschlichen Beziehung primär professionell gefärbt. Für den Patienten ist der Therapeut dagegen eine spezielle Person, die sich seiner in einer Zeit der Not angenommen hat. Aus diesem Grund ist das Gleichgewicht zwischen Geben und Nehmen bei Therapeut und Patient nicht identisch, sondern fast entgegengesetzt.

Ebenso wie im Alltag sind in der Therapeut-Patient-Beziehung **Dankbarkeit und Schenken äußerst empfindliche zwischenmenschliche Situationen**. Auch minimale Unterschiede in der Art und Weise, wie die Beteiligten mit Details von Dankbarkeit, Danken und Geschenk umgehen, können das Gleichgewicht in der Beziehung umkippen lassen. Sowohl der Zeitpunkt der Mitteilung von Dankbarkeitsgefühlen oder der Zeitpunkt der Übergabe eines Geschenkes, als auch die Art, wie das geschieht, was geschenkt wird und welches die Gründe dafür sind, können für die zwischenmenschliche Beziehung unerwartete Folgen haben.

Wenn der Patient in der Abschlussphase seine Dankbarkeit gegenüber dem Therapeuten zum Ausdruck bringt, offenbart er die einseitige Abhängigkeit vom Therapeuten. Da es für das Aussprechen von Dankbarkeit und die Gesten des Schenkens keine vorgeschriebenen Verhaltens- und Vorgehensregeln gibt, liefert sich der Patient insofern dem Therapeuten aus, als er nicht weiß, wie der Therapeut auf die Dankbarkeit oder das Geschenk reagiert. Nimmt der Therapeut das Geschenk an und zeigt Freude daran, fühlt sich der Patient in der Regel angenommen. Übergeht der Therapeut Dankbarkeitsgefühle des Patienten oder weist ein Geschenk zurück, fühlt sich der Patient abgelehnt und zurückgestoßen.

Der Grat von genug – zwischen zu viel und zu wenig – ist sowohl bei der Reaktion des Therapeuten wie auch beim Ausdruck von Dankbarkeit und dem Geschenk des Patienten schmal. Dankbarkeit und Geschenk können als bewusstes Mittel eingesetzt werden, um gegenläufige Motive – wie Unzufriedenheit, Enttäuschung, Rivalität, Neid, Missgunst – zu verbergen. Ein **Zuviel oder Zuwenig** an Dankbarkeit, ein zu wertvolles oder ein zu wertloses Geschenk führen leicht dazu, dass der Dank eine negative Reaktion beim Beschenkten und/oder dann auch beim Schenkenden auslöst. Durch ein Zuviel an Dankbarkeit oder durch ein zu großes Geschenk wird das Gefühl von aggressivem Überhäuftwerden beim Beschenkten ausgelöst. Ein Zuwenig provoziert bei ihm Gefühle von Entwertung und Missachtung. Der Schenkende kann das angemessene Maß und die Balance nur mit Intuition, Einfühlungsvermögen, Fingerspitzengefühl, Takt und unter einem gewissen Risiko annäherungsweise herausfinden.

Mit einer solch sensiblen zwischenmenschlichen Situation verknüpfen sich leicht unterschwellige, bisher **nicht gelöste Beziehungskonflikte** und beeinflussen die Gefühle und das Verhalten. Das Gefühl der Dankbarkeit des Patienten gegenüber seinem Behandler, der ihn von Leiden befreit hat, kann eine so einseitige, überwältigende Intensität bekommen, wobei ähnlich wie bei der Verliebtheit andere Aspekte der Beziehung vom Bewusstsein verdrängt werden. Im Zuviel an Dankbarkeit eines Patienten kann eine Beziehungsstörung zum Therapeuten zum Ausdruck kommen. Der Therapeut kann dies als Idealisierung der Beziehung erleben, in der der Patient den Therapeuten „auf einen Sockel stellt“, wie einen Guru vergöttert und deswegen mit wertvollen Geschenken überhäuft. Der Therapeut erlebt dies sogar als gegen sich selbst gerichtete Einengung, Erpressung, Bedrohung oder Aggression, weil er dadurch nicht mehr offen sein kann, sondern nur noch voller Dank sein muss. Der Beschenkte gerät in einen Zwiespalt zwischen dankbarer Annahme des Geschenkes und seiner Zurückweisung. Der Patient mobilisiert durch die Art seines Geschenkes und seines Schenkens latent konflikthafte und widersprüchliche Aspekte der Beziehung und bringt den Therapeuten ungewollt dahin, das Geschenk zurückzuweisen.

Unbewusste Trennungsängste, verschwiegene Wünsche nach privater, körperlicher oder gar sexueller Beziehung mit dem Therapeuten können in übersteigerter Dankbarkeit ebenso „verpackt“ sein wie eigene Minderwertigkeitsgefühle, Einsamkeit und Hilflosigkeit. Aggressiv-destruktiver Neid als Ausdruck unbewusster narzisstischer Minderwertigkeitsgefühle oder Omnipotenz[27] prägen ebenso wie anale Ambivalenz die Form und den Umgang mit Dankbarkeit. Nicht geklärte Konflikte, insbesondere das Gefühl vom anderen einseitig ausgenutzt oder verletzt worden zu sein, können unbewusste Motive für zu viel oder zu wenig Dankbarkeit oder unangemessene Geschenke sein. Unausgeglichene „Rechnungen“ werden auf diese Weise unbewusst „heimgezahlt“.

M. Klein (1957, 1962) stellt in ihrer immer wieder von Psychoanalytikern zitierten Arbeit „Neid und Dankbarkeit“[28] eine psychodynamische und entwicklungspsychologische Verbindung zwischen **Neid und Dankbarkeit** her. Klein meint, dass Neidgefühle grundsätzlich ein unbewusster Ausdruck des destruktiven Todestriebes seien, der schon im Säuglingsalter die psychische Entwicklung bestimme. In der „paranoiden Position“ des ersten Lebensjahres werde das Gefühl des Mangels nicht ausgehalten und führe zu Neid und narzisstischer Zerstörungswut, die das Ersehnte im anderen zerstören wollen. Erst in der zum Ende des ersten Lebensjahres folgenden „depressiven Position“ könne sich der Neid in Dankbarkeit auflösen, indem positive und negative Affekte, Liebe und Hass integrierbar würden.

Ich kann dieser entwicklungspsychologischen These Kleins nur partiell zustimmen. Neid verstehe ich als einen Grundaffekt (vgl. Säuglingsforscher[29]), der sich als wahrscheinlich in gewissem Maße genetisch geprägter Affekt schon in der Säuglingszeit auswirkt. Aber der Säugling ist in psychischer Hinsicht noch so unentwickelt, dass er diesen Affekt nicht spüren und später auch nicht erinnern kann. Die ersten Wahrnehmungen des Affektes Neid treten ebenso wie die spätere Dankbarkeit erst in den kommenden Lebensjahren der Trotzzeit der analen Phase allmählich auf. Ein erwachsener Beobachter erlebt aus seiner Sicht, die aber nicht dem Bewusstsein des Kindes entspricht, dessen Verhalten so, als würde es den Affekt Neid schon bewusst erleben. Diesem Phänomen – dass der andere das spürt, was dem Betroffenen aber nicht bewusst ist – begegnet man auch bei der pathologischen Ambivalenz (s. Kap. 7) und vor allem bei akuten psychotischen Störungen.

Dankbarkeit und Neid unterscheiden sich sowohl in der affektiven Tönung als auch in der auf das Objekt bezogenen Position. **Dankbarkeit ist ein positiv erlebter Affekt**, der dem anderen emotional positiv zugewandt ist. **Neid dagegen ist ein negativer Affekt**, bei dem das Selbstwertgefühl negativ ist. Im Neidgefühl ist sowohl das selbstgerichtete Mangelgefühl enthalten, wie auch der Wunsch, das zu haben, was der andere hat, und was einem selbst fehlt. Insofern sind Neid und Minderwertigkeitsgefühl negative Affekte, die häufig nebeneinander bestehen. Dass negativ getönte Affekte wie Besitzwünsche, Rivalität, Neid und Zerstörungswünsche entwicklungspsychologisch zeitlich früher entstehen als positiv getönte Dankbarkeit, damit hat Klein sicherlich recht. Auch Spitz (1957) hat beobachtet, dass das Kind Gesten und Worte der Verneinung früher lernt als die der Bejahung.

Aber sowohl negative wie auch positive Affekte haben meiner Ansicht nach ihre eigenen, **unterschiedlichen Entwicklungslinien**, die durch die Differenzierungsmöglichkeit zwischen Selbst und Objekt charakterisiert sind. Die entscheidende Trennung zwischen Selbst und Objekt wird durch die Wiederannäherungskrise des Kleinkindes mit ca. 18 Monaten erreicht[30] und ist für das Schicksal dieser Affekte entscheidend. Den anderen zerstören wollender destruktiver Neid, Hochmut, Überheblichkeit oder Triumph treten häufig und in extremer Form bei frühen Abwehrmechanismen und schweren psychischen Störungen auf (wie Psychose, Borderline-Störungen), die die Fähigkeit zur Differenzierung von Selbst und Objekt sowie die Fähigkeit zur Symbolisierung und Ambivalenz nicht erreichen. Bei Patienten, die eine reifere Fähigkeit zur Differenzierung zwischen selbst- und objektgerichteten Tendenzen entwickelt haben, kennzeichnet Neid und Stolz weniger eine den anderen zerstörende sondern eine mehr ichbezogene, narzisstische Qualität. Positive und negative Affekte sind dann voneinander getrennt wahrnehmbar, neutralisierbar und können in ihrer Widersprüchlichkeit integriert werden.

Dankbarkeit ist meiner Ansicht nach ein Affekt, der sich in entwicklungspsychologischer Hinsicht erst später als die ersten Neidspuren im zweiten Lebensjahr ausbildet. Dankbarkeit setzt eine gewisse Fähigkeit zur Integration von Widersprüchen im Sinne der Fähigkeit zur Ambivalenz voraus, wie sie erst in der analen Phase allmählich beginnt. Ein Kind kann den Sinn des Wortes „Danke“ erst dann verstehen, wenn es Unterschiede zwischen widersprüchlichen eigenen Gefühlen und denen des anderen wahrnehmen kann. Das ist frühestens ab dem Alter von

1½ bis 3 Jahren möglich. Klein dagegen geht davon aus, dass Dankbarkeit schon am Ende der depressiven Position am Ende des ersten Lebensjahres entsteht. Ebenso wie die Säuglingsforscher sehe ich insofern Kleins entwicklungspsychologische Theorien bezüglich Neid und Dankbarkeit als falsch an.

Aber Klein hat recht, wenn sie betont, dass Dankbarkeit einmal **regressive Widerstandsfunktion** haben kann, ein anderes Mal aber eine **progressive Fähigkeit** darstellt. Einerseits können sich im Gefühl Dankbarkeit und der Geste des Schenkens unbewusste und unverarbeitete aggressive Konflikte und Phantasien der frühen Kindheit verbergen, und andererseits Ausdruck von Reifung, Versöhnung und Anerkennung der Realität sein[31]. Die Dankbarkeit des Patienten kann auf der Ebene von Bewusstsein und Realität ein dem Therapeuten zugewandtes Gefühl sein und gleichzeitig auch latente aggressive Konflikte und negative Affekte gegenüber dem Therapeuten ausdrücken – wie Schuldgefühle, Enttäuschung, Wut, Gier, Neid, aggressive Zerstörungswünsche, Trauer, Ängste.

Nur die differenzierte und einfühlsame **Wahrnehmung von unterschwelligen psychischen Spannungen**, verschiedenen Emotionen, Konflikten, Widersprüchen und Gegensätzen in den letzten Stunden kann dabei helfen, die sensible Situation der Dankbarkeit und des Schenkens zu meistern. Es gibt kein entweder richtig oder falsch, sondern nur Kompromisse zwischen verschiedenen Möglichkeiten damit umzugehen und jeweils unterschiedliche Vor- und Nachteile in Kauf zu nehmen. Damit solche sensiblen Situationen ohne negative Folgen zu bewältigen sind, ist es notwendig, die verschiedenen psychischen Bedeutungsebenen von Dankbarkeit zu erkennen und zu differenzieren[32].

Aus diesem Grund ist die **therapeutische Arbeit** am Themenkomplex der Dankbarkeit und des Schenkens **in der Abschlussphase jeder Psychotherapie für die Ablösung sinnvoll**. Für den Patienten ist die Erfahrung wichtig, dass positive und negative Aspekte einer Beziehung dicht beieinander sein können und sich trotzdem nicht ausschließen und zerstören müssen. Das Nachdenken über Dankbarkeit führt beim Patienten noch in den letzten Stunden zum neuen Verständnis früherer, oft negativer Erfahrungen mit Geschenken und Dankbarkeit, ihre Folgen für die individuelle psychische Entwicklung bis hin zum heutigen Verhalten mit Geben und Nehmen. Sowohl im Alltagsleben als auch in der therapeutischen Situation führt der gemeinsame verbale Austausch darüber zur Lösung der trennenden Sprachlosigkeit und wird zur unerwarteten emotionalen Verbindung zwischen den Beteiligten.

12.4 Technische Aspekte

So wie der Patient sich in den letzten Stunden seinen eigenen Trennungsreaktionen hingeben muss, sehe ich auch bei jedem Psychotherapeuten und in jedem Setting die technische Priorität der letzten Stunden darin, dass der Therapeut sich **offen und flexibel darauf einstellt und einlässt, was vom Patienten kommt**. Sowohl in technischer wie auch in menschlicher Hinsicht muss sich der Therapeut von der individuellen Gestaltung der letzten Stunden leiten und überraschen lassen, ohne daran allzu viel hinterfragen oder verändern zu wollen[33]. Dazu muss er seine eigenen Vorstellungen, Sichtweisen, Deutungen und Interessen soweit wie möglich zurücknehmen und sich ganz auf den Patienten und seine Art der Gestaltung der letzten Stunden einstellen.

Die letzten Stunden sind einerseits nur wenig vorherplanbar und theoretisch fassbar. Sie unterliegen einer unbeeinflussbaren Eigendynamik und individuellen Spontaneität, Vielfalt und Variabilität. Andererseits sollte der zeitliche Rahmen und das Ziel der Trennung eindeutig festgelegt sein. Der bewusste Umgang des Patienten mit dem zunehmenden Zeitdruck spielt bei der Bewältigung und Meisterung der Situation eine mindestens ebenso entscheidende Rolle wie das inhaltliche Verstehen und Bearbeiten.

Weil häufig unter dem Druck der letzten Stunden immer noch unerwartete Reaktionen, Widerstand und Vermeidungsverhalten entstehen, muss der Therapeut immer wieder auf die **Differenzierung** zwischen der Situation **angemessenen psychischen Reaktionen** einerseits und darüber hinausgehenden, **pathologischen**

Reaktionen und Entwicklungen als Ausdruck von psychischen Problemen andererseits achten. Die Abgrenzung dazwischen ist oft keineswegs leicht. Der Therapeut kann durch sein Wissen und seine Erfahrung die Angst des Patienten vor einem Rückfall entschärfen, indem er ihn darüber informiert, dass dies „normale“, vorübergehende Reaktionen auf den Zeitdruck der zeitlich fixierten Trennung sind. Voraussetzung aber ist, dass der Therapeut zwischen passagerer Reaktion einerseits und andererseits therapeutisch nicht erreichten Zielen, negativen Ergebnissen, negativer regressiver Entwicklung oder Rückfall in der Abschlussphase unterscheidet. Dabei muss der Therapeut immer noch Ungelöstes, Konflikthaftes, Schwieriges, Abgewehrtes oder gar Gestörtes beim Patienten nun unverändert hinnehmen und stehen lassen können.

Neben der Priorität von Offenheit und Flexibilität des Therapeuten ist aber auch weiter **zielorientiertes, auf Rational-Sachliches bezogenes Vorgehen** von Bedeutung. In den letzten Stunden sind sehr konkrete Dinge zu regeln[34] – wie Formalitäten mit dem Kostenträger, unbezahlte Rechnungen, Abschlussberichte an überweisende Ärzte oder Institutionen, Fragebögen zur Qualitätssicherung, katamnestische Untersuchungen. Meiner Ansicht nach sind abschließende Psychotherapieberichte ebenso wichtig wie Arztbriefe. Ich selbst habe deswegen schon seit vielen Jahren kurze **Arztbriefe** an die überweisenden Ärzte oder Kliniken nach vorheriger Absprache mit dem Patienten geschrieben, obwohl ich weiß, dass die meisten Psychotherapeuten – auch die ärztlichen – das für unnötig und „idealistisch“ halten und es nicht tun. Seit einigen Jahren bin ich dazu übergegangen, auch den Patienten diesen Bericht auf Wunsch auszuhändigen, nachdem wir darüber gesprochen haben, damit sie auch viele Jahre später ein Dokument in der Hand haben, aus dem die Diagnose, Symptome, Art der Therapie, Dauer, Frequenz, Verlauf und Ergebnis hervorgehen. Dass diese Berichte so formuliert sein müssen, dass der Patient darin sich wiederfindet und nicht entwertet wird, halte ich für eine selbstverständliche Notwendigkeit. Wenn der Patient selbst diese Unterlagen bei sich hat, besteht nicht die Gefahr, dass sie nach einiger Zeit vernichtet werden. Darüber hinaus wird dem allgemein menschlichen Vergessen von Unangenehmem – psychischer Krankheit und Therapie – entgegengearbeitet.

Damit in den letzten Stunden der Druck, noch Wesentliches klären zu müssen, und die Angst, es innerhalb der verbleibenden Zeit nicht zu schaffen, moderat bleiben, ist wieder das **Timing** des Therapeuten von großer Bedeutung. Sämtliche Formalitäten sollten nicht erst in den allerletzten Stunden, sondern vorher schon besprochen und entschieden sein. Da nicht nur zwangsneurotische Patienten sondern viele Menschen dazu neigen, unangenehme Entscheidungen und Erledigungen möglichst lange hinauszuschieben, ist es in der Therapie Aufgabe des Therapeuten, darauf zu achten, dass alle offenen Fragen rechtzeitig besprochen, beantwortet und erledigt werden. Sowohl das offene Gespräch über Sachliches, wie auch das Festlegen von konkreten Vereinbarungen sind wesentliche technische Elemente dafür, dass spezifisches Vermeiden aufgedeckt und aufgegeben werden kann.

Die **Informationsverpflichung** ist eine weitere therapeutische Funktion, die wie in den Erstgesprächen, dem Patienten die Verantwortungsübernahme des Therapeuten für sein Wohl deutlich macht. Der Therapeut sollte über zukünftige therapeutische Möglichkeiten als informierter Spezialist beraten (informed-consent). Ähnlich wie in den ersten Gesprächen ist die fachkundige Hilfe des Therapeuten in den letzten Stunden wichtig, damit der Patient gut vorbereitet und informiert gehen kann. Auch wenn die Therapie vorzeitig, im Dissens oder mit wenig Erfolg endet, können die letzten Stunden friedlich und intensiv sein, wenn solche sachlichen Aufklärungen gegeben werden. Es ist besonders wichtig, dass der Therapeut **aktiv die Rückfallgefahr thematisiert**. Dabei muss er gemeinsam mit dem Patienten **klare Vereinbarungen über die Veränderbarkeit der letzten Stunde besprechen**. Sein technisches Verhalten sollte der Therapeut an den jeweiligen Einzelfall adaptieren. Es gibt meiner Ansicht nach kein durch Leitlinien fixierbares Verhaltensmuster des Therapeuten, das ihn bei der Frage des Wiederkommens bindet. Jeder Therapeut sollte seine persönlichen Vorstellungen, Praxisbedingungen und eigenen beruflichen Erfahrungen den individuellen Bedingungen des Patienten, seinen Verhaltensvorstellungen anpassen. Dabei muss der Therapeut wieder zwischen progressiven, der Realität angemessenen und regressiven, durch Widerstand und Abwehr bedingten Tendenzen des Patienten differenzieren[35].

Da nicht selten der Wunsch vom Patienten nach privatem Kontakt mit dem Therapeuten nach Abschluss der Therapie entsteht, muss der Therapeut sich seiner eigenen Position dazu bewusst sein. Ich persönlich halte die **klare Trennung zwischen privater und beruflicher Beziehung** für eine wesentliche Voraussetzung für qualitativ hochwertige psychotherapeutische Arbeit jeder Art. Private Beziehungen lehne ich deshalb auch nach Abschluss einer Therapie grundsätzlich ab, während ich in der Regel den therapeutischen Kontakt ermögliche. Ich lehne persönliche Nähe, das „Du" und private Kontakte ab, weil sie die Anerkennung der Realität der Ablösung des Patienten nicht erleichtern sondern erschweren. Dies schließt nicht aus, dass ich mich gern an die Therapie und den Patienten zurückerinnere, an seinem weiteren Schicksal interessiert bin und mich bei einer zufälligen Begegnung freue, den Patienten wiederzusehen, und ihn begrüße oder ein paar Worte mit ihm wechsele.

Von manchen Psychoanalytikern der 50er bis 70er Jahre wird dagegen berichtet, dass sie sich gegenüber ihren Patienten außerhalb des Sprechzimmers menschlich abweisend verhalten haben, weil sie einem überzogenen Ideal von analytischer Neutralität und Abstinenz folgten. Andere Therapeuten[36] bieten dem Patienten in den letzten Stunden an, sie beim Vornamen zu nennen, um das Autoritätsgefälle von sich aus abzubauen. Ähnlich wie Powell (1994) – ein Gruppentherapeut – hält Edelson (1963) private Kontakte in bestimmten Fällen für sinnvoll – er behandelt meist schwerstgestörte und psychotische Patienten.

Das **Verständnis des Therapeuten von Dankbarkeit und aggressiven Affekten** ist ebenfalls von technischer Bedeutung, weil es die Art des Umganges damit in den letzten Stunden beeinflusst. Da das Gefühl der Dankbarkeit und der Wunsch, dem Therapeuten ein Geschenk zu machen, in jeder Therapie vor allem beim Abschied eine Rolle spielt, sollte der Therapeut am Ende einer gelungenen Psychotherapie auf diesen Themenkomplex achten. Über die Geschenke, die ich ab und zu am Ende von Therapien bekommen habe, konnte ich mich immer freuen. Sie waren ein persönlich gefärbtes Symbol des therapeutischen Prozesses und unserer Beziehung, weil vieles in der Therapie Wesentliche darin berücksichtigt und eingeflossen war. Aber ich habe mir darüber hinaus immer die Freiheit zugestanden, die Geste des Schenkens zum Thema der therapeutischen Arbeit zu machen – gegebenenfalls in der letzten Stunde oder den letzten Minuten der Therapie.

Bei der Besprechung und Bearbeitung dieser Thematik muss der Therapeut sich die **verschiedenen Ebenen des Bewusstseins und der Realität** sowie die **Grenzen zwischen objekt- und selbstgerichteten Tendenzen** bewusst machen. Auf der Ebene der Realität einer erfolgreichen Therapie kann sich jeder Therapeut als Mensch über ein Geschenk freuen, was aber keineswegs automatisch bedeutet, dass er jedes Geschenk annehmen muss. Insbesondere Psychoanalytiker müssen jedoch bewusst die Unterschiede zwischen Übertragungsphantasien in Bezug auf die Person des Psychoanalytikers und der realen Beziehungsebene beachten (s. Kap. 11), um die Dankbarkeit für eine geglückte Therapie auf der realen Ebene nicht durch einseitige „tiefe" Deutungen zu zerstören. Das Verständnis und die Interpretation der Dankbarkeit des Patienten ist keineswegs identisch damit, dass der Therapeut das Geschenk zurückweist oder sich nicht bedankt und freut. Das Geschenk eines Patienten ohne Begründung, Besprechung oder Differenzierung zurückzuweisen, würde ich als kränkendes und abweisendes Verhalten ansehen, das das Sowohl-als-Auch der verschiedenen Ebenen von Dankbarkeit verhindert. Das scheint mir mehr ein persönliches Problem des Therapeuten und seiner dogmatischen Fixierung zu sein.

Auch der Therapeut empfindet in den letzten Stunden **eigene Dankbarkeit** für ein angenehmes therapeutisches Arbeiten mit dem Patienten. Der Therapeut selbst kann durch die Therapie beruflich und persönlich weit mehr profitiert haben, als der therapeutische Vertrag erscheinen lässt. Allen Patienten tut es gut, wenn der Therapeut solche menschlichen Gefühle in den letzten Stunden in gewissem Maße direkt zeigt und ausspricht. Diese Menschlichkeit jenseits von Technik und therapeutischer Funktion kann den Patienten mit der bis zuletzt bestehenden Ungleichheit der Arzt-Patient-Beziehung ein Stück weit versöhnen.

Während der ganzen Therapie kann auch der Therapeut **dem Patienten etwas schenken**, indem er ihm beispielsweise etwas gibt, das mehr ist als therapeutisch vereinbart und notwendig.[37] Er kann zum Beispiel Literatur für eine Diplomarbeit nennen, einen Zeitungsausschnitt mitbringen, eine extra Stunde einräumen, wenn es für den Patienten wichtig ist, etwas nachlesen. **S. Freud** selbst beispielsweise gestand sich zu, die in seinen Arbeiten postulierten Prinzipien der Neutralität und Abstinenz gelegentlich zu durchbrechen, indem er dem Patienten ein Essen reichte, Geld schenkte, Bücher lieh[38]. **Edelson**[39] bietet seinen Patienten wie ein Geschenk in den letzten Stunden an, ihn mit Vornamen anzusprechen. Ob, wie, wann und was der Therapeut dem Patienten schenkt, entzieht sich einer lehrbuchhaften Festlegung. Es hat nur dann therapeutischen Wert, wenn es sich spontan ergibt, echt, intuitiv und empathisch ist.

In den letzten Stunden und Augenblicken der Therapie ist der **Therapeut** nicht nur als neutraler Fachmann gefragt, sondern ebenso als Mensch, der, wie der Patient, **von Gefühlen und psychischen Regungen überrascht** werden kann. Ebenso wie der Patient kann auch der Therapeut plötzlich emotional bewegt und berührt sein[40]. Für den Patienten ist es ein weiterer Schritt in Richtung Auflösung der Übertragung, Lösung von Abhängigkeit und Beendigung hin zur Anerkennung der jetzigen Realität, wenn der Therapeut in gewissem Maß auch eigene Gefühle zum Ausdruck bringt. Dadurch wird das Therapie-immanente Beziehungsgefälle etwas ausgeglichen: Therapeut und Patient haben gemeinsam, dass sie ihr psychisches Gleichgewicht im Alltag immer wieder regulieren müssen. Trotz aller Gleichheit bleibt die Beziehung zwischen Therapeut und Patient aber bis zum Ende ungleich.

Die Trauer darüber, einen Patienten zu verlieren, mit dem die Arbeit so erfolgreich und bereichernd in vieler Hinsicht war, ist ein Affekt, den Therapeuten kennen. Der Therapeut ist in fachlicher und persönlicher Hinsicht glücklich und dankbar, wenn er einen Patienten nach erfolgreicher Therapie verabschieden kann. In der Freude kann aber auch Erleichterung darüber mitschwingen, den schwierigen Therapieverlauf beenden zu können. Vom Therapeuten nicht verarbeitete Affekte – wie Schuldgefühle, Wut, Rachephantasien, Minderwertigkeitsgefühle – können in den letzten Stunden plötzlich auftauchen und in kleinen Details des Verhaltens offenkundig werden[41]. Insbesondere Therapeuten, die selbst unbewusste Wünsche nach Kontakt haben, sind gefährdet, in der Gegenübertragung und eigenen Übertragung die Abwehr mitzuagieren, wenn sie sich dieser Gefahr nicht bewusst sind.

Wie der Therapeut mit den in ihm entstehenden Gefühlen umgeht, ist von vielen individuellen, persönlichkeitsbedingten und psychisch strukturellen Eigenheiten und Vorlieben ebenso abhängig wie von der beruflichen Ausbildung, Erfahrung, Eigenständigkeit, Souveränität und Integrität. Wie der Therapeut beispielsweise auf eine plötzliche Umarmung des Patienten in den letzten Augenblicken reagiert, ist eine Frage des persönlichen Geschmackes sowie der Situation, dem therapeutischen Verlauf und der Beziehung mit dem Patienten. Einem Patienten aber das kulturell übliche Abschiedsritual – bei uns das Handgeben und Sich-Ansehen – zu verweigern, ist ein menschlich abweisendes, kaltes, verächtliches und uneinfühlbares Verhalten[42].

Aber auch wenn es dem Patienten die Trennung erleichtert, wenn der Therapeut eigene Affekte zum Ausdruck bringt, sind **heftige emotionale Reaktion** oder gar ein Kontrollverlust des Therapeuten für den Patienten belastend oder gar **schädlich**, weil die Trennung vom Therapeuten erschwert wird und Wünsche zur Fortsetzung der Behandlung oder der Kontakte aktiviert werden: „This requires some delicacy in the final sessions".[43]

Der Therapeut überschreitet die inzwischen auch gesetzlich verankerte Grenze der therapeutischen Beziehung, wenn er **zärtliche körperliche Kontakte oder gar Sexualität** mit dem Patienten zulässt oder gar selbst initiiert. Auch wenn der Patient dies noch so sehr wünscht und anstrebt, missbraucht der Therapeut damit den

Patienten, weil er die im therapeutischen Prozess nicht genügend gelöste Abhängigkeit des Patienten verstärkt, ihn damit traumatisiert oder gar retraumatisiert und möglicherweise lebenslang an sich kettet.

Besondere **ethische Verantwortung** wird dem Therapeuten in den letzten Stunden abverlangt, wenn es darum geht, den Wünschen und Verführungsversuchen von Patienten nach körperlicher Berührung, sexuellem und privatem, auch brieflichem Kontakt nicht nachzugeben. Die vom Widerstand gegen das Beenden geprägten, verführerischen Wünsche des Patienten nach unbegrenzter Fortsetzung des Kontaktes mit dem Therapeuten kommen in der einen oder anderen Form immer wieder besonders in den letzten Stunden vor. Für alleinlebende oder einsame Menschen mit Kontaktstörungen kann gerade am Ende von jahrelangen Langzeittherapien der Wunsch nach Fortsetzung der therapeutischen Beziehung sehr bedrängend werden, als Reaktion auf die zunehmende Angst vor der Einsamkeit und dem Verlust von illusionären Hoffnungen auf Veränderung. Mit ihren Kontaktwünschen versuchen sie, ihre Lebensrealität des Alleinlebens und der therapeutischen Unbeeinflussbarkeit dieser Realität aus dem Weg zu gehen[44].

Auch wenn der Therapeut den Patienten damit unter Druck setzt, muss er **solche Wünsche oder Ansinnen** des Patienten **frustrieren**, damit der Patient sich trennen und mit seiner Lebensrealität abfinden kann. Unabhängig von der Art und Schwere der Störung ist das Lebensschicksal des Patienten trotz aller psychotherapeutischen Erfolge oft nicht korrigierbar und ist weder als Therapieziel noch als Lebensziel[45] erreichbar (s. Kap. 10). Derartige Wünsche des Patienten zu frustrieren, erfordert vom Therapeuten ein hohes Maß an Einfühlungsvermögen, moralischer Integrität, Standhaftigkeit, Takt und Rücksicht, damit der Patient die Ablehnung annehmen kann, ohne sich persönlich gekränkt zu fühlen[46]. Das ist bestimmt nicht immer möglich. Die Frustrierung persönlicher Beziehungswünsche muss aber keineswegs bedeuten, dass der Patient in Zukunft auch keinen professionellen Kontakt zum Therapeuten mehr aufnehmen darf, falls er ihn später noch einmal in der Funktion des Therapeuten braucht (s. Kap. 13).

Vielleicht haben Therapeuten bisher so wenig über die letzten Stunden geschrieben, weil es auch für den Therapeuten eine nicht leicht zu bewältigende Aufgabe ist, die mit dem Beenden immanent verbundene Spannung zwischen einer Vielfalt gegensätzlicher Strebungen zu erkennen, zu benennen und auszuhalten. Die **Integration und Balance von immanenten Widersprüchen** bei Trennungen herzustellen, ist nicht nur für den sich trennenden Patienten, sondern auch für den Therapeuten wie für alle Menschen in Trennungs- und Veränderungssituationen eine immer wieder aufs Neue zu leistende schwierige psychische Aufgabe. In diesen Momenten zeigt sich, ob die psychohygienische und eigentherapeutische Alltagsarbeit des Therapeuten als eine wesentliche Form der Qualitätssicherung in der Psychotherapie ausreichend war und ist.

12.5 Zusammenfassung

Die letzten Stunden sind in besonderer Weise durch Zeitdruck, Finalität und Terminalität gekennzeichnet. Das unausweichliche Näherkommen der endgültigen Trennung führt unweigerlich zu unbewussten Stressreaktionen, die mit unbewussten affektiven Veränderungen, Wechsel und Schwankungen im körperlichen und seelischen Befinden, plötzlichen Veränderungen im Leben und in der Beziehung zum Therapeuten einhergehen können. Die oft heftigen Reaktionen sind aber passager und von kurzer Dauer, wenn Patient und Therapeut sich davon überraschen lassen und sie ohne Angst hinnehmen können, ohne die Möglichkeit von regressivem Widerstand aus dem Auge zu verlieren. Dabei ist das Besprechen der Möglichkeit des Rückfalles und das Vereinbaren von Verhaltensweisen für die Bewältigung der Angst vor dem Sprung ins Therapieende ebenso wesentlich wie das gemeinsame Sprechen über Dankbarkeit und offene „Rechnungen" in der therapeutischen Beziehung.

Fußnoten

1 s. Anhang, Tab. 1 u. 2, Abb. 1.
2 Edelson 1963, S. 81, Langs 1974, S. 458–475, Lipton 1961, Marshall 2000, Murdin 2000, S. 133–148.
3 Edelson 1963, S. 81–80.
4 Langs 1974, S. 458–475.
5 Murdin 2000, S. 133–148.
6 ähnlich Orange et al. 1997; vgl. Schmidt-Hellerau 2002.
7 s. Anhang, Tab. 1 u. 2.
8 Abrams 1978, Balint 1950 (in Balint 1965), S. 247, Berry 1987, Calef et al. 1983, Chertoff 1989, Ekboir et al. 1982, Firestein 1978, Ferraro et al. 1997, Fordham 1969, Hart 1981, Jaenicke 2002 (in Diederichs), König 1991, Kubie 1967, Lehmkuhl 2002 (in Diederichs), Levenson, L. 1998, Luborsky 1984, Martinez 1989, Müller-Ebert 2001, S. 53–59 und 132–135, Nacht 1965, Novick 1992, Olinick 1964, Powell 1994, Rangell 1966, 1980/1981, Reich, A. 1950, Sandler et al. 1980, Schmukler 1991, Simone 1994, Stamm 1974, Stoltzenberg 1986, S. 56f, Toledo et al. 1966, Weigert 1952, Wittenberger 2002 (in Diederichs).
9 Bruns 1988, Burke 1999, Sulz 2001, Wilke 2002 (in Diederichs); bei Kunsttherapie von traumatisierten Patienten: Bittenbinder 2000; bei tiefenpsychologisch fundierter Psychotherapie: Frank, J. 1961; bei direktiver Psychotherapie: Hart 1981; bei Counselling: Leigh 1998, Kap. 7; bei Gestalt-, Gesprächs- und Verhaltenstherapie: Müller-Ebert 2001, S. 53–59 und 132–135; bei psychoanalytisch-orientierter Trauertherapie: Volkan et al. 1993, 2000.
10 Klüwer 1977 (in Klüwer 1995).
11 vgl. z. B. Bruns 1988, 1991, Markert 1985, 1989.
12 vgl. Buxbaum 1950, Ekstein 1966, S. 221, Rieber-Hunscha 1996, S. 208.
13 vgl. Appelbaum 1961.
14 vgl. Caruso 1968.
15 vgl. Erikson 1968.
16 vgl. insbes. Auchter 1978, 2002 (in Diederichs 2002), Coltart 1996, Dewald 1966, Edelson 1963, Ehlert-Balzer 2000, Eickhoff 1975, Ekstein 1966, Erikson 1959, S. 169–175, Ferraro 1995, Firestein 1978, 2001, Fordham 1969, Greenson 1965, Hurn 1970, Kinston et al. 1988, Kogan 1995, Kohut 1977, Kupers 1988, Langs 1974, Leupold-Löwenthal 1981, Murdin 2000, Niederland 1989, Novick 1980, 1992, Payne 1950, Rangell 1966, 1976, Simone 1994, Stamm 1974, Stoltzenberg 1984, Kap. 3.2.5., Ticho, E. 1970, Zetzel 1970, Kap. 6.
17 vgl. Edelson 1963, S. 80.
18 Balint 1959 (in Balint 1965).
19 Edelson 1963, S. 31ff, 57f.
20 vgl. Bush et al. 1984.
21 vgl. Edelson 1963, S. 77.
22 Edelson 1963, S. 79.
23 vgl. Bowlby 1980, S. 570.
24 vgl. insbes. Berry 1978, S. 111, Langs 1974, S. 458–466.
25 Volkan et al. 1993.
26 Stamm 1974.
27 vgl. Calef et al. 1983, Klein 1957, Kubie 1967, Weigert 1952.
28 Klein 1962, S. 174–186; dieser Aufsatz ist eine verkürzte Fassung des englischen Originals (Klein 1957).
29 z. B. Dornes 1993, 1997.
30 vgl. Mahler et al. 1975, Säuglingsforscher, z. B. Dornes 1993, 1997.
31 vgl. Edelson 1963, S. 72.
32 vgl. Toledo/Langer/Grinberg 1966 und Rangell 1966.
33 vgl. Edelson 1963, S. 76ff.
34 vgl. Edelson 1963, S. 76ff.
35 vgl. Edelson 1963, S. 79.
36 vgl. Edelson 1963, S. 78.
37 vgl. Edelson 1963, S. 71, Yalom 2002.
38 vgl. Cremerius 1981, Roazen 2000.
39 Edelson 1963, S. 78.
40 vgl. Edelson 1963, Müller-Ebert 2001, Murdin 2000, Viorst 1982.
41 vgl. Edelson 1963, S. 78f.
42 vgl. Powell 1994, S. 31ff.
43 vgl. Edelson 1963, S. 78.
44 vgl. Edelson 1963, S. 79.
45 Ticho, E. 1972.
46 vgl. Edelson 1963, S. 78f.

13 Postterminale Phase

13.1 Literaturübersicht

Keine der durchgesehenen Arbeiten zur Beendigung hat die im Anschluss an die letzten Stunden folgende postterminale Anpassungsphase zum Haupt- oder Kapitelthema[1]. Die einzige mir bekannte Publikation und empirische Studie dazu ist die Monografie von **Larsson Holmkvist** (2001), die ich aber leider aus sprachlichen Gründen nicht in die Liste der durchgesehenen Arbeiten einbeziehen konnte. Die schwedische Autorin[2] untersuchte 25 Patienten dreimal innerhalb der ersten sechs Monate nach dem Therapieende von Kurz- und Langzeittherapien. In den Untersuchungsgesprächen stellte sie fest, dass ungefähr die Hälfte der Patienten Trennungsprobleme hatte, die mit Hilfe der eigentlich aus wissenschaftlichen Gründen geführten Gespräche in therapeutischer Hinsicht bearbeitet und gelöst werden konnten.

Weder in terminologischer noch in theoretischer und technischer Hinsicht gibt es zwischen den Autoren Konsens zur postterminalen Phase. Es werden aber in den Arbeiten zur Beendigungsthematik viele persönliche, individuell unterschiedliche, oft kontroverse Ansichten und Erfahrungen dazu von den jeweiligen Autoren mitgeteilt[3]. In keiner dieser Arbeiten wird dezidiert zwischen einer zeitlich befristeten postterminalen Anpassungsphase und dem zeitlich unbefristeten posttherapeutischen Langzeitverlauf unterschieden[4]. In 6 %[5] der Arbeiten wird aber angedeutet, dass in der Phase direkt nach der letzten Stunde ein innerer Einstellungsprozess auf die äußere Realität des Therapieendes stattfindet[6].

Von den **katamnestischen Studien** (s. Kap. 2.3) berichten nur drei über Untersuchungen im zeitnahen Abstand zur letzten Stunde[7], alle anderen sind im Wesentlichen katamnestische Untersuchungen, die später als sechs Monate nach der letzten Stunde durchgeführt wurden[8]. Den **posttherapeutischen Langzeitverlauf** und den dabei erkennbaren psychischen Veränderungsprozess haben dagegen immerhin 13 %[9] aller durchgesehenen Arbeiten zum Haupt- oder Kapitelthema[10]. Mit wenigen Ausnahmen[11] sind alle diese Arbeiten von Psychoanalytikern verfasst worden. Zwei Panels in den USA haben den posttherapeutischen Verlauf von Übertragungen zum Haupthema[12], ein weiteres beschäftigt sich mit Follow-up-Untersuchungen[13]; bei einem anderen Panel wird zu dieser Thematik am Rande Stellung genommen[14]. Insgesamt elf weitere Zeitschriftenartikel haben den posttherapeutischen Verlauf zum Thema[15]. In weiteren 23 Arbeiten sind Kapitel oder Unterkapitel zu dieser Thematik zu finden[16].

In vielen Arbeiten wird auf verschiedene und jeweils unterschiedliche Einzelaspekte des posttherapeutischen Verlaufes hingewiesen[17]. Die am häufigsten genannten Schwerpunkte sind Selbstanalyse, Schicksal der Übertragung, endlicher oder unendlicher Prozess, Rückfall, Reanalyse und technische Fragen. Vor allem **Schachter** et al.[18] vertreten die Ansicht, dass posttherapeutische Nachgespräche eine wichtige therapeutische Funktion haben und als Teil der Therapie zu verstehen seien. Andere Autoren[19] wenden sich entschieden dagegen, vom Therapeuten veranlasste posttherapeutische Gespräche als Teil des gesamten Therapieprozesses anzusehen. In einigen wichtigen Arbeiten zu Beendigungsprozessen fehlen Hinweise auf die Bedeutung der postterminalen Phase und des posttherapeutischen Langzeitverlaufes gänzlich[20].

13.2 Definition

Unter der postterminalen Phase verstehe ich einen **befristeten zeitlichen Abschnitt, der mit dem Ende der letzten Stunde beginnt**. Ähnlich wie sich der Patient in der prätherapeutischen Phase direkt vor der ersten Stunde innerlich auf den Therapiebeginn einstellt, ist die postterminale Phase durch eine innere Anpassung an eine äußere Realität charakterisiert – das Ende der Therapiestunden – und durch die Entwicklung eines neuen inneren Gleichgewichtes[21]. In der postterminalen Phase adaptiert sich der Patient an die noch neue Realität der beendeten Therapie und an die neue Selbstständigkeit[22].

Da erst in der postterminalen Phase der letzte, intrapsychische Abschluss des aktuellen Therapieprozesses erreicht wird, ist für mich nicht die letzte Stunde der entscheidende Endpunkt des gesamten Therapieprozesses und der Abschlussphase, sondern erst **das Ende der postterminalen Phase** danach. Die postterminale Anpassungsphase als endgültig letzter Abschnitt der aktuellen Therapie ist **prinzipiell vom langfristigen posttherapeutischen Verlauf zu unterscheiden**. Damit auch terminologisch ein deutlicher Unterschied zum posttherapeutischen Langzeitverlauf besteht, möchte ich die Anpassungsphase nach der letzten Stunde als postterminale Phase bezeichnen[23].

Das **Ziel** und der **Erfolg** der postterminalen Phase bestehen darin, die Trauer über das Verlorene zu überwinden, sich mit der neu gewonnenen Selbstständigkeit anzufreunden, sich daran zu gewöhnen und sich damit abzufinden. Die Loslösung von bisheriger therapeutischer Abhängigkeit geht mit dem Beginn der neuen Selbstständigkeit Hand in Hand. Dieser Prozess der inneren Umstellung braucht ebenso wie der Trauerprozess eine gewisse Zeit, ist anfangs noch fragil und störanfällig.

Die **Dauer** der postterminalen Phase ist zeitlich kurz und befristet. Trotz aller individuellen, technik- und settingabhängigen Variabilität sind einige Wochen oder Monate bis maximal ein halbes Jahr für die postterminale Phase ausreichend[24]. Im Unterschied dazu ist der posttherapeutische Langzeitverlauf zeitlich unbefristet und durch lang- und mittelfristige psychische Veränderungsvorgänge im Patienten charakterisiert, mit dem man sich katamnestisch als Langzeitverlauf befassen kann.[25]

Der vorwiegend **intrapsychisch verlaufende Anpassungsvorgang** der postterminalen Phase erinnert an analoge körperliche Vorgänge, die durch eine zeitlich befristete und zugleich offene Entwicklung von intrapsychischen Anpassungsvorgängen in Verbindung mit Veränderungen der äußeren Realität gekennzeichnet sind. Deswegen wird die postterminale Anpassung mehrfach damit verglichen: Der Patient metabolisiert das Therapieende[26], die Trennungswunde heilt wie in der Rekonvaleszenz nach einem chirurgischen Eingriff[27] oder einer Verletzung[28]. Wegen des prozesshaften Charakters ist die postterminale Phase auch mit dem Trauerprozess nach einem Todesfall und mit der adoleszenten Ablösung vergleichbar. Trotz der Ähnlichkeit sind diese Vergleiche aber einseitig und irreführend, weil sie bestehende Unterschiede nicht deutlich machen: Die Trennung am Therapieende ist nicht identisch mit dem Todesfall einer geliebten Person, weil sie keineswegs endgültig sein muss und in der Regel selbst entschieden, aktiv herbeigeführt, gut vorbereitet und gewollt ist; der Therapeut ist kein Angehöriger des Patienten, sondern die Therapeut-Patient-Bindung ist nur ein zeitlich befristeter, weniger persönlicher, überwiegend doch fachlich-therapeutischer, mit einem Honorar abgeglichener Kontakt.

Allen Analogien gemeinsam ist aber auch die **besondere psychische Vulnerabilität**, Unvorhersehbarkeit und Gefahr von psychischer Störung[29]. Damit passagere Schwankungen und reaktive Störungen auch in der postterminalen Phase noch in statu nascendi therapeutisch behoben werden können, ist es sinnvoll, wenn der Patient innerhalb dieser Zeit sich beim Therapeuten wieder melden und für wenige Gespräche zurückkommen kann, falls er selbstständig nicht zurechtkommt. Allein durch diese Möglichkeit können Ängste vor der neuen Selbstständigkeit und vor einem Rückfall aufgefangen werden. Die damit verbundene Absicherung ist in psychischer Hinsicht stabilisierend und fördert die Fähigkeit, diese Schwankungen ohne therapeutische Hilfe zu meistern. Sind trotzdem weitere Gespräche erforderlich, können psychische Störungen fast immer in nur wenigen Stunden behoben und eine längerfristige Rückfallentwicklung im Keim erstickt oder notfalls einer rechtzeitigen Weiterbehandlung zugeführt werden. Damit verbessert sich die Prognose des katamnestischen Langzeitverlaufes.

Im Unterschied zur prätherapeutischen Phase ist das **Ende der postterminalen Phase** im Erleben des Patienten meist nicht deutlich spürbar, wenn der Patient sich erfolgreich trennen kann. Gelingt die Trennung, meldet sich der Patient nicht mehr beim Therapeuten und meistert sein Leben jetzt wieder selbstständig. Weil das Ende der postterminalen Phase vom Patienten in der Regel nicht bewusst erlebt wird, wenn die Trennung gelingt, müssen Patient und Therapeut in den letzten Therapiestunden die Dauer der postterminalen Phase vereinbaren und festlegen, damit der aktuelle Therapieprozess ein definiertes Ende hat. Wenn sich der Patient nicht mehr innerhalb der vereinbarten Frist beim Therapeuten gemeldet hat, kann der Therapeut dann die Behandlung formal beenden und die Akte abschließen.

Es hat gravierende **technische und ethische Konsequenzen**, ob zwischen einer **kurzen postterminalen Phase** und dem **posttherapeutischen Langzeitverlauf eindeutig unterschieden** wird. In therapeutischer Hinsicht ist es für den Patienten hilfreich, wenn er sich in einer zeitlich limitierten postterminalen Phase jederzeit wieder beim Therapeuten melden und notfalls einige Gespräche haben kann. Sowohl für die baldige Lösung reaktiver Zuspitzungen, wie auch für die Prognose des posttherapeutischen Langzeitverlaufes ist es positiv, wenn passagere Trennungs- oder Anpassungsprobleme in der noch vertrauten therapeutischen Beziehung kurzfristig behoben werden können und damit die Gefahr eines gravierenderen Rückfalles reduziert wird.

In ethischer Hinsicht ist es unerlässlich, dass zwischen **therapeutischen** und **wissenschaftlichen Zielen eindeutig getrennt** wird. Während für die Wissenschaft und die Zukunft der Psychotherapie katamnestische Follow-up-Untersuchungen unerlässlich sind, können sie in therapeutischer Hinsicht den inneren Ablösungsprozess und die wachsende Selbstständigkeit des Patienten stören[30]. Schon die Frage, ob und wie viel der Patient für das Follow-up-Gespräch bezahlen muss oder ob die wissenschaftliche Organisation den Patienten für sein Kommen bezahlt, weist auf die tiefgehende Interessenkollusion hin. Wenn Psychoanalytiker von heute immer noch vom „Forschungsziel“ der psychoanalytischen Therapie sprechen – wie auf der Frühjahrstagung 2003 der Deutschen Psychoanalytischen Vereinigung[31] – und damit die technische Ziellosigkeit der Psychoanalyse meinen, erliegen sie einem in therapeutischer Hinsicht folgenschweren Denkfehler[32]: Der Therapeut, der wissenschaftliche von therapeutischen Zielen nicht eindeutig trennt, verletzt ethische Prinzipien.

Katamnestische Gespräche, die vom Therapeuten aus wissenschaftlichen Gründen vorgeschlagen oder gar aus persönlichen Gründen initiiert werden, aktivieren zwangsläufig Erinnerungen an die gemeinsame Zeit, Übertragungen, Dankbarkeit, Enttäuschung, ungelöste Konflikte[33]. Dass Erinnerungen an frühere Beziehungsmuster auch nach vielen Jahren wieder aufleben können, wenn sie durch die Realität aktiviert werden (wie das Wiedersehen von Personen und Orten der Kindheit bei sog. „Heimwehtouristen“), ist ein allgemeiner psychischer Mechanismus des Menschen, der in katamnestischen Interiews auch noch nach vielen Jahren und Jahrzehnten zu beobachten ist. Diese Aktivierung von Erinnerungen ist zu differenzieren von ungelösten Übertragungen, weiterhin bestehenden psychischen Störungen, einem Rückfall, negativen therapeutischen Langzeitergebnissen und anderem[34]. Ich habe den Eindruck, dass Psychoanalytiker bei katamnestischen Langzeituntersuchungen[35] diese Differenzierung zu wenig leisten und jegliche Erinnerung an die frühere Therapie als Übertragung ansehen.

Vor allem vom Therapeuten selbst angebotene, initiierte und gar selbst durchgeführte Kontakte oder Follow-up-Gespräche können sowohl in der postterminalen Phase als auch jederzeit später Beziehungs- und Übertragungswünsche aktivieren und neue Abhängigkeitswünsche nach Wiederbeginn der Therapie entstehen lassen, wenn der Patient weiterhin oder erneut unter psychischen Störungen leidet. Insbesondere weiterhin psychisch gestörte Patienten können dadurch zur Fortsetzung der Abhängigkeit verführt und ihr Abfindungsprozess mit der Realität erschwert werden. Auch wenn der Therapeut dem Patienten die Initiative zum Follow-up-Gespräch überlässt und ein strukturiertes Gespräch führt, kann allein das Angebot dazu in den letzten Stunden bei psychisch leidenden Patienten unbewusst Widerstand gegen Selbstständigkeit verstärken[36].

Meldet sich der Patient dagegen selbst beim Therapeuten wieder, weil er **therapeutische Hilfe** weiterhin sucht, sind die Motivation des Patienten und das therapeutische Ziel eindeutig andere als beim katamnestischen Kontakt. Werden **katamnestische Nachuntersuchungen** nicht vom Therapeuten selbst, sondern **von anderen wissenschaftlichen Teams** übernommen, müssen sie nicht zwangsläufig die postterminale Anpassung und den Langzeitverlauf stören[37], sondern können sogar in therapeutischer Hinsicht hilfreich sein[38]. Die Meinung, dass katamnestische Langzeituntersuchungen aus wissenschaftlichen Gründen für die Qualitätssicherung und die Zukunft der Psychotherapie unverzichtbar sind, teile ich mit den meisten Autoren, die sich mit Trennungsprozessen in der Psychotherapie befasst haben.

Da nur wenig empirisch-wissenschaftliche Daten zur postterminalen Phase bisher vorliegen, sind dafür in Zukunft weitere Untersuchungen unabdingbar.

13.3 Eigene Ergebnisse

Meine eigenen Erfahrungen mit der postterminalen Phase meiner Patienten sind viel geringer als als bei den vorangehenden Phasen des Trennungsprozesses. Da nur wenige Patienten wiederkamen, da ich aus therapeutischen Gründen bewusst keine katamnestischen Nachgespräche führe und außer der therapeutischen keine andere Beziehung zulasse, gehen meine Ausführungen zur postterminalen Phase weniger auf direkte Erfahrungen mit Patienten zurück, sondern sind mehr Rückschlüsse aus meiner jahrelangen Auseinandersetzung mit Trennungsprozessen in der Abschlussphase. Obwohl meine wenigen Daten nicht für eine statistische Auswertung ausreichen, möchte ich einige Relationen nennen, damit ein erster Eindruck aus der therapeutischen Praxis dargestellt ist.

In meinen psychotherapeutischen-psychoanalytischen **Weiterbildungen** war ich darauf **nicht vorbereitet** worden, wie der Therapeut mit dem Danach in technischer Hinsicht umzugehen habe[39]. Weder in Vorlesungen, Seminaren, Supervisionen noch in der Literatur war ich diesem Thema begegnet. Ganz im Gegenteil wurde dieses Thema, wenn es denn mal auftauchte, schnell wieder verlassen. Auch in der **postgraduierten Fortbildung** wurde **diese Thematik niemals aufgegriffen**. In den Psychotherapie-Richtlinien der BRD gibt es dazu keinerlei Hinweise.

Manchmal wurde mehr indirekt als direkt die Haltung vermittelt, dass die psychoanalytische Ziellosigkeit beim Beenden und auch danach weiterhin Priorität habe. Am besten solle alles offen gelassen, nichts aktiv angesprochen und vereinbart werden, damit der Patient sich trennen kann und nie mehr wieder zurückkehrt. Diese endgültige Beendigung ohne Rückkehr sahen noch S. Freud (1914), Ferenczi (1928) und Ferenczi/Rank (1924) anfangs als idealen postterminalen Verlauf an, während Freud später[40] ebenso wie andere Therapeuten diesen allzu optimistischen Fall relativierte.

Dieser Haltung folgend hatte ich bis Mitte der 90er Jahre die von mir durchgeführten Therapien abgeschlossen, ohne dass über das Danach gesprochen oder gar eine postterminale Phase vereinbart wurde. Mir wurde zunehmend bewusst, dass diese **Haltung zur endgültigen Beendigung ohne Rückkehrmöglichkeit in therapeutischer Hinsicht falsch**, weder im Interesse des Patienten noch in technischer Hinsicht angemessen und nötig ist. Deswegen begann ich mich davon zu lösen und mich mehr auf die Vorstellungen und Bedürfnisse meiner Patienten einzustellen. Parallel zur Beschäftigung mit der Literatur zu Trennungsprozessen in der Abschlussphase erkannte ich in meinen Therapien immer mehr, wie beruhigend und psychisch stabilisierend es für die meisten Patienten ist, wenn sie wissen, dass sie in einer limitierten Zeit jederzeit nach der letzten Stunde als Patient zum Therapeuten zurückkehren können, ohne dass eine neue Behandlungsvereinbarung getroffen werden muss.

Weil für den Patienten der Schritt in die neue Selbstständigkeit mit Unsicherheit und Angst verbunden ist – trotz aller antizipatorischen Vorbereitung –, ging ich dazu über, **in den letzten Stunden** mit Patient und Kostenträger eine gewisse **postterminale Zeit zu vereinbaren**, in der sie jederzeit zu einigen Gesprächen kommen konnten, falls sie alleine nicht zurechtkamen. Schon bei der Terminsetzung wurde diese Möglichkeit mit dem Patienten berücksichtigt, besprochen und in die Planung des Therapieendes mit einbezogen. Fast alle Patienten wollten sich in der Phase der Entscheidungsfindung zum Endtermin einige Stunden für Notfälle in der postterminalen Zeit übrig lassen.

Sowohl aus formalen, als auch aus therapeutischen Gründen sah ich es bald als notwendig an, die postterminale Phase zeitlich zu begrenzen. Die **zeitliche Befristung** ist für Patient und Therapeut gleichermaßen ein Schutz vor den weit reichenden psychischen Folgen der Grenzenlosigkeit, Ungetrenntheit und nicht beendbaren Psychotherapien. Denn die ideale Wunschvorstellung, dass der Patient einmal eine Psychotherapie macht und dann geheilt ist für immer, wird bei allen Therapeuten eine verführerische Rolle spielen. Eine klare Begrenzung des Endes der postterminalen Phase von fest vereinbarten Richtlinien-Psychotherapien ist deswegen für alle Beteiligten ebenso hilfreich wie die Begrenzung von psychotherapeutischen Leistungen bezogen auf das gesamte Leben des Individuums.

Auch in **formaler Hinsicht** ist das Festlegen eines endgültigen Zeitpunktes am Ende der postterminalen Phase für Therapeut und Kostenträger unabdingbar, weil das offiziell festgelegte Therapieende Konsequenzen hat. Der Therapeut sollte zu diesem Zeitpunkt die Beendigung der Therapie dem Kostenträger melden, die Dokumentation beenden und die Akte abschließen. Falls nicht schon längst geschehen, sollten gegebenenfalls Abschlussberichte geschrieben werden (s. Kap. 12.4). Das offizielle Beenden bedeutet, dass jede spätere therapeutische Leistung als neuer Krankheitsfall gilt und wieder neu beantragt werden muss. Patient und Therapeut können ab diesem Zeitpunkt nicht mehr auf bewilligte und nicht gebrauchte Therapiestunden zurückgreifen, sondern bei erneuter Therapiebedürftigkeit beginnt ein neuer Therapieprozess. Bei selbst finanzierten Therapien ist es meiner Ansicht nach ebenso wesentlich, eine zeitliche Befristung der postterminalen Phase festzulegen. Dies ist aber schwieriger, weil es bisher keine vorgegebenen Grenzen gibt.

In den bis heute geltenden **Psychotherapie-Richtlinien** der BRD kommt das bisher fehlende Bewusstsein für den Umgang mit dem Beenden auch zum Ausdruck. Hinweise auf den Umgang mit der postterminalen Phase fehlen gänzlich. Seit kurzem muss der Therapeut zwar der Krankenkasse das Ende der Therapie melden. Aber es finden sich in den Psychotherapie-Richtlinien keinerlei Hinweise, wann eine Therapie als beendet gilt. Dafür gibt es eine in der Praxis unsinnige Regelung, dass der Patient für zwei Jahre nach der Beendigung einer Psychotherapie für weitere Leistungen gesperrt ist. Die volle Leistungspflicht beginnt von neuem, wenn der Patient zwei Jahre nach offizieller Beendigung keine Psychotherapie in Anspruch genommen hatte.

Diese Regelung verführt zum Missbrauch, indem die Therapie zwischen den bewilligten Therapien inoffiziell auf eigene Kosten fortgeführt wird und nach Ablauf von zwei Jahren ein erneuter gutachterlicher Antrag auf Fortsetzung oder Wiederbeginn der Therapie gestellt wird, ohne die selbst bezahlte Psychotherapie dazwischen zu erwähnen oder offen zu legen. In Zukunft sollten deswegen meiner Ansicht nach eindeutige Vorgaben für den Umgang mit der Beendigung in den Psychotherapie-Richtlinien genannt werden. Nicht nur bei Langzeittherapien, sondern auch bei wiederholten, so genannten „fraktionierten“[41] kürzeren Therapien jeder Art sollte die Gesamtheit aller durchgeführten Psychotherapien berücksichtigt werden und eine gewisse Begrenzung im Langzeitverlauf vorgegeben werden. Wenn der Patient immer wieder zum Therapeuten zurückkehrt, sollte dies als pathologische Abhängigkeit verstanden werden, die in dieser Form nicht unkritisch unbegrenzt fortgesetzt werden sollte.

Damit **Dokumentationen von Therapieergebnissen** vergleichbar werden und einen praktischen Sinn haben, sollte auch der **Zeitpunkt**, an dem sie vorgenommen werden sollen, in den Richtlinien festgelegt sein. Ich selbst gebe meinen Patienten den Fragebogen zum Therapieende in den letzten Stunden, damit ein weiterer Kontakt nicht erforderlich ist. Damit versuche ich die Ablösung und den Verlauf der postterminalen Phase zu schützen. Wenn die vereinbarte postterminale Zeit verstrichen ist, melde ich es der Krankenkasse und fülle die Therapeuten-Dokumentation aus.

Die eben beschriebene eigene Praxis mit der postterminalen Phase brachte folgende **empirischen Ergebnisse** im Zeitraum von 10 Jahren (1991 bis 2001; s. Anhang, Tab. 7): Von allen abgeschlossenen und fest vereinbarten Kurz- und Langzeittherapie-Patienten habe ich in 76% nichts mehr gehört. 11% dieser Patienten haben sich noch mal telefonisch oder per Karte oder Brief bei mir gemeldet. Weitere 11% kamen erneut wieder zu 1 bis 5 Gesprächen. Bei 2% wurde die regelmäßige Therapie wieder aufgenommen, fortgesetzt und nach 25 bis 50 Stunden erfolgreich beendet. Es ist keine eindeutige Relation zwischen dem Therapieergebnis und dem Wiedermelden oder Zurückkehren zu erkennen; sowohl Patienten mit guten als auch mit weniger guten Therapieergebnissen melden sich wieder oder auch nicht. Erstaunlicherweise waren alle Patienten, die sich wieder gemeldet hatten oder wieder gekommen waren, in Langzeittherapie bei mir gewesen, während dies kein einziger Patient nach einer Kurztherapie getan hat. Über die Gründe dafür kann ich nur spekulieren: Sind die Patienten, die in kurzer Zeit genesen, psychisch deutlich stabiler und weniger umfassend gestört als Patienten, die eine Langzeittherapie brauchen? Kehren vielleicht Langzeittherapie-Patienten eher wieder zum selben Therapeuten zurück, weil die Beziehung stabiler und enger war? Gehen Kurztherapie-Patienten vielleicht eher zu anderen Therapeuten als zum selben?

Im **posttherapeutischen Langzeitverlauf** (s. Anhang, Tab. 7) nach Abschluss der postterminalen Phase meldeten sich 84% der Patienten nicht mehr. 16% meldeten sich wieder, alle waren weiblich; sie hatten alle eine mehr oder weniger erfolgreiche Langzeittherapie früher bei mir gemacht, manche hatten sich in der postterminalen Phase gemeldet, andere nicht. 3% riefen noch mal an oder schrieben eine Karte oder einen Brief. 9% kamen erneut zu 1 bis 3 Gesprächen. Bei 4% wurde eine zweite Therapie begonnen, die nach 25 bis 50 Stunden erfolgreich beendet werden konnte. Alle Patienten konnten sich nach insgesamt maximal drei- bis vierjähriger Therapiedauer trennen.

Aus diesen Ergebnissen schließe ich – trotz weniger Daten –, dass nicht das Angebot, wieder zum Therapeuten zurückkehren zu können, die Patienten zur Fortsetzung oder Wiederaufnahme der Therapie verführt. Ganz im Gegenteil ist die **Möglichkeit zurückkehren** zu können ebenso wie die Vorbereitung in der Abschlussphase eine wesentliche Vorbedingung dafür, dass die Trennung gelingt. Wenn ein Patient wiederkommt, ist das Ausdruck einer passageren neuen, weiter bestehenden oder erneuten andauernden psychischen Störung. Die Haltung des Therapeuten zum Ziel des rechtzeitigen Beendens und sein technischer Umgang damit sind entscheidend für die Trennungsfähigkeit des Patienten.

13.4 Verlauf der postterminalen Phase

Der Verlauf der postterminalen Phase ist individuell unterschiedlich, variabel und durch nicht vorhersehbare innere und äußere Entwicklungen geprägt, er folgt einer vielfach vernetzten Eigendynamik („arbitrary“)[42].

Das Ende der letzten Stunde bedeutet für den Patienten fast immer einen gewichtigen äußeren Einschnitt, der weitere intrapsychische Trennungsvorgänge nach sich zieht. Während der Patient bis zur letzten Stunde mehr oder weniger regelmäßige und fest vereinbarte Therapiesitzungen zusammen mit dem Therapeuten hatte, muss er jetzt die letzte intrapsychische Trennungsarbeit alleine bewältigen. Gerade deswegen ist die **antizipatorische Vorbereitung in der Abschlussphase** eine entscheidende Voraussetzung für das Gelingen der postterminalen Trennung des Patienten[43]. Indem der Therapeut den Patienten bewusst und gezielt seine eigenen Wege gehen lässt, löst er selbst sich von ihm ab wie Eltern von ihren adoleszenten Kindern, wie Lehrer von ihren Schülern, wie Ausbildungsleiter oder Professoren von ihren Auszubildenden oder Studenten.

Trotz aller Vorbereitung in einer antizipatorischen Abschlussphase ist das Ende der letzten Stunde wie ein unvorbereiteter Sprung ins kalte Wasser, weil die Realität ohne Therapie etwas anderes ist als die Vorstellung davon. Mit der letzten Stunde endet das mit den verbindlichen Vereinbarungen verbundene Sicherheitsgefühl, die Möglichkeit, sich regelmäßig mit einem Menschen zu treffen, mit ihm zu sprechen und im Mittelpunkt des Interesses zu stehen. Dieser Verlust ist häufig mit **negativen Trennungsaffekten** verbunden – wie Kummer, Schmerz, Wut und Trauer, Schwankungen des Befindens und der Stimmung, kritischen Zuspitzungen. Wechsel zwischen progressiver und regressiver Entwicklung, zwischen Hoffnung, Freude und Wut können sich ähnlich wie in der Abschlussphase vor dem Ende wiederholen (s. Kap. 7). Vor allem bei allein lebenden, isolierten Menschen mit starkem Kontaktbedürfnis kann in der postterminalen Phase ein unerträgliches Mangel- und Leeregefühl entstehen, weil bisher durch die therapeutische Beziehung befriedigte Wünsche nach menschlichem Kontakt, Verlässlichkeit, Kontinuität und Vertrautheit nun unbefriedigt bleiben[44].

Andererseits werden **freudige und glückliche Gefühle** ausgelöst durch die Erfahrung, ohne Therapie wieder lebensfähig zu sein und ein ungeahntes Niveau psychischer Selbstständigkeit erreicht zu haben. Dies führt zur Stabilisierung des Selbstwertgefühls und des Vertrauens in die eigene psychische Stärke, was wiederum die Automatisierung psychischer Vorgänge in einem sich selbst verstärkenden Kreislauf nach sich zieht[45], so dass die Bewältigung der Alltagsprozesse zunehmend selbstständiger, wie von alleine und unbewusst ablaufen kann[46].

Nicht selten geschehen in der postterminalen Phase – ähnlich wie in den letzten Stunden (s. Kap. 12) – längst überfällige Veränderungen im Leben des Patienten – wie Trennung, Heirat, eine neue Beziehung, Kündigung. Im Unterschied zur vorangegangenen Abschlussphase sind damit einhergehende **Schwankungen der Befindlichkeit** beim unkomplizierten Verlauf der postterminalen Phase aber passager, von kurzer Dauer und geringer Intensität. Die Fähigkeit, diese Schwankungen zu spüren, zu erkennen und sich zugleich davon auch aktiv wieder zu lösen, sollte der Patient in der Therapie erworben haben[47].

Der postterminale Trennungsprozess gelingt also nur, wenn der Patient psychische Schwankungen, Konflikte und Störungen hinnehmen und selbst regulieren kann. Je mehr das Danach schon in der Abschlussphase bewusst vorbereitet wurde, umso besser sind die Voraussetzungen für ihre Bewältigung in der postterminalen Phase. Dazu gehört, dass der Patient vom Therapeuten spätestens in den letzten Stunden über die Möglichkeit solcher Schwankungen des Befindens informiert worden sein sollte. Durch dieses Wissen können Ängste vor einem Rückfall ebenso entschärft werden wie durch die klaren Vereinbarungen darüber, ob und wie sich der Patient gegebenenfalls beim Therapeuten wieder melden kann.

In der postterminalen Phase zeigt sich, inwieweit der Patient schon über die Fähigkeit zur **selbsttherapeutischen Regulation** psychischer Vorgänge und kritischer Spannungen verfügt und sie aktiv anwendet (s. Kap. 9.3). Die im Setting vorgegebene forcierte Selbstbeobachtung und Selbstreflexion während der Therapie ist zu Ende. Wenn die in der Therapie erreichten Erfolge auch unter zukünftigen Spannungen des Lebens aufrechterhalten werden sollen, muss der Patient aus eigener Kraft und Initiative sein eigener Therapeut sein. Viele Patienten stellen sich den Therapeuten vor, was er zu dem jetzigen psychischen Zustand gesagt hätte, erinnern sich an das, was ihnen damals geholfen hat, machen mit sich selbst eine Therapiesitzung und versuchen diese Techniken selbstständig anzuwenden. Damit diese selbsttherapeutische Beeinflussung gelingt, muss sich der Patient, ebenso wie in der Therapie, genügend Zeit und Raum im Alltag dafür nehmen – sei es für Selbstreflexion oder/und Verhaltensübungen. Im Unterschied zur Therapie ist die selbsttherapeutische psychische Arbeit schwieriger und langwieriger[48]. Wenn der Patient sich darauf nicht in der Abschlussphase vor der letzten Stunde vorbereitet hat, können Enttäuschung und Zweifel an den bisherigen Therapieergebnissen den postterminalen Verlauf stören und den Keim legen für einen gravierenderen Rückfall später.

Gelingt der postterminale Anpassungsprozess an die Selbstständigkeit als letzter Teil der Abschlussphase, ist der Endpunkt der gesamten Psychotherapie erreicht. Auch wenn das **Ende der postterminalen Phase** mit dem Therapeuten formal zeitlich festgelegt wurde, ist das erreichte Ende der postterminalen Phase meist **nicht vom Patienten bewusst wahrnehmbar**. Es sind indirekte Hinweise für die gelingende Ablösung, wenn der Patient sich wohlfühlt, sein Leben ohne Therapie bewältigt, die Therapie und den Therapeuten zunehmend vergisst, immer seltener daran denkt und keinen Kontakt mehr mit dem Therapeuten aufnimmt. Manche Patienten schicken dem Therapeuten in der postterminalen Phase noch Weihnachtskarten, Hochzeits- oder Geburtsanzeigen oder berichten im Brief über ihre weitere Entwicklung. In der Regel sind das aber die letzten Kontakte. Meldet sich der Patient am Ende der vereinbarten postterminalen Phase nicht mehr beim Therapeuten, kann der Therapeut den Behandlungsprozess formal abschließen. Dies bedeutet aber keineswegs das Ende anderer, darüber hinausgehender innerer und äußerer Entwicklungsprozesse im Patienten, die sich im besten Fall lebenslang, sozusagen unendlich fortsetzen.

Nicht immer gelingt der postterminale Anpassungsprozess[49]. Es gibt ein breites Spektrum unterschiedlicher, **mehr oder weniger gravierender psychischer Störungen** in dieser Zeit. Das Leiden unter nicht veränderbaren Lebensrealitäten, Enttäuschung über Nicht-Erreichbares sowie Widerstände gegen das Sich-Abfinden spielen häufig eine Rolle, wenn der Patient noch einmal beim Therapeuten Hilfe sucht.

In westlichen Industrienationen, in denen Psychotherapie schon längere Zeit etabliert ist, scheint es zunehmend nicht lösbare therapeutische Beziehungen zu geben, die wie eine **suchtartige Abhängigkeit von der Psychotherapie** erscheinen[50] (s. Kap. 2.9 und 5.4). Auch wenn Psychotherapien wiederholt scheitern, verharren solche Patienten in der trügerischen Illusion, dass Frustration, Not und Leiden mit Hilfe von Psychotherapie in Befriedigung umgewandelt werden können.

Um den eigenen psychischen Zustand beurteilen zu können, muss der Patient wie auch der Therapeut zwischen verschiedenen Polaritätenpaaren unterscheiden können:

- zwischen passagerer Reaktion und negativer pathologischer Störung oder Entwicklung;
- zwischen postterminaler Anpassung und pathologischer Trennung;
- zwischen Reaktionen auf die postterminale Umstellung und durch andere Realitäten bedingten psychischen Reaktionen;
- zwischen der Realität angemessenen Reaktionen und durch Phantasien bedingte Wahrnehmungsstörungen;
- zwischen Rückfall und fortbestehender psychischer Unveränderbarkeit und vielen anderen mehr.

Wenn Psychoanalytiker aber – wie auf der Frühjahrstagung 2003 der Deutschen Psychoanalytischen Vereinigung (DPV; s. Kap. 2.4) – ausschließlich von unerledigten „Resten“ in der Gegenübertragung nach dem Therapieende sprechen[51], fehlt die erforderliche Unterscheidung zwischen diesen verschiedenen Ebenen. Da die Differenzierungen keineswegs leicht sind, brauchen aber manche Patienten dafür noch die Unterstützung des Therapeuten.

Wenn der Patient in der postterminalen Phase wiederkommt, **reichen meist nur wenige Gespräche aus**, damit der Patient wieder alleine zurechtkommt. Die meisten Patienten, die sich bei mir in der postterminalen Phase wieder gemeldet haben, brauchten nur wenige Gespräche, um die aktuellen Probleme und vor allem die Angst vor dem Rückfall lösen zu können[52]. Die Möglichkeit zur Rückkehr in der postterminalen Phase fördert die selbsttherapeutischen Fähigkeiten mehr als das passive Einlassen und die Pseudosicherheit durch fest vereinbarte Termine. Wenn der Therapeut von sich aus ein weiteres Gespräch vorschlägt und vereinbart, sich deswegen womöglich beim Patienten meldet oder ihn besucht[53], kann er ungewollt die Selbstständigkeit und die innere Ablösung des Patienten schwächen und ihn indirekt dazu verführen, den neuen Anforderungen auszuweichen und in die alte Abhängigkeit zurück zu wollen. Alte Übertragungsmuster und regressive Abwehrmechanismen werden dadurch unnötig entfacht[54].

Entscheidend beim Zurückkehren ist deshalb, dass der Patient selbst bestimmt, ob, wann und wie er wiederkommt[55]. Die **Eigeninitiative des Patienten** beim Wiedermelden in der postterminalen Phase fördert einerseits die Selbstständigkeit, andererseits wird das Bewusstsein und das Eingeständnis der eigenen psychischen Störung gefordert[56]. Vor allem für Patienten mit persistierenden Ängsten vor Abhängigkeit oder Patienten, die in den letzten Stunden allzu selbstbewusst davon überzeugt waren, dass sie ihr Leben in Zukunft ohne Rückfall allein bewältigen werden, kann das Eingeständnis des Irrtums und das Zurückkehren von großer therapeutischer Bedeutung sein[57]. Wenn Patienten – oft mit zwanghafter und/oder narzisstischer Struktur – sich ihre Angst vor Abhängigkeit und Hilflosigkeit eingestehen und deshalb zum Therapeuten zurückkehren, kann die emotional korrigierende Neuerfahrung darin bestehen, dass sie keineswegs erneut therapiebedürftig sind, sondern nur noch für kurze Zeit die Unterstützung des Therapeuten brauchen, um in Zukunft selbständig zu sein. Damit wird ihre immer noch übersteigerte, unrealistische Angst vor auch nur partieller Hilflosigkeit und Abhängigkeit offenkundig und veränderbar.

Es gibt aber auch Patienten, bei denen Gespräche in der postterminalen Phase deutlich machen, dass der bisherige Therapieprozess einschneidende **psychische Störungen** oder Leiden im Leben **nicht genügend verändern konnte**. Viele Autoren, die zur Abschlussphase schreiben, weisen darauf hin, dass vor allem schwerst und chronifiziert psychisch Kranke, insbesondere mit schweren Zwangsstörungen, narzisstischen, Borderline- und anderen Persönlichkeitsstörungen zu nur kaum oder gar nicht lösbaren Beziehungen neigen[58]. Doch in umfangreichen Büchern beispielsweise zur Borderline-Störung ist außer ein paar vereinzelten Stichworten nichts Substanzielles zur besonderen Bedeutung von Trennungskonflikten beim Beenden zu finden[59].

Verbunden mit großem Leidensdruck wollen solche Patienten unbedingt ihre Psychotherapie fortsetzen mit der Vorstellung, dass sie damit ihre Lebensrealität verändern können[60]. Das Misslingen der Selbstständigkeit kann darin zum Ausdruck kommen, dass die Patienten sich immer wieder beim Therapeuten melden. Sie schreiben Karten, Briefe, E-mails oder rufen an, ohne sich bewusst zu machen, dass sie damit die reale Trennung umgehen und den Therapeuten ohne Behandlungsauftrag und Bezahlung dazu benutzen, für sie Zeit zu erbringen. Sie melden sich immer wieder, wollen weitere Termine ohne klare therapeutische Vereinbarung, bezahlen auch selbst, ohne sich ihre **Abhängigkeit** und ihr **Festhalten am realen Kontakt** mit dem Therapeuten, ihre Hilflosigkeit und therapeutische Unveränderbarkeit einzugestehen. Der Therapeut fördert die Vermeidung der Trennung, die **Nicht-Beendbarkeit** der Therapie und die Verleugnung der Unbehandelbarkeit der chronischen psychischen Erkrankung, wenn er diese Wünsche real befriedigt – beispielsweise durch lange Telefonate, weitere Termine, durch Honorarreduktion bei Selbstfinanzierung. Dieses Verhalten wird von vielen Psychotherapeuten – auch Psychoanalytikern – praktiziert, möglicherweise im Gefühl des Mitleides und im Wunsch, dem Patienten damit etwas Gutes zu tun, während ihnen der mitagierte Trennungswiderstand und das Vermeidungsverhalten als Ausdruck nicht gelöster psychischer Trenungskonflikte nicht bewusst zu sein scheint.

Obwohl ich bisher keine nicht beendbaren Therapien erlebt habe und glaube, dass meine Haltung zum Beenden dies verhindert, bin ich der Ansicht, dass insbesondere bei **schweren Störungen** rechtzeitig und wiederholt über **Ziele, Ergebnisse, Prognose** und **rechtzeitige Beendigung** dieser Therapie nachgedacht werden muss (s. Kap. 10). Bei zu wenig therapeutischer Veränderung oder Stillstand müssen Patient und Therapeut gemeinsam in aller Offenheit abwägen und entscheiden, ob die Fortsetzung oder Wiederaufnahme der Therapie beim selben Therapeuten prognostisch ausreichend erfolgversprechend ist. Ein Methoden-, Setting- oder

Therapeutenwechsel ist in einer solchen Situation ebenso in Erwägung zu ziehen – wie das Sich-Abfinden mit psychotherapeutisch nicht veränderbaren Strukturen, Berentung, psychiatrischer, medikamentöser Behandlung und nicht-therapeutischen psychosozialen Maßnahmen.

13.5 Technische Aspekte

Für die Prognose des posttherapeutischen Langzeitverlaufes ist es sinnvoll, dass der Therapeut eine **postterminale Phase** von einigen Wochen, Monaten bis zu etwa einem halben Jahr grundsätzlich als möglichen Teil des Therapieprozesses **mit einbezieht**. Schon bei der Planung der Terminsetzung sollte der Therapeut deswegen mit dem Patienten besprechen, ob noch einige Stunden vom bewilligten Stundenkontingent für den Notfall in der postterminalen Phase übrig bleiben sollen. Auch wenn die Selbstständigkeit des Patienten bei der Planung Priorität hat, sollten Therapeut und Patient möglichst mutuell klare inhaltliche und zeitliche Rahmenbedingungen für die postterminale Phase vereinbaren. Beim Festlegen des Endpunktes der postterminalen Phase sind individuelle kritische Zeitpunkte – wie Jahrestage von Todesfällen oder wichtigen Ereignissen – ebenso zu berücksichtigen wie die jeweils geltenden Psychotherapie-Richtlinien. Therapeut und Patient müssen gemeinsam das Maß von zu kurz, zu lang oder genug abschätzen und bewerten.

Der Therapeut sollte von sich aus grundsätzlich **keine Follow-up-Gespräche** auch nach dem Ende der postterminalen Phase **initiieren und durchführen**. Die Initiative dazu sollte dem Patienten überlassen bleiben[61]. Die ungestörte postterminale und posttherapeutische Ablösung des Patienten muss beim Therapeuten Priorität vor allem anderen haben. Das ist er seinem Patienten schuldig. Da dem Patienten die Initiative, sich in der postterminalen Phase wieder melden zu können, in der Regel selbst überlassen wird, sollten auch keine weiteren Termine vereinbart werden und keine Notwendigkeit zur Kontaktaufnahme aus formalen Gründen mehr bestehen.

Meldet sich der Patient in der postterminalen Phase wieder, ist **ein der Situation angepasstes Vorgehen** sinnvoll. Ob der Therapeut auf Mitteilungen, Karten, Briefe reagiert, ist eine Frage der Beziehung zwischen Therapeut und Patient, des Stiles und des Ermessens. Der Therapeut muss in jedem Einzelfall entscheiden, wie er sich beim Wiederkommen des Patienten verhält. Die individuelle Varianz, ihre Eigendynamik, die Unvorhersehbarkeit und Abhängigkeit von äußeren Einflüssen erfordern ein flexibles und pragmatisches Vorgehen des Therapeuten, das durch eindeutige Vereinbarungen in den letzten Stunden eine Struktur erhalten hat. Gleichzeitig besteht aber das anzustrebende Ziel darin, dass nur einige Gespräche durchgeführt werden und der einmal gesetzte Endpunkt der postterminalen Phase dadurch nicht ohne weiteres wieder verändert werden kann.

Sowohl die aktuelle Situation als auch der vorangegangene Therapieverlauf und seine Ergebnisse, sowie die therapeutische Veränderbarkeit des Patienten bezogen auf das gesamte Leben müssen berücksichtigt werden. Die **Differenzierung zwischen gegensätzlichen Möglichkeiten** ist in diagnostischer Hinsicht essentiell – insbesondere zwischen Reaktion und pathologischer Störung, weiterbestehenden und neuen psychischen Störungen. So bedeutet ein negativer Verlauf in der postterminalen Phase nicht zwangsläufig eine negative Übertragung und ein positiver Verlauf nicht eine positive Übertragung. Einerseits muss der Therapeut die Selbstständigkeit des Patienten im Auge haben und fördern, andererseits die Hilferufe und das Leiden des Patienten ernst nehmen und über therapeutische Möglichkeiten ebenso wie über Unveränderbarkeit und Begrenzung nachdenken.

Eine **möglichst kurze Krisenintervention** von maximal fünf Stunden kann sich positiv auf den längerfristigen Langzeitverlauf auswirken und ist insofern prognostisch günstig – z. B. bei schwer zu bewältigender oder pathologischer Trauer bei Todesfällen, Trennungen, Traumata, bei Entscheidungsproblemen vor lebenswichtigen Einschnitten. Eine so kurze Therapiedauer ist möglich, weil Patient und Therapeut nicht von vorne beginnen, sondern die gewachsene vertrauensvolle Beziehung sich fortsetzt und an der Stelle anknüpft, an der der Patient die Therapie verlassen hat. Andererseits kann die zu schnelle erneute therapeutische Hilfe die Fähigkeit schwächen, die Krise selbst zu bewältigen. Dieser Aspekt wird in der BRD von der neuen Generation der Traumatherapeuten, die sofort zur Stelle sind, sobald Leiden ausgelöst wird, zu wenig beachtet. Das **Maß** zwischen zu früh und zu spät, zu wenig und zuviel therapeutischer Hilfe muss in jeder Situation immer wieder beachtet, abgewogen und entschieden werden.

Entscheidend ist **die Art des Therapeuten, wie er mit dem Patienten beim Wiederkommen umgeht**. Der Therapeut kann mehr oder weniger neutral und distanziert sein, von Gleich zu Gleich in menschlicher Hinsicht, kann Gefühle mehr oder weniger zum Ausdruck bringen und vieles mehr. Der Therapeut muss sich zum jeweiligen Verhalten in jedem einzelnen Fall entscheiden. Die Art und Persönlichkeit des Therapeuten prägen den Umgang damit ebenso wie die des Patienten. Ich persönlich halte an einer gewissen Distanz, Neutralität und Abstinenz der Arzt-Patient-Beziehung fest, auch wenn ich zugleich gegebenenfalls direkt auf die gemeinsame Beziehung und die damit verbundenen Affekte und Konflikte eingehe.

Für essenziell halte ich auch, dass der Therapeut die Eigenverantwortung des Patienten für sich, sein Leben und seine Eigenarten anerkennt und das **Maß der therapeutischen Interventionen** so **gering** wie möglich hält. Ein Therapeut, der den Patienten aktiv zu persönlicher Beziehung anregt oder verführt, macht sich in ethischer Hinsicht angreifbar[62].

Die **divergenten Interessen** des Patienten, des Therapeuten, des Kostenträgers, der Wissenschaft oder der Fachgesellschaft muss der Therapeut mit dem Patienten bei der Wiederkommensthematik in den letzten Stunden oder auch beim späteren Zurückkehren besprechen und gegeneinander abwägen. Die insbesondere von Psychoanalytikern, aber auch von anderen Psychotherapeuten[63] nicht selten praktizierte Publikation von beendeten, ausführlichen Fallbeispielen und Therapieverläufen, in denen sich der Patient inhaltlich wiedererkennen kann, dienen oft mehr den narzisstischen Interessen des Therapeuten und seiner beruflich wissenschaftlichen Karriere, als denen des Patienten – auch wenn die Patienten nicht mit Namen genannt sind und eingewilligt haben.

Der Therapeut muss zwischen **Therapie- und Lebenszielen**, zwischen **erreichbaren und unerreichbaren Zielen**, zwischen **veränderbaren und unveränderbaren psychischen Leiden** unterscheiden, um klare diagnostische und indikatorische Position beziehen zu können. Jeder Therapeut muss wissen, dass es Patienten gibt, die trotz gescheiterter Therapie den Wunsch nach Fortsetzung oder Wiederaufnahme der Psychotherapie haben, weil sie weiterhin unter psychischen Störungen leiden, in schwierigen sozialen Umständen leben oder nicht lebensfähig sind. Sie beenden ihre Therapie auch dann nicht, wenn der Therapeut es möchte und einen Termin setzt. Im direkten Kontakt mit diesen Patienten ist es für den Therapeuten sehr schwer, ihren Wunsch nach Fortsetzung der Therapie abzulehnen und dies so zu begründen, dass es der Patient versteht und annehmen kann, ohne zutiefst gekränkt zu sein. Diese wohldurchdachte und entschiedene Position ist die Voraussetzung dafür, dass der Therapeut nicht durch bewusste oder unbewusste Motive des Patienten benutzbar, erpressbar und verführbar ist. Die in den Psychotherapie-Richtlinien der BRD festgelegte Bestimmung, dass eine Therapie ohne ausreichende Hoffnung auf Erfolg keine Kassenleistung darstellt, ist nur ein äußerer Rahmen, der nicht die individuelle Begründung ersetzt.

Es kann auch vorkommen, dass der Therapeut das irrationale Festhalten eines Patienten nur zu lösen vermag, indem **er selbst einseitig die Therapie und den weiteren Kontakt beendet**[64] (s. Kap. 8.4.3). Mir scheint, dass der Therapeut manchen Patienten den Vollzug dieser Begrenzung abnehmen muss, weil sie das nicht selber zu leisten vermögen. Langfristig kann dieses Vorgehen dem Patienten dabei helfen, sich selbst mit seinen Eigenheiten und Begrenzungen abzufinden, ohne Therapie weiterzuleben oder andere soziale Hilfen aufzusuchen. Wenn der Therapeut zu solchen massiven, letztlich unerwünschten Eingriffen gezwungen ist, sind beim Patienten sicherlich wenig beeinflussbare psychische Strukturen vorhanden.

Solche Patienten können sich vor der Einsicht der eigenen Hiflosigkeit, vor dem Zerfall der letzten narzisstischen Quellen des Selbstwertgefühles oft nur mit Wut und aggressiver Projektion retten, indem sie **klagend und schimpfend zu anderen Therapeuten fliehen**, auch wenn der Therapeut sich bemüht hat, den Patienten über weitere stützende Maßnahmen und Lebenshilfen zu beraten. Es ist für mich erstaunlich und unverständlich, dass es Patienten immer wieder schaffen, andere Therapeuten oder Berater[65] (s. Kap. 2.8) und Kostenträger zu finden, die die Verleugnung der therapeutischen Unveränderbarkeit mit omnipotenten Helfervorstellungen auf neuer Ebene fortzusetzen scheinen. Ich glaube, dass psychisch so schwer gestörte, therapeutisch unerreichbare Patienten sich nicht selten an Ethikkommissionen wenden, weil sie die eigene therapeutische Unveränderbarkeit auf die Insuffizienz des Therapeuten projezieren und ihn statt sich selbst dafür anschuldigen, dass er seiner therapeutischen Verpflichtung nicht nachgekommen ist.

Jeder Therapeut muss sich der persönlichen Verantwortung für die angemessene Ablösung des Patienten auch in der postterminalen Phase bewusst sein. Gerade am Umgang des Therapeuten mit Begrenzung und Grenzen steht sein Bewusstsein von Menschlichkeit, Ethik, eigener persönlicher und fachlicher Kompetenz und ihrer Begrenztheit auf dem Prüfstand. Das Leid der Menschen dieser Welt können Psychotherapeuten nicht ändern und beheben. Sie können keine Wunder vollbringen, sondern nur zu partiellen oder graduellen Veränderungen verhelfen, die nicht selten eine lebensrettende Wende zum Positiven bewirken. Manchmal kann Psychotherapie keine oder nur geringe Veränderungen bewirken. Je größer die reale Not der Menschen ist, umso weniger hilft Psychotherapie, sondern nur die Beendigung der Notlage selbst.

13.6 Zusammenfassung

Die antizipatorische Vorbereitung in der Abschlussphase ist eine entscheidende Voraussetzung für das Gelingen der postterminalen Ablösung. Wegen der besonderen Vulnerabilität des Patienten in der Zeit direkt im Anschluss an die letzte Stunde sollte in jeder Psychotherapie eine vor der letzten Stunde vereinbarte, zeitlich befristete postterminale Anpassungsphase von bis zu einem halben Jahr als Teil der Gesamttherapie mit einbezogen werden. Hat der Patient die Möglichkeit, während dieser Zeit jederzeit zum Therapeuten zu einigen wenigen Gesprächen zurückzukehren, ist dies in psychischer Hinsicht stabilisierend und dient in prognostischer Hinsicht einem positiven posttherapeutischen Langzeitverlauf. Damit die wachsende Selbstständigkeit und erfolgreiche Ablösung in der postterminalen Zeit und später nicht unnötig gestört wird, sollte der Therapeut nach der letzten Stunde von sich aus keinen Kontakt mehr zum Patienten aufnehmen. Katamnestische Untersuchungen sollten aus diesem Grund nicht vom Therapeuten selbst, sondern von anderen Teams initiiert und durchgeführt werden. Wegen des individuell unterschiedlichen Verlaufes und der nicht vorhersehbaren inneren und äußeren Entwicklung des Patienten ist ein an den Einzelfall adaptiertes, flexibles und pragmatisches Vorgehen sinnvoll.

Fußnoten

1 s. Anhang, Tab. 1 u. 2, Abb. 1.

2 Larsson Holmkvist 2003, pers. Mitteilung.

3 vgl. Literaturzusammenstellungen mit unterschiedlichen Schwerpunkten bei Borenstein et al. 1980/1981, Conway 1999, Craige 2002, Firestein 1978, 2001, Gabbard et al. 1995, Gaskill 1980, Schachter, J. et al. 1997, Stoltzenberg 1984.

4 auch bei Bruns 2003 (in Gutwinski-Jeggle et al.), S. 17, Leikert et al. 2003.

5 s. Anhang, Tab. 1 u. 2.

6 Borenstein et al. 1980/1981, Buxbaum 1950, Firestein 1978, 2001, Guiard 1979 (zit. nach Etchegoyen 1991, S. 636f), Kupers 1988, Langs 1974, Murdin 2000, Novick 1982, Rangell 1966, Reich 1950, Schmideberg 1938, Ticho, G. 1967, Weigert 1952, Wolberg 1954.

7 Firestein 1978, 2001, Gillman 1982, Schlessinger et al. 1974.

8 Conway 1999, Craige 2002, Hartlaub et al. 1986, Kantrowitz et al. 1990, 1990a, 1990b, Kantrowitz 1992, Lord et al. 1978, Norman et al. 1976, Oremland et al. 1975, Pfeffer 1961, 1963, Schachter, J. 1990, 1992, Werbart 1997, Wzontek et al. 1995; s. Kap. 2.3.

9 s. Anhang, Tab. 1 und 2.

10 Auchter 2001, 2002 (in Diederichs), S. 108–113, Balkoura 1974, Bergman 1988, Borenstein et al. 1980/1981, Conway 1999, Ekboir et al. 1982, Etchegoyen 1991, Kap. 47.3 und 27.4, S. 636–638, Firestein 1978, S. 249–256, 2001, S. 231–237, Fordham 1969, Gabbard et al. 1995, Kap. 8, S. 148–164, Hoffs 1972, Hurn 1973, Jaenicke 2002 (in Diederichs), Johan 1989, Kramer, M. 1959, Langs 1974, Kap. 25, S. 506–522, Macalpine 1950, Meltzer 1984, Kap. 14, S. 211–221, Müller 1999, Müller-Ebert 2001, S. 51–53, 129ff, 173ff, Novick 1992, Rangell 1966, S. 158–165, 1980, 1981, Schmideberg 1938, Simone 1994, Kap. 6, S. 63–76, Stoltzenberg 1984, Kap. 5.2 und 5.3, S. 89–99, Szedscödy 1999, Thomä/Kächele 1985/1996, Kap. 8.9.4, S. 414–418, Ticho, G. 1967, Wittenberg 1999, Wilke 2002 (in Diederichs), Wolberg 1980, Kap. 50.3 – 40.5., S. 843–845, Zetzel 1970, S. 105.

11 Müller-Ebert 2001, Wolberg 1980.

12 Balkoura 1974, Hurn 1973.

13 Johan 1989.

14 Firestein 1969.

15 Bergman 1988, Borenstein et al. 1980/1981, Conway 1999, Craige 2002, Hoffs 1972, Kramer, M. 1959, Meltzer 1984, Rangell 1980/1981, Schmideberg 1938, Szedscödy 1999, Wzontekt et al. 1995.

16 Auchter 2001, 2002 (in Diederichs), S. 108–113, Ekboir et al. 1982, Etchegoyen 1991, Kap. 47.3 und 27.4, S. 636–638, Firestein 1978, S. 249–256, 2001, S. 231–237, Fordham 1969, Gabbard et al. 1995, Kap. 8, S. 148–164, Jaenicke 2002 (in Diederichs), Langs 1974, Kap. 25, S. 506–522, Macalpine 1950, Meltzer 1984, Kap. 14, S. 211–221, Müller 1999, Müller-Ebert 2001, S. 51–53, 129ff, 173ff, Novick 1992, Rangell 1966, S. 158–165, Simone 1994, Kap. 6, S. 63–76, Stoltzenberg 1984, Kap. 5.2 und 5.3, S. 89–99, Thomä/Kächele 1985/1996, Kap. 8.9.4, S. 414–418, Ticho, G. 1967, Wittenberg 1999, Wilke 2002 (in Diederichs), Wolberg 1980, Kap. 50.3 – 40.5., S. 843–845, Zetzel 1970, S. 105; vgl. auch Leikert et al. 2003.

17 vgl. insbes. Bergman 1988, Buxbaum 1950, Calef et al. 1983, Edelson 1963, S. 77ff, Ekboir et al. 1982, Ferraro et al. 1997, Fordham 1969, Garcia-Lawson et al. 1997, Gaskill 1980, Kubie 1967, Luborsky 1984, Markert 1989, 1992, Martinez 1989, Novick 1982, Parin 1981, Reich 1950, Szalita 1976, Ticho, E. 1970, Werbart 1997, Yalom 1970.

18 Schachter 1990, 1992.

19 wie Rangell 1980/1981 und Kantrowitz 1993.

20 wie bei Edelson 1963, Fromm-Reichmann 1950, Glover 1955, Kupers 1988, Menniger/Holzman 1958, Murdin 2000, Reimer et al. 1996, Ruffler 1958/1959.

21 vgl. Ticho, E., 1970, S. 48, Craige 2002.

22 Edelson 1963, Kap. 7, S. 71–80.

23 Unterschied zu Conway 1999; s. Kap. 1.2.

24 vgl. Reich, A. 1950, Borenstein et al. 1980/1981, Larsson Holmkvist 2001.

25 vgl. z. B. Leikert et al. 2003.

26 Firstein 2001, S. 231.

27 Rangell 1966.

28 Rieber-Hunscha 1996, S. 244, Craige 2002, S. 529.

29 vgl. Craige 2002.

30 vgl. z. B. Wallerstein 1992.

31 DPV; vgl. Tagungsband: Gutwinski-Jeggle et al. 2003; s. Kap. 2.4.

32 vgl. Rieber-Hunscha 1996, S. 120–130; s. Kap. 2.10.

33 Dieses Vorgehen wird sogar von Schachter et al. (1997) bei einem Fall geschildert: Der Patient „Nick" (S. 1188) schickt ihm eine Weihnachtskarte, lädt ihn in sein neues Haus ein und der Therapeut geht hin; nach 6 ½ Jahren sucht der Patient wieder therapeutische Hilfe bei ihm.

34 vgl. Gabbard et al. 1995, Kap. 8, S. 148–164.

35 s. Fußnote Nr. 7 u. 8.

36 wie Etchegoyen 1991, S. 637f.

37 vgl. Wallerstein 1992.

38 vgl. Larsson Holmkvist 2001, pers. Mitteilung.

39 vgl. Rieber-Hunscha 1996, S. 104ff.

40 Freud 1937c, G.W., Bd. 16.

41 vgl. Fürstenau 1986 (in Stoltzenberg), S. 92, Kupers 1988, Kap. 6, S. 106–122.

42 Firestein 2001, ähnlich Ticho, G. 1967, Borenstein et al. 1980/1981, Guiard 1979 (zit. nach Etchegoyen 1991, S. 636f).

43 vg. Conway 1999.

44 Edelson 1963, S. 79.

45 vgl. Ticho, G. 1967, S. 317.

46 vgl. Ticho, G., 1967, 1971, Borenstein et al. 1980/1981.

47 vgl. Ticho, G. 1967, Craige 2002.

48 vgl. Firestein 2001, Kap. 10, S. 216–235, Ticho, E. 1970.

49 vgl. Larsson Holmkvist 2001.

50 Vgl. Hartlaub et al. 1986, Kupers 1988, Schmideberg 1936, Stoltzenberg 1986, S. 92.

51 z. B. Weidlich 2003 (in Gutwinski-Jeggle et al.), S. 111–130.

52 vgl. Wolberg 1954, S. 844.

53 wie z. B. Schachter et al. 1997, S. 1188.

54 vgl. Kantrowitz 1993, Rangell 1980/1981, Ticho, G. 1967, 1971, Wallerstein 1992.

55 vgl. Abend 1988, Fabricius et al. 1995, Kogan 1996, Parsons 1990.

56 vgl. Wolberg 1954, S. 839.

57 vgl. Rangell 1966, S. 160, Zetzel 1970, S. 105.

58 vgl. Anzieu 1987, Bergman 1997, Blanck/Blanck 1983, Blum 1989, S. 88, Brenman 1982, Bruns 1991, Burke 1999, Chessick 1990, Diederichs 2002 (in Diederichs), Eickhoff 1975, Firestein 1978, 1982, 2001, Fordham 1969, Glick, R. 1987, Grinberg 1964, Hirsch 1989, Kantrowitz et al. 1990, 1990a, 1990b, Kantrowitz 1993, Kernberg, P. 1991 (in Schmukler 1991), Kestemberg 1964, Kinston 1983, Kinston et al. 1988, Klauber 1977, König 1991, S. 74ff, Kohut 1977, Langs 1974, S. 450, 486ff, Murdin 2000, Kap. 3, S. 71ff, Nacht 1965, Novick 1992, Schlesinger 1996, Schmidt 1996, Schubert 2000, Smith 1977, Stoltzenberg 1986, S. 82ff, Ticho, G. 1967, 1971, Weigert 1952, Weiss, St. 1972, Werbart 1997, Wolff 1977, Zetzel 1970, Kap. 6.

59 vgl. z. B. Clarkin/Yeomans/Kernberg 1999, Kernberg et al. 2000, Linehan 1993.

60 vgl. Bergman 1997.

61 vgl. Etchegoyen 1991, S. 637f.

62 vgl. Gabbard et al. 1995, S. 152ff.

63 wie sogar Yalom 1999.

64 vgl. Loewald 1988, S. 164, Reich, A. 1950, Weigert 1952.

65 Counsellors in USA und England, vgl. Abarbanel 1995, Leigh 1998.

14 Beendigungsthematik in der psychotherapeutischen Ausbildung und Fortbildung

Die in psychotherapeutischen Ausbildungen gelehrten theoretischen und technischen Konzepte sind einerseits in den jeweiligen Ausbildungscurricula, andererseits in den von lehrenden und erfahrenen Psychotherapeuten geschriebenen oder herausgegebenen Lehrbüchern festgehalten. Will man wissen, ob, wie und in welchem Maße die Beendigungsthematik in die psychotherapeutische Ausbildung mit einbezogen ist, muss man also die jeweiligen Ausbildungscurricula, Lehrbücher und die spezifische Literatur dazu studieren und vergleichen. Der darin theoretisch konzeptualisierte Umgang mit dem Beenden muss aber keineswegs mit der jeweiligen Praxis übereinstimmen. Ich vermute und weiß von einigen Kollegen, dass Lehrtherapeuten verschiedener psychotherapeutischer Richtungen dem Kandidaten den Umgang mit dem Beenden angemessen beibringen, auch wenn dies nicht publiziert ist.

Da bisher jede psychotherapeutische Schule eigene Ausbildungen für sich betreibt, gibt es eine Vielzahl unterschiedlicher psychotherapeutischer Curricula. Es würde den Rahmen dieser Arbeit sprengen, eine detaillierte Analyse der verschiedenen Ausbildungscurricula an dieser Stelle vorzunehmen. Für die Weiterentwicklung zukünftiger psychotherapeutischer Ausbildungsstrukturen ist aber die schulenübergreifende Bestandsaufnahme und der Vergleich zwischen den verschiedenen Curricula bezogen auf die Beendigungsthematik erforderlich. Erst die genaue Kenntnis des Bisherigen ist die Voraussetzung dafür, dass die bestehenden ärztlichen und psychologischen psychotherapeutischen Ausbildungs-, Weiterbildungs- und Psychotherapie-Richtlinien wie die der Niederlassungs- und Abrechnungsbestimmungen in Richtung zukunftsorientierter Weiterentwicklung verändert werden können (s. Kap. 15.1.13).

14.1 Literaturübersicht

14.1.1 Beendigungsthematik in deutschsprachigen psychotherapeutischen Lehrbüchern

Es wurden 31 deutschsprachige psychotherapeutische Lehrbücher hinsichtlich der Beendigungsthematik durchgesehen[1]. Die genannten

Lehrbücher sind aus der Sicht **unterschiedlicher psychotherapeutischer Schulen** geschrieben und zum Teil auf verschiedene Themen fokussiert: Zwei Lehrbücher sind aus verhaltenstherapeutischer[2], 16 aus psychoanalytischer oder psychodynamisch orientierter[3], acht aus schulenübergreifender[4], sechs aus psychosomatischer[5] Sicht geschrieben (Mehrfachnennungen). Mit speziellen Themen befassen sich folgende Lehrbücher: Heuft et al. (2000) mit Alterspsychotherapie, Janssen (1987) mit der stationären Psychotherapie, Kernberg et al. (2000) mit der Borderline-Störung, Krause (1997, 1998) mit Affekten und Sigusch (2001) mit der Therapie sexueller Störungen.

Die gegenüberstellende Analyse der genannten Lehrbücher zeigt nun, dass es **große Unterschiede** darin gibt, ob, wie und wie viel **über das Beendigungsthema** in der Psychotherapie gesagt wird. In 12 Lehrbüchern sind spezielle, meist kurze Kapitel oder Unterkapitel zur Beendigung enthalten[6]. Sogar von den insgesamt 16 psychoanalytischen Lehrbüchern enthalten nur sechs ein eigenes Kapitel dazu. Auffällig ist, dass von den psychosomatischen Lehrbüchern kein einziges diese Thematik aufgreift. Dies könnte Ausdruck der weniger therapeutischen, sondern eher klinisch-stationären und wissenschaftlichen Orientiertung dieser Autoren sein.

Inhaltlich sind keineswegs alle Ausführungen einheitlich, übereinstimmend oder systematisch konzeptualisiert. Sie basieren nicht auf in den Arbeiten mitgeteilten empirischen oder gar wissenschaftlichen Ergebnissen, sondern geben im Wesentlichen die persönlichen, unterschiedlichen, zum Teil widersprüchlichen Erfahrungen und Ansichten der Autoren wieder.

In keinem der Lehrbücher wird auf die Vielzahl an Artikeln und die ausführlichen Lehrbuchkapitel im **englischen Sprachbereich** zur Beendigungsthematik aufmerksam gemacht. In keinem dieser Lehrbücher wird eindeutig darauf hingewiesen, dass ausführliche Kapitel zum Beendigen schon seit den 50er Jahren im englischen Sprachbereich vorliegen. Die daraus ersichtliche Unkenntnis der lehrenden Psychotherapeuten passt dazu, dass die Lehrbücher von Glover (1955) und Langs (1974) bisher nicht ins Deutsche übersetzt wurden. Die von Menninger/Holzman (1958) und Luborsky (1984) wurden zwar ins Deutsche übersetzt, sind aber schon seit längerer Zeit vergriffen und nicht mehr im Handel erhältlich. Dagegen sind viele andere psychoanalytische Lehrbücher ohne Hinweise auf das Beendigungsthema ins Deutsche übersetzt worden[7].

In **deutschsprachigen Lehrbüchern** kann sich also ein Kandidat in psychotherapeutischer Ausbildung keineswegs darauf verlassen, dass der heutige Erkenntnisstand von Beendigungsprozessen angemessen berücksichtigt wird. Es ist zufällig, lehrbuch- und personengebunden, ob überhaupt und was der Kandidat über die Beendigungsthematik erfährt. Immerhin vier deutschsprachige Autoren[8] beklagen inzwischen, wie wenig in Lehrbüchern über das Beendigungsthema geschrieben ist (s. Kap. 2.4).

Dies scheint in englischsprachigen Ländern – auch in den USA – nicht anders zu sein. Dort gibt es einerseits die grundlegenden Beiträge zur Beendigungsthematik von Allen (1942), Lorand (1946), Glover (1955), Wolberg (1954), Menninger/Holzman (1958), Langs (1974), Luborsky (1984) sowie Etchegoyen (1991), während in anderen Lehrbüchern die Beendigungsthematik einen geringen oder gar keinen Stellenwert hat[9].

14.1.2 Spezielle Literatur zur Beendigungsthematik in der psychoanalytischen Ausbildung

13 % aller Arbeiten zum Therapieende haben die Beendigung in der psychoanalytischen Ausbildung zum Haupt- oder Kapitelthema[10]; nur zwei von diesen stammen von deutschen Autoren[11]. 20 %[12] aller durchgesehenen Arbeiten zum Beenden gehen auf das Thema im Zusammenhang mit der psychoanalytischen Ausbildung ein. Nur drei davon sind aus dem deutschen Sprachraum[13]. Sogar im kürzlich erschienenen Sammelband zur Beendigung von Diederichs (2002) wird diese Thematik zwar wiederholt angedeutet[14], aber nicht weiter vertieft und ausgeführt (s. Kap. 2.6.11 und 2.10). Historische Literaturübersichten zum Beendigen in der psychoanalytischen Ausbildung mit jeweils unterschiedlichen Schwerpunkten finden sich insbesondere in vier amerikanischen Arbeiten[15].

Mehr oder weniger alle psychoanalytischen Autoren, die sich zur Bedeutung der Beendigungsthematik in der psychoanalytischen Ausbildung äußern, vertreten die Ansicht, dass das Beendigungsthema in der psychoanalytischen Ausbildung wesentlich ist. „The teaching and learning of termination in psychoanalysis is a most important and complexe task", bringen es **Fleming/Weiss, St.**[16] auf den Punkt.

Ähnlich wie in den Lehrbüchern sind auch in den Arbeiten zur Beendigungsthematik in der psychoanalytischen Ausbildung **nur persönliche Erfahrungen und Ansichten der Autoren** dargestellt. Thematisch wird in den meisten Arbeiten auf den Zeitpunkt der Beendigung der Lehranalyse, ihre Dauer, die Abhängigkeit des Kandidaten vom Lehranalytiker und dem Ausbildungsinstitut sowie curriculare Bestimmungen zur Beendigung der Lehranalyse eingegangen. Häufig werden formale, inhaltliche, curriculare und pädagogische Ausbildungsprobleme mit individuellen psychodynamisch-psychoanalytischen Sichtweisen begründet und vermischt. Es werden Lehranalysen so dargestellt und empirisch ausgewertet, als seien sie identisch mit therapeutischen Psychoanalysen von Patienten[17] (vgl. Kap. 2.3). Von Kandidaten durchgeführte und supervidierte Ausbildungsfälle werden dazu benutzt, um Beendigungsprozesse exemplarisch aufzuzeigen[18]. Immer wieder wird auf den schon von S. Freud[19] benannten Widerspruch zwischen endlichen und unendlichen Aspekten bei der Psychoanalyse hingewiesen.

Wenn man die englischsprachigen Arbeiten **aus den USA** zum Beendigungsthema in der psychoanalytischen Ausbildung liest, entsteht der Eindruck, dass das Beenden schon seit Glover (1955) und Rangell (1966) in die psychoanalytische Ausbildung integriert ist und gelehrt wird[20]. Andererseits aber beklagen Firestein[21] und Novick[22], die sich am intensivsten mit der Beendigung befasst haben, dass das Lehren von Beendigungsprozessen keineswegs an allen psychoanalytischen Ausbildungsinstituten im Curriculum vorgesehen sei.

Wegen meiner fehlenden Kenntnisse der amerikanischen Ausbildungsrealität vor Ort kann ich diese Widersprüche nur registrieren, über deren Ursachen aber nur spekulieren. Ich habe den Verdacht, dass in den USA die Beendigungsthematik in der psychoanalytischen Ausbildung aus denselben Gründen wie in der BRD nur ausnahmsweise gelehrt wird. Obwohl das Bewusstsein der Bedeutung von Trennungsprozessen beim Beenden überwiegend von amerikanischen Psychoanalytikern ausging, war dieses Thema nie eines, mit dem sich die Psychoanalyse gezielt befasst hat. Trotz aller oberflächlichen und scheinbar zustimmenden Beteuerungen lehnen alle Psychoanalytiker, die der Internationalen Psychoanalytischen Vereinigung (IPA) weltweit angehören, die Bedeutung der Abschlussphase und ihrer Trennungsprozesse weiterhin grundsätzlich ab, weil sie **am Dogma der Hochfrequenz, Ziellosigkeit und einer möglichst langen Dauer der psychoanalytischen Ausbildung und Therapie festhalten** (s. Kap. 2.10).

Ferenczis (1928) Begriff des **„natürlichen Endes"** und der **„Erschöpfung"** der psychoanalytischen Therapie wird meist als Alibi für die Aufrechterhaltung der heutigen Praxis benutzt, obwohl die Praxis der psychoanalytischen Therapie und der Ausbildung von damals keineswegs mit der heutigen Praxis übereinstimmt. Auch Kernberg[23] zitiert im Zusammenhang mit seinen Veränderungsvorschlägen zur psychoanalytischen Ausbildung immer noch Ferenczi's Begriff des „natürlichen" Endes. In der BRD sprechen Thomä/Kächele[24] von der „Erschöpfung" der Analyse und distanzieren sich offen von Glovers (1955) Ausführungen zur Abschlussphase. Diese den Beendigungsprozess indirekt negierende Haltung wird auch aus der nur scheinbar vollständigen amerikanischen Übersichtsarbeit zur Beendigung von Frank (1999) erkennbar. Obwohl dort viele Arbeiten zu Beendigungsprozessen zitiert werden, ist die Literaturzusammenstellung keineswegs vollständig. Vor allem wird weder auf Beendigungsprozesse in der psychoanalytischen Ausbildung hingewiesen, noch werden die wichtigen englischsprachigen Lehrbuchkapitel von Glover (1955), Langs (1974), Menniger/Holzman (1958) oder die Arbeit von Rangell (1966) genannt.

Dass die klassische Psychoanalyse immer wieder machtvoll diejenigen Sichtweisen unterdrücken konnte, die sich gegen die Hochfrequenz und Dauer der „Supertherapie“[25] und gegen die heute bestehende psychoanalytische Ausbildung wenden, ist kein in der Öffentlichkeit diskutiertes Thema. Es wird nicht offen ausgesprochen oder gar bedauert, dass die psychoanalytischen Institutionen immer wieder jeden Versuch, die Dauer der Psychoanalyse und die Haltung zum Beenden zu hinterfragen, unterdrückt und erfolgreich eliminiert haben – wie Rank (1926, 1929, 1932) in Wien, Glover (1955) in London, Edelson (1963), Langs (1974), Kupers (1988) und auch Bowlby (s. Literaturliste) in den USA. Rieber-Hunscha (1996) in der BRD, Murdin (2000, pers. Mitteilung) in England und Larsson Holmkvist (2001, persönl. Mitteilung) in Schweden ergeht es mit ihren Büchern zum Beenden heute nicht anders als ihren Vorgängern. Sie werden nicht zitiert und nicht rezensiert, und damit wird das Thema der Realität des Beendens ausgelassen. Dies war sogar auf der Frühjahrstagung 2003 der Deutschen Psychoanalytischen Vereinigung (DPV; s. Kap. 2.4) „Gegenübertragung und die Beendigung der Behandlung“ der Fall.

14.2 Schlussfolgerungen

Trennungsprozesse in der Abschlussphase gehören als wichtiges Thema in jede psychotherapeutische Aus- oder Weiterbildung und sollten einen definierten Stellenwert haben, weil sie das tägliche Brot der späteren Praxis sind. Der Beendigungsprozess ist bei allen Techniken und Setting-Varianten ein komplexes Produkt vieler Einzelaspekte und gestaltet sich im Einzelfall individuell unterschiedlich. Der spezifische Verlauf der Abschlussphase ist nicht vom Therapiebeginn an vorhersehbar und ist nicht in starren Regeln festlegbar. Er entwickelt sich im Laufe des Therapieprozesses, begleitet und beeinflusst von wiederholten Entscheidungen durch Patient und Therapeut.

Aus diesem Grund gibt es weder einen überindividuell festgeschriebenen Katalog von Kriterien, noch in Handlungsanweisungen vorgegebene Verhaltensmuster beim Beenden. Aber Themen und Aspekte, die in theoretischer, technischer und ethischer Hinsicht bei allen Beendigungsprozessen wesentlich sind, können **schulenübergreifend gelehrt** und in die jeweiligen Ausbildungscurricula integriert werden, damit sie in Theorie und Praxis jeder psychotherapeutischen Ausbildung Berücksichtigung finden – wie Timing, Arten der Terminierung, Therapiedauer, Therapieziele, Therapieergebnisse, Begrenzung, Trennung und Verlust, Analogien, ethische Implikationen, Wechselwirkung zwischen äußeren und inneren Strukturen. Wenn der Kandidat sich mit Trennungsvorgängen befasst, wird zugleich das Wissen um und das Verständnis für analoge Trennungs- und Veränderungsprozesse verbessert – wie insbesondere für andere Trennungssituationen im Alltag, für den Trauerprozess nach Sterbebegleitung und Todesfall, für Abbauprozesse im Alter, für posttraumatische Verarbeitungsprozesse und phasenspezifische Übergänge im Verlauf des gesamten Lebens.

Weltweit und bei allen psychotherapeutischen Ausbildungen hat sich inzwischen die Vierteilung in Theorie, Selbsterfahrung, Ausbildungsfälle und Supervision durchgesetzt. Die Beendigungsthematik ist sowohl in Theorie, Selbsterfahrung, Ausbildungsfällen, Supervision als auch bei der Art des Ausbildungsabschlusses und der Auswahl der Lehrenden zu berücksichtigen.

14.2.1 Theorie

In theoretischen Veranstaltungen kann grundsätzlich die Bedeutung von Trennung und Verlust in psychischer, körperlich-medizinischer, gesellschaftlich-sozialer, philosophisch-religiöser, ethischer wie auch in entwicklungspsychologischer und ätiologischer Hinsicht gelehrt werden. Beendigungsprozesse in der Abschlussphase können sowohl in theoretischen Technik-Seminaren, wie auch in Ethik-Seminaren angeboten werden. Konkrete analoge Situationen des Alltags wie Sterben, Tod, Trauerprozess, Prüfungssituation und andere Übergangsphänomene und -phasen sollten ebenso integriert werden wie die allgemeine Bedeutung von Endlichkeit, Begrenzung und Zeit. Wittenberg (1999) ist die einzige Autorin, die eigene Erfahrungen mit solchen Kursen zum Beenden in der psychoanalytischen Kinder-und-Jugendlichen-Therapie-Ausbildung andeutet.

14.2.2 Selbsterfahrung

Bei der Selbsterfahrung – Lehrtherapie im Allgemeinen oder Lehranalyse im Besonderen – wird der Beendigungsprozess für den Kanditaten erlebbar, was für seinen Ausbildungserfolg entscheidend ist[26]. Damit der Kandidat die Abschlussphase seiner Lehrtherapie vor dem Ende der Ausbildung erleben kann, muss sie vor dem Abschluss der Ausbildung real beendet sein. Aus diesem Grund sollte meiner Ansicht nach der **Zeitpunkt der Beendigung** der Lehrtherapie vor dem Abschluss der Ausbildung im Curriculum festgelegt sein.

Der Lehrtherapeut sollte das Ende der Lehrtherapie der Ausbildungsorganisation melden, bevor der Kandidat sich zur Abschlussprüfung meldet. Eine Beurteilung und Benotung sollte aber durch den Lehrtherapeuten nicht stattfinden, damit der therapeutische Prozess nicht unnötig durch unausweichlichen äußeren Druck beeinflusst und gestört wird. In der psychoanalytischen Literatur zur psychoanalytischen Ausbildung spielt die Diskussion der **Art der Berichterstattung** in der Lehranalyse – das Reporting- oder Non-reporting-System[27] – eine große Rolle. Es wurde zu verschiedenen Zeiten, in unterschiedlichen Ländern und unterschiedlichen Ausbildungen verschieden praktiziert und führte wiederholt zu Dissens, Streit, Spaltung und Ausgrenzung innerhalb der Psychoanalyse[28]. Heute hat sich sogar in den psychoanalytischen Ausbildungen das Non-reporting-System weitgehend durchgesetzt[29].

Der Kandidat in einer psychotherapeutischen Ausbildung sollte über die Art seiner Lehrtherapie weitgehend selbst entscheiden können, zumal er sie wahrscheinlich auch in Zukunft selbst bezahlen muss und sollte. Auch kurze, begrenzte therapeutische Erfahrungen sollten in gewissem Maße anerkannt werden, weil der Kandidat dabei den Umgang mit dem Beenden aus der Patientensicht kennen lernen kann. Neben klarer **curricularer Festlegung** einer Mindest-Stundenzahl und -Dauer der Selbsterfahrung sollte es genügend Spielraum für die **Eigenverantwortung des Kandidaten** geben. Der Lehrtherapeut sollte grundsätzlich dem Kandidaten seine persönlichen Ansichten und Beurteilungen der psychischen Verfassung des Kandidaten offen und direkt mitteilen und gemeinsam mit ihm darüber sprechen[30]. Die Entscheidung, ob ein Kandidat psychisch gesund genug für die psychotherapeutische Tätigkeit ist, sollte an anderer Stelle (Vorgespräch, Supervision, Abschluss) und von anderen Lehrenden getroffen werden.

Seit den 60er Jahren haben sich Psychoanalytiker der Internationalen Psychoanalytischen Vereinigung (IPV) regelmäßig mit dem Beenden der Lehranalyse befasst[31]. Aus der unübersehbaren Flut von Literatur zur **Lehranalyse in der psychoanalytischen Ausbildung** werden die Widersprüche und Fehler bei der Beendigung der Lehranalyse im Laufe des 20. Jahrhunderts erkennbar. Einerseits ist die Lehranalyse im psychoanalytischen Curriculum starr festgelegt, weil sie während der gesamten Ausbildungszeit mindestens viermal wöchentlich andauern muss. Da die **Dauer der Ausbildung immer länger** wurde – von wenigen Stunden und Monaten in den 20er Jahren bis zu sechs bis zehn Jahren und mehr zum Ende des 20. Jahrhunderts – wurde auch die Dauer der Lehranalyse immer länger und die Stundenzahl immer höher (800 bis 1500 und mehr Stunden bei einer Dauer von mindestens fünf bis zehn und mehr Jahren).

Schon S. Freud[32] selbst hatte 1937 indirekt vor der zunehmenden Dauer der Lehranalyse und vor überhöhten Erwartungen an ihre Ergebnisse gewarnt. A. Freud, Bernfeld, Balint und Glover[33] beklagten schon in den 50er Jahren die zunehmende Dauer der „Supertherapie" Lehranalyse: „... analytic candidates often embark on a training-pilgrimage, passing from analyst to analyst over periods that may total as many as fifteen years, sometimes longer."[34].

Alle Psychoanalytiker – vor allem der IPV – halten bisher letztlich am bisherigen Ausbildungsmodell und dem **Dogma der Hochfrequenz der Langzeitanalyse** fest. Trotz der Vielzahl kritischer Stimmen sind grundlegende strukturelle Veränderungen der psychoanalytischen Ausbildung bei aller nationalen und schwerpunktmäßigen Vielfalt und Unterschiedlichkeit innerhalb der Psychoanalyse bisher nicht eingetreten. Obwohl die Liste von bekannten Psychoanalytikern, die im Laufe des 20. Jahrhunderts Kritik an der Psychoanalyse und ihrer Ausbildung geäußert haben, lang ist, hat dies bis heute nichts grundlegend verändert[35]. Einige von ihnen haben sich auch zur Beendigungsthematik geäußert[36]. Selbst die letzten Veränderungsvorschläge sowohl von Kernberg (2000), dem jetzigen IPV-Vorsitzenden, wie auch von Thomä/Kächele (1999) stellen das Ausbildungssystem nicht grundsätzlich in Frage, sondern regen nur die Veränderung einiger Partialaspekte an. Mit diesem Festhalten an längst überholten Strukturen und Praktiken vor allem an Überschätzung der Lehranalyse als Ausbildungsinstrument beschädigen sie das bisherige Ansehen der Psychoanalyse. Weniger von außen, wie Psychoanalytiker das gerne sehen wollen, sondern wegen eigener Fehler und blinder Flecken ist die Psychoanalyse am Anfang des 21. Jahrhunderts in Gefahr, als Therapiemethode zunehmend aus dem Gesundheitswesen verdrängt zu werden.

Für die psychoanalytische Ausbildungsorganisation sind bisher nicht inhaltliche Kritierien für die Dauer der Lehranalyse entscheidend, sondern formale. Von Thomä/Kächele (1999) wird erst jetzt öffentlich ausgesprochen, wie wichtig es für den Erfolg der Lehranalyse ist, dass der Kandidat über ihre Art und Dauer selbst entscheiden und sie an sich individuell adaptieren kann. Erst heute wird öffentlich eingestanden[37], welche negativen Folgen die bisherige curriculare Regelung hat. Lehranalysen werden immer länger, oft erst Jahre nach Abschluss der Ausbildung beendet, oder es werden zwei Psychoanalysen gemacht – eine offizielle während der Ausbildungszeit und die eigentliche erst nach dem Abschluss. Einerseits soll durch die intensive und lange Lehranalyse ein hoher Lernanspruch durch therapeutische Erfahrung eingelöst werden, andererseits wird der Kandidat durch eine unzumutbare Länge und Reglementierung seiner Ausbildung als unmündiger, psychisch gestörter und behandlungsbedürftiger Patient infantilisiert und somit die fachliche Weiterentwicklung als Ziel der Lehranalyse verhindert.

Im bisherigen Umgang der psychoanalytischen Ausbildungsorganisation mit der Lehranalyse wird die folgenschwere Vermischung, die **fehlende Differenzierung zwischen therapeutischen und ausbildungsbezogen-pädagogischen Aspekten** deutlich[38]. Wenn beispielsweise katamnestische Langzeitverläufe bei Lehranalysen oder Ausbildungsfällen von Kandidaten so dargestellt werden, als seien es therapeutische Verläufe von Patienten (s. Kap. 2.4), ist das Ausdruck des fehlenden Bewusstseins der Unterschiede. Ist das Ausdruck von unreflektierter Naivität, neurotischer Abwehr, bewusster Manipulation und Vortäuschung falscher Tatsachen?

Aber aus den Fehlern der psychoanalytischen Ausbildung kann man auch lernen, dass es grundsätzlich **kein ideales Ausbildungsmodell** gibt, sondern immer nur praktische Versuche, sich einem Ideal oder einer Wunschvorstellung anzunähern. Jedes Ausbildungsmodell hat Vor- und Nachteile, die maßgeblich durch historische, kulturelle, gesellschaftliche, politische und soziale Einbettungen geprägt und beeinflusst sind. So wie die IPV im Laufe ihrer Geschichte immer wieder daran gescheitert ist, eine globale, weltweit für alle gültige psychoanalytische Ausbildung vorzuschreiben, wird meiner Ansicht nach auch der Versuch scheitern, eine globalisierte psychotherapeutische Grundausbildung für Kandidaten aller Länder bindend festzulegen.

Andererseits ist die eigentherapeutische Lehrerfahrung bei jeder Psychotherapieausbildung grundsätzlich wichtig und erstrebenswert. Denn die seelischen Anforderungen an jeden praktizierenden Psychotherapeuten sind nicht nur in der Abschlussphase, sondern grundsätzlich sehr hoch, und die Qualität der Arbeit hängt nicht zuletzt von der Psychohygiene des Therapeuten ab[39]. Auch wenn die Grenzen zwischen Lehrtherapie und therapeutischer Psychotherapie in vieler Hinsicht fließend sind, sollte die Lehrtherapie weniger in der Behandlung psychischer Störungen des Kandidaten bestehen; Priorität haben vielmehr das begrenzte Kennenlernen und Erleben von psychotherapeutischer Arbeit an sich selbst.

14.2.3 Ausbildungsfälle

Bei den Ausbildungsfällen ist es wie in der Lehrtherapie entscheidend für das Kennenlernen von Beendigungsprozessen, dass **mehrere Therapien mit unterschiedlicher Dauer und in unterschiedlichem Setting** während der Ausbildung unter Supervision beendet werden[40]. Damit die Ausbildung nicht zu lange dauert, bedeutet das, dass mehrere Kurztherapien oder einige höchstens kurzfristige Langzeittherapien vom Kandidaten im Curriculum gefordert werden müssen. Verschiedene Arten von Beendigung, auch mit negativem Verlauf (wie durch äußere Gründe erzwungene Beendigung, Abbruch, gescheiterte Therapien) stellen wichtige positive Erfahrungen dar, die in Supervisionen besprochen werden sollten[41].

In den meisten **psychoanalytischen Ausbildungen der BRD**[42] werden bis heute aber nur wenige Kontrollfälle von möglichst langer Dauer und ausschließlich hoher Stundenfrequenz gefordert. Indirekt kommt darin zum Ausdruck, dass die Ausbildungsorganisation die Bedeutung des Beendigungsprozeses und die der Vielfalt von psychotherapeutischen Theorien und Techniken nicht sieht. Meiner Ansicht nach hat sich die Psychoanalyse im 20. Jahrhundert mit dieser Haltung selbst geschadet und die Langzeitfolgen dieser kollektiven Verleugnung übersehen[43].

Die überwiegend **klinisch-stationäre und schulenintegrierende Vollzeitausbildung** (wie beim Facharzt Psychotherapeutische Medizin, in Zukunft Psychosomatische Medizin und Psychotherapie) kann die wiederholten Erfahrungen, das Verständnis und den Umgang mit zeitlicher Begrenzung und Trennung anders als eine berufsbegleitende Teilzeitausbildung fördern und ermöglichen. Da die klinisch-stationären Erfahrungen aber keineswegs die der ambulanten Kurz- und Langzeittherapie ersetzen können, ist auch hier wieder das Sowohl-als-Auch zu fordern. Das Kennenlernen von unterschiedlichen Arten und Varianten von Beendigungen ist eine ebenso wesentliche Vorbereitung für die selbstständige psychotherapeutische Tätigkeit wie die aktive Auseinandersetzung mit verschiedenen psychotherapeutischen Theorien, Techniken und Settings.

14.2.4 Supervision

In der Supervision sollten mehrere Beendigungsprozesse von Ausbildungsfällen besprochen werden[44]. Dies ist aber nur möglich, wenn **genügend Behandlungsfälle** innerhalb der Ausbildungszeit **real beendet** werden. Ehtische Aspekte, Abhängigkeit des Patienten, Machtgefälle und Gefahr des Missbrauches sind dabei wichtige Themen, die die Selbsterfahrung mit der Behandlungstechnik in der Supervision ergänzen können[45].

In den meisten psychoanalytischen Ausbildungen ist bisher keineswegs gewährleistet, dass der Kandidat in der Supervision über die Beendigungsphase seiner Ausbildungsfälle spricht, zumal deren Beendigung noch während der Ausbildungszeit nicht ausdrücklich gefordert ist. Sogar in den von Psychoanalytikern geleiteten psychotherapeutischen Ausbildungen in der BRD (wie Kinder-Jugendlichen-Psychotherapie, Zusatzbezeichnung Psychotherapie) wird die Beendigungsthematik bis heute nicht gelehrt, obwohl hier das Ausbildungsziel gerade in der Durchführung kurzer und höchstens mittelfristiger Langzeittherapien besteht[46].

Neben den patientenbezogenen Trennungsthemen ist es wichtig, dass in der Supervision auch **therapeutenbezogene Trennungskonflikte** besprochen werden[47]. In amerikanischen Arbeiten wird beispielsweise mehrfach darauf hingewiesen, wie negativ es für Patienten sein kann, wenn der Kandidat ausbildungsbedingt die Stelle wechseln muss und von sich aus einseitig die Therapie beendet[48]. Für den Patienten kann diese vom Therapeuten erzwungene Beendigung zu einem schweren Rückfall führen, und der Therapeut kann die Trennungsschuld oft nur mit Hilfe von pathologischen Abwehrmechanismen aushalten.

Im Curriculum sollte gefordert sein, dass neben der Lehrtherapie auch die Supervision vor dem Abschluss der Ausbildung beendet sein muss. Damit wird die Bedeutung der Trennung und Loslösung des Kandidaten von seiner Ausbildungssituation selbst mit einbezogen. Denn auch der Beendigungsprozess der Supervision kann eine wichtige Erfahrung für den Kandidaten sein[49]. Das **Beenden der Supervision** und der Abschluss der Ausbildung stellen wichtige

Übergangsphasen im Leben des Kandidaten dar – von ausbildungsbedingter Abhängigkeit zu beruflicher Selbstständigkeit[50]. Analog zur Abschlussphase bei den Behandlungsfällen kann der Kandidat seine Trennung und Loslösung von der eigenen Ausbildungssituation sowohl mit dem Supervisor als auch in der Lehrtherapie besprechen und damit ein vertieftes Verständnis für Trennungsprozesse auf verschiedenen Ebenen erwerben.

Dass der Supervisor – im Unterschied zum Therapeuten der Selbsterfahrung – die Arbeit des Kandidaten bewertet und beurteilt, halte ich für unumgänglich, sinnvoll und erforderlich, insbesondere wenn es keine Überprüfung der psychischen Eignung des Kandidaten vor oder während der Ausbildung gibt. Das Aushalten der Abhängigkeit von der **Bewertung und Beurteilung** der Lehrenden ist für den Kandidaten eine psychische Leistung, die er in der späteren Praxis in anderer Hinsicht immer wieder erbringen können muss.

14.2.5 Ausbildungsabschluss

Die Art des Ausbildungsabschlusses ist ebenfalls ein Hinweis darauf, welche Bedeutung die Ausbildungsorganisation Beendigungsprozessen beimisst[51]. Meines Wissens gilt in allen psychotherapeutischen Ausbildungen das Prinzip des universitären Abschlusses: schriftliche Arbeit und mündliche Prüfung. Große Unterschiede bestehen dagegen im Detail. Bei der psychoanalytischen Ausbildung beispielsweise wird ein ausführlicher Fallbericht über einen Verlauf von mehreren Jahren Dauer und vielen hundert Stunden gefordert. Der Kandidat gerät fast unweigerlich unter eine psychische Anspannung und einen Anspruch an den Bericht, die diesem nicht mehr angemessen ist[52]. Darüber hinaus muss er eine **öffentliche, mündliche Prüfung** bestehen bei der er seinen Fall einer nicht berechenbaren gesellschaftsinternen, von Machtinteressen, Animosität und Rivalität beeinflussten Öffentlichkeit vorstellt, die danach über das Ergebnis abstimmt und entscheidet. Mit dieser Art des Abschlusses wird nicht das geprüft, was für die spätere Praxis wesentlich ist. Die Fähigkeit des Kandidaten, im unmittelbaren, spontanen Dialog und Verhalten konstruktiv mit Trennung und Begrenzung auf verschiedenen Ebenen umzugehen, wird durch die gesellschaftsinterne Öffentlichkeit eher gehemmt als gefördert. Diese Art des Abschlusses fördert Vermeidung, Manipulation und psychische Dekompensation. Weder der Bericht noch das Kolloquium selbst sagen über die wirklichen Fähigkeiten des Kandidaten in der Praxis etwas aus.

Meiner Ansicht nach sind nicht-öffentliche Einzelprüfungen mit zwei bis drei Prüfern, wie sie beispielsweise als Prüfung in der BRD bisher von den Landesärztekammern (LÄK) durchgeführt werden[53], aussagekräftiger und für den Kandidaten förderlicher. In dieser mündlichen Prüfung kann der Kandidat theoretisch-technische Fragen beantworten wie auch über seinen Fallbericht und eigene Praxiserfahrungen frei sprechen. Wie ein Kandidat sich in einer solchen intimen Situation darstellt und bewährt, ist mit der Praxissituation natürlich nicht identisch, ihr aber doch ähnlicher als beim psychoanalytischen Abschlusskolloquium.

Den **schriftlichen Bericht** eines abgeschlossenen Ausbildungsfalles von maximal ein bis zwei Seiten halte ich als Ergänzung zur mündlichen Prüfung in mehrerlei Hinsicht für sinnvoll. Der Kandidat ist durch diesen Bericht dazu gezwungen, einen zusammengefassten Abschlussbericht zu üben. In der späteren Praxis werden diese Berichte immer wieder vom Therapeuten gefordert – sei es als Arztbrief, Antrag beim Kostenträger, Gutachten oder ähnliches. Die Zusammenfassung und Reduktion eines Behandlungsverlaufes auf einige wesentliche Aspekte, das Mit-wenigen-Worten-auf-den-Punkt-Bringen, stellt die besondere Schwierigkeit bei der Abfassung solcher Berichte dar. Dabei muss der Therapeut in gewisser Hinsicht einen inneren Prozess durchlaufen, der der Abschlussphase in der Psychotherapie analog ist. Diesen Prozess schon in der Ausbildungszeit unter Supervision und in der Lehrtherapie erlebt und geübt zu haben, dient letztlich dem erfolgreichen Abschluss des Kandidaten. Die Tatsache, dass Psychotherapeuten in der BRD nur ausnahmsweise Abschlussberichte an die überweisenden Ärzte oder Institutionen schreiben und häufig aversiv-negativ dazu eingestellt sind, sehe ich als Folge auch von psychotherapeutischen Ausbildungen an, in denen solche Aspekte nicht berücksichtigt oder gar von den Lehrenden selbst abgelehnt werden.

14.2.6 Auswahl und Qualifikation der Lehrenden

Die Auswahl und Qualifikation der Lehrenden wirkt sich ebenso wie die der Ausbildungsinhalte bei der Beendigungsthematik aus. Da die heutigen Lehrenden keineswegs über die Beendigungsthematik informiert sind und das Ziel des rechtzeitigen und gut vorbereiteten Beendens keineswegs für essenziell ansehen, halte ich es für wichtig, dass auch sie sich in dieser Hinsicht fortbilden.

In der Ausbildung lehren zu können, sollte sich aus einer bestimmten **Dauer und Qualität derjenigen postgraduierten fachlichen Arbeit** ergeben, **die das Ziel der Ausbildung ist**. Wie in anderen medizinischen Fächern sollten fünf Jahre Praxis als grundlegende Voraussetzung zum Lehren genügen[54]. Diese Regelung ermöglicht es, dass auch jüngere Kollegen Lehrende sein können.

Jüngere Kollegen können ihre eigenen Ausbildungserfahrungen als Lehrende keineswegs schlechter, sondern ganz im Gegenteil besser als Ältere einbringen, weil die eigenen Ausbildungserfahrungen noch frischer sind. Ähnlich wie in Schule und Universität sind nicht immer die alten und berühmten Lehrer die, mit denen die Schüler sich gern identifizieren und von denen sie bereit sind etwas anzunehmen. Diese Regelung kann die in vielen psychotherapeutischen Ausbildungen bis heute bestehende Praxis der Anerkennung als Lehrtherapeut oder als Lehranalytiker ersetzen, die die Anwärter demütigt durch jahrelange, entwürdigende Abhängigkeit, ein undurchschaubares Auswahlprozedere hinter verschlossenen Türen, eine Mischung zwischen unrealistisch-überhöhten Anforderungen und Qualität ignorierenden machtpolitischen Interessen ähnlich wie bei einer Geheimloge oder einer religiösen Sekte[55].

Es sollten **keine** psychotherapeutischen Ausbildungen mehr von **Ausbildern** geleitet und bestimmt werden, **die nicht das können und selber praktizieren, was sie lehren**[56]. Wenn psychoanalytische Ausbildungsinstitute in der BRD heute wieder anstreben, auch für die Ausbildung für tiefenpsychologisch fundierte Psychotherapie und Kurzpsychotherapie anerkannt zu werden, tun sie dies nicht, weil sie davon viel halten oder dafür qualifiziert sind, sondern aus machtpolitischen Gründen oder aus Angst davor, dass das Ansehen der Psychoanalyse immer mehr zurückgeht. Es wäre schade, wenn die Fehler, die seit den 70er Jahren gemacht wurden, zu Beginn des 21. Jahrhundert wiederholt würden.

Sowohl in der zeitlichen Dauer, bei den Kosten der Ausbildung als auch im **Maß der inhaltlichen Anforderungen** an den Kandidaten wird die negative Einstellung der in der Ausbildungsorganisation vertretenen Lehrenden zu Begrenzung offenkundig: Dauer, Kosten und inhaltliche Anforderungen der heutigen psychoanalytischen Ausbildung sind extreme Beispiele der Ignoranz und deren Verleugnung gegenüber Begrenztheit. Dies ist aber nicht nur ein Problem der Psychoanalyse, sondern scheint ein allgemeines kultur- und zeitspezifisches Problem westlicher Wohlstandsgesellschaften zu sein. Denn seit dem Zweiten Weltkrieg haben sich dort Dauer, Kosten und Anforderungen an Auszubildende aller Berufe einschneidend erhöht. Es scheint so, dass damit ein Problem von Massengesellschaften bewältigt werden soll. Die Anforderungen werden immer höher geschraubt, damit nur wenige das Ausbildungsziel erreichen. Wenn Kandidaten heute die curricularen Anforderungen erfüllen, hat das oft wenig mit eigenen therapeutischen Fähigkeiten zu tun, sondern ist viel mehr das Produkt von Unterordnung, seelischer und physischer Vergewaltigung, Tricks und Glück.

14.3 Beendigungsthematik in postgraduierter psychotherapeutischer Fortbildung

Weder in der durchgesehenen deutsch- und englischsprachigen Literatur zu Beendigungsprozessen noch in den oben genannten Lehrbüchern wird die Bedeutung der Beendigungsthematik bei der postgraduierten Fortbildung erwähnt oder gar ausgeführt.

Erst im letzten Jahrzehnt des 20. Jahrhunderts ist in der BRD das Bewusstsein in der Medizin und vor allem der Psychotherapie stärker geworden, wie wichtig die Fortbildung und ihre offizielle Anerkennung für die Qualitätssicherung des tätigen Arztes oder Psychotherapeuten während des gesamten Berufslebens ist. Die **kontinuierliche Fortbildung** aller psychotherapeutisch Tätigen, auch der Wissenschaftler, Professoren, Lehrenden und Kliniksleiter, ist neben der Überprüfung der Therapie- und Ausbildungsergebnisse der wichtigste Garant dafür, dass die jeweilige Praxis und ihre zugrunde liegenden Theorien nicht im so genannten „Elfenbeinturm" oder im Alltag der Routine erstarren. Denn dadurch muss sich der Therapeut immer wieder mit wissenschaftlichen, gesellschaftlichen und kulturellen Veränderungen auseinander setzen und sein jeweiliges therapeutisches Vorgehen dem anpassen. Auch wenn eine Therapieschule hohe wissenschaftliche, therapeutische oder fortbildungsbezogene Ansprüche anstrebt, besteht bei jeder Theorie, jeder Therapie und jedem Therapeuten die Gefahr, in Dogmatismus, Machtinteressen und Routine zu erstarren, wenn Sinn und Ergebnisse der therapeutischen Praxis nicht **immer wieder überpüft, hinterfragt und verändert** werden.

In der BRD wird das bei Psychotherapeuten aller Schulen **fehlende Bewusstsein für das Beenden und die Abschlussphase** auch in den bisherigen **Psychotherapie-Richtlinien** deutlich[57]. Bis heute gibt es in den bundesrepublikanischen Psychotherapie-Richtlinien keinerlei Hinweise, Leitlinien oder gar Richtlinien zum Beenden, außer der vor kurzem erst eingefügten Meldepflicht des Therapeuten an die Kasse, wenn die Therapie beendet ist. Obwohl es ein aufwändiges System der Antragstellung vor der Erbringung der Leistung in der Psychotherapie gibt, wird es dann letztlich allein dem jeweiligen Therapeuten überlassen, wie und wann er die Therapie beendet, was er als das Therapieende ansieht und ob er die Therapieergebnisse reflektiert, dokumentiert, einen Abschlussbericht, Arztbrief oder Ähnliches schreibt oder nicht.

Der Psychotherapeut ist also weder durch Psychotherapie-Richtlinien gezwungen, sich oder anderen über die Beendigung der durchgeführten Psychotherapie Rechenschaft abzulegen, noch sind die heutigen Psychotherapeuten in ihren Ausbildungen auf Beendigungsprozesse angemessen vorbereitet worden. Der Bereich des Beendens ist bis heute in der ambulanten Psychotherapie – in anderer Weise auch in der stationären Psychotherapie – ausgespart und ungeregelt.

In der postgraduierten Fortbildung gibt es ebenso wie in der Ausbildung **verschiedene Möglichkeiten, sich mit dem Beendigungsthema zu befassen**. Die Diskussion von Therapiebeendigungen, Abschlussphasen, Therapieergebnissen mit Kollegen im Qualitätszirkel oder in Intervisionsgruppen, Seminaren bei Tagungen usw. kann im Einzelfall ebenso wichtig und hilfreich sein, wie das Nachdenken über Therapieverläufe und Therapieergebnisse in der eigenen Praxis, das Lesen von Fachliteratur, die Supervision als eine Form des psychotherapeutischen, kollegialen Coachings oder eine postgraduierte psychotherapeutische Selbsterfahrung.

Deswegen ist es auch in der BRD im Rahmen der EU jetzt für jeden ärztlichen Psychotherapeuten **Pflicht**, eine bestimmte Anzahl an Fortbildungsaktivitäten als Teil der **Qualitätssicherung** nachzuweisen – wie Teilnahme an Kongressen, Seminaren, Supervision, Qualitätszirkeln. Die Zertifizierung ist aber nicht mehr als eine Anerkennung von geleisteter Fortbildung und ersetzt keinesweg die Ergebnisdokumentation und die internen Qualitätskontrollen des einzelnen Therapeuten. Der Zwang zur Fortbildung hat seinen Sinn darin, dass die Erstarrung in Routine und finanziellen Prioritäten – parallell zum Älterwerden – die Fortbildungsaktivitäten des Therapeuten zum Erliegen bringen kann, obwohl sie gerade dann umso wichtiger sind. Der Praxisalltag wird bestimmt durch Gewohnheit, Wiederholung, Routine, Älterwerden, fehlende Freizeit, finanziellen Druck, gesundheitspolitische Abhängigkeiten und vieles mehr, auch wenn gleichzeitig der Erfahrungsschatz des einzelnen Therapeuten mit abgeschlossenen Behandlungen unterschiedlichster Ergebnisse immer größer wird.

Damit die Beendigungsthematik in Ausbildung, Praxis und Fortbildung mehr Beachtung findet, müssen meiner Ansicht nach die **Psychotherapie-Richtlinien verändert** werden. Denn trotz der durch sie verursachten Einengung und Begrenzung haben Richtlinien und Leitlinien auch eine wesentliche, strukturgebende Rahmenfunktion. Eine über die bisherigen Psychotherapie-Richtlinien hinausgehende **Definition und Regelung von Beendigung und Dokumentation in der ambulanten Praxis der Niedergelassenen** halte ich für sinnvoll, da jeder Arzt oder Psychotherapeut in der Praxis psychologisch gesehen eine gewisse Form der „Nachforschungsangst"[58] bei der Offenlegung seiner Therapieergebnisse zu überwinden hat. Für psychotherapeutische Kliniker und Wissenschaftler wie auch für verhaltens- und gesprächstherapeutisch arbeitende Psychotherapeuten ist die Dokumentation schon längst eine Selbstverständlichkeit, die sie in ihrer Ausbildung kennen und wertschätzen lernen.

Insbesondere Psychoanalytiker aber wehren sich bisher gegen jede Form der Klassifizierung von Diagnosen, Dokumentation und Ergebnisüberprüfung mit dem Argument, dass der therapeutische Prozess dadurch gestört würde und die Psychotherapie durch die aufwändige Antragstellung über ein hochwertiges Instrument der Qualitätssicherung schon längst verfüge. Meiner Ansicht nach bringen Psychoanalytiker damit ihr ausschließlich auf Ziellosigkeit und Unbegrenztheit der Psychoanalyse gerichtetes Denken zum Ausdruck. Eine Antragstellung vor Erbringung der Leistung ist keineswegs identisch mit der Dokumentation abgeschlossener Fälle und kann diese nicht ersetzen.

Da die Praktiker innerhalb der Medizin und Psychotherapie in der fachlichen Hierarchie an unterster Stelle stehen, haben niedergelassene ärztliche und psychologische psychotherapeutische Praktiker aller Schulen oft besonders starke **Nachforschungsängste**, gepaart mit irrationalen und ungerechtfertigten Minderwertigkeitsgefühlen ihren Therapieergebnissen gegenüber. Nach meiner Erfahrung ist selbst in kleinen Gruppierungen von **Niedergelassenen** – wie Intervisionsgruppen oder Qualitätszirkeln – der offene Vergleich abgeschlossener Therapien und die damit einhergehende Bewertung nur unter großem Zögern und Überwindung von Ängsten möglich. Damit wird das Bewusstsein von Erfolg und Qualität ebenso verunmöglicht, wie das Erkennen und Korrigieren von Fehlern. Die Chance, durch die Betrachtung der erreichten Therapieziele neue Erkenntnisse, insbesondere über die Abschlussphase, zu gewinnen und veränderte therapeutische Strategien zu entwickeln, wird damit verpasst.

Demgegenüber neigen insbesondere **Wissenschaftler** zu sich selbst überschätzenden Größenvorstellungen und zu in der Praxis nicht realisierbaren perfektionistischen Ansprüchen. Trotz aller gegenteiligen Beteuerungen von Wissenschaftlern und Klinikern zählt für sie der Erfahrungsschatz wenig, den Niedergelassene ihnen voraus haben[59], zumal von Praktikern kaum Publikationen vorliegen, die die Standards von Wissenschaftlern erfüllen können. Weder meine eigenen, noch die meisten der von mir durchgesehenen Arbeiten zum Beenden erfüllen diese streng wissenschaftlichen Kriterien der Forscher.

Eine wissenschaftliche Arbeit durchzuführen, ist einem niedergelassenen ärztlichen oder psychologischen Psychotherapeuten allein aus finanziellen und zeitlichen Gründen in der Regel nicht möglich. Sie müssen ihre ohnehin knapp bemessene Freizeit unbezahlt dafür opfern, während Kliniker und Wissenschaftler dies während ihrer bezahlten Arbeitszeit tun und die therapeutische Praxis an ihre Mitarbeiter delegieren können. Jeder praktizierende Therapeut, der publiziert, tut dies in der Regel nicht nur ohne Bezahlung, Honorar oder Anerkennung, sondern unter nicht unbeträchtlichen Kosten und hohem Zeitaufwand. Er tut dies aus Engagement und Idealismus, weil er seine Erfahrungen mitteilen möchte. Häufig werden seine Arbeiten nur zur Publikation angenommen, wenn er Professor ist, in den Medien bekannt ist, eine Machtposition im Gesundheitwesen oder in der Ausbildung hat.

Der **Erfahrungsschatz der niedergelassenen Psychotherapeuten** ist bis heute ausschließlich in den individuellen Akten des einzelnen Therapeuten verborgen und versteckt. Weder die Therapeuten selbst, noch die Krankenkassen, die Kassenärztliche Vereinigung (KV) oder die bei der Antragstellung tätigen

Gutachter haben es bisher für nötig befunden, die Daten der Psychotherapeuten nach dem Beenden zu sammeln und wissenschaftlich untersuchen zu lassen. Erst kürzlich wurden meines Wissens die ersten empirischen Studien in dieser Hinsicht publiziert[60].

Wenn Wissenschaftler (wie die AWMF – Arbeitsgemeinschaft der Wissenschaftlichen Medizinischen Fachgesellschaften) bei der Entwicklung von Leitlinien heute beklagen, dass wissenschaftlich fundierte Daten und Publikationen von Niedergelassenen fehlen, dann ignorieren sie die zahllosen Arbeiten von Niedergelassenen, weil sie ausschließlich von ihren eigenen Ansprüchen ausgehen. Diese sind aber nicht auf Niedergelassene übertragbar. Wenn heutzutage in der Medizin und Psychotherapie Leitlinien ausschließlich aus der Sicht von Klinikern und Wissenschaftlern verfasst werden, die die Praxis der Niedergelassenen definieren und leiten sollen, dann kann es leicht dazu kommen, dass diese Leitlinien von Praktikern offiziell eingehalten, aber in der Praxis unterlaufen werden, weil sie der Praxis nicht angemessen sind. Damit wird die sowieso schon bestehende **Spaltung zwischen Wissenschaft und Praxis** vergrößert, die ebenso negativ für die Entwicklung der Psychotherapie ist wie die fehlende Abgrenzung [61].

Ich selbst habe diese Arbeit nicht zuletzt deswegen geschrieben, um schulenübergreifende, das therapeutische Handeln leitende Grundsätze der Praxis des Beendens aus der Sicht des niedergelassenen Psychotherapeuten zu formulieren. Das „Junktim"[62] zwischen Wissenschaft, Lehre und Praxis kann die Zerreißprobe nur bestehen, wenn die Niedergelassenen ihre Therapieergebnisse den Forschern zur Überprüfung überlassen und die Wissenschaftler die grundlegenden Unterschiede zwischen Theorie, Empirie und Praxis anerkennen und berücksichtigen. Nicht zuletzt aus diesem Grund ist es wichtig, dass in Zukunft **Daten, Erfahrungen und Sichtweisen praktizierender Psychotherapeuten verstärkt zur Kenntnis genommen, dokumentiert und wissenschaftlich ausgewertet werden**, damit sie in evaluierte Leitlinien und Lehrmeinungen einfließen können.

Aber auch die heutigen **Ausbildungsinstitutionen und psychotherapeutisch Lehrenden sollten einer Qualitätssicherung unterliegen**. Da die Kandidaten die einzigen sind, die die Lehrenden direkt erleben und aus eigener Erfahrung beurteilen können, sollten sie am Ende ihrer Ausbildung dazu in einem anonymen Fragebogen den übergeordneten Verantwortlichen (wie der Landesärzte- und der Psychotherapeutenkammer) Auskunft geben. In den USA scheint diese Art der Qualitätssicherung schon längst selbstverständlich zu sein. In der Regel sind die Lehrenden in der BRD ebenso wenig wie alle anderen Psychotherapeuten auf die Beendigungsthematik vorbereitet und darin geschult. Damit sie ihren Kandidaten möglichst bald diese Thematik gezielter vermitteln können, ist ihre Fortbildung in dieser Hinsicht besonders drängend und essenziell für die jetzt noch in Ausbildung stehenden zukünftigen Psychotherapeuten.

14.4 Zusammenfassung

In deutschsprachigen psychotherapeutischen Lehrbüchern ist es keineswegs selbstverständlich, dass die Beendigungsthematik angemessen berücksichtigt wird. Dies entspricht dem in diesem Buch herausgearbeiteten Faktum, dass die Beendigungsthematik bisher grundsätzlich weder von praktizierenden Psychotherapeuten noch von Lehrenden bewusst gemacht, reflektiert und schulenübergreifend konzeptualisiert ist. Da Trennungsvorgänge allgegenwärtig sind, sollte in Zukunft die Beendigungsthematik in jeder psychotherapeutischen Ausbildung in schulenspezifischer und schulenübergreifender Hinsicht sowohl im Curriculum wie auch in Theorie und Praxis integriert sein und gelehrt werden. Es sollte noch während der Ausbildungszeit die Abschlussphase mehrerer Ausbildungsfälle unter Supervision begleitet werden. Selbsterfahrung und Supervision sollten vor dem Abschluss der Aus- oder Weiterbildung beendet werden, damit der Kandidat den Trennungsprozess in der Abschlussphase direkt erleben und sich bewusst machen kann. In der postgraduierten Fortbildung sollte die wachsende Erfahrung mit beendeten Psychotherapien, ihre Ziele, Ergebnisse und der Verlauf der Abschlussphase in

Form von interner Qualitätssicherung wiederholt offengelegt und verglichen werden, um die Erkenntnisse der täglichen Praxis auf ein neues Niveau zu bringen.

Fußnoten

1 s. Anhang, Tab. 6.
2 Margraf 1996, Reinecker 1995.
3 Dührssen 1972, Heigl 1978, Heigl-Evers et al. 1994, Hoffmann et al. 1979, Hohage 1996, König 1991, 1993, 1994, Loch 1971, Mertens 1991, Milch 2001, Radebold 1992, Reimer et al. 2000, Rudolf 1993, Schultz-Hencke 1951, Thomä/Kächele 1985/1996 und 1988/1997.
4 Ahrens 1997, Heuft et al. 2000, Kernberg et al. 2000, Krause 1997/1998, Reimer et al. 1996, Rudolf 1993, 2000, Senf/Broda 1996.
5 Bräutigam et al. 1973, Luban-Plozza et al. 1973, Rudolf 2000, Sigusch 2001, Strauß/Meyer 1994, Uexküll 1996.
6 Dührssen 1972, Kernberg et al. 2000, König 1991, 1994, Margraf 1996, Mertens 1991, Milch 2001, Reimer et al. 1996, Schramm 1996, Senf/Broda 1996, Sulz 2001, Thomä/Kächele 1985/1996, 1988/1997.
7 wie Brenner 1955, Fenichel 1945, Fromm-Reichmann 1950, Kernberg 1984, Nunberg 1959, Sandler et al. 1971/1996.
8 Auchter 2001, 2002 (in Diederichs), Müller-Ebert 2001, S. 169f, 185ff, 240, Rieber-Hunscha 1996, S. 214, Steiner 1995.
9 wie Alexander 1948, Alexander/French 1974, Bergin/Garfield 1994, Fenichel 1945, Brenner 1955, Fromm-Reichmann 1950, Kernberg 1975, 1984, Lionells et al. 1995, Nunberg 1959, Sandler et al. 1971/1996; s. Kap. 2.1, 2.2 und 2.3.
10 s. Anhang, Abb. 1, Tab. 1 und 2.
11 Müller-Ebert 2001, Rieber-Hunscha 1996.
12 s. Anhang, Tab. 5.
13 Auchter 2001, 2002 (in Diederichs), Rippe 1995.
14 Auchter S. 113, Diederichs S. 5, Wilke S. 47 (alle in: Diederichs 2002).
15 Cooper, Ar. 1987, Ekstein 1955, Fleming/Weiss, St. 1980, Toledo et al. 1966.
16 Fleming/Weiss, St. 1980, S. 166.
17 vgl. z. B. Garma 1971, S. 443–445.
18 wie bei Firestein 1978, 2001, bei Grenell 2002, bei Schmukler 1991.
19 Freud 1937c, G.W., Bd. 16.
20 vgl. Blum 1989, Golland 1997, Fleming/Weiss, St. 1980, S. 166.
21 Firestein 1982, S. 496.
22 Novick 1982, 1997.
23 Kernberg 2000, S. 114.
24 Thomä/Kächele 1985/1996, S. 406.
25 Balint 1950 (in Balint 1965).
26 vgl. Rieber-Hunscha 1996, S. 56–71.
27 vgl. z. B. Cooper, Ar. et al. 1987, Kernberg 2000, Thomä/Kächele 1999.
28 z. B. in den 40er Jahren in London, vgl. Roazen 2000.
29 vgl. Kernberg 2000, Thomä/Kächele 1999.
30 Im Buch „Rosen auf Granit" von Drigalski (1980) kann man lesen, dass das keineswegs selbstverständlich ist; ähnlich auch Dott 2000.
31 vgl. z. B. Tagungsberichte Weigert 1955, Cooper, Ar. 1987, Barros 2000.
32 Freud 1937c, G.W., Bd. 16.
33 Freud, A. 1938/50 (in Freud, A. 1968, Bd. V), Bernfeld 1952, Balint 1950 (in Balint 1965) und Glover 1955, S. 139.
34 Glover, 1955, S. 139.
35 vgl. Alexander/French 1974, Balint 1950 (in Balint 1965), Bernfeld 1952, Cremerius 1987, 1989, Erikson 1959, S. 171, Freud, A. 1937/50 (in Freud, A. 1980), Freud, S. 1937c, G.W., Bd. 16, Glover 1955, S. 139,157, Kohut 1966, Lohmann 1983, Menaker 1995 Roazen 2000, S. 66ff, 121, Rosenkötter 1984 (in Lohmann), Thomä 1991 und v. a. m.
36 Balint 1950 (in Balint 1965), Glover 1955, Kohut 1977.
37 z. B. Kernberg 2000, Thomä/Kächele 1999.
38 vgl. Gabbard et al. 1995, S. 169ff.
39 vgl. z. B. Reimer et al. 2001.
40 vgl. Balint 1950 (in Balint 1965), Fleming 1966, Fleming/Weiss, St. 1980, S. 40, Murdin 2000, Kap. 10, S. 160–171, Rieber-Hunscha 1996, S. 85–104.
41 vgl. Balint 1950 (in Balint 1965), Elkind 1992, Fleming 1966, Fleming/Weiss, St. 1980, S. 40, Murdin 2000, S. 162, Novick 1980, S. 316, Rieber-Hunscha 1996, S. 92–94.
42 vor allem der Deutschen Psychoanalytischen Vereinigung (DPV) und der Deutschen Psychoanalytischen Gesellschaft (DPG), die beide Mitglieder der Internationalen Psychoanalytischen Vereinigung (IPA) sind.
43 vgl. Rieber-Hunscha 1996, S. 99–104.
44 vgl. Balint 1950 (in Balint 1965), Fleming 1966, S. 173, Gabbard et al. 1995, Kap. 9, S. 165–174, Mander 2002, Murdin 2000, S. 162, Rieber-Hunscha 1996, S. 71–85.
45 vgl. Gabbard et al. 1995, Kap. 9, S. 165–174.
46 vgl. Rieber-Hunscha 1996, S. 20–37.
47 vgl. Murdin 2000, S. 170f.
48 vgl. Langs 1974, S. 465, Dewald 1966, Elkind 1992, Glick, R. 1987.

[49] vgl. Fleming 1966, S. 194, Mander 2002, Murdin 2000, S. 170f.

[50] Murdin 2000, S. 170, Rieber-Hunscha 1996, S. 104ff.

[51] vgl. Rieber-Hunscha 1996, S. 104–121.

[52] vgl. Rieber-Hunscha 1996, S. 104–121.

[53] vgl. Rieber-Hunscha 1996, S. 104–121, 245–252.

[54] vgl. die Vorschläge auch von Kernberg 2000 und Thomä/Kächele 1999.

[55] vgl. Rosenkötter 1973, Balint 1950 (in Balint 1965), Kernberg 2000.

[56] bisher sind fachfremde Lehrende in folgenden Ausbildungen beteiligt: In der BRD lehren vorwiegend Psychoanalytiker bei der Zusatzbezeichnung Psychotherapie, Kinder-Jugendlichen-Therapeuten; Fachpsychotherapeuten lehren ebenso wie in USA und England bei der pädagogischen Sozialberater-/Counselling-Ausbildung; vgl. Rieber-Hunscha 1996, S 20–37.

[57] vgl. Müller-Ebert 2001, S. 48–51; s. Kap. 2.9 u. 10.3.

[58] Ticho, E. 1970; s. Kap. 10.3.

[59] vgl. Bowlby 1979, S. 199ff.

[60] Wittchen et al. 2001, Zepf et al. 2001.

[61] vgl. Bowlby 1979, S. 200.

[62] Freud 1927a, G.W., Bd. 14.

15 Grundsätze zum Beenden der Psychotherapie

15.1 Schlussfolgerungen und Zusammenfassung

Bei jeder Psychotherapie müssen bestimmte Grundsätze beim Beenden beachtet und eingehalten werden, damit insbesondere ethische, ergebnisorientierte und finanzielle Kritierien erfüllt werden. Schulenübergreifende Grundsätze zum Beenden sollten in den Psychotherapie-Richtlinien mehr als bisher in Form von Empfehlungen, Leitlinien oder Richtlinien definiert und sowohl für jeden Psychotherapeuten als auch für alle Kostenträger verbindlich sein. In der BRD haben die bisherigen Psychotherapie-Richtlinien ausschließlich Gültigkeit für gesetzliche Krankenkassen, während private Versicherungen oder Selbstzahler davon ausgeschlossen sind. Einige in den bisherigen Psychotherapie-Richtlinien festgelegten Bestimmungen zur Beendigung der Psychotherapie sind veraltet und entsprechen nicht mehr der heutigen Praxis und Realität der Psychotherapie[1]. Die folgenden Gedanken und Vorschläge könnte ich mir als Grundlage der für alle Psychotherapeuten und Psychotherapieformen verbindlichen Grundsätze zum Beenden vorstellen.

15.1.1 Das Beenden – Thema der gesamten Therapie

Das Thema des Beendens durchzieht jede Psychotherapie vom Anfang bis zum Ende – beim gedanklichen Antizipieren der Dauer schon am Therapiebeginn; bei der Indikationsstellung und Therapieplanung; beim Vergessen des Beendens, wenn die Therapie läuft, bis zum Wiederauftauchen beim Beginn der Abschlussphase; beim Besprechen und dem Festlegen des letzten Termines; beim Zeitdruck der letzten Stunden und in der neuen Realität während der postterminalen Phase nach der letzten Stunde. Auch wenn das Beendigungsthema die gesamte Therapie begleitet, unterliegt es einem **spezifischen Veränderungsprozess** in ihrem Verlauf. Während das Beenden am Therapiebeginn eher abstrakten Charakter hat und in der Mittelphase oft in Vergessenheit gerät, wird es erst in der Abschlussphase zum aktuellen Fokus und schließlich realisiert.

Das Therapieende ist Folge eines **komplexen Entwicklungsprozesses** im Verlauf der gesamten Therapie. Die sich stufenweise aufbauenden Entwicklungsssschritte des Beendens sind sowohl mit äußeren Bedingungen, aktiven Entscheidungen und Verhaltensweisen als auch mit individuellen störungs- und persönlichkeitsspezifischen Faktoren des Patienten und stereotypen Trennungsabläufen verknüpft. Aus diesem Grund sollte bei jeder Psychotherapie das Beenden schon von Anfang an als Teil der gesamten Therapie bedacht werden und schon am Therapiebeginn sollten gewisse, dem Patienten verständliche zeitliche Grenzen festgelegt werden. Diese zeitliche Festlegung bedeutet keineswegs eine von Anfang an terminlich fixierte Festlegung der Therapiedauer und der letzten Stunde, sondern nur, dass zeitliche, meist grobe Rahmenbedingungen definiert werden.

Die **Indikation** zur Psychotherapie, die Art des Settings, die Dauer, Frequenz, Stundenzahl und Technik sollten nicht methodenspezifisch (wie bisher), sondern **fallspezifisch** begründet sein. Die ausschließlich störungsspezifische Indikation, wie sie heute von verhaltenstherapeutischer Seite propagiert wird, halte ich aber wegen der Komplexität psychischer Störungen auch nicht für sinnvoll. Dabei besteht die Gefahr, dass die Therapie in ein einseitiges, starr fixiertes und auf eine Störung reduziertes Schema gezwungen wird, das der Adaption an den jeweiligen Therapieverlauf nicht gerecht wird. Denn oft werden erst im Laufe der Therapie weitere Störungen offensichtlich, führen zu veränderten Therapiezielen und erfordern die Korrektur des anfänglichen Therapieplanes. Die Stundenfrequenz sollte ebenso wie die Dauer und Stundenzahl dem Einzelfall angepasst sein und sollte bei Richtlinien-Therapien nicht weniger als eine Stunde alle 14 Tage und nicht mehr als drei Stunden pro Woche betragen.

15.1.2 Ziel des rechtzeitigen Beendens

Jede Psychotherapie unterliegt, wie jede andere Behandlung von Krankheiten, dem Ziel des rechtzeitigen Beendens. Dies bedeutet nicht, dass ausschließlich kurze Therapien angestrebt werden, sondern dass die **Behandlungsdauer** der Art und Schwere der Erkrankung, den therapeutischen Zielen und Ergebnissen angemessen sein sollte. Die Dauer sollte so kurz wie möglich und so lang wie nötig sein, sie darf weder zu lang noch zu kurz sein, sondern sollte an den jeweiligen Fall adaptiert werden. Bewilligte Stunden sind ein vom Kostenträger zugestandenes Kontingent, das ausgeschöpft werden kann, aber keineswegs zwangsläufig aufgebraucht werden muss. Der Therapeut ist während der gesamten Therapie verantwortlich dafür, dass die Kosten-Nutzen-Relation beachtet und gegebenenfalls die Therapie auch vor dem Aufbrauchen des bewilligten Stundenkontingentes beendet wird, auch und gerade wenn sich zu wenig therapeutische Erfolge einstellen. Auch wenn das Durchlaufen des therapeutischen Prozesses selbst ein wesentliches Ziel bedeutet – „der Weg ist das Ziel“ –, ist dieses Ziel nur dann ausreichend, wenn die Ergebnisse es bestätigen.

Die notwendige Dauer und damit der Zeitpunkt des Beendens einer Psychotherapie ist variabel und **individuell unterschiedlich**. Da psychische Veränderungen grundsätzlich träge sind, dauern Psychotherapien ihre Zeit. Sind Psychotherapien zu kurz und zu wenig intensiv, ist die Wirkung oberflächlich und bleibt ohne Langzeiteffekt. Sind Psychotherapien zu lang, können sie zu pathologischen Abhängigkeiten führen.

Ehe eine regelmäßige Psychotherapie mit festen therapeutischen Vereinbarungen möglich ist, sollten grundsätzlich mehrere **probatorische Sitzungen** durchgeführt worden sein, damit keine vorschnellen Abmachungen für Langzeittherapien getroffen werden. Diese probatorischen Sitzungen sollten mit demselben Honorar wie andere Therapiestunden bezahlt werden. Zurzeit sind in der BRD die probatorischen Sitzungen absurderweise geringer dotiert als fest vereinbarte Therapiesitzungen, mit dem

Ergebnis, dass die Therapeuten schon nach dem Erstgespräch die Therapie beantragen.

Eine **Langzeittherapie** sollte erst nach erfolgreichem Verlauf einer Kurzzeittherapie durchführbar sein. Denn erst innerhalb dieser Zeit oder Stunden wird meistens offenkundig, ob eine Langzeittherapie überhaupt sinnvoll und erfolgversprechend ist. Die Motivation des Patienten, seine Veränderungfähigkeit, seine Fähigkeit, sich auf die Technik des Therapeuten und auf das Setting einzulassen, die Passung zwischen Therapeut und Patient klären sich erst innerhalb dieser Zeit. Weil die derzeitigen Psychotherapie-Richtlinien der BRD schon nach der ersten Stunde eine Langzeittherapie von 50 Stunden (tiefenpsychologisch fundierte Therapie) oder 80 bis 160 Stunden psychoanalytischer Therapie ohne eine spätere Überprüfung des Verlaufes und der Ergebnisse der Therapie erlauben, sollten sie im obigen Sinne verändert werden. Sowohl in gewissen zeitlich überschaubaren Abständen (z. B. innerhalb eines Jahres) und rechtzeitig vor Ablauf der bewilligten Stunden sollten Therapeut und Patient den Verlauf der Therapie, ihre Ziele und Ergebnisse überprüfen müssen, damit das weitere Vorgehen zu beurteilen und zu entscheiden ist.

Die **maximale Dauer** einer Langzeittherapie sollte auf ungefähr vier Jahre **begrenzt** sein und die Stundenzahl der Langzeittherapie auf maximal 80 bis 160 Stunden, so wie es in den heutigen Psychotherapie-Richtlinien bezogen auf psychoanalytische Therapien bereits formuliert ist. Denn bei allen regelmäßigen therapeutischen Vereinbarungen, die länger dauern, besteht die Gefahr der immer weniger lösbaren pathologischen Abhängigkeit. Was nach dieser Zeit nicht in Bewegung geraten ist, wird in der Regel auch durch eine weitere Verlängerung nicht mehr zu verändern sein. Die von vielen Psychotherapeuten aller Schulen und insbesondere von Psychoanalytikern vertretene Haltung „je länger desto besser" sollte als Mythos und als gestörte Trennungsfähigkeit des Therapeuten angesehen werden und die Praxis der zeitlichen Unbefristetheit als therapeutisch obsolet gelten.

Vor allem bei Patienten, die zu **schwer lösbaren Abhängigkeiten** neigen, sollte eine begrenzte Therapiedauer mit geringer Stundenzahl und niedriger Stundenfrequenz schon bei der Indikationsstellung angestrebt werden. Dies gilt vor allem für Patienten mit schweren, chronifizierten psychischen Störungen. Insbesondere bei Kindern, Jugendlichen, Adoleszenten und alten Menschen sollte eine eher kurze Dauer und eine begrenzte Stundenzahl angestrebt werden.

Nicht wenige psychisch schwer- und chronisch-kranke Patienten, die in zeitlich limitierten, zielorientierten Therapien keine oder zu wenig therapeutischen Erfolg erreichen können, brauchen aber eine **lebenslange psychotherapeutische Betreuung**. Diese zeitlich nicht limitierte, stützende psychotherapeutische Begleitung sollte von der fest vereinbarten, erfolgsorientierten Richtlinien-Psychotherapie unterschieden und als Sprechstunden-Psychotherapie, auch in kleineren Zeiteinheiten von mindestens zehn Minuten, möglich sein und mit demselben zeitorientierten Honorar wie die Richtlinien-Therapie-Stunden bezahlt werden. Nur so kann sich die bisher schlechte Versorgung dieser Patienten verbessern.

15.1.3 Timing – Verantwortung des Therapeuten

Der Therapeut trägt die Verantwortung für die zeitliche Koordinierung der gesamten Therapie, insbesondere aber für das Timing des Beendens in der Abschlussphase. Denn die Vermeidung von Trennung, Begrenzung und Beenden ist ein allgemein menschliches Widerstandsphänomen, das als Begleitsymptom bei vielen psychischen Störungen in Erscheinung tritt. Da sich der Patient am Therapiebeginn das Therapieende meist noch nicht vorstellen kann, ist es die Aufgabe des Therapeuten, schon zu diesem Zeitpunkt an das Beenden zu denken, es von sich aus rechtzeitig anzusprechen und aktiv mit einzubeziehen.

Im weiteren Therapieverlauf sollte der Therapeut das **Beenden** nicht erst dann **thematisieren**, wenn der vereinbarte Endtermin kurz bevorsteht oder das vorab bewilligte Stundenkontingent aufgebraucht ist, sondern spätestens dann, wenn ungefähr die **Hälfte bis maximal zwei Drittel** der vereinbarten Therapiezeit oder der Stunden vergangen ist und die Therapie erfolgreich verläuft. Der Therapeut sollte besonders dann den Beginn der Abschlussphase durch Thematisieren der Beendigung aktiv herbeiführen, wenn der Patient dies nicht von sich aus tut. Denn ist die Therapie in Gang gekommen und zeigt Erfolge, vergessen viele Patienten – vor allem in Langzeittherapien – das Ziel des rechtzeitigen Beendens.

Im weiteren Verlauf der Abschlussphase muss der Therapeut darauf achten, dass der Patient sich genügend **Zeit für die Entscheidungsfindung** vor der Terminsetzung der letzten Stunde nimmt. Die verschiedenen zeitlichen Möglichkeiten und ihre individuellen Bedeutungen sollten durchdacht werden, bevor die Entscheidung fällt. Der Patient sollte genügend Zeit für die Phase zwischen Terminsetzung und letztem Termin sowie für die postterminale Phase haben. Falls der Patient es nicht selbst anspricht, sollte der Therapeut den zunehmenden Zeitdruck der letzten Stunden thematisieren. Der Therapeut selbst muss seinen formalen Verpflichtungen für die Therapie fristgerecht nachkommen, damit er den Patienten nicht deswegen in der postterminalen Phase kontaktieren muss.

15.1.4 Individuelle Anpassung an Verlauf und Ergebnisse

Der jeweilige Verlauf, die therapeutischen Veränderungen und die Therapieergebnisse sind für die Dauer der Therapie und den Beginn der Abschlussphase entscheidender als die angewandte Methode und Technik sowie das jeweilige Setting. Aus diesem Grund müssen während der gesamten Therapie die therapeutischen **Ziele**, die Veränderung des Patienten und die therapeutischen **Ergebnisse** im Auge behalten werden. Unabhängig vom Zeitpunkt im gesamten Therapieverlauf muss über das Beenden gesprochen werden, wenn die Therapieziele früher als erwartet erreicht, oder wenn zu wenig oder keine therapeutischen Veränderungen innerhalb einer angemessenen Zeit zu erkennen sind. Der Therapeut sollte auf die Möglichkeit von vorzeitiger Beendigung oder Abbruch grundsätzlich gefasst sein. Vor allem bei zu geringen oder ausbleibenden therapeutischen Veränderungen, schlechter Passung zwischen Therapeut und Patient, Problemen des Patienten mit der Technik oder dem Setting, Stagnation oder Stillstand sollte der Therapeut nicht passiv abwarten, sondern das Beendigungsthema von sich aus rechtzeitig ansprechen und eine vorzeitige Beendigung in Erwägung ziehen. Falls möglich, sollte trotz vorzeitiger Beendigung das Trennungsthema in einer kurzen Abschlussphase besprochen werden.

15.1.5 Ziel der Trennungsvorbereitung in der Abschlussphase

Grundsätzlich sollte bei jeder Psychotherapie das Therapieende erst nach einer der Therapie angemessenen Abschlussphase erfolgen, in der die Trennung und die damit verbundenen psychischen Vorgänge **antizipatorisch therapeutisch** bearbeitet werden. Eine Behandlung, die ohne jede Abschlussphase endet, ist als Therapieabbruch zu bezeichnen. Auch beim Beenden aus äußeren Gründen, bei vorzeitigem oder/und einseitigem Beenden oder erfolglosen Therapien kann das Besprechen der Trennung dazu beitragen, negative Reaktionen beim Patienten zu verhindern oder abzuschwächen.

15.1.6 Beginn der Abschlussphase

Die Abschlussphase beginnt, wenn über das **Beenden gesprochen** wird und die Terminsetzung und die **reale Beendigung die Folge** davon sind. Diese Definition ist wesentlich, weil das Sprechen über die Beendigung nicht immer zum Beginn der Abschlussphase führt. Ganz im Gegenteil kann es bei wenig erfolgreichen oder stagnierenden Therapien bewirken, dass die Therapie wieder in Gang kommt und mit neuen Zielen und verändertem Zeitplan fortgesetzt werden kann. Wenn der Endtermin nicht von Anfang an terminlich festgelegt, sondern nur grob umrissen ist, sollte die Abschlussphase in der Regel nicht mit der Terminsetzung beginnen, sondern mit dem mutuellen Gespräch über das Beendigungsthema mit dem Ziel einer Terminfindung für die letzte Stunde.

Mit Beginn der Abschlussphase muss mit **Trennungsreaktionen** gerechnet werden. Angst vor dem Ende, Widerstand, Vermeidungsverhalten, heftige Affekte, Rückfall, Symptomverstärkung oder neue Symptome können als passagere, negative Trennungsreaktionen auftreten. Eine ambivalente Phase des unentschiedenen Hin-und-her-Pendelns ist fast immer vor der Entscheidung zur Terminsetzung und der Akzeptanz des Zieles der Beendigung zu beobachten. Kritische Zuspitzungen sind häufig die unvermeidbare Voraussetzung für die Lösung und Überwindung von Trennungskonflikten und für den psychischen Neubeginn. Erst wenn die negativen Trennungsreaktionen weitestgehend überwunden sind, kann die Entscheidungsfindung zur Terminsetzung für die letzte Stunde stattfinden.

15.1.7 Terminsetzung

Ein bedeutsames Zwischenziel in der Abschlussphase ist erreicht, wenn die Entscheidung für den Termin der letzten Stunde gefällt und der Termin festgelegt ist. Ist der letzte Termin nicht vorgegeben, sollte eine **mutuell** zwischen Therapeut und Patient besprochene und vorbereitete Entscheidung zur Terminsetzung angestrebt werden. Damit der **Zeitpunkt** des letzten Termines gut gewählt und realisierbar ist, sollten die verschiedenen Möglichkeiten in der Phase der Entscheidungsfindung davor bewusst gemacht und gegenübergestellt werden.

Zur **Entscheidungsfindung** sind viele Aspekte des Patienten zu berücksichtigen – wie die Art der Störung, die psychischen Ressourcen des Patienten, der bisherige Therapieverlauf, die Ergebnisse und andere mehr. Vor allem der Zeitpunkt des letzten Termines und die verbleibende Dauer bis zur letzten Stunde sowie die postterminale Phase sollten vor der Terminsetzung gut reflektiert und an den Einzelfall adaptiert werden. Die äußeren Lebensverhältnisse des Patienten, sein Alter, seine Lebensphase, seine zeitlichen Möglichkeiten und Grenzen sollten überdacht werden und in die Entscheidung einfließen. Veränderungen des bisherigen Setttings oder der Technik können in der Phase nach der Terminsetzung sinnvoll sein und sollten berücksichtigt werden.

Wenn der Patient die Terminsetzung bejaht und das Ziel der Beendigung anstrebt, ist dies ein **Symbol für den gelingenden Trennungsprozess**. Die Akzeptanz der Terminsetzung ist in psychischer Hinsicht bedeutsam, weil damit der Wunsch und der Vorsatz des Patienten, die Therapie zu beenden, Priorität vor anderem gewinnt. Der Trennungswunsch hat über Trennungsängste, Widerstand und Vermeidung gesiegt. Auch bei Kurztherapien und stationären Behandlungen mit von Anfang an festgelegtem Therapieende ist diese Phase wesentlich, damit die innere Trennung gelingt.

15.1.8 Lösung von Abhängigkeit und Gewöhnung hin zu Selbstständigkeit und Entwöhnung

Die Lösung des Patienten von therapeutischer Abhängigkeit und Gewohnheit hin zu mehr Selbstständigkeit, Selbstverantwortlichkeit und Entwöhnung vom therapeutischen Kontakt sollte während der gesamten Abschlussphase beachtet werden. Für die wachsende Ablösung und Trennungsfähigkeit des Patienten ist seine **Selbstbestimmung und Mitverantwortung** entscheidend. Bei den Entscheidungsfindungen sollte er soweit wie möglich seine eigenen Vorstellungen dazu entwickeln, wie er sein Therapieende gestalten möchte. Dies ist ein wichtiger Garant für die anzustrebende Selbstbestimmung und Verantwortungsfähigkeit des Patienten.

Durch das Bewusstwerden, das Erleben und das Verstehen des Entscheidungsprozesses können die Entscheidungsfähigkeit, die Handlungsfähigkeit, das Verhalten und die Konfliktlösungsfähigkeit des Patienten verbessert werden. Für viele Patienten ist das Erleben des selbst gesteuerten und selbst gewählten Entscheidungsprozesses ein **psychischer Neubeginn**, bei dem sie oft zum ersten Mal bewusst dessen psychologischen Wert erkennen.

Es sollte versucht werden, den einmal gesetzten Termin einzuhalten, ohne die Möglichkeit auszuschließen, den Therapieplan in gewissem Maße zu modifizieren, falls wider Erwarten Hindernisse oder negative Entwicklungen eintreten sollten. Manche Patienten brauchen das konsequente Bestehen des Therapeuten auf der unumkehrbaren Festlegung, andere profitieren von einem eher flexibel sich anpassenden Umgang des Therapeuten mit dem Termin.

15.1.9 Besprechen von Zielen und Ergebnissen der Therapie

Während der gesamten Abschlussphase, insbesondere aber nach der Terminsetzung, ist das gemeinsame Besprechen und Bewerten von Therapiezielen, Ergebnissen und der Rückblick auf die gesamte Therapie von besonderer Bedeutung. Die **Differenzierung** zwischen therapeutischen und darüber hinausgehenden, nicht erreichbaren Zielen, zwischen realistischen und unrealistischen, illusionären Heilungserwartungen, zwischen erwünschten und unerwünschten Ergebnissen, zwischen Therapie- und Lebenszielen ist eine wichtige therapeutische Aufgabe der Abschlussphase. Die Auseinandersetzung mit den Zielen fördert den Umgang des Patienten mit der Realität und mit den damit verbundenen Begrenzungen. Dazu gehört auch die Berücksichtigung von Psychotherapie-Richtlinien und anderen Bestimmungen des Kostenträgers und ihre Auswirkungen auf den jeweiligen therapeutischen Prozess. Auch die **Kosten-Nutzen-Relation** ist bei den jeweiligen Therapieentscheidungen wiederholt zu berücksichtigen, abzuwägen und gemeinsam mit dem Patienten zu besprechen. **Dokumentationsfragebögen** zu Therapiezielen und Ergebnissen der Therapie können das Bewusstsein des Patienten dafür fördern und das gemeinsame Besprechen ergänzen, wenn auch nicht ersetzen. Während das gemeinsame Besprechen oder die interne Qualitätssicherung des Therapeuten wesentlich und positiv für die Therapiebeendigung sind, führt die externe Qualitätssicherung oder die von außen kommende Therapiebeendigung wahrscheinlich zu komplexen psychischen Gegenreaktionen, die den therapeutischen Ablösungsprozess eher behindern als fördern.

15.1.10 Die letzten Stunden

Die Gestaltung der letzten Stunden sollte dem Patienten so weit wie möglich selbst überlassen werden. Der Therapeut sollte technische und theoretische Vorgaben fallen lassen und **offen** das auf sich zukommen und **geschehen lassen**, was immer vom Patienten kommt. Zugleich sollte er sowohl auf die Thematik von **Geschenk und Dankbarkeit** als auch auf widersprüchliche Gefühle wie Trauer und Freude, Enttäuschung und Hoffnung vorbereitet sein. **Vereinbarungen** des Umganges mit der postterminalen Phase und der Möglichkeit des Zurückkommens sollten klar besprochen werden. Formale Verpflichtungen sollten vor der letzten Stunde abgeschlossen sein, damit ein weiterer Kontakt überflüssig wird.

15.1.11 Postterminale Phase

Die erste Zeit direkt im Anschluss an die letzte Stunde sollte noch als letzter Teil der Abschlussphase und der gesamten Therapie integriert werden. Denn in der postterminalen Phase geschieht durch die veränderte reale Situation ein störungsempfindlicher innerer **Umstrukturierungsprozess** im Patienten. Er spürt den Verlust der regelmäßigen Therapiestunden und gewöhnt sich zugleich an die Situation ohne Therapie. Ähnlich wie in der Trauerzeit nach einem Todesfall können sich Schwankungen der Befindlichkeit einstellen, und darauf sollte der Patient in den letzten Stunden vorbereitet werden.

Die **Dauer** der postterminalen Phase sollte bis zu einem halben Jahr betragen und spätestens in den letzten Stunden festgelegt werden. Die zeitliche Befristung der postterminalen Phase ist ein Schutz vor zu langem Verharren in immer noch bestehender Abhängigkeit. Der Therapeut sollte sich nicht mehr beim Patienten melden müssen und keine persönlichen oder gar privaten Kontakte von sich aus initiieren.

Der Patient sollte in der postterminalen Phase zum Therapeuten **als Patient zurückkehren** können, falls er alleine nicht zurechtkommt. Damit kann die Gefahr eines Rückfalles in statu nascendi abgebaut werden. Im Notfall sollten bis maximal fünf Stunden im Rahmen des bisherigen Behandlungsfalles abrechenbar sein. Auch wenn diese Stunden stattfinden, sollte der vereinbarte Zeitpunkt des Endes der postterminalen Phase bestehen bleiben. Erst nach Ablauf der postterminalen Phase meldet der Therapeut dem Kostenträger die endgültige Beendigung der Therapie. Falls während dieser Zeit die Wiederaufnahme oder Verlängerung der Psychotherapie erforderlich ist, sollte dies nur nach erneuter Begründung und Beantragung beim Kostenträger möglich sein – auch wenn vom bewilligten Stundenkontingent noch genügend restliche Stunden vorhanden sind.

Falls sich nach Ablauf der postterminalen Phase erneut die Behandlungsbedürftigkeit des Patienten herausstellt, sollte eine weitere fest vereinbarte Psychotherapie nur unter **verschärfter Indikationstellung** möglich sein. Die in der BRD bestehende Sperrfrist von zwei Jahren nach Beendigung, mit danach beliebig oft folgender Möglichkeit einer erneuten Therapie mit maximaler Stundenzahl fördert die suchtartige Abhängigkeit des Patienten von Psychotherapie und die Missbrauchsgefahr durch den Therapeuten. Stationäre Psychotherapien, ambulante Kurztherapien und fraktionierte Therapiephasen sollten deshalb als Gesamtheit betrachtet werden, weil sich auch dahinter latente unveränderbare Störungen und Abhängigkeiten verbergen können.

15.1.12 Beachtung eigener Trennungskonflikte des Therapeuten

Auch an den Therapeuten stellt der Trennungsprozess hohe psychische Anforderungen. Er sollte daher seine eigene persönliche **Haltung zum Beenden regelmäßig reflektieren**, um sich eigener, den Beendigungsprozess des Patienten störender Einflüsse bewusst zu werden und sie gegebenenfalls verändern zu können. Ängste vor dem Beenden und vor dem Versagen, Schuldgefühle wegen therapeutischer und persönlicher Begrenztheit, omnipotente Heilervorstellungen, Egozentrik, Macht- und Geltungswünsche, Befriedigung eigener narzisstischer Wünsche, zu starke emotionale Bindung an den Patienten und persönliche psychische Trennungskonflikte sind nur einige Beispiele für mögliche psychische Störungsquellen beim Therapeuten, die in seine Technik und sein Verhalten einfließen können.

15.1.13 Beendigungsthematik in Aus-, Weiter- und Fortbildung

In jeder psychotherapeutischen Aus- oder Weiterbildung sollte mehr und konsequenter als bisher das Beenden der Psychotherapie obligatorisch mit einbezogen und **gelehrt** werden. Das Bewusstsein des Psychotherapeuten von, sein Wissen um, die Erfahrung mit und Haltung zu Beendigungsprozessen haben einen großen Einfluss auf seine Technik, sein Verhalten, auf Therapieentscheidungen in der Abschlussphase und auf das endgültige Ergebnis der Psychotherapie. In der Fortbildung sollten die Erfahrungen mit Beendigungen und abgeschlossenen Therapien offen gelegt, immer wieder überprüft, hinterfragt und in technischer und theoretischer Hinsicht reflektiert werden. Dadurch wird die Kompetenz des Therapeuten erweitert, die Qualität seiner Arbeit verbessert und insbesondere die Sensibilität für ethische Implikationen gefördert.

Da das Beenden Teil jeder Psychotherapie ist, sollten die Kandidaten sich mit **schulenspezifischen** Aspekten beim Beenden einerseits und mit **schulenintegrierenden und schulenübergreifenden** Aspekten andererseits auseinander setzen müssen. Die bisher bestehenden schulengetrennten psychotherapeutischen Ausbildungen und die darin gelehrte einseitige Praxis verhindern das Bewusstsein dafür, in welcher Weise jeder Psychotherapeut in ethischer, technischer, theoretischer und auch gesellschaftlicher Hinsicht Verantwortung beim Beenden trägt. Meiner Ansicht nach sollte in Zukunft jeder Psychotherapeut – auch der psychologische – eine dem Facharzt Psychotherapeutische Medizin analoge schulenübergreifende und integrierende Grundausbildung durchlaufen. Erst nach Abschluss der Grundausbildung sollten Spezialisierungen in bestimmten therapeutischen Techniken oder Settings möglich sein.

Alle Psychotherapeuten sollten sich schon in der Ausbildung mit den **zwei Prinzipien** psychischen Funktionierens **Einsicht und Verhalten** befassen, die sich zwar polar gegensätzlich gegenüberstehen, aber letztlich Teile der individuellen psychischen Gesamtheit sind und insofern zusammengehören. Nicht entweder-oder, sondern sowohl psychodynamisch-psychoanalytische als auch kognitiv-behaviorale und andere psychotherapeutische Sichtweisen sollte jeder Psychotherapeut der Zukunft in seiner Ausbildung kennen lernen, um sich Besonderheiten und Grenzen seiner speziellen Methodenwahl im Vergleich zu anderen bewusst zu machen. Nicht eklektische Zufälligkeit oder eine nicht mehr differenzierbare Vermischung der Theorien und Techniken sind das, was unter schulenübergreifender Sichtweise zu verstehen ist, sondern Kenntnis und Wissen um, sowie fachlich bewusster Umgang mit den verschiedenen psychotherapeutischen Möglichkeiten, ihren Ähnlichkeiten und Unterschieden.

Damit psychotherapeutische Qualifikation vergleichbar und für Patient und Kostenträger überschaubar ist, sollten entsprechend veränderte **schulenübergreifende Aus- und Weiterbildungs-Ordnungen** geschaffen werden[2]. Ausschließlich psychotherapeutisch tätig sollten in Zukunft nur entsprechend und vergleichbar ausgebildete ärztliche und psychologische Fachpsychotherapeuten sein können. Damit dies möglich ist, sollte die bisherige Zersplitterung der ärztlichen Psychotherapie-Titel und -Kompetenzen (die sog. PPP-Fächer) korrigiert werden und modernen, zukunftsorientierten Ausbildungs- und Kompetenzstrukturen Platz machen. Die Empfehlungen zur zukünftigen Weiterbildungsordnung des Bundesärztetages 2003 sehen dieses vor: Der Facharzt für psychotherapeutische Medizin (in Zukunft Psychosomatische Medizin und Psychotherapie) ist die Grundausbildung für den ärztlichen Fachpsychotherapeuten, die durch weitere Zusatzqualifikationen ergänzt werden kann (wie Psychoanalyse oder Verhaltenstherapie). Darüber hinaus sollte sich meiner Ansicht nach auch der Facharzt für Psychiatrie und Psychotherapie zum Fachpsychotherapeuten qualifizieren können, wenn er weitere Zusatzspezialisierungen absolviert hat. Diese ärztlichen Qualifikationen entsprechen trotz aller Unterschiede weitgehend der Ausbildung zum psychologischen Psychotherapeuten. Die schulenübergreifende Orientierung, wie beim Facharzt Psychotherapeutische Medizin, sollte meiner Ansicht nach in Zukunft auch das Ziel der psychologischen Grundausbildung sein.

Für **somatisch tätige Ärzte**, die sich psychotherapeutisch fortbilden wollen, sollte es eine maximal zweijährige, schulenübergreifende psychotherapeutische **Zusatzausbildung** geben, die weniger auf Theorie und Praxis der Fachpsychotherapie, sondern mehr auf die spezielle Arzt-Patient-Beziehung, auf die psychosomatischen Wechselwirkungen und die damit verbundenen Störungen und Erkrankungen sowie deren Behandlung in der ärztlichen Praxis ausgerichtet ist. Dies entspricht ebenfalls den Empfehlungen des Bundesärztetages 2003 zur Weiterbildungsordnung. Die Lehrenden hierfür sollten meiner Ansicht nach nur in begrenztem Maße Fachpsychotherapeuten sein, sondern hauptsächlich Ärzte, die das praktizieren, was sie lehren. In ihren Anforderungen sollte die Weiterbildung weniger aufwändig als die bisherige tiefenpsychologisch fundierte Ausbildung und anspruchsvoller als die psychosomatische Grundversorgung der BRD sein. Die Ärzte mit dieser Zusatzbezeichnung – auch die Fachärzte Psychiatrie und Psychotherapie – sollten damit nur noch eine psychotherapeutische Teilkompetenz erwerben können, mit der sie keine Richtlinien-Psychotherapie, sondern nur befristete Kurztherapien oder spezifische Sprechstundenpsychotherapie abrechnen können, die mit demselben Honorar pro Zeiteinheit wie beim Fachpsychotherapeuten vergütet werden sollten.

Diese Veränderungen der Aus- und Weiterbildungsordnungen haben aber nur dann einen Sinn für die Praxis, wenn gleichzeitig **entsprechende Niederlassungs-, Abrechnungs- und Gebührenordnungsvoraussetzungen** geschaffen werden.

Nicht-psychologische oder nicht-ärztliche Laien (sie nennen sich „Berater“) sollten auch in Zukunft nicht als Fachpsychotherapeuten oder in psychotherapieähnlicher Funktion anerkannt werden. In den letzten Jahren führen in allen Industrienationen zunehmend meist sozialpädagogisch ausgebildete Laientherapeuten nach nur kurzer Schulung psychotherapieähnliche, zum Teil jahrelange Patientenkontakte durch, die als **Beratung oder Counselling** deklariert werden. Da diese „Laientherapeuten“ geringere Honorare als Fachpsychotherapeuten beanspruchen, werden sie allein aus finanziellen Gründen von Kostenträgern gern gesehen.

Obwohl ihre Funktion als nicht fachpsychotherapeutisch definiert ist – wie Counselling in den USA und in England –, wird aus den Publikationen dieser häufig von der früheren Sozialarbeit herkommenden Laientherapeuten deutlich, dass sie ihre Tätigkeit weitestgehend mit psychologischen Theorien und Techniken begründen. Sie nehmen sich aus den Arbeiten der Fachpsychotherapeuten aller Schulen selektiv und beliebig das heraus, was sie gebrauchen können, ohne aber den gesamten Kontext zu kennen und zu verstehen. Die Ausbildung dieser Laientherapeuten scheint von Fachpsychotherapeuten durchgeführt zu werden, die mehr von ihren speziellen therapeutischen Erfahrungen ausgehen und weniger Bewusstsein und Kenntnis von den spezifischen sozialtherapeutischen Anforderungen und Grenzen haben.

Auch wenn diese Sozialberater im Einzelfall sicherlich eine menschlich anerkennenswerte und sozial wichtige Arbeit leisten können, schadet es meiner Ansicht nach der Qualität der gesamten Psychotherapie, wenn der Patient sich nicht darauf verlassen kann, dass der „Psychotherapeut“ fachlich qualifiziert ausgebildet ist. Fachliche Psychotherapie sollte klar von sozialarbeiterischen und sozialpädagogischen Tätigkeiten in terminologischer, institutioneller, ausbildungsbezogener und inhaltlicher Hinsicht abgegrenzt sein, damit die jeweils speziellen Möglichkeiten und Grenzen überhaupt definierbar sind.

Fußnoten

1 ähnlich auch Fliegel/Fürstenau/Grawe/Senf 2002; vgl. die Diskussion in der Zeitschrift Psychotherapie im Dialog (PiD), z. B. Broda/Senf 2003, 2003a, Fürstenau 2002, Lieberz 2002.

2 vgl. Rieber-Hunscha 1996, Kap. IV., S. 245ff.

Literaturverzeichnis

(Der Nachname oder die Nachnamen sind kursiv gedruckt. Als Jahreszahl in Klammern direkt hinter dem Namen ist das Datum der Erstausgabe in der Ursprungssprache genannt. Am Ende der Literaturangaben ist das Datum der vorliegenden Ausgabe aufgeführt.)

Abarbanel, Alice (1995): Consultation when the Patient Terminates an Impaired Treatment. Amer. J. Psa. 55, 347 – 363.

Abarbanel, Alice (1996): To the Editor. Amer. J. Psa. 56, 113 – 115.

Abend, Sander M. (1988): Unconscious Fantasies and Issues of Termination. In: *Blum*, Harold P., *Kramer* Yale, *Richards*, Arlene, *Richards*, Arnold D. (Hrsg.): Fantasy, Myths and Reality. Madison (International Universities Press) S. 149 – 165.

Ablon, Steven L. (1988): Developmental Forces and Termination in Child Analysis. Int. J. Psa. 69, 97 – 104.

Abraham, Karl (1969): Psychoanalytische Studien I u. II. Frankfurt (S. Fischer) 1971.

Abraham, Nicolas, *Torok*, Maria (2001): Trauer oder Melancholie. Introjektion – Inkorporieren. Psyche 55, 545 – 559.

Abrams, Samuel (1978): Termination in Child Analysis. In: *Glenn*, J. (Hrsg.): Child Analysis and Therapy. New York (Aronson), S. 451 –469.

Adatto, Carl P. (1995): How long the Analysis? The „Interminable" Analysis. J. Clin. Psa. 4, 139 – 148.

Adler, Gerald (1989): Transitional Phenomena, Projective Identification, and the Essential Ambiguity of the Psychoanalytic Situation. Psa. Quart. 58, 81 – 104.

Ahrens, Stephan (Hrsg.) (1997): Lehrbuch der psychotherapeutischen Medizin. Stuttgart (Schattauer); (2. Aufl. 2002).

Alexander, Franz (1948): Fundamentals of Psychoanalysis. New York (Norton).

Alexander, Franz, *French*, Thomas M. (1974): Psychoanalytic Therapy. Lincoln (University Nebraska Press).

Allen, Frederick H. (1942): Psychotherapy with Children. New York (Norton & Company).

Amati, Silvia (1990): Die Rückgewinnung des Schamgefühls. Psyche 44, 724 – 740.

Ambühl, Hansruedi, *Strauß*, Bernhard (Hrsg.) (1999): Therapieziele. Göttingen (Hogrefe).

Anzieu, Didier (1987): Some Alterations of the Ego which make Analysis Interminable. Int. J. Psa. 68, 9 – 19.

Appelbaum, Stephen (1961): The End of the Test as a Determinant of Responses. Bull. Menn. Clin. 25, 120 – 128.

Arbeitskreis OPD (1996) (Hrsg.): Operationalisierte Psychodynamische Diagnostik. Bern (Huber).

Arlow, Jacob A. (1977): Affects and the Psychoanalytic Situation. Int. J. Psa. 58, 137 – 170.

Arlow, Jacob A. (1984): Disturbances of the Sense of Time with Special Reference to the Experience of Timelessness. Psa. Quart. 53, 13.

Arlow, Jacob A. (1986): Psychoanalysis and Time. J. Amer. Psa. Assoc. 34, 507 – 528.

Asch, Stuart S. (1976): Varieties of Negative therapeutic Reaction and Problems of Technique. J. Amer. Psa. Assoc. 24, 383 – 407.

Auchter, Thomas (1978): Die Suche nach dem Vorgestern.Trauer und Kreativität. Psyche 32, 52 – 77.

Auchter, Thomas (2001): Über das Beendigen von Psychoanalysen: Trauer und Kreativität. In: *Schlösser*, Anne-Marie, *Gerlach*, Alf (Hrsg.): Kreativität und Scheitern. Gießen (Psychosozial) S. 397 – 412.

Bachrach, Henry M., *Galetzer-Levy*, Robert, *Skolnikoff*, Alan, *Waldron*, Sherwood (1991): On the Efficacy of Psychoanalysis. J. Amer. Psa. Assoc 39, 871 – 916. Auf Deutsch: *Bachrach*, Henry M., *Galetzer-Levy*, Robert, *Skolnikoff*, Alan, *Waldron*, Sherwood. Über die Wirksamkeit der Psychoanalyse. In: *Leuzinger-Bohleber*, Marianne, *Stuhr*, Ulrich (Hrsg.) (1997): Psychoanalyse im Rückblick. Gießen (Psychosozial), S. 285 – 319.

Badcock, Christopher (1994): Psychodarwinismus. Die Synthese von Darwin und Freud. München (Hanser) 1999.

Balint, Michael (1964): Der Arzt, sein Patient und die Krankheit. Stuttgart (Klett) 1965.

Balint, Michael (1965): Urformen der Liebe und die Technik der Psychoanalyse. Stuttgart (Klett) 1966.

Balint, Michael (1966): Die technischen Experimente Sandor Ferenczis. Psyche 20, 904 – 925.

Balint, Michael (1968): Therapeutische Aspekte der Regression. Hamburg (Rowohlt) 1973.

Balint, Michael, *Norell*, J.S. (Hrsg.) (1973): Fünf Minuten pro Patient. Frankfurt (Suhrkamp) 1975.

Balint, Michael, *Orntstein*, Paul H., *Balint*, Enid (1972): Fokaltherapie. Frankfurt (Suhrkamp) 1973.

Balkoura, Athanasia (1974): The Fate of the Transference Neurosis after Analysis. J. Amer. Psa. Assoc. 22, 895–903.

Barros, Elias M. D. R. (2000): A Report of the 9th Pre-Congress on Training, Santiago, 1999. Clinical Approaches to the Termination of the Training Analysis – Clinical Dilemmas of Training Analysts. Int. J. Psa. 81, 1213–1219.

Bassyouni, Christiane (1984): Die Beendigung des psychotherapeutischen Prozesses. In: Wege zum Menschen 36, Göttingen (Vandenhoeck & Ruprecht), S. 363–375.

Battegay, Raymond (1987): Psychoanalytische Aspekte der Depression, unter Einbezug der Manie. Z. Psychosom. Med. 22, 171–190.

Becker, Terrence C. (1993): The Difference between Termination in Psychotherapy and Psychoanalysis. Panelbericht. J. Amer. Psa. Assoc. 41, 765–773.

Beckett, Thomas (1976): Group Discussions. Contemp. Psa. 12, 359–361.

Behrens, Ingrid (1995): Der Beendigungstraum. Zur Bedeutung letzter Träume in der Psychoanalyse. Psyche 49, 633–652.

Belz-Merk, Martina, *Caspar*, Franz (2002): Emotionen in der Verhaltenstherapie. Psychotherapie im Dialog 3, 134–141.

Benedek, Therese (1955): A Contribution to the Problem of Termination of Training Analysis. J. Amer. Psa. Assoc. 3, 615–629.

Berenstein, Isidoro (1987): Analysis Terminable and Interminable, Fifty Years on. Int. J. Psa. 68, 21–35.

Berenstein, Sara P., *Fondevila*, Delia S. (1989): Termination of Analysis in the Light of the Evolution of a Link. Int. Rev. Psa. 16, 385–389.

Bergin, Allen E., *Garfield*, Sol L. (1994) (Hrsg.): Handbook of Psychotherapy and Behavior Change. New York (Wiley & Sons).

Bergler, Edmund (1937): Zur Theorie der therapeutischen Resultate der Psychoanalyse. Int. Z. Psa. 23, 6–18.

Bergler, Edmund, *Roheim*, Geza (1946): Psychology of Time Perception. Psa. Quart. 15, 190–206.

Bergman, Martin S. (1988): On the Fate of the Intrapsychic Image of the Psychoanalyst after Termination of the Analysis. Psa. Study Child 43, 137–153.

Bergman, Martin S. (1997): Termination: The Achilles Heel of Psychoanalytic Technique. Psa. Psychol. 14, 163–174. Auf Deutsch: *Bergman*, Martin S. (1998): Die Beendigung der Analyse: die Achilles-Ferse der psychoanalytischen Behandlungstechnik. Z. psa. Theorie u. Praxis 13, 309–322.

Berna, Jaques (1971): Die Abschlußphase der Kinderanalyse. Psyche 25, 537–545; auch in *Berna* (1996): Liebe zu Kindern. Frankfurt (Fischer Tb).

Berna, Jaques (1996): Liebe zu Kindern. Frankfurt (Fischer Tb).

Bernfeld, Siegfried (1952): Über die psychoanalytische Ausbildung. Psyche 38 (1984), 437–459.

Bernhardt, Heike, *Lockot*, Regine (Hrsg.) (2000): Mit ohne Freud. Zur Geschichte der Psychoanalyse in Ostdeutschland. Gießen (Psychosozial).

Berry, Nicole (1987): The End of the Analysis. In: *Klauber*, John et al.: Illusion and Spontaneity in Psychoanalysis. London (Free Association), S. 98–130.

Beutler, Larry E., *Clarkin*, John F., *Bongar*, Bruce (2000): Guidelines for the Systematic Treatment of the Depressed Patient. New York (Oxford University Press).

Bion, Wilfred R. (1962): Lernen durch Erfahrung. Frankfurt (Suhrkamp) 1990.

Bittenbinder, Elise (2000): Trauma und extreme Gewalt – Systemische Psychotherapie mit Überlebenden von Folter und die Bedeutung „innerer Bilder". Psychotherapie im Dialog 1, 38–44.

Blanck, Gertrude (1966): Some technical Implications of Ego Psychology. Int. J. Psa. 47, 6–13. Auf Deutsch: *Blanck*, Gertrude (1968): Einige technische Folgerungen aus der Ich-Psychologie. Psyche 22, 199–213.

Blanck, Gertrude, *Blanck*, Rubin (1983): The Contribution of Ego Psychology to Understanding the Process of Termination in Psychoanalysis and Psychotherapie. J. Amer. Psa. Assoc. 31, 961–984.

Blanck, Rubin, *Blanck*, Gertrude (1986): Jenseits der Ich-Psychologie. Stuttgart (Klett-Cotta) 1989.

Blatt, Sidney J., *Smith Behrends*, Rebecca (1987): Internalization, Separation-Individuation, and the Nature of Therapeutic Action. Int. J. Psa. 68, 279–297.

Bleuler, Eugen (1910): Die Psychoanalyse Freuds. In: *Bleuler*, Eugen, *Freud*, Sigmund (Hrsg.): Jahrbuch für Psychoanalyse und Psychopathologische Forschung. Wien (Deuticke), S. 623–730.

Bleuler, Eugen (1921): Das autistisch-undisziplinierte Denken in der Medizin und seine Überwindung. Berlin (Springer) 1927.

Blos, Peter (1962): Adoleszenz. Stuttgart (Klett-Cotta) 1989.

Blos, Peter (1963): Die Funktion des Agierens im Adoleszensprozeß. Psyche 18 (1964/1965), 120–138.

Blos, Peter (1967): The Second Individuation Process of Adolescence. Psa. Study Child 22, 162–186.

Blos, Peter (1980): The Life Cycle as Indicated by the Nature of the Transference in the Psychoanalysis of Adolescents. Int. J. Psa. 61, 145– 51.

Blum, Harold P. (1987): Analysis Terminable and Interminable: A Half Century Retrospective. Int. J. Psa. 68, 37–47.

Blum, Harold P. (1989): The Concept of Termination and the Evolution of Psychoanalytic Thought. J. Amer. Psa. Assoc. 37, 275–295.

Böker, Heinz, *Dell*, Daniel (2002): Therapie der affektiven Störungen. Stuttgart (Schattauer).

Boesky, Dale (1988): Criteria of Evidence for an Unconsious Fantasy. In: *Blum*, Harold, *Kramer*, Yale, *Richards*, Arlene, *Richards*, Arnold D. (Hrsg.) (1988): Fantasy, Myths and Reality. Madison (International Universities Press), S. 111–131.

Bohleber, Werner, *Drews*, Sibylle (Hrsg.) (2001): Die Gegenwart der Psychoanalyse – die Psychoanalyse der Gegenwart. Stuttgart (Klett-Cotta).

Bohus, Martin, *Bathruff*, Heike (2000): Dialektische Behaviorale Therapie der Borderline-Störung. Psychotherapie im Dialog 4, 55– 66.

Bohrer, Karl Heinz (1997): Der Abschied. Frankfurt (Suhrkamp).

Bonaparte, Marie (1940): Time and the Unconcious. Int. J. Psa. 21, 427–468.

Borenstein, Daniel, *Fintzky*, Robert (1980/1981): Postanalytic Encounters. Int. J. Psa. Psychother. 8, 151–164.

Bornstein, Melvin (1982): Prologue. Psa. Inqu. 2, 323–324.

Bowlby, John (1944): Forty-four Juvenile Thieves: Their Characters and Home-life. Int. J. Psa. 25, 18–52, 107–127.

Bowlby, John (1951): Mütterliche Zuwendung und geistige Gesundheit. München (Kindler) 1973.

Bowlby, John (1953): Mutterliebe und kindliche Entwicklung. München (Reinhardt) 1972.

Bowlby, John (1958): Über das Wesen der Mutter-Kind-Bindung. Psyche 13 (1959/1960), 415–456.

Bowlby, John (1960): Die Trennungsangst. Psyche 15 (1961/1962), 411–464.

Bowlby, John (1960a): Ethologisches zur Entwicklung der Objektbeziehungen. Psyche 15, (1961/1962), S. 508–516.

Bowlby, John (1960b): Grief and Mourning in Infancy and Early Childhood. Psa. Study Child 15, 9–52.

Bowlby, John (1961): Processes of Mourning. Int. J. Psa. 17, 317– 340.

Bowlby, John (1963): Pathological Mourning and Childhood Mourning. J. Amer. Psa. Assoc. 11, 500–541.

Bowlby, John (1969): Bindung. Eine Analyse der Mutter-Kind-Beziehung. München (Kindler) 1975.

Bowlby, John (1973): Trennung. Psychische Schäden als Folge der Trennung von Mutter und Kind. München (Kindler) 1976.

Bowlby, John (1975): Attachment Theory, Separation Anxiety, and Mourning. In: *Hamburg*, David, *Brodie*, Keith (Hrsg.): American Handbook of Psychiatric. Vol. 6. New York (Basic Books), S. 292–309.

Bowlby, John (1979): Das Glück und die Trauer. Stuttgart (Klett-Cotta) 1982.

Bowlby, John (1980): Verlust, Trauer und Depression. Frankfurt (Fischer Tb.) 1994.

Bowlby, John (1988): Elternbindung und Persönlichkeitsentwicklung. Therapeutische Aspekte der Bindungstheorie. Heidelberg (Dexter) 1995.

Bowlby, John (1988a): Charles Darwin. A Biography. London (Hutchinson).

Bräutigam, Walter (1983): Bemerkungen zur psychoanalytischen Behandlungsführung in der Eröffnungs- und in der Abschlußphase. In: *Hoffmann*, Sven O. (Hrsg.): Deutung und Beziehung. Frankfurt (Fischer Tb), S. 119–131.

Bräutigam, Walter, *Christian*, Paul (1973): Psychosomatische Medizin. Stuttgart (Thieme) 1974.

Brenman, Eric (1982): Separation: A Clinical Problem. Int. J. Psa. 63, 303–310.

Brenner, Charles (1955): Grundzüge der Psychoanalyse. Frankfurt (S. Fischer) 1972.

Bridger, H. (1950): Criteria for the Termination of Analysis. Int. J. Psa. 31, 202–203.

Broda, Michael, *Senf*, Wolfgang (2003): Denkanstöße für eine Veränderung der psychotherapeutischen Praxis. PiD 4, 100–101.

Broda, Michael, *Senf*, Wolfgang (2003a): Brauchen wir noch eine Schule? PiD 4, 420–421.

Bruns, Georg (1988): Über die psychologische Bedeutung des Abschiedsgrußes. Psyche 42, 628–636.

Bruns, Georg (1991): Die Fähigkeit zum Abschied. In: *Eickhoff*, Friedrich-Wilhelm et al. (Hrsg.): Jahrbuch der Psychoanalyse. Bd. 28, S. 71–105.

Burgner, Marion (1988): Analytic work with Adolescents: Terminable and interminable. Int. J. Psa. 69, 179–187.

Burke, Nancy (1999): The Internal Separation Struggle and Therapeutic Progress. Psa. Psychol. 16, 21–33.

Burkholz, Roland (1995): Reflexe der Darwinismus-Debatte in der Theorie Freuds. Stuttgart (Frommann-Holzboog).

Bush, Marshall, *Gassner*, Suzanne (1984): The Immediate Effect of the Analyst's Termination Interventions on the Patient's Resistance to Termination. In: *Weiss*, Johan, *Sampson*, Harold (Hrsg.) (1984): The Psychotherapeutic Process. New York (Guiltford).

Buxbaum, Edith (1950): Technique of Termination Analysis. Int. J. Psa. 31, 184–195.

Calef, Victor, *Weinshel*, Edward (1983): A Note on Consummation and Termination. J. Amer. Psa. Assoc. 24, 643–650.

Caplan, Arthur L., *Jennings*, Bruce (Hrsg.) (1984): Darwin, Marx, and Freud. Their Influence on Moral Theory. New York (Plenum).

Caruso, Igor A. (1968): Die Trennung der Liebenden. Bern (Huber).

Cavenar, Jesse O., *Nash*, James, L. (1975): The Dream As a Signal for Termination. Bull. Amer. Psa. Assoc. 32, 425–436.

Cavenar, Jesse O., *Spaulding*, Jean (1978): Termination Signal Dreams in Psychoanalytic Psychotherapy. Bull. Menn. Clin. 42, 58–62.

Chazan, Saralea E. (1997): Ending Child Psychotherapy: Continuing the Circle of Life. Psa. Psychol. 14, 221–238.

Chertoff, Judith M. (1989): Negative Oedipal Transference of a Male Patient to his Female Analyst during the Termination Phase. J. Amer. Psa. Assoc. 37, 687–713.

Chessick, Richard D. (1990): Self-analysis: A Fool for a Patient? Psa. Review 77, 311–340.

Ciompi, Luc (1982): Affektlogik. Über die Struktur der Psyche und ihre Entwicklung. Ein Beitrag zur Schizophrenieforschung. Stuttgart (Klett-Cotta).

Ciompi, Luc (1988): Außenwelt – Innenwelt. Die Entstehung von Zeit, Raum und psychischen Strukturen. Göttingen (Vandenhoeck & Ruprecht).

Clarkin, John F., *Yeomans*, Frank E., *Kernberg*, Otto F. (Hrsg.) (1999): Psychotherapie der Borderline-Persönlichkeit. Stuttgart (Schattauer) 2001.

Clemmens, Edward R. (1995): Commentary on the papers of Doctors Elkind and Abarbanel. Amer. J. Psa. 55, 365–367.

Clemmens, Edward R. (1996): Dr. Clemmens replies: Amer. J. Psa. 56, 115–116.

Colarusso, Calvin A. (1979): The Development of Time Sense from Birth to Object Constance. Int. J. Psa. 60, 243–251.

Colarusso, Calvin A. (1988): The Development of Time Sense in Adolescence. Psa. Study Child 43, 179–197.

Colarusso, Calvin A. (1991): The Development of Time Sense in Young Adulthood. Psa. Study Child. 46, 125–144.

Colarusso, Calvin A. (1999): The Development of Time Sense in Middle Adulthood. Psa. Quart. 68, 52–83.

Coltart, Nina E.C. (1996): Endings. In: *Rangell*, Leo, *Hrushovski*, Rona (Hrsg.): Psychoanalysis at the Political Border. Madison (Universities Press), S. 117–129.

Conway, Paula (1999): When All is Said... A Phenomenological Enquiry into Post-Termination Experience. Int. J. Psa. 80, 563–574.

Cooper, Allan (1976): Summary and Conclusions. Contemp. Psychoanal. 12, 362–365.

Cooper, Arnold M. (Hrsg.) (1987): Die Beendigung der Lehranalyse: Prozeß – Erwartungen – Was erreicht wurde. Schriftenreihe der IPV, Bd. 5, S. 8–59.

Craige, Heather (2002): Mourning Analysis: The Post-termination Phase. J. Amer. Psa. Assoc. 50, 507–550.

Cremerius, Johannes (1981): Freud bei der Arbeit über die Schulter geschaut. In: *Ehebald*, U., et al. (Hrsg.): Humanität und Technik der Psychoanalyse. Festschrift für G. Scheunert. Jahrbuch Psychoanalyse (Beiheft) 6, Bern (Huber), S. 123–158.

Cremerius, Johannes (1987): Wenn wir als Psychoanalytiker die psychoanalytische Ausbildung organisieren, müssen wir sie psychoanalytisch organisieren. Psyche 41, 1067–1096.

Cremerius, Johannes (1989): Lehranalyse und Macht. Forum Psychoanal. 5, 190–208.

Dam, Heiman van, *Heinicke*, Christoph, *Shane*, Morton (1975): On Termination in Child Analysis. Psa. Study Child 30, 443–474.

Darwin, Charles (1872): Der Ausdruck der Gefühle bei Mensch und Tier. Düsseldorf (Rau) 1977.

Daser, Eckard (2000): Kann ich mich verständlich machen? Forum Psa. 16, 123–147.

Dehe, W., *Kontos*, J., *Markert*, F., *Mentzos*, S., *Rothe*, H.-J. (1979): Abgebrochene psychotherapeutische Behandlungen. Praxis Psychother. Psychosom. 24, 165–183.

Deneke, Friedrich Wilhelm (2001): Psychische Struktur und Gehirn. Stuttgart (Schattauer).

Deserno, Heinrich (1990): Die Analyse und das Arbeitsbündnis. Kritik eines Konzepts. Frankfurt (Fischer Tb) 1994.

Deutsch, Helene (1937): Absence of Grief. Psa. Quart. 6, 12–22.

Deutsch, Helene (1959): Psychoanalytic Therapy in the Light of Follow-up. J. Amer. Psa. Assoc. 7, 445–458.

Dewald, Paul A. (1966): Forced Termination of Psychoanalysis. Bull. Menn. Clin. 30, 98–110.

Dewald, Paul A. (1978): The Process of Change in Psychoanalytic Psychotherapy. Arch. Gen. Psychiatr. 35, 535–542.

Dewald, Paul A. (1982): Forced Termination of Psychoanalysis. Psa. Inqu. 2, 98–110.

Dewald, Paul A. (1982a): The Clinical Importance of Termination Phase. Psa. Inqu. 2, 441–462.

Diederichs, Peter (Hrsg.) (2002): Die Beendigung von Psychoanalysen. Göttingen (Vandenhoeck & Ruprecht).

Donaubauer, B., *Wosgien*, M., *Rosin*, U., *Linster*, H.W., *Wilmers*, F. (2001): Störungsspezifische Ansätze in der stationären Psychotherapie. Gießen (Psychosozial), S. 50–64.

Dornes, Martin (1993): Der kompetente Säugling. Frankfurt (Fischer Tb).

Dornes, Martin (1997): Die frühe Kindheit. Frankfurt (Fischer Tb).

Dott, Annelie (2000): Was mir Therapeuten schuldig blieben. Düsseldorf (Walter).

Drigalski, Dörte von (1980): Blumen auf Granit. Frankfurt (Ullstein); Neuauflage: Libri B.o.d. 2000.

Dührssen, Annemarie (1972): Analytische Psychotherapie in Theorie, Praxis und Ergebnissen. Göttingen (Vandenhoeck & Ruprecht).

Dunn, Jonathan (1993): Psychic Conflict and the External World in Freud's Theory of the Instinctual Drives in Light of his Adherence to Darwin. Int. J. Psa. 74, 231–240.

Ebbecke-Nohlen, Andrea (2000): Zur Organisation von Ambivalenz – Der systemische Ansatz in der Borderline-Therapie. Psychotherapie im Dialog 4, 36–45.

Eckardt-Henn, Annegret, *Hoffmann*, Sven Olaf (Hrsg.) (2004): Dissoziative Bewußtseinsstörungen. Stuttgart (Schattauer).

Eckert, Jochen (2002): Wie viel Therapie braucht mein Patient in welchem Zeitraum? Psychotherapeut 47, 238–239.

Edelson, Marshall (1963): The Termination of Intensive Psychotherapy. Springfield (Charles Thomas).

Egle, Ulrich Tiber, *Derra*, Claus, *Nix*, Wilfred A., *Schwab*, Rainer (1999): Spezielle Schmerztherapie. Stuttgart (Schattauer).

Egle, Ulrich Tiber, *Hardt*, Jochen, *Nickel*, Ralf, *Kappis*, Bernd, *Hoffmann*, Sven Olaf (2002): Früher Streß und Langzeitfolgen für die Gesundheit – Wissenschaftlicher Erkenntnisstand und Forschungsdesiderate. Z. Psychosom. Med. Psychother. 48, 411–434.

Egle, Ulrich Tiber, *Hoffmann*, Sven Olaf, *Joraschky*, Peter (Hrsg.) (2000): Sexueller Mißbrauch, Mißhandlung, Vernachlässigung. Stuttgart (Schattauer).

Ehlert-Balzer, Martin (2000): Phantasie und Realität – Die psychoanalytische Bearbeitung eines Verfolgungstraumas in der Übertragung. Psychoanalyse im Dialog 1, 13–20.

Eicke, Dieter (1982) (Hrsg.): Kindlers „Psychologie des 20. Jahrhunderts". Bd 1–4. Weinheim (Beltz).

Eickhoff, Friedrich (1975): Probleme der Beendigung psychoanalytischer Behandlungen. In: *Goeppert*, Sebastian (Hrsg.): Die Beziehung zwischen Arzt und Patient. München (List), S. 92–108.

Eissler, Kurt R. (1955): Der sterbende Patient. Zur Psychologie des Todes. Stuttgart (Frommann-Holzboog) 1978.

Eissler, Kurt R. (1958): Notes on Problems of Technique in the Psychoanalytic Treatment of Adolescents. Psa. Study Child 8, 223–254.

Ekboir, Julia Grinberg de, *Lichtmann*, Ana (1982): Genuine Self-analysis is impossible. Int. Review Psa. 9, 75–83.

Ekstein, Rudolf (1955): Termination of the Training Analysis within the Framework of Presentday Institutes. J. Amer. Psa. Assoc. 3, 600–614.

Ekstein, Rudolf (1966): Termination of Analysis and Working Through. In: *Litman*, Robert E. (Hrsg.): Psychoanalysis in the Americas. New York (International Univiversities Press), S. 217–246.

Ekstein, Rudolf (1985): Working through and Termination of Analysis. J. Amer. Psa. Assoc. 13, 57–78.

Elias, Norbert (1984): Über die Zeit. Frankfurt (Suhrkamp).

Elias, Norbert (2001): Symboltheorie. Frankfurt (Suhrkamp).

Elkind, Sue N. (1992): Resolving Impasses in Therapeutic Relationship. New York (Guilford Press).

Elkind, Sue N. (1995): The Consulatant's Role when the Analyst Terminates Therapy. Amer. J. Psa. 55, 331–346.

Elkind, Sue N. (1996): To the Editor: Amer. J. Psa. 56, 111–113.

Ellman, Stephen J. (1997): Criteria for Termination. Psa. Psychol. 14, 197– 210.

Emde, Robert N. (1988): Development Terminable and Interminable. Int. J. Psa. 69, 23–42, 283–296.

Engel, Georg L., *Schmahle*, Arthur H. jr. (1967): Eine psychoanalytische Theorie der somatischen Störung. In: *Overbeck*, Gerd u. Annegret (Hrsg.) (1978): Seelischer Konflikt – körperliches Leiden. Hamburg (Rowohlt), S. 246–268.

Erikson, Erik H. (1959): Identität und Lebenszyklus. Frankfurt (Suhrkamp) 1974.

Erikson, Erik H. (1964): Einsicht und Verantwortung. Frankfurt (Fischer Tb) 1971.

Erikson, Erik H. (1968): Die Ontogenese der Ritualisierung. Psyche 22, 481–502.

Erlich, Samuel (1988): The Terminability of Adolescence and Psychoanalysis. Psa. Study Child 43, 199–211.

Erlich, Samuel, *Blatt*, Sidney J. (1980): Narcissism and Object Love. Psa. Study Child 40, 57–79.

Ermann, Michael (1987): Behandlungskrisen und die Widerstände des Psychoanalytikers. Forum Psa. 3, 100–111.

Etchegoyen, Horacio (1991): Fundamentals of Psychoanalytic Technique. New York (Brunner/Mazel) 1999.

Faber, Franz Rudolf, *Haarstrick*, Rudolf (1989): Kommentar Psychotherapie-Richtlinien. Stuttgart (Jungjohann) 1991. Neuauflage: *Rüger*, Ulrich, *Dahm*, Andreas, *Kallinke*, Dieter (Hrsg.) (2003): Faber/Haarstrick. Kommentar Psychotherapie-Richtlinien. München (Urban & Fischer).

Fabricius, Julia, *Green*, Viviane (1995): Termination in Child Analysis. Psa. Study Child 50, 205–226.

Fairbairn, William (2000): Das Selbst und die inneren Objektbeziehungen: Eine psychoanalytische Objektbeziehungstheorie. Gießen (Psychosozial).

Fenichel, Otto (1939): Problems of Psychoanalytic Technique. Psa. Quart 8, 57–87, 164–185, 303–324, 438–470.

Fenichel, Otto (1941): The Ego and the Affects. Psa. Review 28, 47–60.

Fenichel, Otto (1945): Psychoanalytische Neurosenlehre. Band 1–3. Olten (Walter) 1974, 1975, 1977.

Fenichel, Otto (1953): From the Terminal Phase of Analysis. In: *Fenichel*, Otto: Collected Papers. First Series. New York (Norton), S. 27–31.

Fenichel, Otto (1974): A Review of Freud's „Analysis Terminable and Interminable". Int. Rev. Psa. 1, 109–116.

Ferenczi, Sandor (1925): Zur Psychoanalyse der Sexualgewohnheiten. In: *Ferenczi*, Sandor: Schriften zur Psychoanalyse II. Frankfurt (S. Fischer) 1972, S. 147–181.

Ferenczi, Sandor (1927): Zur Kritik der Rankschen „Technik der Psychoanalyse". Int. Z. Psa. 13, S. 1–9. In engl. Sprache: Technik der Psychoanalyse. Die analytische Situation. By Dr. Otto Rank, 1926. Int. J. Psa. 8 (1928), 93–100.

Ferenczi, Sandor (1928): Das Problem der Beendigung der Analysen. In: *Ferenczi*, Sandor: Schriften zur Psychoanalyse II. Frankfurt (S. Fischer) 1972, S. 227–236.

Ferenczi, Sandor (1985): Ohne Sympathie keine Heilung. Das klinische Tagebuch von 1932. Frankfurt (S. Fischer) 1988.

Ferenczi, Sandor, *Rank*, Otto (1924): Entwicklungsziele der Psychoanalyse. Wien (Internationaler Psychoanalytischer Verlag).

Ferraro, Fausta (1995): Trauma and Termination. Int. J. Psa. 76, 51–65.

Ferraro, Fausta, *Garella*, Allessandro (1997): Termination as a Psychoanalytic Event. Int. J. Psa. 78, 27–41.

Fiedler, Peter (2001): „Störungsspezifisch" versus „Allgemein"? Psychother. Psychosom. Med. Psychol. 51, 46–412.

Field, Harriet (1976): Group Discussions. Contemp. Psa. 12, 347–356.

Firestein, Steven K. (1969): Problems of Termination in the Analysis of Adults. J. Amer. Psa. Assoc. 17, 222–237.

Firestein, Steven K. (1974): Termination of Psychoanalysis of Adults: A Review of the Literature. J. Amer. Psa. Assoc. 22, 873–894.

Firestein, Steven K. (1978): Termination in Psychoanalysis. New York (International Universities Press).

Firestein, Steven K. (1982): Termination of Psychoanalysis: Theoretical, Clinical, and Pedagogic Considerations. Psa. Inqu. 2, 473–498.

Firestein, Steven K. (2001): Termination in Psychoanalysis and Psychotherapy. Boston (International Universities Press).

Flasch, Kurt (1993): Was ist Zeit? Augustinus von Hippo. Frankfurt (Klostermann).

Fleming, Joan (1966): The Supervisory Process. End Phase. In: *Fleming*, Joan, *Benedek*, Therese (Hrsg.): Psychoanalytic, Supervision. New York (Grune&Stratton), S. 172–202.

Fleming, Joan, *Altschul*, Sol (1963): Activation of Mourning and Growth by Psychoanalysis. Int. J. Psa. 44, 419–431.

Fleming, Joan, *Weiss*, Stanley S. (1980): On the Teaching and Learning of Termination in Psychoanalysis. In: *Weiss*, Stanley S. (Hrsg.) (1987): The Teaching and Learning of Psychoanalysis. Selected Papers of Joan Fleming. New York (Guilford Press), S. 166–188.

Fliegel, Steffen, *Fürstenau*, Peter, *Grawe*, Klaus, *Senf*, Wolfgang (2002): Deutsches Ärzteblatt 99, S. 2390.

Folch, T. Eskelinen de (1988): Communication and Containing in Child Analysis: Towards Terminability. Int. J. Psa. 69, 105–112.

Fordham, Michael (1969): On Terminating Analysis. In: *Fordham*, Michael (1974): Technique in Jungian Analysis. London (William Heinemann Medical Books), S. 100–107.

Fortune, Christopher (1994): Der Fall „R.N.": Sandor Ferenczis radikales psychoanalytisches Experiment. Psyche 48, 683–705.

Frank, Alvin (1995): The Couch, Psychoanalytic Process, and Psychic Change: A Case Study. Psa. Inqu. 15, 324–337.

Frank, George (1999): Termination Revisited. Psa. Psychol. 16, 119–129.

Frank, Jerome D. (1961): Die Heiler. Stuttgart (Klett-Cotta) 1992.

Frankiel, Rita V. (1976): Group Discussions. Contemp. Psa. 12, 356–358.

Freud, Anna (1936): Das Ich und die Abwehrmechanismen. München (Kindler) ohne Jahresangabe.

Freud, Anna (1960): Discussion of Dr. John Bowlby's Paper. Psa. Study Child 15, 53–62.

Freud, Anna (1980): Schriften der Anna Freud. Frankfurt (Fischer Tb.) 1987.

Freud, Sigmund (1968): Gesammelte Werke. Frankfurt (S. Fischer).

Freud, Sigmund (1985): Briefe an Wilhelm Fließ 1887–1904. Frankfurt (S. Fischer) 1986.

Fromm-Reichmann, Frieda (1950): Intensive Psychotherapie. Stuttgart (Hippokrates) 1959.

Fürstenau, Peter (2002): Professionalität liegt gerade in der Befreiung von der Schulenbindung. Gespräch mit W. Senf. PiD 3, 93–97.

Gabbard, Glen O. (1982): The Exit Line: Heightened Transference-Countertransference Manifestations at the End of the Hour. J. Amer. Psa. Assoc. 30, 579–598.

Gabbard, Glen O., *Lester*, Eva P. (1995): Boundaries and Boundary Violations in Psychoanalysis. New York (Basic Books).

Garma, Angel (1971): Im Bereich des Todestriebes. Psyche 25, 433–445.

Garza-Guerrero, Cesar (2000): Idealization and Mourning in Love Relationships: Normal and Pathological Spectra. Psa. Quart. 69, 121–150.

Garcia-Lawson, Kathy A., *Lane*, Robert (1997): Thoughts on Termination: Practical Consideration. Psa. Psychol. 14, 239–248.

Gaskill, Herbert S. (1980): The Closing Phase of the Psychoanalytic Treatment of Adults and the Goals of Psychoanalysis „The Myth of Perfectibility". Int. J. Psa. 61, 11–23.

Gay, Peter (1987): Freud. Eine Biographie für unsere Zeit. Frankfurt (S. Fischer) 1989.

Gediman, Helen K. (1997): Discussion of Two Articles: „Criteria for Termination" by Steven J. Ellman and „On Long Analyses" by Warren S. Poland. Psa. Psychol. 14, 211–220.

Gerö, Georg (1936): The Construction of Depression. Int. J. Psa. 18, 433–461.

Gill, Merton (1982): Die Übertragungsanalyse. Theorie und Technik. Frankfurt (Fischer Tb) 1996.

Gill, Merton (1994): Psychoanalyse im Übergang. Eine persönliche Betrachtung. Stuttgart (Verlag Internationale Psychoanalyse) 1997.

Gillman, Robert D. (1982): The Termination Phase in Psychoanalytic Practice: A Survey of 48 Completed Cases. Psa. Inqu. 2, 463–472.

Glick, Ira O., *Weiss*, Robert S., *Parkes*, Colin Murray (Hrsg.) (1974): The First Year of Bereavement. Wiley & Sons (New York).

Glick, Robert A. (1987): Forced Termination. J. Amer. Acad. Psa. 15, 449–464.

Glover, Edgar (1937): Die Grundlagen der therapeutischen Resultate. Int. Z. Psa. 23, 42–50.

Glover, Edgar (1939): The Psycho-Analysis of Affects. Int. J. Psa. 20, 299–307.

Glover, Edgar (1940) (Hrsg.): An Investigation of the Technique of Psychoanalysis. Baltimore (William/Wilkins). Abgedruckt in: *Glover*, Edgar (1955): The Technique of Psycho-Analysis. New York (International Universities Press), Teil II, S. 261–350.

Glover, Edgar (1950): Freud or Jung. In: *Frosch*, John (Hrsg.): The Annual Survey of Psychoanalysis. Vol. 1. New York (International Universities Press).

Glover, Edgar (1955): The Technique of Psychoanalysis. New York (International Universities Press) 1968.

Goldberg, Arnold, *Marcus*, David (1985): „Natural Termination": Some Comments on Ending Analysis without Setting a Date. Psa. Quart. 54, 46–65.

Golland, Jeffrey H. (1997): Not an Endgame: Terminations in Psychoanalysis. Psa. Psychol. 14, 259–270.

Goudsmit, W. (1990): Überlegungen zur Beendigung der psychoanalytischen Behandlung. Z. psycho. Theorie Praxis 5, 70–77.

Gourevitch, Anna (1980): Termination. Contemp. Psa. 16, 68–81.

Graber, Gustav H. (1924): Die Ambivalenz des Kindes. Leipzig (Internationaler Psychoanalytischer Verlag).

Grawe, Klaus, *Donati*, Ruth, *Bernauer*, Friederike (1994): Psychotherapie im Wandel. Von der Konfession zur Profession. Göttingen (Hogrefe).

Gray, Paul (1965): Limitations of Psychoanalysis. J. Amer. Psa. Assoc. 13, 181–190.

Green, Andre (1975): Analytiker, Symbolisierung und Abwesenheit im Rahmen der psychoanalytischen Situation. Psyche 29, 503–41.

Green, Andre (1977): Conceptions of Affect. Int. J. Psa. 58, 129–156. Auf Deutsch: *Green*, Andre (1979): Psychoanalytische Theorien über den Affekt. Psyche 33, 681–732.

Green, Andre (1990): Geheime Verrücktheit. Gießen (Psychosozial).

Green, Andre (1999): On Discriminating and not Discriminating between Affect and Representation. Int. J. Psa. 80, 287–316.

Green, Andre (2003): Zeitlichkeit in der Psychoanalyse: zerspitterte Zeit. Psyche – Z. Psychoanal. 57, 789–811.

Greenson, Ralph R. (1965): The Problem of Working Through. In: *Schur*, Max: Drives, Affects, Behavoir. Vol. 2. New York (International Universities Press), S. 277–314.

Greenson, Ralph R. (1967): Technik und Praxis der Psychoanalyse. Stuttgart (Klett) 1975.

Greenson, Ralph R. (1978): Psychoanalytische Erkundungen. Stuttgart (Klett-Cotta) 1982.

Greenson, Ralph R. (1992): Problems of Termination. In: *Sugarman*, Alan, *Nemiroff*, Robert, *Greenson*, Daniel P. (Hrsg.): The Technique und Practice of Psychoanalysis. Vol. 2. Madison (International Universities Press), S. 341–342.

Grenell, Gary (2002): The Termination Phase of Psychoanalysis as seen through the Lens of the Dream. J. Amer. Psa. Assoc. 50, 779–805.

Grinberg, Leon (1964): Two Kinds of Guilt – Their Relations with Normal and Pathological Aspects of Mourning. Int. J. Psa. 45, 366–371.

Grinberg, Leon (1968): On Acting out and its Role in the Psychoanalytic Process. Int. J. Psa. 49, 171–178.

Grinberg, Leon (1980): The Closing Phase of the Psychoanalytic Treatment of Adults and the Goals of Psychoanalysis „The Search for Truth about one's Self". Int. J. Psa. 61, 25–37.

Groen-Prakken, Han (1990): Über die unendliche Lehranalyse und die Gegenübertragung des Analytikers. EPF-Bull. 35, 74–84.

Grosskurth, Phyllis (1986): Melanie Klein. Stuttgart (Klett-Cotta) 1993.

Grotjahn, Martin (1954): About the Relation Between Psycho-Analytic Training and Psycho-Analytic Therapy. Int. J. Psa. 35, 254–262.

Grotjahn, Martin (1977): Kunst und Technik der analytischen Gruppentherapie. München (Kindler) 1979.

Grunert, Ursula (1979): Die negative therapeutische Reaktion als Ausdruck einer Störung des Loslösungs- und Individuationsprozeß. Psyche 33, 1–28.

Gunn, Dan (2002): Wool-Gathering or How I Ended Analysis. Hove (Brunner-Routledge).

Gutwinski-Jeggle, Jutta, *Schraivogel*, Peter, *Walker*, Christoph E. (Hrsg.) (2003): Der Analytiker im psychoanalytischen Prozeß. Gegenübertragung und Beendigung der Behandlung. Stuttgart (Arbeitstagung der Deutschen Psychoanalytischen Vereinigung in Stuttgart vom 28. bis 31. Mai 2003).

Habermas, Jürgen (1968): Erkenntnis und Interesse. Frankfurt (Suhrkamp) 1969.

Hagman, George (1995): Death of a Selfobject: Toward a Self Psychology of the Mourning Process. In: *Goldberg*, Arnold (Hrsg.): The Impact of New Ideals. Vol. 11. Hillsdale (Analytic Press), S. 189–205.

Hall, Bernhard H., *Wallerstein*, Robert S. (1960): Operational Problems of Psychotherapy Research. II. Termination Studies. Bull. Menn. Clin. 24, 190–216.

Harley, Marjorie (1970): On some Problems of Technique in the Analysis of Early Adolescents. Psa. Study Child. 25, 99–121.

Hart, Onno van der (1981): Abschiednehmen. Abschiedsrituale in der Psychotherapie. München (Pfeiffer) 1982.

Hartlaub, George H., *Martin*, Gary C., *Rhine*, Mark W. (1986): Recontact with the Analyst Following Termination: A Survey of Seventy-one Cases. J. Amer. Psa. Assoc. 34, 895–911.

Hartmann, Heinz (1939): Ich-Psychologie und Anpassungsproblem. Int. Z. Psa. 24, 62–135.

Hartmann, Heinz (1964): Ich-Psychologie. Stuttgart (Klett) 1972.

Hartmann, Heinz (1998): Äußere und innere Grenzen psychoanalytischer Einsichten. Texte aus dem Colloquium Psychoanalyse 2, 42–58.

Hartmann, Heinz, *Zepf*, Siegfried (2002): Effektivität von Psychotherapie. Forum Psa. 18, 176–196.

Hautzinger, M., *Janssen*, P.L. (1994): Verhaltenstherapie bei Zwangsstörungen. Psychotherapeut 39, 43–52.

Haynal, Andre (1976): Depression and Creativity. New York (International Universities Press) 1985.

Haynal, Andre (1987): Die Technik-Debatte in der Psychoanalyse. Freud, Ferenczi, Balint. Frankfurt (Fischer Tb) 1989.

Heigl, Franz (1978): Indikation und Prognose in Psychoanalyse und Psychotherapie. Göttingen (Vandenhoeck & Ruprecht) 1987.

Heigl-Evers, Anneliese, *Ott*, Jürgen (Hrsg.) (1994): Die psychoanalytisch-interaktionelle Methode. Göttingen (Vandenhoeck & Ruprecht).

Heiland, Tina, *Maercker*, Andreas (2000): Konfrontation und kognitive Umstrukturierung – Kognitive VT in der Verarbeitung von Gewalterfahrung. Psychotherapie im Dialog 1, 21–27.

Hennig, H., *Fikentscher*, U., *Bahrke*, U., *Rosendahl*, W. (Hrsg.) (1996): Kurzzeit-Psychotherapie in Theorie und Praxis. Lengerich (Pabst).

Hermann, Imre (1933): Zum Triebleben der Primaten. Imago 19, 113–125.

Hermann, Imre (1936): Sich-Anklammern – Auf-Suche-Gehen. Int. Z. Psa. 12, 349–370.

Hernandes, Max (1990): Common Ground: An Analytic Break and its Consequences. Int. J. Psa. 71, 21–29.

Heuft, Gereon (1990): Bedarf es eines Konzeptes der Eigenübertragung? Forum Psa. 6, 299–315.

Heuft, Gereon (1997): Die Bedeutung der Biographie im Konzept des Aktualkonflikts. Diskussion der Kommentare zum Beitrag von G. Heuft et al. 1997. Z. Psychosom. Med. 43, 34–38.

Heuft, Gereon (2001): Persönlichkeit und Persönlichkeitsstörungen im Alter. Persönlichkeitsstörungen 5, 49–55.

Heuft, Gereon, *Herpertz*, Stephan (1993): Stationäre Psychotherapie im Alter. Prax. Psychother. Psychosom. 38, 227–237.

Heuft, Gereon, *Hoffmann*, Sven Olaf, *Mans*, Elmar J., *Mentzos*, Stavros, *Schüßler*, Gerhard (1997): Das Konzept des Aktualkonflikts und seine Bedeutung für die Therapie. Z. Psychosom. Med. 43, 1–14.

Heuft, Gereon, *Kruse*, Andreas, *Radebold*, Hartmut (2000): Lehrbuch der Gerontopsychosomatik und Alterspsychotherapie. München (Reinhardt).

Heuft, Gereon, *Senf*, Wolfgang (Hrsg.) (1998): Praxis der Qualitätssicherung in der Psychotherapie: Das Manual zur Psy-BaDo. Stuttgart (Thieme).

Hinde,Robert A. (1966): Das Verhalten der Tiere. Frankfurt (Suhrkamp) 1973.

Hirsch, Mathias (1989): Hypochondrie und Dysmorphophobie. In: *Hirsch*, Mathias (Hrsg.): Der eigene Körper als Objekt. Heidelberg (Springer), S. 77–93.

Hirsch, Mathias (1994): Negative therapeutische Reaktion und Objektbeziehungstheorie. In: *Streeck*, Ulrich, *Bell*, Karin (Hrsg.): Die Psychoanalyse schwerer psychischer Erkrankungen. München (Pfeiffer), S. 314–324.

Hirschberg, J. Cotter (1969): Termination of Residential Treatment of Children. Bull. Menn. Clin. 33, 225–241.

Hoffer, Willi (1950): Three Psychological Criteria for the Termination of Treatment. Int. J. Psa. 31, 194–195.

Hoffmann, Nicolas (1994): Verhaltenstherapie bei Zwangsstörungen. Psychotherapeut 39, 43–52.

Hoffmann, Sven O. (Hrsg.) (1983): Deutung und Beziehung. Kritische Beiträge zur Behandlungskonzeption und Technik der Psychoanalyse. Frankfurt (Fischer Tb), S. 183–193.

Hoffmann, Sven O. (1999): Was können Verhaltenstherapeuten von Psychoanalytikern lernen (und umgekehrt)? Vortrag bei der Eröffnung der Verhaltenstherapeutischen Ambulanz, J.W. Goethe-Universität in Frankfurt/M. am 14.1.2000.

Hoffmann, Sven O., *Hochapfel*, Gerd (1979): Einführung in die Neurosenlehre und Psychosomatische Medizin. Stuttgart (Schattauer) 1992.

Hoffs, Joshua A. (1972): After the Analysis. A Note on the Posttermination Phase. Psa. Rev. 59, 89–93.

Hohage, Roderich (1996): Analytisch orientierte Psychotherapie in der Praxis. Stuttgart (Schattauer) 1997 (4. Aufl. 2004).

Hohage, Roderich, *Kübler*, J. Christopher (1987): Die Veränderung von emotionaler Einsicht im Verlauf einer Psychoanalyse. Eine Einzelfallstudie. Z. Psychosom. Med. 33, 145–154.

Holder, Alex (1975): Theoretical and Clinical Aspects of Ambivalence. Psa. Study Child 30, 197–220.

Holzman, Philip S. (1964): On Procrastinating. Int. J. Psa. 45, 98–109.

Horney, Karen (1942): Selbstanalyse. München (Kindler) 1980.

Horney, Karen (1965): Neue Wege der Psychoanalyse. München (Kindler) ohne Jahreszahl.

Horowitz, Mardi (Hrsg.) (1999): Essential Paper on Posttraumatic Stress Disorder. New York (University Press).

Hoyt, Michael, *Farrell*, Dennis (1984/1985): Countertransference Difficulties in an Time-Limited Psychotherapy. Int. J. Psa. Psychoth. 10, 191–203.

Hüttl, Werner, *Felicetti*, Dorotea (1999): Versuch einer Einführung in das Thema in Verbindung mit bedeutsamen Fällen der Kinderanalyse. Kinderanalyse 4, 292–335.

Hurn, Hal T. (1970): Adolescent Transference. A Problem of the Terminal Phase of Analysis. J. Amer. Psa. Assoc. 18, 342–357.

Hurn, Hal T. (1971): Toward a Paradigm of the Terminal Phase: The Current Status of the Terminal Phase. J. Amer. Psa. Assoc. 19, 332–348.

Hurn, Hal T. (1973): On the Fate of Transference after the Termination of Analysis. J. Amer. Psa. Assoc. 21, 182–192.

Hutterer, Robert (1996): Die Consumer Reports Studie: Längere Psychotherapien sind effektiver! Psychotherapie-Forum 4, Suppl., 2–6.

Hyman, Marvin (1997): Got the Distance II: How Long is Too Long? Further Thoughts on Termination. Psa. Psychol. 14, 181–182.

Israels, Han (1993): Der Fall Freud. Die Geburt der Psychoanalyse aus der Lüge. Hamburg (EVA) 1999.

Jackel, Merl M. (1966): Interruptions During Psychoanalytic Treatment and the Wish for a Child. J. Amer. Psa. Assoc. 14, 730–735.

Jacobson, Edith (1953): Zur psychoanalytischen Theorie der Affekte. In: *Jacobson*, Edith (1971): Depression. Frankfurt (Suhrkamp), S. 17–61.

Jacobson, Edith (1964): Das Selbst und die Welt der Objekte. Frankfurt (Suhrkamp) 1973.

Jacobson, Edith (1971): Depression. Frankfurt (Suhrkamp) 1977.

Jaenicke, Wolfgang (2002): Emotionskonzepte und therapeutischer Umgang in der Systemischen Therapie. Psychotherapie im Dialog 3, 127–133.

Janssen, Paul (1987): Psychoanalytische Therapie in der Klinik. Stuttgart (Klett).

Joffe, W.G., *Sandler*, Joseph (1967): Kommentare zur psychoanalytischen Anpassungspsychologie mit besonderem Bezug zur Rolle der Affekte und der Repräsentanzenwelt. Psyche 21, 728–244.

Johan, Morton (1989): Evaluation of Outcome of Psychoanalytic Treatment: Should Followup by the Analyst be Part of the Post-Termination Phase of Analytic Treatment? J. Amer. Psa. Assoc. 37, 813–822.

Jones, Ernest (1929): Fear, Guilt and Hate. In: *Jones*, Ernest (1977): Papers on Psychoanalysis. London (Karnac), S. 304–319.

Jones, Ernest (1948): The Criteria of Success in Treatment. In: *Jones*, Ernest (1977): Papers on Psychoanalysis. London (Karnac), S. 379–383.

Jones, Ernest (1953): Das Leben und Werk von Sigmund Freud. Band I, II, III. Bern (Huber) 1982.

Jordt, H. (1988): Der Schmerz – ein Affekt in seiner Bedeutung bei drei Krankheitsbildern (Sucht, Masochismus, Depression). In: *Gattig*, Ekkehard von, et al. (Hrsg.): Selbstverständigungen. Berlin (Springer), S. 47–69.

Joseph, Betty (1989): Psychisches Gleichgewicht und psychische Veränderung, Stuttgart (Klett-Cotta) 1994.

Jung, Carl Gustav (1958): Gesammelte Werke. Zürich (Rascher).

Junkert-Tress, Brigitte, *Tress*, Wolfgang, *Hildenbrand*, Gerhard, *Hildenbrand*, Birgit, *Windgassen*, Frank, *Schmitz*, Norbert, *Hartkamp*, Norbert, *Franz*, Matthias (2000): Der Behandlungsabbruch – ein multifaktorielles Geschehen. Psychother. Psychosom. Med. Psychol. 50, 351–565.

Kafka, John S. (1977): Zum Problem der Realität. Psyche 31, 712–731.

Kafka, John S. (2001): Zeit: Rahmen und Inhalt und die Zeithaftigkeit der psychoanalytischen Erfahrung. Forum Psa. 17, 299–311.

Kairys, David (1964): The Training Analysis. Psa. Quart. 33, 485–512.

Kantrowitz, Judy (1992): The Analyst's Style and its Impact on the Analytic Process: Overcoming a Patient-Analyst Stalemate. J. Amer. Psa. Assoc. 40, 169–194.

Kantrowitz, Judy (1993): Outcome Research in Psychoanalysis: Review and Considerations. J. Amer. Psa. Assoc. 41, 313–328. Auf Deutsch: *Kantrowitz*, Judy (1997): Ergebnisforschung in der Psychoanalyse: Rückblick und Neubewertung. In: *Leuzinger-Bohleber*, Marianne, *Stuhr*, Ulrich (Hrsg.): Psychoanalyse im Rückblick. Gießen (Psychosozial), S. 61–72.

Kantrowitz, Judy, *Katz*, Ann L., *Paolitto*, Frank (1990): Followup of Psychoanalysis Five to Ten Years after Termination: I. Stability of Change. J. Amer. Psa. Assoc. 38, 471–496.

Kantrowitz, Judy, *Katz*, Ann L., *Paolitto*, Frank (1990a): Follow-up of Psychoanalysis Five to Ten Years after Termination: II. Development of the Self-Analytic Function. J. Amer. Psa. Assoc. 38, 637–654.

Kantrowitz, Judy, *Katz*, Ann L., *Paolitto*, Frank (1990b): Follow-up of Psychoanalysis Five to Ten Yours after Termination: III. The Relation between the Resolution of the Transference and the Patient-Analyst Match. J. Amer. Psa. Assoc. 38, 655–678.

Kaplan, Donald M. (1997): Discussion of Martin Bergmann's and Jack Novick's Articles. Psa. Psychol. 14, 175–180.

Kaplan-Solms, Karen, *Solms*, Mark (2000): Neuro-Psychoanalyse. Stuttgart (Klett-Cotta).

Karcher, Sylvia (2000): Körpererleben und Beziehungserleben – Konzentrative Bewegungstherapie mit Überlebenden von Folter. Psychotherapie im Dialog (PiD) 1, 28–37.

Kast, Verena (1994): Sich einlassen und loslassen. Freiburg (Herder) 1999.

Kauff, Priscilla F. (1977): The Termination Process: Its Relationship to the Separation-Individuation Phase of Development. Int. J. Group Psychother. 27, 3–18.

Keller, W., *Westhoff*, G., *Dilg*, R., *Rohner*, R., *Studt*, H.H., *Arbeitsgruppe empirische Psychotherapieforschung in der Analytischen Psychologie* (2001): Wirksamkeit und Inanspruchnahme von Krankenkassenleistungen bei Langzeitanalysen: Ergebnisse einer empirischen Follow-up-Studie zur Effektivität der (Jungianischen) Psychoanalyse und Psychotherapie. Anal. Psychol. 32, 202–229.

Kernberg, Otto F. (1975): Borderline-Störungen und pathologischer Narzißmus. Frankfurt (Suhrkamp) 1978.

Kernberg, Otto F. (1984): Schwere Persönlichkeitsstörungen. Stuttgart (Klett-Cotta) 1992.

Kernberg, Otto F. (1999): „Trauer und Melancholie". 80 Jahre später. Forum Psa.15, 304–3011.

Kernberg, Otto F. (2000): A Concerned Critique of Psychoanalytic Education. Int. J. Psa. 81, 97–120.

Kernberg, Otto F. (2001): Narzißtische Persönlichkeitsstörungen. Stuttgart (Schattauer).

Kernberg, Otto F., *Dulz*, Birg, *Sachsse*, Ulrich (Hrsg.) (2000): Borderline Persönlichkeit. Stuttgart (Schattauer).

Kerner, Oliver, J.B. (1997): Go the Distance: Thoughts on Termination. Psa. Psychol. 14, 143– 144.

Kestemberg, E. (1964): Problems Regarding the Termination of Analysis in Character Neuroses. Int. J. Psa. 45, 350–357.

Khan, M. Masud R. (1963): Silence as Communication. Bull. Menn. Clin. 27, 300–317.

Kimmerle, Gerd (2000): Zeichen des Todes in der psychoanalytischen Erfahrung. Tübingen (edition discord).

King, Pearl, *Steiner*, Riccardo (Hrsg.) (1991): Die Freud-Klein Kontroverse 1941–45. Stuttgart (Klett-Cotta) 1996.

Kinston, Warren (1983): The Positive Therapeutic Reaction. Scand. Psa. Rev. 6, 111–127.

Kinston, Warren, *Cohen*, Jonathan (1986): Primal Regression: Clinical and Theoretical Aspects. Int. J. Psa. 67, 337–355.

Kinston, Warren, *Cohen*, Jonathan (1988): Primal Repression and Other States of Mind. Scand. Psychoanal. Rev. 11, 81–105. Auf Deutsch: (1988): Urverdrängung und andere seelische Zustände: Der Bereich der Psychostatik. In: *Luft*, Helmut, *Maas*, G. (Hrsg.): Psychoanalyse des Konflikts – Konflikte der Psychoanalyse. Arbeitstagung der DPV, Wiesbaden 1987. Hofheim (1978), S. 41–81.

Klauber, John (1967): Der Psychoanalytiker als Person. Psyche 21, 745– 757.

Klauber, John (1977): Analysen, die nicht beendet werden können. Psyche 31, 777–785; in: *Klauber*, John (1980): Schwierigkeiten in der analytischen Begegnung. Frankfurt (Suhrkamp), S. 85–95.

Klauber, John (1980): Schwierigkeiten in der analytischen Begegnung. Frankfurt (Suhrkamp).

Klein, Melanie (1950): On the Criteria for the Termination of an Analysis. Int. J. Psa. 30, 204.

Klein, Melanie (1957): Envy and Gratitude. New York (Basic Books).

Klein, Melanie (1962): Das Seelenleben des Kleinkindes und andere Beiträge zur Psychoanalyse. Hamburg (Rowohlt) 1976.

Klotter, Christoph (2003): Zeitlosigkeit und Langzeittherapien. In: *Gerlach*, Alf, *Schlösser*, Anne-Marie, *Springer*, Anne (Hrsg.): Psychoanalyse mit und ohne Couch. Gießen (Psychosozial), S. 73–86.

Klüwer, Rolf (1995): Die verschenkte Puppe. Frankfurt (Suhrkamp).

Klüwer, Rolf (1995a): Studien zur Fokaltherapie. Frankfurt (Suhrkamp).

Klüwer, Rolf (2000): Fokus – Fokaltherapie – Fokalkonferenz. Psyche 54, 299–321.

Kluge, Friedrich (1983): Etymologisches Wörterbuch der deutschen Sprache. Berlin (Degryter) 1975.

Knoblauch, Steven H. (1995): The Selfobject Function of Religious Experience: The Treatment of a Dying Patient. In: *Goldberg*, Arnold (Hrsg.): The Impact of New Ideals. Vol. 11. Hillsdale (Analytic Press), S. 207–217.

Koehler, K., *Vartzopoulos*, D., *Ebel*, H. (1987): Trennung und Angst. Nervenarzt 58, 237–244.

Kößler, Marc, *Scheidt*, Carl Eduard (1997): Konversionsstörungen. Stuttgart (Schattauer).

König, Karl (1991): Praxis der psychoanalytischen Therapie. Göttingen (Vandenhoeck & Ruprecht).

König, Karl (1993): Einzeltherapie außerhalb des klassischen Settings. Göttingen (Vandenhoeck & Ruprecht).

König, Karl (1994): Indikation. Entscheidungen vor und während einer psychoanalytischen Therapie. Göttingen (Vandenhoeck & Ruprecht).

Kogan, Ilany (1995): Der stumme Schrei der Kinder. Die zweite Generation der Holocaust-Opfer. Frankfurt (S. Fischer) 1998.

Kogan, Ilany (1996): Termination and the Problem of Analytic Goals: Patient and Analyst, Different Perspectives. Int. J. Psa. 77, 1013–1029.

Kohrman, Robert (1969): Problems of Termination in Child Analysis. J. Amer. Psa. Assoc. 17, 191–205.

Kohut, Heinz (1966): Die Beendigung der Lehranalyse – ein Vergleich von Standpunkten. In: *Kohut*, Heinz (1977a): Introspektion, Empathie und Psychoanalyse. Frankfurt (Suhrkamp), S. 103–115.

Kohut, Heinz (1977): Die Heilung des Selbst. Frankfurt (Suhrkamp) 1979.

Kohut, Heinz (1977a): Introspektion, Empathie und Psychoanalyse. Frankfurt (Suhrkamp).

Kottje-Birnbacher, Leonore, *Birnbacher*, Dieter (1995): Ethische Aspekte der Psychotherapie und Konsequenzen für die Therapeutenausbildung. Psychotherapeut 40, S. 59–68.

Kramer, Maria K. (1959): On the Continuation of the Analytic Process after Psychoanalysis. Int. J. Psa. 15, 17–25.

Kramer, Yale (1986): Aspects of Termination: Theory and Practice. In: *Richards*, Arnold D., *Willick*, Martin S. (Hrsg.): Psychoanalysis. The Science of Mental Conflict. Hillsdale (Analytic Press), S. 321– 351.

Krause, Rainer (1997/1998): Allgemeine psychoanalytische Krankheitslehre. 2 Bde. Stuttgart (Kohlhammer).

Krause, Rainer (2001): Affektpsychologische Überlegungen zur menschlichen Destruktivität. Psyche 55, 934–960.

Kris, Ernst (1938): Ego Development and the Comic. Int. J. Psa. 19, 77–90.

Kris, Ernst (1956): On some Vicissitutes of Insight in Psychoanalysis. Int. J. Psa. 37, 445–455.

Kris, Ernst (1984): The Conflicts of Ambivalence. Psa. Study Child 39, 213–234.

Krystal, Henry (1978): Trauma and Affects. Psa. Study Child. 33, 81–116.

Kubie, Lawrence S. (1967): Die Auflösung der Übertragung, ein offenes Problem der Psychoanalytischen Behandlung. Psyche 21, 84–96. In engl. Sprache: *Kubie*, Lawrence S. (1968): Unresolved Problems in the Resolution of the Transference. Psa. Quart. 37, 331–352.

Kübler-Ross, Elisabeth (1969): Interviews mit Sterbenden. Stuttgart (Kreuz) 1974.

Kübler-Ross, Elisabeth (1981): Verstehen, was Sterbende sagen wollen. Stuttgart (Kreuz).

Kübler-Ross, Elisabeth (1983): Kinder und Tod. Zürich (Kreuz) 1984.

Kübler-Ross, Elisabeth (1997): Das Rad des Lebens. Autobiographie. München (Knaur) 2000.

Küchenhoff, Joachim (2001): Perspektiven der psychoanalytischen Psychosomatik. Z. psychosom. Med. Psychother. 47, 369–410.

Kupers, Terry A. (1988): Ending Therapy. New York (University Press).

Kurtz, Stephen A. (1988): The Psychoanalysis of Time. J. Amer. Psa. Assoc. 36, 985–1004.

Kutter, Peter (1985): Beendigung des psychoanalytischen Prozesses (Bericht einer Arbeitsgruppe). In: *Hau*, Theodor F., *Wyatt*, Frederick (Hrsg.): Therapeutische Anwendungen der Psychoanalyse. Göttingen (Vandenhoeck & Ruprecht), S. 71–79.

Kutter, Peter, *Paramo-Ortega*, Raul, *Müller*, Thomas (Hrsg.) (1998): Weltanschauung und Menschenbild. Göttingen (Vandenhoeck & Ruprecht).

Lachauer, Rudolf (1992): Der Fokus in der Psychotherapie. Fokalansätze und ihre Anwendung in der Kurztherapie und andere Formen analytischer Psychotherapie. München (Pfeiffer).

Laforgue, Rene (1934): Resistances at the Conclusion of Analytic Treatment. Int. J. Psa. 15, 419–434.

Lampl-de Groot, Jeanne (1960): On Adolescence. Psa. Study Child. 15, 95–103.

Lamprecht, Friedhelm, *Johnen*, R. (Hrsg.) (1997): Salutogenese. Ein neues Konzept in der Psychosomatik? Frankfurt (VAS).

Lamprecht, Friedhelm, *Lempa*, Wolfgang, *Sack*, Martin (2000): Die Behandlung Posttraumatischer Belastungsstörungen mit EMDR. Psychotherapie im Dialog (Pid) 1, 45–51.

Landauer, Karl (1991): Theorie der Affekte und andere Schriften zur Ich-Organisation. Hrsg. H.-J. Rothe. Frankfurt (Fischer Tb).

Langer, Susanne (1942): Philosophie auf neuen Wegen. Mittenwald (Mäander) 1979.

Langkafel, Mathias (2000): Die Posttraumatische Belastungsstörung. Psychotherapie im Dialog (PiD) 1, 3–12.

Langs, Robert (1974): The Technique of Psychoanalysis and Psychotherapy. Vol II. New York (Aronson).

Langs, Robert (1982): Psychotherapy. New York (Aronson).

Langs, Robert (1997): Death Anxiety and Clinical Practice. London (Karnac).

Langs, Robert, *Searles*, Harold, F. (Hrsg.) (1980): Intrapsychic and Interpersonal Dimensions of Treament. New York (Aronson).

Lanyado, Monica (1999): Halten und Loslassen: Gedanken zur Beendigung der Therapie. Kinderanalyse 9 (2001), 185–209.

Laplanche, J., *Pontalis*, J.-B. (1967): Das Vokabular der Psychoanalyse. Bd. 1 u. 2. Frankfurt (Suhrkamp) 1973.

Larsson Holmkvist, Maj-Britt (2001): Den blomstertid nu kommer – Patients separation fran terapeuten. Fälth (Mareld).

Lassers, Elisabeth, *Lassers*, Williard (1985): Children and Parents in the Divorce Court. Amer. J. Psa. 45, 77–91.

Laufer, Moses, *Laufer*, M. Egle (1984): Adoleszenz und Entwicklungskrise. Stuttgart (Klett-Cotta) 1989.

Lehmann, Nora (1999): Der „Abschit fällt schwer" – nach 1 1/2 Jahren analytischer Arbeit. Kinderanalyse 4, 353–377.

Lehmkuhl, Ulrike (Hrsg.) (1993): Verlaufsanalysen von Therapie und Beratung. München (Reinhardt).

Lehrman, Philip R., *Reich*, Annie (1950): Meetings of the New York Psychoanalytic-Society. Psa. Quart.19, 291–293.

Leigh, Anne (1998): Referral and Termination Issues for Counsellors. London (Sage).

Leikert, Sebastian, *Brock*, Anette, *Dörner*, Joachim (2000): Therapieverläufe bei polyvalent abhängigen in stationärer Psychotherapie. Forum Psa. 16, 45–58.

Leikert, Sebastian, *Ruff*, Wilfried (2003): Wiederholung und Nachträglichkeit. Eine psychoanalytische Studie zu therapeutischen und posttherapeutischen Verarbeitungszyklen. Psyche 57, 289–312.

Leitner, Marina (2001): Ein gut gehütetes Geheimnis. Gießen (Psychosozial).

Leuchtweis-Gerlach, Brigitte (2001): Das Waldkrankenhaus Köppern (1901–1945). Frankfurt (Mabuse).

Leupold-Löwenthal, Harald (1981): Die Beendigung der Psychoanalytischen Behandlung. In: *Einckhoff*, Friedr.-Wilh., et. al. (Hrsg.): Jahrbuch der Psychoanalyse. Bd. 12, S. 192–203.

Leuzinger-Bohleber, Marianne (Hrsg.) (1985): Zur psychoanalytischen Kurztherapie. Opladen (Westdeutscher Verlag).

Leuzinger-Bohleber, Marianne, *Rüger*, Bernhard, *Stuhr*, Ulrich, *Beutel*, Manfred E. (2002): „Forschen und Heilen" in der Psychoanalyse. Ergebnisse und Berichte aus Forschung und Praxis. Stuttgart (Kohlhammer)

Leuzinger-Bohleber, Marianne, *Stuhr*, Ulrich (1997): Psychoanalyse im Rückblick. Gießen (Psychosozial).

Levenson, Edgar A. (1976): The Aesthetics of Termination. Contemp. Psa. 12, 338–342.

Levenson, Lawrence N. (1998): Superego Defense Analysis in the Termination Phase. J. Amer. Psa. Assoc. 46, 847–866.

Levin, D.C. (1984/85): Developmental Issues in Borderline Personalities. Int. J. Psa. Psychoth. 10, 173–189.

Lichtenberg, Joseph D. (1982): Editor's Note. Psa. Inqu. 2, 323– 324.

Lieberman, E. James (1985): Otto Rank. Leben und Werk. Gießen (Psychosozial) 1997.

Lieberz, Klaus (2003): Kommentar zu Broda/Senf: Denkanstöße für eine Veränderung der psychotherapeutischen Praxis. PiD 4, 313–314.

Limentani, Adam (1977): Affects and the Psychoanalytic Situation. Int. J. Psa. 58, 171–182.

Limentani, Adam (1981): On some Positive Aspects of the Negative Therapeutic Reaction. Int. J. Psa. 62, 379–390.

Limentani, Adam (1982): On the „Unexpected" Termination of Psychoanalytic Psychotherapy. Psa. Inqu. 2, 419–440.

Limentani, Adam (1989): Zwischen Anna Freud und Melanie Klein. Stuttgart (Klett-Cotta) 1993.

Lindemann, Erich (1979): Jenseits von Trauer. Göttingen (Vandenhoeck & Ruprecht) 1985.

Lindner, Wolf-Volker (1991): Trennung, Abschied, Trauer. In: *Heigl-Evers*, Anneliese, et al. (Hrsg.): Suchttherapie. Göttingen (Vandenhoek), S. 181–189.

Linehan, Marsha (1993): Dialektisch-behaviorale Therapie der Borderline-Persönlichkeitsstörung. München (CIP-Medien) 1996.

Lionells, Marylou, *Fisclini*, John, *Mann*, Carola H., *Stern*, Donnel B. (Hrsg.) (1995): Handbook of Interpersonal Psychoanalysis. Hillsdale (Analytic Press).

Lipton, Samuel D. (1961): The Last Hour. J. Amer. Psa. Assoc. 9, 325–330.

Lipton, Samuel D. (1977): The Advantages of Freud's Technique as shown in his Analysis of the Rat Man. Int. J. Psa. 58, 255–273.

Lobner, H. (1978): Die behandlungstechnischen Diskussionen der Wiener Psychoanalytischen Vereinigung (1923–1924). In: *Dräger*, K., et al. (Hrg.) (1978): Jahrbuch der Psychoanalyse, Bd. 10. Bern (Huber), S. 169–203.

Loch, Wolfgang (1971): Die Krankheitslehre der Psychoanalyse. Stuttgart (S. Hirzel).

Lockot, Regine (1985): Erinnern und Durcharbeiten. Zur Geschichte der Psychoanalyse und Psychotherapie im Nationalsozialismus. Gießen (Psychosozial) 2002.

Lockot, Regine (1994): Die Reinigung der Psychoanalyse. Die Deutsche Psychoanalytische Gesellschaft im Spiegel von Dokumenten und Zeitzeugen (1933–1951). Tübingen (edition diskord).

Loewald, Hans W. (1962): Internalization, Separation, Mourning, and the Superego. Psa. Quart. 31, 483–504. Auf Deutsch in: *Loewald*, Hans W. (1980): Psychoanalyse. Aufsätze aus den Jahren 1951–1979. Stuttgart (Klett-Cotta) 1986, Kap. 12: Verinnerlichung, Trennung, Trauer und das Überich. S. 248–269.

Loewald, Hans W. (1980): Psychoanalyse. Aufsätze aus den Jahren 1951–1979. Stuttgart (Klett-Cotta) 1986.

Loewald, Hans W. (1988): Termination Analyzable and Unanalyzable. Psa. Study Child 43, 155–166.

Lohmann, Hans-Martin (Hrsg.) (1983): Das Unbehagen in der Psychoanalyse. Frankfurt (Qumran).

Lohmann, Hans-Martin (1984): Die Psychoanalyse auf der Couch. Frankfurt (Qumran).

Lorand, Sandor (1946): Technique of Psychoanalytic Therapy. New York (University Press) 1961.

Lord, Ruth, *Ritvo*, Samuel, *Solnit*, Albert J. (1978): Patient's Reactions to the Death of the Psychoanalyst. Int. J. Psa. 59, 189–197.

Luban-Plozza, B., *Pöldinger*, W. (1973): Der psychosomatische Kranke in der Praxis. Berlin (Springer) 1977.

Luborsky, Lester (1984): Einführung in die analytische Psychotherapie. Ein Lehrbuch. Berlin (Springer) 1988.

Luft, Helmut (1998): Syndrome und Konflikte stationär behandelter älterer Menschen. Gibt es geschlechtsspezifische Unterschiede? Psyche 52, 214–235.

Luft, Helmut (2003): Abbau und Entwicklung als widersprüchliche Komponenten im Alterungsprozeß. Vortrag am 26.04.2003 in Frankfurt auf der Tagung „Lebenszyklus und Entwicklungsprozesse. Zur Psychotherapie Älterer".

Luft, Helmut (2003a): Psychoanalyse in reiferen Jahren – Fakten und Thesen. Psyche – Z. Psychoanal. 57, 585–611.

Lussier, Martine (2000): 'Mourning and Melancholia': The Genesis of a Text and of a Concept. Int. J. Psa. 81, 667–686.

Macalpine, Ida (1950): The Development of the Transference. Psa. Quart. 19, 501–539.

Mahler, Margret S., *Pine*, Fred, *Bergman*, Anni (1975): Die psychische Geburt des Menschen. Symbiose und Individuation. Frankfurt (S. Fischer) 1978.

Mahon, Eugene (1985): Some Aspects of Separation and Loss in Therapy with Disturbed Children. Amer. J. Psa. 45, 35–44.

Mahon, Eugene, *Battin*, Delia (1981): Screen Memories and Termination of a Psychoanalysis: A Preliminary Communication. J. Amer. Psa. Assoc. 29, 939–942.

Malan, David H. (1963): Psychoanalytische Kurztherapie. Stuttgart (Klett) 1972.

Maldonado, Jorge L.(1989): On Negative and Positive Therapeutic Reaction. Int. J. Psa. 70, 327–339.

Mander, Gertrud (2002): Timing and Ending in Supervision. In: *Driver*, Christine, *Martin*, Edward (Hrsg.): Supervision Psychotherapy. Psychoanalytic and Psychodynamic Perspectives. London (Sage), S. 140–152.

Mann, James (1973): Psychotherapie in 12 Stunden. Olten (Walter) 1978.

Mann, James (1984/1985): The Management of Countertransference in Time-Limited Psychotherapy: The Role of the Central Issue. Int. J. Psa. Psychoth. 10, 205–214.

Mann, Thomas (1919): Herr und Hund. Frankfurt (S. Fischer) ohne Jahreszahl.

Marcus, Donald (1985): The Use and Abuse of Theory in Psychoanalysis. Amer. J. Psa. 45, 69–75.

Margraf, Jürgen (1996) (Hrsg.): Lehrbuch der Verhaltenstherapie. Bd 1 u. 2. Heidelberg (Springer) 2000.

Markert, Friedrich (1985): Das Ende der analytischen Stunde und die Wichtigkeit des Sehens. PsA-Info 24, 81–89.

Markert, Friedrich (1989): Das Ende der analytischen Stunde. Unveröffentl. Arbeit zur Erlangung der Ord. Mitgliedschaft bei der DPV.

Markert, Friedrich (1992): Das Ende der gruppenanalytischen Behandlung in einer slow-open-group. Seminar Gruppenanalyse Zürich 7, 3–6.

Markus, Steven (1974): Freud und Dora. Psyche 28, 32–79.

Marshall, Karol (2000): Termination of an „Infinite Conversation". Reflections on the Last Days of an Analysis. Psa. Dialog. 10, 931–947.

Martin, Peter A. (1964): Psychoanalytic Aspects of that Type of Communication Termed „Small Talk". J. Amer. Psa. Assoc. 12, 392–400.

Martinez, Diane (1989): Pains and Gains: A Study of Forced Terminations. J. Amer. Psa. Assoc. 37, 89–115.

Masson, Jeffrey M. (1985): Sigmund Freud. Briefe an Wilhelm Fließ. Frankfurt (S. Fischer) 1986.

Masson, Jeffrey M. (1988): Die Abschaffung der Psychotherapie. München (Bertelsmann) 1991.

Matthews, Boris (1995): Termination in Analysis. In: *Stein*, Murry, et al. (Hrsg.) (1995): Jungian Analysis. Chicago (Open Court), S. 278–294.

Mayr, Ursula (2001): Wenn Therapien nicht helfen. Zur Psychodynamik der negativen therapeutischen Reaktion. Stuttgart (Pfeiffer bei Klett-Cotta).

Meerwein, Fritz (1989): „Spute dich, Kronos, fort den rasselnden Trott...". Überlegungen zum Zeiterleben im psychoanalytischen Prozeß und in der Lebens-Endzeit. Z. Psychosom. Med. 35, 156–174.

Mehr Lebensfreude (2002). Stiftung Warentest 2/2002, S. 91–95.

Meltzer, Donald (1984): Traumleben. München/Wien (Verlag Internationale Psychoanalyse) 1988.

Menaker, Esther (1942): The Masochistic Factor in the Psychoanalytic Situation. Psa. Quart. 11, 171–186.

Menaker, Esther (1995): Schwierige Loyalitäten. Psychoanalytische Lehrjahre in Wien 1930–1935. Gießen (Psychosozial) 1997.

Menninger, Karl A., *Holzman*, Philip S. (1958): Theorie der psychoanalytischen Technik. Stuttgart (Frommann-Holzboog) 1977.

Mertens, Wolfgang (1990): Einführung in die psychoanalytische Therapie. Bd. 1 u. 2. Stuttgart (Kohlhammer).

Mertens, Wolfgang (1991): Einführung in die psychoanalytische Therapie. Bd. 3. Stuttgart (Kohlhammer).

Mertens, Wolfgang (1995): Warum (manche) Psychoanalysen lange dauern (müssen). Psyche 49, 405–433.

Meyer, Adolf Ernst (1989): Zur Psychologie der Trennung: Tierversuche in der psychosomatischen Medizin. Psychother. med. Psychol. 39, 106–109.

Milch, Wolfgang (2001): Lehrbuch der Selbstpsychologie. Stuttgart (Kohlhammer).

Milch, Wolfgang, *Leweke*, Frank, *Brosig*, Burkhard, *Reimer*, Christian (2002): Der Einfluß von Trennungserfahrungen während stationärer Psychotherapie auf die Blutzuckerregulation eines Patienten mit Brittle Diabetes. Z. Psychosom. Med. Psychol. 48, 286–298.

Miller, Ira (1965): On the Return of Symptoms in the Terminal Phase of Psychoanalysis. Int. J. Psa. 46, 487–501.

Milner, Marion (1950): Short Communications. A Note on the Ending of an Analysis. Int. J. Psa. 31, 191–193.

Mitscherlich, Alexander, *Mitscherlich*, Margarete (1967): Die Unfähigkeit zu Trauern. München (Piper) 1968.

Morehead, Daniel (1999): Oedipus, Darwin, and Freud: One big, happy Familiy? Psa. Quart. 68, 347– 375.

Morgenthaler, Fritz (1974): Die Stellung der Perversionen in Metapsychologie und Technik. Psyche 28, 1077–1098.

Morrison, Amy L. (1997): The Years of Doing Psychotherapy While Living with a Life-Threatening Illness Self-Disclosure and other Ramifications. Psa. Dialog. 7, 225–241.

Müller, Klaus (1999): Zur Beendigung von Behandlungen. PsA-Info 51, 28–41.

Müller-Ebert, Johanna (2001): Trennungskompetenz – Die Kunst, Psychotherapien zu beenden. Stuttgart (Klett-Cotta).

Murdin, Lesley (2000): How Much is Enough? Endings in Psychotherapy and Counselling. London (Routledge).

Muslin, Hyman (1995): The Termination Phase in Psychoanalysis. A Self Psychology Study. In: *Goldberg*, Arnold (Hrsg.): The Impact of New Ideals. Vol. 11. Hillsdale (Analytic Press), S. 141–164.

Myerson, Paul G. (1963): Assimilation of Unconscious Material. Int. J. Psa. 44, 317–327.

Myerson, Paul G. (1965): Modes of Insight. J. Amer. Psa. Assoc. 13, 771–792.

Nacht, Sacha (1965): Criteria and Technique for the Termination of Analysis. Int. J. Psa. 46, 107–116.

Nagera, Humberto (1969): Psychoanalytische Grundbegriffe. Frankfurt (S. Fischer) 1974.

Nickel, Ralf, *Egle*, Ulrich Tiber (1999): Therapie somatoformer Schmerzstörungen. Stuttgart (Schattauer).

Nickel, Ralf, *Egle*, Ulrich Tiber (2001): Konfliktbewältigung als pathogenetisches Bindeglied zwischen psychosozialen Belastungen in der Kindheit und psychischen Erkrankungen im Erwachsenenalter. Z. psychosom. Med. Psychother. 47, 332–347.

Niederland, William G. (1989): Trauma und Kreativität. Frankfurt (Nexus).

Novey, Samuel (1959): A Clinical View of Affect Theory in Psychoanalysis. Int. J. Psa. 40, 469–472.

Novey, Samuel (1961): Further Considerations on Affect Theory in Psychoanalysis. Int. J. Psa. 42, 21–31.

Norman, Haskell F., *Blacker*, K.H., *Oremland*, Jerome D., *Barrett*, William G. (1976): The Fate of the Transference Neurosis after Termination of a Satisfactory Analysis. J. Amer. Psa. Assoc. 24, 471–498.

Novick, Jack (1976): Termination of Treatment in Adolescence. Psa. Study Child 31, 389–414. Auf deutsch: *Novick*, Jack (1997): Die Beendigung der Behandlung in der Adoleszenz. Analyt. Kinder-u.-Jugendl.-Psychother. 94, 135–162.

Novick, Jack (1980): Negative Therapeutic Motivation and Negative Therapeutic Alliance. Psa. Study Child 35, 299–320.

Novick, Jack (1982): Termination: Themes and Issues. Psa. Inqu. 2, 329–366.

Novick, Jack (1988): The Timing of Termination. Int. Review Psa. 15, 307–318.

Novick, Jack (1990): Comments on Termination in Child, Adolescent, and Adult Analysis. Psa. Study Child. 45, 419–436.

Novick, Jack (1990a): The Significance of Adolescent Analysis for Clincal Work with Adults. In: *Dowling*, Scott (Hrsg.): Child and Adolescent Analysis: Its Significances for Clinical Work with Adults. Madison (International Universities Press), S. 81–94.

Novick, Jack (1992): Termination: A Case Report of the End Phase of an „Interminable" Analysis. In: *Sugarman*, Alan, *Nemiroff*, Robert, *Greenson*, Daniel P. (Hrsg.): The Technique und Practice of Psychoanalysis. Vol. 2. Madison (International Universities Press), S. 343–381.

Novick, Jack (1997): Termination Conceivable and Inconceivable. Psa. Psychol. 14, 145–162.

Novick, Kerry K., *Novick*, Jack (1987): The Essence of Masochism. Psa. Study Child 42, 353– 384.

Novick, Kerry K., *Novick*, Jack (1991): Some Comments of Masochism and the Delusion of Omnipotence from a Developmental Perspective. J. Amer. Psa. Assoc. 39, 307–331.

Novick, Kerry K., *Novick*, Jack (1998): An Application of the Concept of the Therapeutic Alliance to Sadomasochistic Pathology. J. Amer. Psa. Assoc. 46, 813–846.

Novick, Kerry K., *Novick*, Jack (2000): Love in the Therapeutic Alliance. J. Amer. Psa. Assoc. 48, 189–218.

Nunberg, Herman (1926): The Will to Recovery. Int. J. Psa. 7, 64–78.

Nunberg, Herman (1954): Evaluation of the Results of Psychoanalytic Treatment. Int. J. Psa. 35, 2–7.

Nunberg, Herman (1959): Allgemeine Neurosenlehre auf psychoanalytischer Grundlage. Bern (Huber) 1975.

Nysten, Rainer (1993): Anfang und Ende psychotherapeutisch-orientierter Beratung. In: *Lehmkuhl*, Ulrike (Hrsg.): Verlaufsanalysen von Therapien und Beratung. München (Reinhardt), S. 102–112.

Ohm, Klaus (1993): Zu Problemen bei der Beendigung analytischer Psychotherapien. In: *Lehmkuhl*, Ulrike (Hrsg.): Verlaufsanalysen von Therapien und Beratung. München (Reinhardt), S. 113–126.

Olinick, Stanley L. (1964): The Negative Therapeutic Reaction. Int. J. Psa. 45, 540–548.

Olinick, Stanley L. (1989): Changing Psychic Structure through Treatment: Criteria for Change. J. Amer. Psa. Assoc. 37, 639–654.

Orange, Donna M., *Atwood*, George E., *Stolorow*, Robert D. (1997): Intersubjektivität in der Psychoanalyse. Frankfurt (Brandes & Apsel) 2001.

Oremland, Jerome D. (1973): A Specific Dream During the Termination Phase of Successful Psychoanalyses. J. Amer. Psa. Assoc. 21, 285–302.

Oremland, Jerome D. *Blacker*, K. H., *Norman*, Haskell F. (1975): Incompleteness in „Successful" Psychoanalyses: A Follow-up Study. J. Amer. Psa. Assoc. 23, 819–844.

Orens, Martin H. (1955): Setting a Termination Date – An Impetus to Analysis. J. Amer. Psa. Assoc. 3, 451–665.

Orgel, Shelley (2000): Letting Go: Some Thoughts about Termination. J. Amer. Psa. Assoc. 48, 719–738.

Papadakis, Martha (1995): „Zur Hölle mit der Realität". In: *Schneider*, G., et al. (Hrsg.): Internalisierung und Strukturbildung. Opladen (Westdeutscher Verlag), S. 236–249.

Parin, Paul (1981): Das Ende der endlichen Analyse. In: *Ehebald*, U., *Eickhoff*, F.W. (Hrsg.): Humanität und Technik in der Psychoanalyse. Bern (Huber), S. 179–198.

Parkes, Cole Murray (1970): The Psychosomatic Effects of Bereavement. In: *Hill*, Oscar W. (Hrsg.): Modern Trends in Psychosomatic Medicine 2. London (Butterworths), Kap. 5., S. 71–80.

Parkes, Cole Murray (1972): Reactions to Other Types of Loss. In: *Parkes*, Cole Murray: Bereavement: Studies of Grief in Adult Life. London (Tavistock Publications), Kap. 11, S. 182–195.

Parres, Ramon, *Ramirez*, Santiago (1966): Termination of Analysis. In: *Litman*, Robert E. (Hrsg.): Psychoanalysis in the Americas. New York (International Universities Press), S. 247–274.

Parsons, Marianne (1990): Some Issues Affecting Termination. The Treatment of a High-Risk Adolescent. Psa. Study Child. 45, 437–458.

Payk, Theo R. (1979): Mensch und Zeit. Chronopathologie im Grundriß. Stuttgart (Hippokrates).

Payk, Theo R. (Hrsg.) (1994): Angsterkrankungen. Stuttgart (Schattauer).

Payne, Sylvia (1950): Short Communication on Criteria for Terminating Analysis. Int. J. Psa. 30, 205.

Peck, John S. (1993): Dreams and Interruptions in the Treatment. In: *Alston*, Toni M., *Calogeras*, Roy C., *Deserno*, Heinrich (Hrsg.): Dream Reader: Psychoanalytic Articles on Dreams. Madison (University Press), S. 162–173.

Pedder, Jonathan R. (1988): Termination Reconsidered. Int. J. Psa. 69, 495–505.

Pertim, Enna (1994): Abschied heißt nicht Ende. Frauen erzählen über den Tod ihres Partners und ihr Leben nach dem Verlust. Freiburg (Herder) 1995.

Peters, Meinolf, *Kipp*, Johannes (Hrsg.) (2002): Zwischen Abschied und Neubeginn. Entwicklungskrisen im Alter. Gießen (Psychosozial).

Petri, Horst (1991): Verlassen und verlassen werden. Angst, Wut, Trauer und Neubeginn bei gescheiterten Beziehungen. Zürich (Kreuz).

Pfeffer, Arnold Z. (1961): Follw-up Study of a Satisfactory Analysis. J. Amer. Psa. Assoc. 9, 698–718.

Pfeffer, Arnold Z. (1963): The Meaning of the Analyst after Analysis. J. Amer. Psa. Assoc. 11, 229–244.

Pfeffer, Arnold Z. (1993): After the Analysis: Analyst as both Old and New Object. J. Amer. Psa. Assoc. 41, 323–337.

Piaget, Jean (1946): Die Bildung des Zeitbegriffs beim Kinde. Zürich (Rascher) 1955.

Pine, Fred (1979): On the Pathology of the Separation-Individuation Process as Manifested in Later Clinical Work: An Attempt at Delineation. Int. J. Psa. 60, 225–242.

Plassmann, Reinhard (1996): Körperpsychologie und Deutungstechnik. Forum Psa. 12, 19–30.

Poland, Warren S. (1997): On Long Analyses. Psa. Psychol. 14, 183–196.

Pollock, George H. (1961): Mourning and Adaptation. Int. J. Psa. 42, 341–361.

Pollock, George H. (1971): On Time and Anniversaries. In: *Kanzer*, Mark (Hrsg.): The Unconscious Today. Essays in Honor of Max Schur. New York (International Universities Press), S. 233–257.

Pollock, George H. (1975): On Mourning, Immortality, and Utopia. J. Amer. Psa. Assoc. 23, 334–362.

Pollock, George H. (1989): The Mourning-Liberation Process. New York (Madison).

Porsch, Udo, *Hoffmann*, Sven Olaf (1998): Zur sogenannten Abspaltung des erkrankten Körperorgans: Ein empirischer Beitrag zu einer psychoanalytisch-psychosomatischen Hypothese. Z. Psychosom. Med. Psa. 44, 145–162.

Possick, Stanley (1984): Termination in the Dora Case. J. Amer. Acad. Psa. 12, 1–11.

Powell, Andrew (1994): Ending is for Life. Group Analysis 27, 25–36.

Quindt, Hans (1988): Die Zwangsneurose aus psychoanalytischer Sicht. Heidelberg (Springer).

Quinodoz, Danielle (2002): Termination of a Female Transsexual Patient's Analysis: An Example of General Validity. Int. J. Psa. 83, 783–798.

Quinodoz, Jean-Michel (1991): The Taming of Solitude. Separation Anxiety in Psychoanalysis. London/New York (Routledge) 1993.

Radebold, Hartmut (1992): Psychodynamik und Psychotherapie Älterer. Heidelberg (Springer).

Radebold, Hartmut (1998): Einflüsse der Arbeit mit Älteren. In: *Kutter*, Peter, *Paramo-Ortega*, Raul, *Müller*, Thomas (Hrsg.): Weltanschauung und Menschenbild. Göttingen (Vandenhoeck & Ruprecht), S. 244–254.

Radebold, Hartmut (2002): Psychoanalyse und Altern oder: Von den Schwierigkeiten einer Begegnung. Psyche – Z. Psychoanal. 56, 1031–1060.

Raguse, Betty (1996): Trauer, Schuldgefühl, Depression – Ihre Bedeutung für den Wunsch nach Veränderung und dessen Verwirklichung. Z. psa. Theorie Praxis 11, 48–65.

Rangell, Leo (1955): On the Psychoanalytic Theory of Anxiety. J. Amer. Psa. Assoc. 3, 389–414.

Rangell, Leo (1966): An Overview of the Ending of Analysis. In: *Litman*, Robert E. (Hrsg.): Psychoanalysis in the Americas. New York (Int. Univ. Press), S. 141–165. Auf Deutsch: Zur Beendigung der psychoanalytischen Behandlung. In: *Rangell*, Leo (1976), S. 333–359.

Rangell, Leo (1967): Die Affekte und der „Kern des Menschen" – Über die Beziehung der Psychoanalyse zu den Verhaltenswissenschaften. In: *Rangell*, Leo (1976): Gelassenheit und andere menschliche Möglichkeiten. Frankfurt (Suhrkamp), S. 270–299.

Rangell, Leo (1971): Structural Problems in Intrapsychic Conflicts. Psa. Study Child 18, 103–138.

Rangell, Leo (1976): Gelassenheit und andere menschliche Möglichkeiten. Frankfurt (Suhrkamp).

Rangell, Leo (1980/1981): Some Notes on the Postanalytic Phase. Int. J. Psa. 8, 165–170.

Rangell, Leo (1982): Some Thoughts on Termination. Psa. Inqu. 2, 367–392.

Rangell, Leo (1983): Some Thoughts on Barry Siegel's Thoughts on „Thoughts on Termination". Psa. Inqu. 3, 705–714.

Rank, Otto (1924): Eine Neurosenanalyse in Träumen. Wien (Internationaler Psychoanalytischer Verlag).

Rank, Otto (1924a): Das Trauma der Geburt und seine Bedeutung für die Psychoanalyse. Frankfurt (Fischer) 1988; Neuauflage: *Rank*, Otto: Das Trauma der Geburt und seine Bedeutung für die Psychoanalyse. Gießen (Psychosozial) 1999.

Rank, Otto (1926): Technik der Psychoanalyse. I. Die analytische Situation. Wien (Deuticke).

Rank, Otto (1929): Technik der Psychoanalyse. II. Die analytische Reaktion in ihren konstruktiven Elementen. Wien (Deuticke).

Rank, Otto (1931): Die Technik der Psychoanalyse. III. Die Analyse des Analytikers und seiner Rolle in der Gesamtsituation. Wien (Deuticke).

Rank, Otto (1932): Kunst und Künstler. Gießen (Psychosozial) 2000.

Rapoport, David (1953): On The Psychoanalytic Theory of Affects. Int. J. Psa. 34, 177–198.

Rehberger, Rainer (1999): Verlassenheitspanik und Trennungsangst. Bindungstheorie und psychoanalytische Praxis bei Angstneurosen. Stuttgart (Pfeiffer/Klett-Cotta).

Reich, Annie (1950): On the Termination of Analysis. Int. J. Psa. 31, 179–183.

Reich, Wilhelm (1945): Charakteranalyse. Frankfurt (Fischer Tb) 1973.

Reider, Norman (1953): A Type of Transference to Institutions. Bull. Menn. Clin. 17, 58–63.

Reimer, Christian (1990): Abhängigkeit in der Psychotherapie. Praxis Psychother. Psychosom. 35, 294–305.

Reimer, Christian, *Jurkat*, Harald B., *Mäulen*, Bernhard, *Stetter*, Friedhelm (2001): Zur Problematik der Suchtgefährdung von berufstätigen Medizinern. Psychotherapeut 46, 376–385.

Reimer, Christian, *Eckert*, Jochen, *Hautzinger*, Martin, *Wilke*, Eberhard (1996): Psychotherapie. Berlin (Springer).

Reimer, Christian, *Rüger*, Ulrich (2000): Psychodynamische Psychotherapien. Lehrbuch der tiefenpsychologisch orientierten Psychotherapien. Berlin (Springer).

Reimer, Marlies, A., *Tillmanns*, I. (1994): Ambulante Verhaltenstherapie der Zwangsstörung in der kassenärztlichen Versorgung: Wichtige Therapieschwerpunkte aus der Erfahrung in der Praxis. Verhaltenstherapie 4, 266–274.

Reinecker, Hans (1995) (Hrsg.): Fallbuch der Klinischen Psychologie. Göttingen (Hogrefe) 1999.

Rendely, Judith (1999): The Death of an Analyst. Contemp. Psa. 35, 131–152.

Richter-Appelt (Hrsg.) (1997): Verführung, Trauma, Mißbrauch. Gießen (Psychosozial).

Rickman, John (1950): On the Criteria for the Termination of an Analysis. Int. J. Psa. 31, 200–201.

Rieber-Hunscha, Inge (1985): Vom Kandidaten zur FAPP – ein Rückblick. In: *Luft*, Helmut, *Kleineidam*, B., *Paal*, J. (Hrsg.): 10 Jahre Arbeitsgemeinschaft Psychotherapie. 2. Königsteiner Tagung 1985. Königstein, S. 11–18.

Rieber-Hunscha, Inge (1996): Zerreißproben. Zwischen Ausbildung und Praxis der psychoanalytischen Therapie. Gießen (Psychosozial).

Rieber-Hunscha, Inge (1998): Früher vernichtet – heute vergessen? Das Schicksal der „Technik der Psychoanalyse" von Otto Rank. Psychosozial 73, 95–113.

Rieber-Hunscha, Inge (1999): Angst des Analytikers vor dem Ende der Therapie? PsA-Info 51, 42–55.

Rieber-Hunscha, Inge (2000): Angst vor dem Ende der Psychotherapie. Veränderungsprozesse in der Abschlußphase. In: *Strauß*, Bernhard, *Geyer*, Michael (Hrsg.): Psychotherapie in Zeiten der Veränderung. Wiesbaden (Westdeutscher Verlag), S. 394–403.

Riemann, Fritz (1985): Grundformen der Angst. München (E. Reinhardt)

Rippe, Bernhard (1995): Erfahrungen mit der Psychoanalyse. Bremen (Universität).

Ritvo, Lucillle B. (1965): Darwin as the Source of Freud's Neo-Lamarckianism. J. Amer. Psa. Assoc. 13, 499–517.

Ritvo, Lucillle B. (1974): The Impact of Darwin on Freud. Psa. Quart. 18, 177–192.

Ritvo, Lucillle B. (1990): Darwin's Influence on Freud. A Tale of Two Sciences. New Haven (Yale).

Roazen, Paul (1976): Sigmund Freud und sein Kreis. Gießen (Psychosozial) 1997.

Roazen, Paul (2000): Oedipus in Britain: Edward Glover and the Struggle over Klein. New York (Other Press).

Robbins, William S. (1975): Termination: Problems and Techniques. J. Amer. Psa. Assoc. 18, 166–176.

Rösing, Ina (1987): Die Verbannung der Trauer. Nördlingen (Greno).

Rose, Gilbert J. (1974): Some Misuses of Analysis as a Way of Life: Analysis Interminable and Interminable ‚Analysts'. Int. Rev. Psa. 1, 509–515.

Rosenkötter, Lutz (1973): Die psychoanalytische Situation als Grundlage der psychoanalytischen Therapie. Psyche 27, 989–1000.

Rosenthal, Gela (1988): ‚Analysis Terminable and Interminable' 50 Years Afterwards. Analysis of Adolescents. Int. J. Psa. 69, 327–334.

Rost, Wolfgang (1990): Emotionen. Elexiere des Lebens. Heidelberg (Springer) 2001.

Rucker, Naomi (1993): Analysis Interminable Reconsidered. Amer. J. Psa. 53, 159–172.

Rudolf, Gerd (1993): Psychotherapeutische Medizin. Stuttgart (Enke).

Rudolf, Gerd (2000): Psychotherapeutische Medizin und Psychosomatik. Stuttgart (Thieme).

Rüegg, J. Caspar (2003): Psychosomatik, Psychotherapie und Gehirn. Stuttgart (Schattauer).

Ruffler, Gerhard (1958/1959): Kriterien für die Beendigung der Psychoanalytischen Behandlung. Psyche 22, 88–123 u. 211–240.

Sabbadini, Andrea (1989): Boundaries of Timelessness. Some Thoughts about the Temporal Dimension of the Psychoanalytic Space. Int. J. Psa. 70, 305–313.

Sachsse, Ulrich (2002): Einmal Psychotherapie bitte, „die für mich richtig ist"! Psychotherapeut 47, 135–151.

Sachsse, Ulrich (2004): Traumazentrierte Psychotherapie. Stuttgart (Schattauer).

Sachsse, Ulrich, *Özkan*, Ibrahim, *Streeck-Fischer*, Anette (Hrsg.) (2002): Traumatherapie – Was ist erfolgreich? Göttingen (Vandenhoeck & Ruprecht).

Sandler, Joseph (1989): Psychoanalyse und psychoanalytische Psychotherapie; das Problem der Abgrenzung. DPV-Info 5, S. 1–5.

Sandler, Joseph (1991) (Hrsg.): Über Freuds „Die endliche und die unendliche Analyse". Stuttgart (Frommann-Holzboog) 1996.

Sandler, Joseph, *Dare*, Christopher, *Holder*, Alex (1971): Die Grundbegriffe der psychoanalytischen Therapie. Stuttgart (Klett-Cotta) 1996.

Sandler, Joseph, *Dreher*, Anna U. (1996): Was wollen die Psychoanalytiker? Das Problem der Ziele in der psychoanalytischen Behandlung. Stuttgart (Klett-Cotta) 1999.

Sandler, Joseph, *Kennedy*, Hansi, *Tyson*, Robert L. (1980): Kinderanalyse. Gespräche mit Anna Freud. Frankfurt (S. Fischer) 1982.

Sandler, Joseph, *Rosenblatt*, Bernard (1984): Der Begriff der Vorstellungswelt. Psyche 38, 235–253.

Sartre, Jean-Paul (1964): Die Transzendenz des Ego. Philosophische Essays 1931–1939. Hamburg (Rohwolt) 1997.

Schachter, Joseph (1990): Post-Termination Patient-Analyst Contact: I. Analyst's Attitudes and Experience; II. Impact on Patient. Int. J. Psa. 71, 475–486.

Schachter, Joseph (1992): Concepts of Termination and Post-Termination Patient-Analyst Contac. Int. J. Psa. 73, 137–154.

Schachter, Joseph, *Brauer*, Lee (2001): The Effect of the Analyst's Gender and other Factors on Post-Termination Patient-Analyst Contact: Confirmation by a Questionaire Study. Int. J. Psa. 82, 1123–1132.

Schachter, Joseph, *Martin*, Gary C., *Gundle*, Michael J., *O'Neill*, Mary K. (1997): Clinical Experience with Psychoanalytic Post-Termination Meetings. Int. J. Psa. 78, 1183–1198.

Schafer, Roy (1973): The Termination of Brief Psychoanalytic Psychotherapy. Int. J. Psa. Psychother. 2, 135–148.

Schafer, Roy (1999): Wie das Analyseende erlebt wird: Echte und falsche depressive Position. In: *Schlösser*, Anne-Marie, *Höhfeld*, Kurt (Hrsg.): Trennungen. Gießen (Psychosozial), S. 243–258.

Schafer, Roy (2002): Experiencing Termination. Authentic and False Depressive Positions. Psa. Psychology 19, 235–253.

Scharff, Jörg M. (1994): Pragmatismus oder Methodik? Psychoanalytisch orientierte 10-Stunden-Beratung im Spiegel der Supervision. Psyche 48, 324–360.

Scheibe, Gabriele, *Junkert-Tress*, Brigitte, *Hildenbrand*, Gerhard, *Tress*, Wolfgang (1997): Die zeitliche Begrenztheit der psychoanalytischen Kurztherapie. Psychotherapeut 42, 230–236.

Schellart, Franz (1990): Zur Rolle der Adoleszenz beim Analysen-Ende. Z. psa. Theorie Praxis. 5, 162–174.

Scheunert, Gerhard (1976): Das masochistische Phantasma als Abwehrmaßnahme. In: *Dräger*, K., et al. (Hrsg.): Jahrbuch der Psychoanalyse 9, Bern (Huber), S. 161–173.

Schiepek, Günter (Hrsg.) (2003): Neurobiologie der Psychotherapie. Stuttgart (Schattauer).

Schilder, Paul (1935): Psychopathologie der Zeit. Imago 21, 261–278.

Schlesinger, Herbert J. (1996): The Fear of Being Left Half-Cured. Bull. Menn. Clin. 60, 428–448.

Schlesinger Silver, Ann-Louise (1986): Aspects of Abrupt Termination: Thoughts on Losing my Most Chronic Patient. J. Amer. Acad. Psa. 14, 27–46.

Schlessinger, Nathan, *Robbins*, Fred (1974): Assessment and Follow up in Psychoanalysis. J. Amer. Psa. Assoc. 22, 542–567.

Schlessinger, Nathan, *Robbins*, Fred (1975): The Psychoanalytic Process: Recurrent Patterns of Conflict and Changes in Ego Functions. J. Amer. Psa. Assoc. 23, 761–782.

Schlessinger, Nathan, *Robbins*, Fred (1983): A Developmental View of the Psychoanalytic Process: Follow-up Studies and their Consequences. Madison (International Universities Press).

Schlösser, Anne-Marie, *Höhfeld*, Kurt (Hrsg.) (1998): Trauma und Konflikt. Gießen (Psychosozial).

Schlösser, Anne-Marie, *Höhfeld*, Kurt (1999): Trennungen. Gießen (Psychosozial).

Schmideberg, Melitta (1938): ‚After the Analysis...'. Psa. Quart. 7, 122–142.

Schmidt, Manfred G. (1996): Ungetrenntheit und Endlosigkeit – Zum Umgang mit sado-masochistischen und süchtigen Phänomenen in der psychoanalytischen Situation. In: *Bell*, Karin, *Höhfeld*, Kurt (Hrsg.): Aggression und seelische Krankheit. Gießen (Psychosozial), S. 341–454.

Schmidt-Hellerau, Cordelia (2002): Das Ich, der Analytiker und die analytische Beziehung. Überlegungen zur gegenwärtigen amerikanischen Psychoanalyse. Psyche – Z. Psychoanal. 56, 657–686.

Schmukler, Anita G. (1990): Termination in Midadolescence. Psa. Study Child. 45, 459–474.

Schmukler, Anita G. (Hrsg.) (1991): Saying Goodbye: A Casebook of Termination in Child and Adolescent Analysis and Therapy. Hillsdale (Analytic Press).

Schneck, Jerome (1956): Depth Reversal during Termination of the Hypnotic State. Psa. Review 43, 506–509.

Schoenberg, Bernhard, *Carr*, Arthur C., *Kutscher*, Austin H., *Peretz*, David, *Goldberg*, Ivan K. (Hrsg.) (1974): Anticipatory Grief. New York (Columbia University Press).

Schramm, Elisabeth (Hrg.) (1996): Interpersonelle Psychotherapie. Stuttgart (Schattauer); (2. Aufl. 2004).

Schubert, Johan (2000): Give Sorrow Words. Mourning at Termination of Psychoanalysis. Scand. Psa. Rev. 23, 105–117.

Schultz, Hans Jürgen (Hrsg.) (1984): Trennung. Stuttgart (Kreuz).

Schultz-Hencke, Harald (1951): Lehrbuch der analytischen Psychotherapie. Stuttgart (Thieme) 1988.

Schulz, Holger, *Lang*, Klaus, *Lotz-Rambaldi*, Winfried, *Bürger*, Wolfgang, *Koch*, Uwe (1999): Analyse von Behandlungsabbrüchen in der stationären Psychosomatischen Rehabilitation anhand von Basisdokumentationen zweier Klinikträger. Psychother. Psychosom. Med. Psychol. 49, 326–336.

Schulz, Richard (1978): The Psychology of Death, Dying, and Bereavement. Reading (Addison-Wesley Publishing).

Schur, Max (1960): Discussion of Dr. John Bowlby's Paper. Psa. Study Child. 15, 63–83.

Schur, Max (1972): Sigmund Freud. Leben und Sterben. Frankfurt (Suhrkamp) 1977.

Schwaber, Evelyne A. (2000): Zum Konzept der psychischen Realität des Patienten. Forum Psa. 16, 1–15.

Schwarz, Gene (1974): Forced Termination of Analysis Revisited. Int. J. Psa. 1, 283–290.

Searles, Harold F. (1964/1965): Phasen der Wechselbeziehung zwischen Patient und Therapeut bei der Psychotherapie der chronischen Schizophrenie. Psyche 18, 494–531.

Searles, Harold F. (1985): Separation and Loss in Psychoanalytic Therapy with Borderline Patients. Further Remarks. Amer. J. Psa. 45, 9–27.

Segal, Hanna (1957): Notes on Symbol Formation. Int. J. Psa. 38, 391–397.

Segal, Hanna (1964): Melanie Klein. Eine Einführung in ihr Werk. Frankfurt (Fischer Tb) 1983.

Seligman, Martin E.P. (1995): The Effectiveness of Psychotherapy. The Consumer Reports Study. Amer. Psychol. 50, 965–974.

Senf, Wolfgang (1988): Was hilft Psychotherapie? Sicht der Therapeuten – Rückblick der Patienten. Praxis Psychoth. 33, 281–291.

Senf, Wolfgang, *Broda*, Michael (Hrs.) (1996): Praxis der Psychotherapie. Stuttgart (Thieme) 2000.

Shane, Morton, *Shane*, Estelle (1984): The End Phase of Analysis: Indicators, Functions, and Tasks of Termination. J. Amer. Psa. Assoc. 32, 739–772.

Shapiro, Daniel (1976): The Analyst's Own Analysis. J. Amer. Psa. Assoc. 24, 5–42.

Siegel, Barry L. (1982): Some Thoughts on „Some Thoughts on Termination" by Leo Rangell. Psa. Inqu. 2, 393–398.

Sifneos, Peter (1979): Short-Term Dynamic Psychotherapy. Evaluation and Technique. New York (Plenum Medical Book Company).

Sigusch, Volkmar (Hrsg.) (2001): Sexuelle Störungen und ihre Behandlung. Stuttgart (Thieme).

Silver, Ann-Louise Sch. (1986): Aspects of Abrupt Termination: Thoughts on Losing my Most Chronic Patient. J. Amer. Acad. Psa. 14, 27–46.

Silverman, Jerome S. (1971): Termination of Analysis. In: *Kanzer*, Mark (Hrsg.): The Unconscious Today. New York (Intnational Universities Press), S. 288–305.

Simone, Gilda de (1994): Ending Analysis. London (Karnac) 1997.

Simone Garburri, Gilda de (1985): On the Termination of the Analysis. Int. Rev. Psa. 12, 461–468.

Smith, Sydney (1977): The Golden Fantasy: A Regressive Reaction to Separation Anxiety. Int. J. Psa. 58, 311–324.

Smith, Sydney (1982): Interrupted Treatment and Forced Terminations. Int. J. Psa. Psychother. 9, 337–352.

Solms, Mark (1999): „Traumdeutung" und Neurowissenschaften. In: *Starobinski*, J., et al.: Hundert Jahre „Traumdeutung" von Sigmund Freud. Frankfurt (S. Fischer), S. 73–89.

Spiegel, Yorick (1973): Der Prozeß des Trauerns. München/Mainz (Kaiser, Grünewald), 2 Bände.

Spielrein, Sabina (1923): Die Zeit im unterschwelligen Seelenleben. Imago 9, 300–317.

Spitz, Rene A. (1956): Transference: The Analytical Setting and its Prototype. Int. J. Psa. 37, 380–385.

Spitz, Rene A. (1957): Nein und Ja. Stuttgart (Klett-Cotta) 1992.

Spitz, Rene A. (1960): Discussion of Dr. Bowlby's Paper. Psa. Study Child 15, 85–94.

Spitz, Rene A. (1965): Vom Säugling zum Kleinkind. Stuttgart (Klett) 1976.

Spitz, Rene A. (1972): On Anticipation, Duration and Meaning. J. Amer. Psa. Assoc. 20, 721–737.

Spitzer, Manfred (2003): Verdacht auf Psyche. Stuttgart (Schattauer).

Stadler, Anne-Els (1993): Überlegungen zu einer „abgebrochenen" Therapie. In: *Lehmkuhl*, Ulrike (Hrsg.): Verlaufsanalysen von Therapien und Beratung. München (Reinhardt), S. 127–138.

Stamm, Julian (1974): A Unique Poetic Sublimation of Conflicts Revived During Termination. Psa. Quart. 18, 427–437.

Stein, Ruth (1998): Two Principles of Functioning of the Affects. Amer. J. Psa. 58, 211–230.

Stein, Ruth (2001): Affect in Psychoanalytic Theory: Discussion of Andre Green's ‚On Discriminating and Not Discriminating between Affect and Representation'. Int. J. Psa. 82, S. 877–900.

Steiner, Thomas (1995): Das wenig bedachte Therapieende. Daseinsanalyse 12, 212–219.

Stern, Max M. (1968): Fear of Death and Neurosis. Amer. Psa. Assoc. 16, 3–31.

Stern, Max M. (1968a): Fear of Death and Trauma. Int. J. Psa. 49, 457–463.

Stern, Max M. (1972): Trauma, Todesangst und Furcht vor dem Tod. Psyche 12, 901–928.

Stolorow, Robert, *Brandschaft*, B., *Atwood*, George (1987): Die psychoanalytische Behandlung. Ein intersubjektiver Ansatz. Frankfurt (Fischer) 1996.

Stoltzenberg, Eva (1986): Wann ist eine Psychoanalyse beendet? Göttingen (Vandenhoeck & Ruprecht).

Stone, Leo (1954): The Widening Scope of Indications for Psychoanalysis. J. Amer. Psa. Assoc. 2, 567–594.

Stone, Leo (1961): Die psychoanalytische Situation. Frankfurt (S. Fischer) 1973.

Stork, Jochen (1999): Gedanken über Beginn und Abbruch einer Kinderanalyse. Kinderanalyse 4, 378–410.

Strauß, Bernhard, *Buchheim*, Anna, *Kächele*, Horst (Hrsg.) (2002): Klinische Bindungsforschung. Stuttgart (Schattauer).

Strauß, Bernhard, *Meyer*, Adolf-Ernst (Hrsg.) (1994): Psychoanalytische Psychosomatik. Stuttgart (Schattauer).

Streeck, Ulrich (2002): Begrüßungen und Verabschiedungen. Forum Psa. 18, 20–36.

Strupp, Hans H. (1980): Success and Failure in Time-Limited Psychotherapy. Arch. Gen. Psychiatry 37, 596–603.

Strupp, Hans H., *Binder*, Jeffrey L. (1984): Kurzpsychotherapie. Stuttgart (Klett-Cotta) 1991.

Strupp, Hans H., *Hadley*, Suzanne W., *Gomes-Schwartz*, Beverly (1977): Psychotherapy for Better or Worse. The Problem of Negative Effects. New York (Aronson).

Stuhr, Ulrich, *Leuziger-Bohleber*, Marianne, *Beutel*, Manfred E. (Hrsg.) (2001): Langzeit-Psychotherapie. Perspektiven für Therapeuten und Wissenschaftler. Stuttgart (Kohlhammer).

Sulz, Serge (2001): Von der Strategie des Symptomes zur Strategie der Therapie. München (CIP-Medien).

Susani, Christa (1999): Eine Kinderanalyse mit und ohne Ende. Kinderanalyse 4, 336–352.

Symonds, Alexandra (1985): Separation and Loss: Significance for Woman. Amer. J. Psa. 45, 53–58.

Szalita, Alberta B. (1976): On Termination. Contemp. Psa. 12, 342–346.

Szecsödy, Imre (1999): How can we End Psychoanalysis – and still have a Follow-up of it? Scand. Psa. Rev. 22, 48–66.

Tartakoff, Helen H. (1956): Recent books in psychoanalytic technique. J. Amer. Psa. Assoc. 4, 318–343.

Thaler, Anna-Luise (1999): Fallstudie über eine abgebrochene Therapie mit einem psychotischen Mädchen. Kinderanalyse 4, 411–424.

Thomä, Helmut (1984): Der <Neubeginn> Michael Balints (1932) aus heutiger Sicht. Psyche 38, 516–543.

Thomä, Helmut (1991): Idee und Wirklichkeit der Lehranalyse. Ein Plädoyer für Reformen. Teil 1 und 2. Psyche 45, 385–433 u. S. 481–505.

Thomä, Helmut (2001): Ferenczis „mutuelle Analyse" im Licht der modernen Psychoanalyse. Forum Psa. 17, S. 263–270.

Thomä, Helmut, *Kächele*, Horst (1985): Lehrbuch der psychoanalytischen Therapie. Bd. 1. Berlin (Springer) 1986, 1996.

Thomä, Helmut, *Kächele*, Horst (1988): Lehrbuch der psychoanalytischen Therapie. Bd. 2. Berlin (Springer) 1997.

Thomä, Helmut, *Kächele*, Horst (1999): Memorandum zu einer Reform der psychoanalytischen Ausbildung. IPA Newsletter 8, 33–35.

Thompson, M. Guy (1994): The Existential Dimension to Termination. Psa. Cont. Thought 17, 355–386.

Ticho, Ernst (1970): Probleme des Abschlusses der psychoanalytischen Therapie. Psyche 25, 44–56.

Ticho, Ernst (1972): Termination of Psychoanalysis: Treatment Goals, Life Goals. Psa. Quart. 16, 315–333.

Ticho, Gertrude R. (1967): On Self-Analysis. Int. J. Psa. 48, 308–318.

Ticho, Gertrude R. (1971): Selbstanalyse als Ziel der psychoanalytischen Behandlung. Psyche 25, 31–43.

Toledo, Luisa C. Alvarez de, *Grinberg*, Leon, *Langer*, Marie (1966): Termination of Training Analysis. In: *Litman*, Robert E. (Hrsg.): Psychoanalysis in the Americas. New York (International Universities Press), S. 174–216.

Tress, Wolfgang, *Langenbach*, Michael (1999): Ethik in der Psychotherapie. Göttingen (Vandenhoeck & Ruprecht).

Tryon, Georgiana S., *Kane*, Abigail S. (1995): Client Involvement, Working Alliance, and Type of Therapy Termination. Psychotherapy Research 5, 189–198.

Tucker, Sara S. (1991): Review of Terry A. Kupers „Ending Therapy". Psa. Books 2, 293–297.

Tyson, Phyllis (1996): Termination of Psychoanalysis and Psychotherapy. In: *Nersessian*, Edward, *Kopf*, Richard G. (Hrsg.): Textbook of Psychoanalysis. Washington (Psychiatric Press), S. 504–524.

Uexküll, Thure von (1996): Psychosomatische Medizin. *Adler*, Rolf H., *Hermann*, Jörg M., *Köhle*, Karl., *Schonecke*, Othmar W., *Uexküll*, Thure von, *Wesiak*, Wolfgang (Hrsg.). München (Urban & Schwarzenberg).

Vaillant, Donald (1985): Loss as a Metaphor for Attachment. Amer. J. Psa. 45, 59–67.

Vaslamatzis, Grigoris, *Markidis*, Marios, *Katsouyanni*, Klea (1989): Study of the Patients' Difficulties in Ending Brief Psychoanalytic Psychotherapy. Psychoth. Psychosom. 52, 173–178.

Viorst, Judith (1982): Experiences of Loss at the End of Analysis: The Analyst's Response to Termination. Psa. Inqu. 2, 399–418.

Viorst, Judith (1986): Mut zur Trennung. Hamburg (Hoffmann und Campe) 1988.

Voigtel, Roland (2000): Formen der Sucht. Forum Psa. 16, 16–44.

Volkan, Vamik D., *Cilufffo*, Anthony F., *Sarvay*, Thomas L. jun. (1976): Trauertherapie und die Funktion des verbindenden Objekts als Mittel zur Stimulation der Gefühle. In: *Olsen*, Paul (Hrsg.): Emotionale Stimulation und Überfluten der Gefühle in der Psychotherapie. München (Reinhardt) 1980, S. 158–202.

Volkan, Vamik D., *Zintl*, Elizabeth (1993): Wege der Trauer. Leben mit Tod und Verlust. Gießen (Psychosozial) 2000.

Waelder, Robert (1976). Ansichten der Psychoanalyse. Eine Bestandsaufnahme. Stuttgart (Klett-Cotta) 1980.

Wallach, Helen D. (1961): Termination of Treatment as a Loss. Psa. Study Child. 16, 538–548.

Wallerstein, Robert S. (1966): The Current State of Psychotherapy: Theory, Practice, Research. J. Amer. Psa. Assoc. 14, 183–225.

Wallerstein, Robert S. (1992): Followup in Psychoanalysis: What Happens to Treatment Gains? J. Amer. Psa. Assoc. 40, 665–690.

Warnes, Hector (1984/1985): The Termination Phase of Psychoanalysis in a Narcissistic Personality. Int. J. Psa. 10, 159–171.

Watzlawick, Paul, *Beavin*, Janet H., *Jackson*, Don D. (1967): Menschliche Kommunikation. Bern (Huber) 1969.

Weddington, William W., *Cavenar*, Jesse O. (1979): Termination Initiated by the Therapist: A Countertransference Storm. Amer. J. Psychiatr. 136, 1302–1305.

Weigert, Edith (1952): Contribution to the Problem of Terminating Psychoanalysis. Psa. Quart. 21, 465–480.

Weigert, Edith (1955): Special Problems in Connection with Termination of Training Analyses. J. Amer. Psa. Assoc. 3, 314–322.

Wein, Steven J. (1993): Review of „Saying Goodbye" by Anita G. Schmukler. Psa. Books 4, 97–106.

Weiß, Heinz (2003): Zeiterfahrung und depressive Position. Psyche – Z. Psychoanal. 57, 857–873.

Weiß, Heinz (Hrsg.) (1999): Ödipuskomplex und Symbolbildung. Ihre Bedeutung bei Borderline-

Zuständen und frühen Störungen. Tübingen (edition discord).

Weiss, Stanley S. (1972): Some Thoughts and Clinical Vignettes on Translocation of Analytic Practice. Int. J. Psa. 53, 505–513.

Weiss, Stanley S. (1980): Book Review: Termination in Psychoanalysis by Stephen K. Firestein, 1978. Psa. Quart. 49, 308–312.

Wellendorf, Franz (2000): Die Zeit der Psychoanalyse und die Psychoanalyse der Zeit. Forum Psa. 16, 189–203.

Werbart, Andrzey (1997): Separation, Termination Process and Long-Term Outcome in Psychotherapy with Severely Disturbed Patients. Bull. Menn. Clin. 61, 16–43.

Westenberger-Breuer, Heike (2003): Kriterien des Erfolgs. Eine Untersuchung zum Konzept des Behandlungsziels in der Psychoanalyse. Tübingen (edition diskord).

Whipple, Donald W. (1979): Group Analysis as an Adjunct to the Termination Process. Psa. Review 66, 215–226.

Wilken, Beate (2002): Kognitive Therapie und die Arbeit an Emotionen – ein Widerspruch? Psychotherapie im Dialog 3, 142–147.

Wilson, Philip (1968): Psychosomatic Asthma and Acting Out. Int. J. Psa. 49, 330–335.

Windholz, Emanuel (1955): Problems of Termination of the Training Analysis. J. Amer. Psa. Assoc. 3, 641–650.

Winnicott, Donald W. (1974): Die Angst vor dem Zusammenbruch. Psyche 45 (1991), 1116–1126.

Winnicott, Donald W. (1965); Reifungsprozesse und fördernde Umwelt. München (Kindler) 1974.

Winnicott, Donald W. (1971): Vom Spiel zur Kreativität. Stuttgart (Klett-Cotta) 1979.

Witenberg, Earls G. (1976): Termination is No End. Contemp. Psa. 12, 335–338.

Wittchen, H.-U., *Jacobi*, F. (2001): Die Versorgungssituation psychischer Störungen in Deutschland. Bundesgesundheitsblatt Gesundheitsforschung und Gesundheitsschutz 44, 993–1000.

Wittenberg, Isca (1999): Die Beendigung der Therapie. Kinderanalyse 9 (2001), 162–184.

Wittenberger, Gerhard (1995): Das „Geheime Komitee“ Sigmund Freuds. Institutionalisierungsprozesse in der Psychoanalytischen Bewegung zwischen 1912 und 1927. Tübingen (edition discord).

Wöller, Wolfgang, *Kruse*, Johannes (Hrsg.) (2001): Tiefenpsychologisch fundierte Psychotherapie. Stuttgart (Schattauer).

Wolberg, Lewis (1954): The Technique of Psychotherapy. Part 2. New York (Grune & Stratton) 1967.

Wolberg, Lewis (1980): Kurzzeit-Psychotherapie. Stuttgart (Thieme) 1983.

Wolf, Ernest S. (1988): Theorie und Praxis der psychoanalytischen Selbstpsychologie, Frankfurt (Suhrkamp Tb) 1998.

Wolfenstein, Martha (1966): How is Mourning Possible? Psa. Study Child. 21, 93–123.

Wolfenstein, Martha (1969): Loss, Rage, and Repetition. Psa. Study Child 24, 432– 460.

Wolff, Heinz (1977): Loss: A Central Theme in Psychotherapy. Brit. J. Med. Psychol. 50, 11–19.

Wzontek, Nancy, *Geller*, Jesse D., *Farber*, Barry A. (1995): Patients‘ Posttermination Representations of their Psychotherapists. J. Amer. Acad. Psa. 23, 395–410.

Yalom, Irvin D. (1970): Theorie und Praxis der Gruppenpsychotherapie. München (Pfeiffer) 1989.

Yalom, Irvin D. (1999): Die Reise mit Paula. München (btb Tb) 2000.

Yalom, Irvin D. (2002): Der Panama-Hut. München (btb Goldmann).

Young-Bruehl (1988): Anna Freud. Eine Biografie. Zweiter Teil. Wien (Wiener Frauenverlag) 1995.

Zaudig, Michael, *Hauke*, Walter, *Hegerl*, Ulrich (Hrsg.) (1998): Die Zwangsstörung. Diagnostik und Therapie. Stuttgart (Schattauer); (2. Aufl. 2002).

Zauner, Johann (1979): Abschied von der Jugend. Praxis Psychoth. Psychosom. 24, 91–97.

Zepf, Siegfried (2000): Das Freudsche Triebkonzept – Was bleibt? Psychoanalyse, Texte zur Sozialforschung 4, 69–88.

Zepf, Siegfried, *Mengele*, Ute, *Marx*, Anette, *Hartmann*, Sebastian (2001): Zur ambulanten psychotherapeutischen Versorgungslage in der Bundesrepublik Deutschland. Gießen (Psychosozial).

Zetzel, Elisabeth R. (1970): Die Fähigkeit zu emotionalem Wachstum. Stuttgart (Klett) 1974.

Zimmermann, Franz (1997): Die Bedeutung der Zeit als Determinante des psychoanalytischen Rahmens. Psyche 51, 156–182.

Zwiebel, Ralf (1992): Der Schlaf des Analytikers. Stuttgart (Verlag Internationale Psychoanalyse).

Anhang

Tab. 1: Englischsprachige Arbeiten oder Kapitel, die die Beendigung der Psychotherapie zum Hauptthema haben und von ärztlichen oder psychologischen Fachpsychotherapeuten verfasst sind (nach Jahreszahlen von 1934 bis 2002 und alphabetisch sortiert). Analyt. Psychoth. = analytische Psychotherapie; Gruppen-Th. = Gruppentherapie.; Ki.-Ju.-Psa. = Kinder- und Jugendlichen-Psychoanalyse; Klass. Psa. = klassische Psychoanalyse; Psy.Th. Schule = Psychotherapie-Schule; Publ.Ort = Publikationsort; Schulenübergr. = schulenübergreifende Psychotherapie; Selbstpsychol. = Selbstpsychologie; Stat. Psychoth. = stationäre Psychotherapie; Verhaltensth. = Verhaltenstherapie

Literaturthema: Beenden					
Autorennamen	**Jahr**	**Hauptthema**	**Publ.Ort**	**Form**	**Psy.Th. Schule**
Laforge	1934	Widerstand	Artikel	Übersicht	Klass. Psa.
Schmideberg	1938	Postterminale Phase	Artikel	Übersicht	Klass. Psa.
Allen	1942	Beenden allgemein	Buchkapitel	Übersicht	Ki.-Ju.-Psa.
Lorand	1946	Beenden allgemein	Buchkapitel	Übersicht	Klass. Psa.
Balint (in Balint 1965)	1950	Beenden allgemein	Artikel	Übersicht	Klass. Psa.
Bridger	1950	Beenden allgemein	Artikel	Übersicht	Klass. Psa.
Buxbaum	1950	Beenden allgemein	Artikel	Übersicht	Klass. Psa.
Fromm-Reichmann	1950	Beenden allgemein	Buchkapitel	Übersicht	Analyt. Psychoth.
Hoffer	1950	Beenden allgemein	Artikel	Übersicht	Klass. Psa.
Klein, M.	1950	Beenden allgemein	Artikel	Übersicht	Klass. Psa.
Lehrmann et al.	1950	Beenden allgemein	Artikel	Panel	Klass. Psa.
Milner	1950	Beenden allgemein	Artikel	Übersicht	Klass. Psa.
Payne	1950	Beenden allgemein	Artikel	Übersicht	Klass. Psa.
Reich, A.	1950	Beenden allgemein	Artikel	Übersicht	Klass. Psa.
Rickman	1950	Beenden allgemein	Artikel	Übersicht	Klass. Psa.
Weigert	1952	Beenden allgemein	Artikel	Übersicht	Klass. Psa.
Fenichel	1953	Phantasie/Träume	Artikel	Fallbericht	Klass. Psa.
Wolberg	1954	Beenden allgemein	Buchkapitel	Übersicht	Verhaltensth.
Benedek	1955	Ausbildung	Artikel	Übersicht	Klass. Psa.
Ekstein	1955	Ausbildung	Buchkapitel	Übersicht	Klass. Psa.
Glover	1955	Beenden allgemein	Buchkapitel	Übersicht	Klass. Psa.
Orens	1955	Terminsetzung	Artikel	Fallbericht	Klass. Psa.
Weigert	1955	Ausbildung	Artikel	Panel	Klass. Psa.
Windholz	1955	Ausbildung	Artikel	Übersicht	Klass. Psa.

Tab. 1: Fortsetzung

Literaturthema: Beenden					
Autorennamen	**Jahr**	**Hauptthema**	**Publ.Ort**	**Form**	**Psy.Th. Schule**
Menninger/Holzman	1958	Beenden allgemein	Buchkapitel	Übersicht	Klass. Psa.
Kramer, M.	1959	Postterminale Phase	Artikel	Übersicht	Klass. Psa.
Hall et al.	1960	Beenden allgemein	Artikel	Empir. Studie	Klass. Psa.
Lipton	1961	Letzte Stunden	Artikel	Fallbericht	Klass. Psa.
Wallach	1961	Beenden allgemein	Artikel	Fallbericht	Ki.-Ju.-Psa.
Loewald	1962	Beenden allgemein	Artikel	Übersicht	Klass. Psa.
Edelson	1963	Beenden allgemein	Buch	Übersicht	Analyt. Psychoth.
Kestemberg	1964	Diagnosen	Artikel	Übersicht	Klass. Psa.
Gray	1965	Beenden allgemein	Artikel	Panel	Klass. Psa.
Miller	1965	Widerstand	Artikel	Übersicht	Klass. Psa.
Nacht	1965	Beenden allgemein	Artikel	Übersicht	Klass. Psa.
Dewald	1966	Terminsetzung	Artikel	Fallbericht	Klass. Psa.
Ekstein	1966	Beenden allgemein	Buchkapitel	Übersicht	Klass. Psa.
Fleming	1966	Ausbildung	Buchkapitel	Übersicht	Klass. Psa.
Kohut (in Kohut 1977a)	1966	Ausbildung	Buchkapitel	Übersicht	Selbstpsychol.
Parres et al.	1966	Beenden allgemein	Buchkapitel	Übersicht	Klass. Psa.
Rangell	1966	Beenden allgemein	Buchkapitel	Übersicht	Klass. Psa.
Toledo et al.	1966	Ausbildung	Buchkapitel	Übersicht	Klass. Psa.
Kubie	1967	Lösung der Übertragungsneurose	Artikel	Übersicht	Klass. Psa.
Ticho, G.	1967	Selbstanalyse	Artikel	Übersicht	Klass. Psa.
Wilson	1968	Widerstand	Artikel	Fallbericht	Klass. Psa.
Firestein	1969	Beenden allgemein	Artikel	Panel	Klass. Psa.
Fordham	1969	Beenden allgemein	Buchkapitel	Übersicht	Jungianer
Hirschberg	1969	Beenden allgemein	Artikel	Übersicht	Stat. Psychoth.
Kohrman	1969	Beenden allgemein	Artikel	Panel	Ki.-Ju.-Psa.
Freud, A. (in Freud, A. 1980)	1970	Beenden allgemein	Artikel	Übersicht	Ki.-Ju.-Psa.
Hurn	1970	Lösung der Übertragungsneurose	Artikel	Übersicht	Klass. Psa.
Yalom	1970	Beenden allgemein	Buchkapitel	Übersicht	Gruppen-Th.
Hurn	1971	Beenden allgemein	Artikel	Übersicht	Klass. Psa.
Silverman	1971	Phantasie/Träume	Buchkapitel	Übersicht	Klass. Psa.

Tab. 1: Fortsetzung

Literaturthema: Beenden					
Autorennamen	**Jahr**	**Hauptthema**	**Publ.Ort**	**Form**	**Psy.Th. Schule**
Hoffs	1972	Postterminale Phase	Artikel	Fallbericht	Klass. Psa.
Ticho, E.	1972	Ziele/Ergebnisse	Artikel	Übersicht	Klass. Psa.
Weiss, Stanley	1972	Terminsetzung	Artikel	Fallbericht	Klass. Psa.
Hurn	1973	Postterminale Phase	Artikel	Panel	Klass. Psa.
Oremland	1973	Phantasie/Träume	Artikel	Übersicht	Klass. Psa.
Schafer	1973	Widerstand	Artikel	Übersicht	Kurz-Therapie
Alexander/French	1974	Beenden allgemein	Buchkapitel	Übersicht	Analyt. Psychoth.
Balkoura	1974	Postterminale Phase	Artikel	Panel	Klass. Psa.
Firestein	1974	Beenden allgemein	Artikel	Übersicht	Klass. Psa.
Langs	1974	Beenden allgemein	Buchkapitel	Übersicht	Analyt. Psychoth.
Rose	1974	Beenden allgemein	Artikel	Übersicht	Klass. Psa.
Schlessinger et al.	1974	Postterminale Phase	Artikel	Empir. Studie	Klass. Psa.
Schwarz	1974	Terminsetzung	Artikel	Übersicht	Klass. Psa.
Stamm	1974	Trauma	Artikel	Fallbericht	Klass. Psa.
Cavenar et al.	1975	Phantasie/Träume	Artikel	Übersicht	Klass. Psa.
Dam et al.	1975	Beenden allgemein	Artikel	Übersicht	Ki.-Ju.-Psa.
Robbins	1975	Beenden allgemein	Artikel	Panel	Klass. Psa.
Beckett	1976	Beenden allgemein	Artikel	Panel	Klass. Psa.
Cooper, Allan	1976	Beenden allgemein	Artikel	Panel	Klass. Psa.
Field	1976	Beenden allgemein	Artikel	Panel	Klass. Psa.
Frankiel	1976	Beenden allgemein	Artikel	Panel	Klass. Psa.
Levenson, E.	1976	Beenden allgemein	Artikel	Panel	Klass. Psa.
Novick	1976	Beenden allgemein	Buchkapitel	Übersicht	Ki.-Ju.-Psa.
Szalita	1976	Beenden allgemein	Artikel	Panel	Klass. Psa.
Witenberg	1976	Beenden allgemein	Artikel	Panel	Klass. Psa.
Kauff	1977	Beenden allgemein	Artikel	Übersicht	Gruppen-Th.
Kohut	1977	Beenden allgemein	Buchkapitel	Fallbericht	Selbstpsychol.
Smith	1977	Trennungsangst	Artikel	Übersicht	Klass. Psa.
Wolff	1977	Beenden allgemein	Artikel	Übersicht	Schulenübergr.
Abrams	1978	Beenden allgemein	Buchkapitel	Übersicht	Ki.-Ju.-Psa.
Cavenar et al.	1978	Phantasie/Träume	Artikel	Übersicht	Klass. Psa.

Tab. 1: Fortsetzung

Literaturthema: Beenden					
Autorennamen	**Jahr**	**Hauptthema**	**Publ.Ort**	**Form**	**Psy.Th. Schule**
Firestein	1978	Beenden allgemein	Buch	Übersicht	Klass. Psa.
Lord et al.	1978	Terminsetzung	Artikel	Empir. Studie	Klass. Psa.
Weddington et al.	1979	Terminsetzung	Artikel	Fallbericht	Klass. Psa.
Whipple	1979	Lösung der Übertragungsneurose	Artikel	Übersicht	Klass. Psa.
Borenstein et al.	1980	Postterminale Phase	Artikel	Übersicht	Klass. Psa.
Fleming/Weiss	1980	Ausbildung	Buchkapitel	Übersicht	Klass. Psa.
Gaskill	1980	Beenden allgemein	Artikel	Übersicht	Klass. Psa.
Gourevitch	1980	Beenden allgemein	Artikel	Fallbericht	Klass. Psa.
Grinberg	1980	Beenden allgemein	Artikel	Übersicht	Klass. Psa.
Rangell	1980	Postterminale Phase	Artikel	Übersicht	Klass. Psa.
Sandler et al.	1980	Beenden allgemein	Buchkapitel	Übersicht	Ki.-Ju.-Psa.
Wolberg	1980	Beenden allgemein	Buchkapitel	Übersicht	Kurz-Therapie
Mahon et al.	1981	Phantasie/Träume	Artikel	Fallbericht	Klass. Psa.
Bornstein	1982	Beenden allgemein	Artikel	Übersicht	Klass. Psa.
Brenman	1982	Beenden allgemein	Artikel	Übersicht	Klass. Psa.
Dewald	1982	Beenden allgemein	Artikel	Fallbericht	Klass. Psa.
Dewald	1982a	Beenden allgemein	Artikel	Übersicht	Klass. Psa.
Firestein	1982	Beenden allgemein	Artikel	Übersicht	Klass. Psa.
Gillman	1982	Beenden allgemein	Artikel	Empir. Studie	Klass. Psa.
Langs	1982	Beenden allgemein	Buchkapitel	Übersicht	Analyt. Psychoth.
Lichtenberg	1982	Beenden allgemein	Artikel	Übersicht	Klass. Psa.
Limentani	1982	Terminsetzung	Artikel	Übersicht	Klass. Psa.
Novick	1982	Beenden allgemein	Artikel	Übersicht	Klass. Psa.
Rangell	1982	Beenden allgemein	Artikel	Übersicht	Klass. Psa.
Siegel	1982	Beenden allgemein	Artikel	Übersicht	Klass. Psa.
Smith	1982	Terminsetzung	Artikel	Übersicht	Klass. Psa.
Viorst	1982	Affekte	Artikel	Empir. Studie	Klass. Psa.
Blanck et al.	1983	Beenden allgemein	Artikel	Übersicht	Ich-Psychologie
Calef et al.	1983	Beenden allgemein	Artikel	Übersicht	Klass. Psa.
Rangell	1983	Beenden allgemein	Artikel	Übersicht	Klass. Psa.

Tab. 1: Fortsetzung

Literaturthema: Beenden					
Autorennamen	**Jahr**	**Hauptthema**	**Publ.Ort**	**Form**	**Psy.Th. Schule**
Bush et al.	1984	Terminsetzung	Artikel	Empir. Studie	Klass. Psa.
Luborsky	1984	Beenden allgemein	Buchkapitel	Übersicht	Analyt. Psychoth.
Meltzer	1984	Postterminale Phase	Buchkapitel	Übersicht	Klass. Psa.
Shane et al.	1984	Beenden allgemein	Artikel	Übersicht	Klass. Psa.
Strupp/Binder	1984	Beenden allgemein	Buchkapitel	Übersicht	Kurz-Therapie
Warnes	1984	Diagnosen	Artikel	Fallbericht	Klass. Psa.
Ekstein	1985	Beenden allgemein	Artikel	Übersicht	Klass. Psa.
Goldberg et al.	1985	Terminsetzung	Artikel	Übersicht	Klass. Psa.
Simone-Garburri	1985	Beenden allgemein	Artikel	Übersicht	Klass. Psa.
Blank et al.	1986	Beenden allgemein	Buchkapitel	Übersicht	Ich-Psychologie
Hartlaub et al.	1986	Postterminale Phase	Artikel	Empir. Studie	Klass. Psa.
Kramer, Y.	1986	Beenden allgemein	Buchkapitel	Übersicht	Ich-Psychologie
Schlesinger Silver	1986	Terminsetzung	Artikel	Fallbericht	Analyt. Psychoth.
Anzieu	1987	Diagnosen	Artikel	Fallbericht	Klass. Psa.
Berry	1987	Beenden allgemein	Buchkapitel	Übersicht	Klass. Psa.
Glick, R.	1987	Terminsetzung	Artikel	Übersicht	Klass. Psa.
Abend	1988	Phantasie/Träume	Buchkapitel	Übersicht	Klass. Psa.
Ablon	1988	Beenden allgemein	Artikel	Übersicht	Ki.-Ju.-Psa.
Bergman	1988	Postterminale Phase	Artikel	Übersicht	Klass. Psa.
Boesky	1988	Phantasie/Träume	Buchkapitel	Fallbericht	Klass. Psa.
Burgner	1988	Terminsetzung	Artikel	Übersicht	Ki.-Ju.-Psa.
Erlich	1988	Beenden allgemein	Artikel	Übersicht	Ki.-Ju.-Psa.
Folch	1988	Phantasie/Träume	Artikel	Übersicht	Ki.-Ju.-Psa.
Kupers	1988	Beenden allgemein	Buch	Übersicht	Analyt. Psychoth.
Loewald	1988	Beenden allgemein	Artikel	Übersicht	Klass. Psa.
Novick	1988	Terminsetzung	Artikel	Übersicht	Klass. Psa.
Pedder	1988	Beenden allgemein	Artikel	Übersicht	Klass. Psa.
Rosenthal	1988	Beenden allgemein	Artikel	Fallbericht	Klass. Psa.
Wolf	1988	Beenden allgemein	Buchkapitel	Übersicht	Selbstpsychol.
Berenstein et al.	1989	Beenden allgemein	Artikel	Übersicht	Klass. Psa.
Blum	1989	Beenden allgemein	Artikel	Übersicht	Klass. Psa.

Tab. 1: Fortsetzung

Literaturthema: Beenden					
Autorennamen	**Jahr**	**Hauptthema**	**Publ.Ort**	**Form**	**Psy.Th. Schule**
Chertoff	1989	Terminsetzung	Artikel	Fallbericht	Klass. Psa.
Johan	1989	Postterminale Phase	Artikel	Panel	Klass. Psa.
Martinez	1989	Terminsetzung	Artikel	Übersicht	Klass. Psa.
Vaslamatzis et al.	1989	Terminsetzung	Artikel	Empir. Studie	Kurz-Therapie
Chessick	1990	Selbstanalyse	Artikel	Übersicht	Klass. Psa.
Novick	1990	Beenden allgemein	Artikel	Übersicht	Ki.-Ju.-Psa.
Novick	1990a	Beenden allgemein	Buchkapitel	Übersicht	Klass. Psa.
Parsons	1990	Widerstand	Artikel	Fallbericht	Ki.-Ju.-Psa.
Schmukler	1990	Beenden allgemein	Artikel	Fallbericht	Ki.-Ju.-Psa.
Brinich (in Schmukler 1991)	1991	Beenden allgemein	Buchkapitel	Fallbericht	Ki.-Ju.-Psa.
Burgner (in Schmukler 1991)	1991	Diagnosen	Buchkapitel	Übersicht	Ki.-Ju.-Psa.
Etchegoyen	1991	Beenden allgemein	Buchkapitel	Übersicht	Klass. Psa.
Frenkel (in Schmukler 1991)	1991	Beenden allgemein	Buchkapitel	Fallbericht	Ki.-Ju.-Psa.
Gonzalez (in Schmukler 1991)	1991	Beenden allgemein	Buchkapitel	Fallbericht	Ki.-Ju.-Psa.
Haber (in Schmukler 1991)	1991	Beenden allgemein	Buchkapitel	Fallbericht	Ki.-Ju.-Psa.
Hoffman (in Schmukler 1991)	1991	Beenden allgemein	Buchkapitel	Fallbericht	Ki.-Ju.-Psa.
Kay (in Schmukler 1991)	1991	Ambivalenz	Buchkapitel	Fallbericht	Ki.-Ju.-Psa.
Kernberg, Paula (in Schmukler 1991)	1991	Beenden allgemein	Buchkapitel	Übersicht	Ki.-Ju.-Psa.
Novick et al. (in Schmukler 1991)	1991	Terminsetzung	Buchkapitel	Übersicht	Ki.-Ju.-Psa.
Plaschkes (in Schmukler 1991)	1991	Beenden allgemein	Buchkapitel	Fallbericht	Ki.-Ju.-Psa.
Quinodoz, J.-M.	1991	Trennungsangst	Buchkapitel	Übersicht	Klass. Psa.
Schmukler	1991	Beenden allgemein	Buch	Fallberichte	Ki.-Ju.-Psa.
Sugarman (in Schmukler 1991)	1991	Beenden allgemein	Buchkapitel	Fallbericht	Ki.-Ju.-Psa.
Ubbels (in Schmukler 1991)	1991	Beenden allgemein	Buchkapitel	Fallbericht	Ki.-Ju.-Psa.
Weiss, Samuel (in Schmukler 1991)	1991	Lösung der Übertragungsneurose	Buchkapitel	Übersicht	Ki.-Ju.-Psa.
Yanof (in Schmukler 1991)	1991	Beenden allgemein	Buchkapitel	Fallbericht	Ki.-Ju.-Psa.
Greenson	1992	Beenden allgemein	Buchkapitel	Übersicht	Klass. Psa.
Novick	1992	Widerstand	Buchkapitel	Fallbericht	Klass. Psa.

Tab. 1: Fortsetzung

Literaturthema: Beenden					
Autorennamen	**Jahr**	**Hauptthema**	**Publ.Ort**	**Form**	**Psy.Th. Schule**
Schachter	1992	Beenden allgemein	Artikel	Übersicht	Klass. Psa.
Becker	1993	Beenden allgemein	Artikel	Panel	Klass. Psa.
Peck	1993	Phantasie/Träume	Buchkapitel	Übersicht	Klass. Psa.
Rucker	1993	Unendlicher Prozess	Artikel	Übersicht	Klass. Psa.
Powell	1994	Beenden allgemein	Artikel	Übersicht	Gruppen-Th.
Simone	1994	Beenden allgemein	Buch	Übersicht	Klass. Psa.
Thompson	1994	Beenden allgemein	Artikel	Übersicht	Klass. Psa.
Abarbanel	1995	Terminsetzung	Artikel	Fallbericht	Analyt. Psychoth.
Adatto	1995	Unendlicher Prozess	Artikel	Übersicht	Klass. Psa.
Elkind	1995	Terminsetzung	Artikel	Übersicht	Analyt. Psychoth.
Fabricius et al.	1995	Beenden allgemein	Artikel	Übersicht	Ki.-Ju.-Psa.
Ferraro	1995	Trauma	Artikel	Übersicht	Klass. Psa.
Gabbard et al.	1995	Postterminale Phase	Buchkapitel	Übersicht	Klass. Psa.
Matthews	1995	Beenden allgemein	Buchkapitel	Übersicht	Jungianer
Muslin	1995	Beenden allgemein	Buchkapitel	Übersicht	Selbstpsychol.
Tryon et al.	1995	Terminsetzung	Artikel	Empir. Studie	Klass. Psa.
Wzontek et al.	1995	Postterminale Phase	Artikel	Empir. Studie	Schulenübergr.
Coltart	1996	Beenden allgemein	Artikel	Übersicht	Klass. Psa.
Kogan	1996	Ziele/Ergebnisse	Artikel	Übersicht	Klass. Psa.
Schlesinger	1996	Ziele/Ergebnisse	Artikel	Übersicht	Klass. Psa.
Tyson	1996	Beenden allgemein	Buchkapitel	Übersicht	Klass. Psa.
Bergman	1997	Beenden allgemein	Artikel	Übersicht	Klass. Psa.
Chazan	1997	Beenden allgemein	Artikel	Übersicht	Ki.-Ju.-Psa.
Ellman	1997	Beenden allgemein	Artikel	Übersicht	Klass. Psa.
Ferraro et al.	1997	Beenden allgemein	Artikel	Übersicht	Klass. Psa.
Garcia-Lawson et al.	1997	Terminsetzung	Artikel	Übersicht	Klass. Psa.
Gediman	1997	Beenden allgemein	Artikel	Übersicht	Klass. Psa.
Golland	1997	Beenden allgemein	Artikel	Übersicht	Klass. Psa.
Hyman	1997	Beenden allgemein	Artikel	Übersicht	Klass. Psa.
Kaplan	1997	Beenden allgemein	Artikel	Übersicht	Klass. Psa.
Kerner	1997	Beenden allgemein	Artikel	Übersicht	Klass. Psa.

Tab. 1: Fortsetzung

Literaturthema: Beenden					
Autorennamen	**Jahr**	**Hauptthema**	**Publ.Ort**	**Form**	**Psy.Th. Schule**
Morrison	1997	Terminsetzung	Artikel	Fallbericht	Klass. Psa.
Novick	1997	Beenden allgemein	Artikel	Übersicht	Klass. Psa.
Poland	1997	Terminsetzung	Artikel	Übersicht	Klass. Psa.
Werbart	1997	Diagnosen	Artikel	Empir. Studie	Klass. Psa.
Levenson, L.	1998	Widerstand	Artikel	Übersicht	Klass. Psa.
Burke	1999	Beenden allgemein	Artikel	Übersicht	Klass. Psa.
Frank, G.	1999	Beenden allgemein	Artikel	Übersicht	Klass. Psa.
Lanyado	1999	Beenden allgemein	Artikel	Übersicht	Ki.-Ju.-Psa.
Rendely	1999	Terminsetzung	Artikel	Fallbericht	Klass. Psa.
Szedscödy	1999	Postterminale Phase	Artikel	Übersicht	Klass. Psa.
Wittenberg	1999	Beenden allgemein	Artikel	Übersicht	Ki.-Ju.-Psa.
Barros	2000	Ausbildung	Artikel	Panel	Klass. Psa.
Marshall	2000	Unendlicher Prozess	Artikel	Übersicht	Klass. Psa.
Murdin	2000	Beenden allgemein	Buch	Übersicht	Analyt. Psychoth.
Orgel	2000	Beenden allgemein	Artikel	Übersicht	Klass. Psa.
Schubert	2000	Affekte	Artikel	Übersicht	Klass. Psa.
Firestein	2001	Beenden allgemein	Buch	Übersicht	Klass. Psa.
Grenell	2002	Phantasie/Träume	Artikel	Fallbericht	Klass. Psa.
Mander	2002	Ausbildung	Buchkapitel	Übersicht	Analyt. Psychoth.
Quinodoz, D.	2002	Diagnosen	Artikel	Fallbericht	Klass. Psa.
Schafer	2002	Diagnosen	Artikel	Fallbericht	Klass. Psa.

Tab. 2: Deutschsprachige Arbeiten oder Kapitel, die die Beendigung der Psychotherapie zum Hauptthema haben und von ärztlichen oder psychologischen Fachpsychotherapeuten verfasst sind (nach Jahreszahlen von 1928 bis 2002 und alphabetisch sortiert). Analyt. Psychoth. = analytische Psychotherapie; Gruppen-Th. = Gruppentherapie; Ki.-Ju.-Psa. = Kinder- und Jugendlichen-Psychoanalyse; Klass. Psa. = klassische Psychoanalyse; Psy.Th. Schule = Psychotherapie-Schule; Publ.Ort = Publikationsort; Schulenübergr. = schulenübergreifende Psychotherapie; Selbstpsychol. = Selbstpsychologie; Stat. Psychoth. = stationäre Psychotherapie; Verhaltensth. = Verhaltenstherapie

Deutschsprachige Arbeiten					
Autorennamen	**Jahr**	**Hauptthema**	**Publ.Ort**	**Form**	**Psy.Th. Schule**
Ferenczi	1928	Beenden allgemein	Artikel	Übersicht	Klass. Psa.
Ruffler	1958	Beenden allgemein	Artikel	Übersicht	Klass. Psa.
Kubie	1967	Lösung der Übertragungsneurose	Artikel	Übersicht	Klass. Psa.
Ticho, E.	1970	Beenden allgemein	Artikel	Übersicht	Klass. Psa.
Berna	1971	Beenden allgemein	Artikel	Übersicht	Ki.-Ju.-Psa.
Ticho, G.	1971	Selbstanalyse	Artikel	Übersicht	Klass. Psa.
Dührssen	1972	Beenden allgemein	Buchkapitel	Übersicht	Klass. Psa.
Eikhoff	1975	Beenden allgemein	Buchkapitel	Übersicht	Klass. Psa.
Grotjahn	1977	Beenden allgemein	Buchkapitel	Übersicht	Gruppen-Th.
Klauber	1977	Unendlicher Prozess	Artikel	Fallbericht	Klass. Psa.
Dehe et al.	1979	Terminsetzung	Artikel	Fallberichte	Analyt. Psychoth.
Zauner	1979	Trennungsangst	Artikel	Übersicht	Analyt. Psychoth.
Hart	1981	Letzte Stunden	Buch	Übersicht	Verhaltensth.
Leupold-Löwenthal	1981	Beenden allgemein	Buchkapitel	Übersicht	Klass. Psa.
Parin	1981	Beenden allgemein	Buchkapitel	Übersicht	Klass. Psa.
Bräutigam	1983	Beenden allgemein	Buchkapitel	Übersicht	Klass. Psa.
Bassyouni	1984	Beenden allgemein	Artikel	Übersicht	Klass. Psa.
Kutter	1985	Beenden allgemein	Artikel	Panel	Klass. Psa.
Thomä/Kächele	1985	Beenden allgemein	Buchkapitel	Übersicht	Klass. Psa.
Stoltzenberg	1986	Beenden allgemein	Buch	Übersicht	Klass. Psa.
Blaya-Perez (in Cooper, Ar.)	1987	Ausbildung	Buchkapitel	Übersicht	Klass. Psa.
Cooper, Arnold	1987	Ausbildung	Artikel	Übersicht	Klass. Psa.
Hohage et al.	1987	Beenden allgemein	Artikel	Empir. Studie	Klass. Psa.
Laufer (in Cooper, Ar.)	1987	Ausbildung	Buchkapitel	Übersicht	Klass. Psa.
Wallerstein (in Cooper, Ar.)	1987	Ausbildung	Buchkapitel	Übersicht	Klass. Psa.
Thomä/Kächele	1988	Beenden allgemein	Buchkapitel	Übersicht	Klass. Psa.
Goudsmit	1990	Beenden allgemein	Artikel	Übersicht	Klass. Psa.

Tab. 2: Fortsetzung

Deutschsprachige Arbeiten					
Autorennamen	**Jahr**	**Hauptthema**	**Publ.Ort**	**Form**	**Psy.Th. Schule**
Groen-Prakken	1990	Ausbildung	Artikel	Übersicht	Klass. Psa.
Schellart	1990	Beenden allgemein	Artikel	Übersicht	Klass. Psa.
König	1991	Beenden allgemein	Buchkapitel	Übersicht	Klass. Psa.
Lindner	1991	Diagnosen	Buchkapitel	Übersicht	Stat. Psychoth.
Mertens	1991	Beenden allgemein	Buchkapitel	Übersicht	Klass. Psa.
Markert	1992	Beenden allgemein	Artikel	Übersicht	Gruppen-Th.
Ohm	1993	Beenden allgemein	Buchkapitel	Übersicht	Analyt. Psychoth.
Stadler	1993	Terminsetzung	Buchkapitel	Fallbericht	Analyt. Psychoth.
König	1994	Beenden allgemein	Buchkapitel	Übersicht	Klass. Psa.
Behrens	1995	Phantasie/Träume	Artikel	Übersicht	Klass. Psa.
Rippe	1995	Beenden allgemein	Buchkapitel	Übersicht	Klass. Psa.
Steiner	1995	Beenden allgemein	Artikel	Übersicht	Jungianer
Reimer et al.	1996	Beenden allgemein	Buchkapitel	Übersicht	Analyt. Psychoth.
Rieber-Hunscha	1996	Beenden allgemein	Buchkapitel	Übersicht	Analyt. Psychoth.
Schramm	1996	Beenden allgemein	Buchkapitel	Übersicht	Verhaltensth.
Hüttl et al.	1999	Beenden allgemein	Artikel	Übersicht	Ki.-Ju.-Psa.
Lehmann	1999	Beenden allgemein	Artikel	Fallbericht	Ki.-Ju.-Psa.
Müller	1999	Beenden allgemein	Artikel	Übersicht	Klass. Psa.
Rieber-Hunscha	1999	Trennungsangst	Artikel	Übersicht	Analyt. Psychoth.
Schafer	1999	Beenden allgemein	Buchkapitel	Übersicht	Klass. Psa.
Schulz et al.	1999	Terminsetzung	Artikel	Empir. Studie	Stat. Psychoth.
Stork	1999	Terminsetzung	Artikel	Fallbericht	Ki.-Ju.-Psa.
Susani	1999	Beenden allgemein	Artikel	Fallbericht	Ki.-Ju.-Psa.
Thaler	1999	Terminsetzung	Artikel	Fallbericht	Ki.-Ju.-Psa.
Junkert-Tress et al.	2000	Terminsetzung	Artikel	Empir. Studie	Kurz-Therapie
Rieber-Hunscha	2000	Trennungsangst	Buchkapitel	Übersicht	Analyt. Psychoth.
Auchter	2001	Beenden allgemein	Buchkapitel	Übersicht	Klass. Psa.
Donaubauer et al.	2001	Terminsetzung	Artikel	Empir. Studie	Stat. Psychoth.
Milch	2001	Beenden allgemein	Buchkapitel	Übersicht	Selbstpsychol.
Müller-Ebert	2001	Beenden allgemein	Buch	Empir. Studie	Schulenübergr.
Sulz	2001	Beenden allgemein	Buchkapitel	Übersicht	Verhaltensth.

Tab. 2: Fortsetzung

Deutschsprachige Arbeiten					
Autorennamen	**Jahr**	**Hauptthema**	**Publ.Ort**	**Form**	**Psy.Th. Schule**
Auchter (in Diederichs)	2002	Beenden allgemein	Buchkapitel	Übersicht	Klass. Psa.
Diederichs	2002	Beenden allgemein	Buch	Übersicht	Klass. Psa.
Focke (in Diederichs)	2002	Beenden allgemein	Buchkapitel	Übersicht	Klass. Psa.
Jaenicke (in Diederichs)	2002	Beenden allgemein	Buchkapitel	Übersicht	Selbstpsychol.
Lehmkuhl et al. (in Diederichs)	2002	Beenden allgemein	Buchkapitel	Übersicht	Adlerianer
Milch et al.	2002	Terminsetzung	Artikel	Empir. Studie	Stat. Psychoth.
Wilke, G. (in Diederichs)	2002	Beenden allgemein	Buchkapitel	Übersicht	Gruppen-Analyse
Wilke, H.-J. (in Diederichs)	2002	Beenden allgemein	Buchkapitel	Übersicht	Jung'sche Psa.
Wittenberger (in Diederichs)	2002	Beenden allgemein	Buchkapitel	Fallbericht	Ki.-Ju.-Psa.

Tab. 3: Englisch- und deutschsprachige Arbeiten, in denen eine ausführliche, jeweils unterschiedliche historische Teilübersicht zur psychoanalytischen Literatur über die Beendigung der Psychotherapie benannt wird (nach Jahreszahlen von 1950 bis 2001 und alphabetisch sortiert)

Autorennamen	Jahr	Autorennamen	Jahr
Buxbaum	1950	Possick	1984
Reich, A.	1950	Goldberg et al.	1985
Ekstein	1955	Stoltzenberg	1986
Menniger/Holzman	1958	Blum	1987
Ruffler	1958	Laufer (in Cooper, Ar.)	1987
Nacht	1965	Abend	1988
Ekstein	1966	Bergman	1988
Parres et al.	1966	Kupers	1988
Rangell	1966	Loewald	1988
Kubie	1967	Novick	1988
Firestein	1969	Pedder	1988
Hurn	1971	Blum	1989
Firestein	1974	Novick	1990
Robbins	1975	Schachter	1992
Firestein	1978	Ellman	1997
Gaskill	1980	Garcia-Lawson	1997
Firestein	1982	Hyman	1997
Novick	1982	Novick	1997
Blanck et al.	1983	Müller-Ebert	2001

Tab. 4: Panels zum Thema des Beendens der Psychotherapie (nach Jahreszahlen von 1950 bis 2000 und alphabetisch sortiert). Klass. Psa. = klassische Psychoanalyse; Ki.-Ju.-Psa. = Kinder- und Jugendlichen-Psychoanalyse; Lehra. = Lehranalyse; Psy.Th. Schule = Psychotherapie-Schule

Autorennamen	Jahr	Sprache	Hauptthema	Psy.Th. Schule
Lehrman et al.	1950	engl.	Beenden allgemein	Klass. Psa.
Weigert	1955	engl.	Ausbildung (Lehra.)	Klass. Psa.
Gray	1965	engl.	Ziele/Grenzen	Klass. Psa.
Kohrman	1969	engl.	Beenden allgemein	Ki.-Ju.-Psa.
Firestein	1969	engl.	Beenden allgemein	Klass. Psa.
Hurn	1973	engl.	Postterminale Phase	Klass. Psa.
Balkoura	1974	engl.	Postterminale Phase	Klass. Psa.
Robbins	1975	engl.	Beenden allgemein	Klass. Psa.
Beckett	1976	engl.	Beenden allgemein	Klass. Psa.
Cooper, Allan	1976	engl.	Beenden allgemein	Klass. Psa.
Field	1976	engl.	Beenden allgemein	Klass. Psa.
Frankiel	1976	engl.	Beenden allgemein	Klass. Psa.
Levenson, E.	1976	engl.	Beenden allgemein	Klass. Psa.
Szalita	1976	engl.	Beenden allgemein	Klass. Psa.
Witenberg	1976	engl.	Beenden allgemein	Klass. Psa.
Kutter	1985	dtsch.	Beenden allgemein	Klass. Psa.
Johan	1989	engl.	Postterminale Phase	Klass. Psa.
Becker	1993	engl.	Beenden allgemein	Klass. Psa.
Barros	2000	engl.	Ausbildung (Lehra.)	Klass. Psa.

Tab. 5: Englisch- und deutschsprachige Arbeiten, in denen die Beendigungsthematik in der psychoanalytischen Ausbildung angesprochen wird (nach Jahreszahlen von 1937 bis 2002 und alphabetisch sortiert). Kap. = Kapitel; Lehra. = Lehranalyse; Sup. = Supervision

Beenden in analytischer Ausbildung									
Autorennamen	**Jahr**	**Sprache**	**Haupt-thema**	**Neben-thema**	**Kap.**	**Lehra.**	**Sup.**	**Fälle**	**Theorie**
Freud, S. (in Freud, S. 1968)	1937	dtsch.		x		x			
Schmideberg	1938	engl.		x		x			
Balint (in Balint 1965)	1950	engl.		x		x	x	x	
Reich, A.	1950	engl.		x			x		
Grotjahn	1954	engl.		x		x			
Benedek	1955	engl.	x			x	x		
Ekstein	1955	engl.	x			x			
Glover	1955	engl.		x		x			
Weigert	1955	engl.	x			x			
Windholz	1955	engl.	x			x	x		
Erikson	1959	engl.		x			x		
Kairys	1964	engl.			x	x			
Ekstein	1966	engl.		x		x			
Fleming	1966	engl.			x		x		
Rangell	1966	engl.		x		x			
Toledo et al.	1966	engl.	x			x			
Rose	1974	engl.		x		x	x	x	
Shapiro	1976	engl.		x		x			
Kohut	1977	engl.			x	x			
Firestein	1978	engl.		x			x	x	
Fleming/Weiss	1980	engl.	x				x	x	
Dewald	1982	engl.		x				x	x
Firestein	1982	engl.			x	x	x	x	x
Novick	1982	engl.		x		x			
Rangell	1982	engl.		x		x			
Shane et al.	1984	engl.		x		x			
Blanck et al.	1986	engl.		x		x			
Berry	1987	engl.		x		x			
Cooper, Ar.	1987	dtsch.	x			x			
Glick	1987	engl.		x			x		x

Tab. 5: Fortsetzung

Beenden in analytischer Ausbildung									
Autorennamen	**Jahr**	**Sprache**	**Haupt-thema**	**Neben-thema**	**Kap.**	**Lehra.**	**Sup.**	**Fälle**	**Theo-rie**
Laufer (in Cooper, Ar.)	1987	dtsch.	x			x			
Wallerstein (in Cooper, Ar.)	1987	dtsch.	x			x			
Pedder	1988	engl.		x		x			
Blum	1989	engl.		x		x	x		x
Groen-Prakken	1990	dtsch.	x			x			
Brinich (in Schmukler 1991)	1991	engl.		x				x	
Chirused (in Schmukler 1991)	1991	engl.		x			x		
König	1991	dtsch.		x		x	x	x	
Weiss (in Schmukler 1991)	1991	engl.		x		x			
König	1994	dtsch.		x		x			
Gabbard et al.	1995	engl.		x	x	x	x		
Rippe	1995	dtsch.		x		x			
Steiner	1995	dtsch.		x			x	x	x
Rieber-Hunscha	1996	dtsch.			x	x	x	x	x
Schlesinger	1996	engl.		x			x	x	
Morrison	1997	engl.		x				x	
Novick	1997	engl.			x	x			
Lanyado	1999	engl.		x			x		
Wittenberg	1999	engl.		x					x
Barros	2000	engl.	x			x			
Murdin	2000	engl.			x	x	x	x	x
Auchter	2001	dtsch.		x					
Müller-Ebert	2001	dtsch.			x	x	x		x
Auchter (in Diederichs)	2002	dtsch.		x		x			
Mander	2002	engl.					x		
Wilke, H.-J. (in Diederichs)	2002	dtsch.		x				x	

Tab. 6: Die Beendigungsthematik in deutschsprachigen psychotherapeutischen Lehrbüchern (nach Jahreszahlen von 1951 bis 2001 und alphabetisch sortiert)

Autorenname	Jahr	Psychotherapeutische Schule	Seiten (insges.)	Eig. Kapitel	Stich-worte
Schultz-Hencke	1951	Analytische Psychotherapie	340	0	0
Loch	1971	Psychoanalyse	313	0	0
Dührssen	1972	Analytische Psychotherapie	440	10 Seiten	0
Bräutigam et al.	1973	Psychosomatik	329	0	0
Luban-Ploazza et al.	1973	Psychosomatik	281	0	0
Heigl	1978	Analytische Psychotherapie	275	0	0
Hoffmann et al.	1979	Analytische Psychotherapie, Psychosomatische Medizin	252	0	0
Thomä/Kächele, Bd. 1	1985/1996	Psychoanalytische Therapie	428	14 Seiten	4
Thomä/Kächele, Bd. 2	1988/1997	Psychoanalytische Therapie	604	12 Seiten	13
Janssen	1987	Stationäre Psychotherapie	264	0	0
Mertens, Bd.1–3	1990/1991	Psychoanalytische Therapie	853	12 Seiten	0
König	1991	Psychoanalytische Therapie	321	7 Seiten	0
Radebold	1992	Analytische Alters-Psychotherapie	265	3 Seiten	3
König	1993	Analytisch orientierte Psychotherapie	230	0	0
Rudolf	1993	Psychotherap. Medizin (Psychodyn.)	431	0	0
Heigl-Evers et al.	1994	Analytische Psychotherapie	284	0	0
König	1994	Psychoanalytische Therapie	206	7 Seiten	0
Strauß/Meyer	1994	Psychoanalytische Psychosomatik	267	0	0
Reinecker	1995	Verhaltenstherapie	414	0	0
Hohage	1996	Analytisch orientierte Psychotherapie	193	0	0
Margraf, Bd. 1–2	1996	Verhaltenstherapie	1 394	2 Seiten	1
Reimer et al.	1996	Psychotherapie	596	12 Seiten	0
Senf/Broda	1996	Psychotherapie	809	5 Seiten	0
Uexküll	1996	Psychosomatik	1 478	0	0
Ahrens	1997	Psychotherapeutische Medizin	688	0	0
Krause, Bd. 1–2	1997/1998	Psychoanalytische Krankheitslehre	536	0	0
Heuft et al.	2000	Alterspsychotherapie	367	0	0
Kernberg et al.	2000	Borderline-Persönlichkeit	945	2 Seiten	8
Reimer et al.	2000	Psychodynamische Psychotherapie	443	3 Seiten	11
Rudolf	2000	Psychotherapeutische Medizin, Psychosomatik	562	0	1
Milch	2001	Selbstpsychologie	328	3 Seiten	4
Sigusch	2001	Behandlung sexueller Störungen	638	0	0

Tab. 7: Praxisstatistik von Dr. Inge Rieber-Hunscha (alle zwischen 1991 und 2001 beendeten, fest vereinbarten Psychotherapien). MW = Mittelwert

		Analytische Therapien	Tiefenpsychologisch fundierte Therapien	Kurztherapien
Gesamtdauer der Therapie				
Stundenzahl:	Variationsbreite	28–515 Stunden	17–80 Stunden	2–28 Stunden
	MW	141 Stunden	48 Stunden	14 Stunden
Monatszahl:	Variationsbreite	7–66 Monate	7–31 Monate	1–18 Monate
	MW	28 Monate	16 Monate	7 Monate
Dauer der Abschlussphase				
Abbruch (ohne Abschlussphase)		6%	9%	35%
Stundenzahl:	Variationsbreite	3–90 Stunden	4–24 Stunden	2–17 Stunden
	MW	32 Stunden	12 Stunden	7 Stunden
Monatszahl:	Variationsbreite	0,5–17 Monate	2–8 Monate	1–5 Monate
	MW	7 Monate	4 Monate	3 Monate
Terminsetzung				
Stundenzahl bis zur letzten Stunde:	Variationsbreite	2–39 Stunden	2–19 Stunden	1–9 Stunden
	MW	15 Stunden	8 Stunden	4 Stunden
Monate bis zur Terminsetzung:	Variationsbreite	0,5–6 Monate	1–4 Monate	0,5–3 Monate
	MW	3 Monate	2 Monate	1,5 Monate
Postterminale Phase				
Nicht mehr gemeldet		65%	70%	100%
Noch mal gemeldet		16%	4%	0%
Wiedergekommen (1–5 Gespräche)		13%	17%	0%
Fortsetzung der Behandlung		3%	4%	0%
Langzeitverlauf				
Nicht mehr gemeldet		74%	83%	100%
Noch mal gemeldet		3%	0%	0%
Wiedergekommen (1–3 Gespräche)		16%	13%	0%
Erneute Therapie		6%	4%	0%

Tab. 7: Fortsetzung

Geschlechterverteilung	männlich	weiblich	männlich	weiblich	männlich	weiblich
Alle Therapien 1991–2001	13%	87%	35%	65%	20%	80%
Therapieabbruch	0%	18%	0%	18%	18%	45%
Wiederkehr (in der postterm. Phase)	10%	4%	20%	30%	0%	0%
Wiederkehr (im Langzeitverlauf)	0%	67%	0%	33%	0%	0%

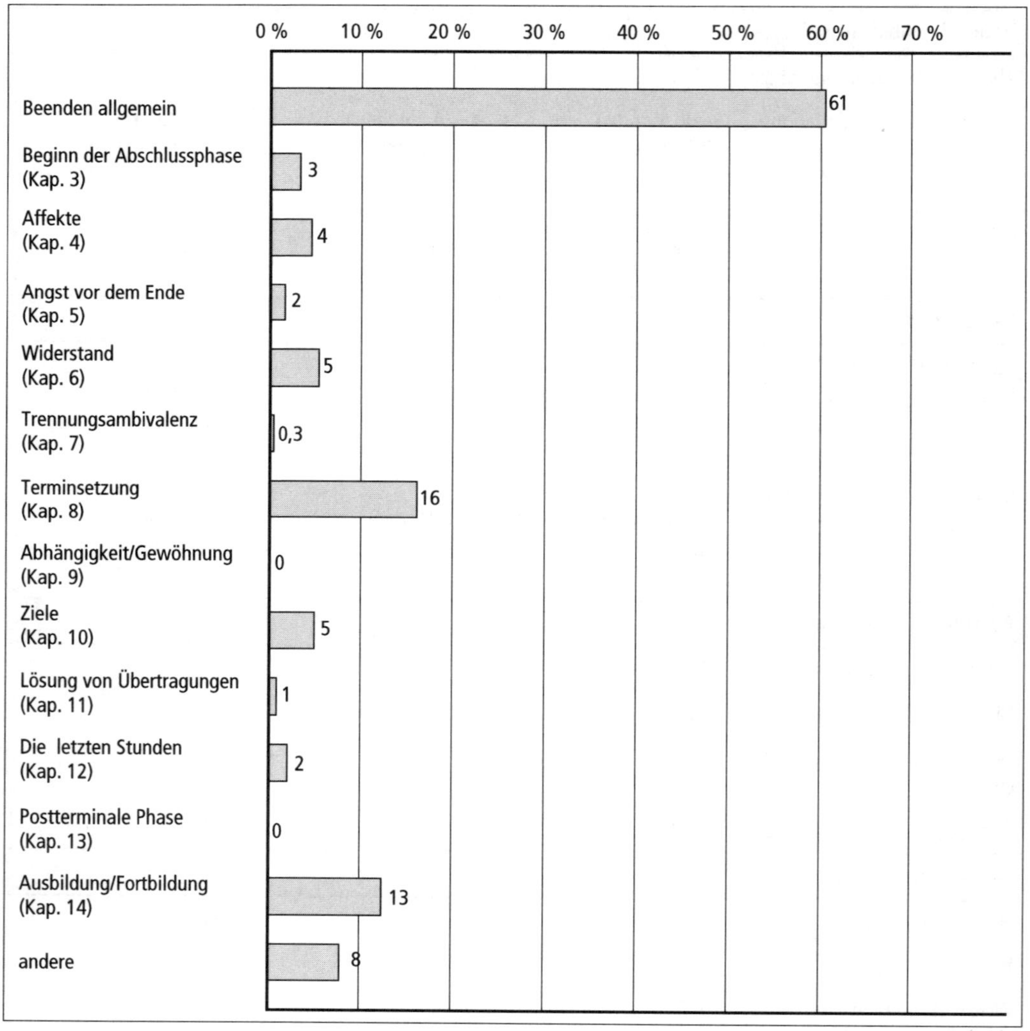

Abb. 1: Prozentuale Verteilung aller Publikationen der Tabellen 1 und 2, die die Kapitelthemen dieses Buches und des Beendens allgemein zum Hauptthema oder Kapitelthema haben (Mehrfachnennungen)

Sachverzeichnis

A

B

C

D

E

F

G

H

I

K

L

M

N

O

P

Q

R

S

T

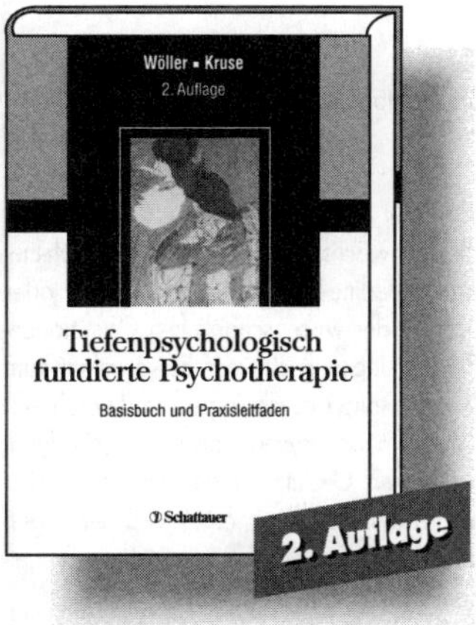

Möchten Sie Ihren psychotherapeutischen Wissensfundus und Ihre Behandlungstechnik erweitern? Die Autoren dieses Bestsellers vermitteln eine ressourcenorientierte Grundhaltung für das tiefenpsychologisch fundierte Arbeiten.

Wöller/Kruse (Hrsg.)

Tiefenpsychologisch fundierte Psychotherapie

Basisbuch und Praxisleitfaden

Die zweite, überarbeitete und erweiterte Auflage setzt neue Akzente durch

- noch stärkere Betonung einer ressourcenorientierten Grundhaltung in der tiefenpsychologisch fundierten Psychotherapie
- Berücksichtigung der gruppentherapeutischen Anwendung
- Einbezug der rhythmisch-dialogischen Perspektive für das Verständnis der Entwicklung der therapeutischen Beziehung

Das Lehrbuch behandelt ausführlich die wichtigsten Kernbegriffe der Behandlungstechnik der tiefenpsychologisch fundierten Psychotherapie. Dieses Verfahren wird vor dem Hintergrund der psychoanalytischen Objektbeziehungstheorie und mithilfe ich-psychologischer Ansätze dargestellt. Das therapeutische Vorgehen der verschiedenen Behandlungsphasen wird praxisnah und anschaulich erläutert. Anhand kurzer exemplarischer Interaktionssequenzen aus therapeutischen Gesprächen werden Interventionsmöglichkeiten vorgeschlagen und diskutiert. Zudem werden konkrete Empfehlungen zum technischen Umgang mit Übertragung und Gegenübertragung gegeben.

Spezielle Kapitel beschäftigen sich mit störungsspezifischen Interventionen unter anderem bei somatoformen Störungsbildern und Psychosomatosen, bei depressiven Erkrankungen und bei Borderline-Persönlichkeitsstörungen. Besondere Beachtung finden Patienten mit Traumatisierungen in Form psychischer und sexualisierter Gewalt in Kindheit und Jugend.

Ein Buch aus der Praxis für die Praxis!

Mit Beiträgen von Christian Albus, Jürgen Bernard und Luise Reddemann

2., überarbeitete und erweiterte Auflage 2005. 300 Seiten, 4 Abbildungen, 8 Tabellen, geb.
€ 49,95/CHF 79,90 · ISBN 3-7945-2275-3

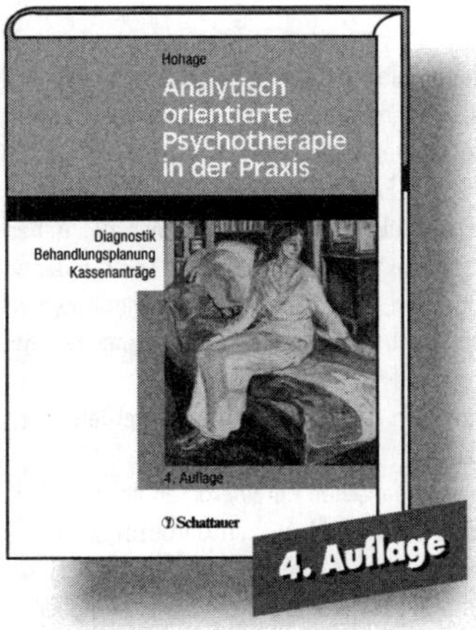

Hohage

Analytisch orientierte Psychotherapie in der Praxis

Diagnostik, Behandlungsplanung, Kassenanträge

Dieses in drei Auflagen bereits bewährte Buch ist für ärztliche und psychologische Psychotherapeuten verfasst, die ambulante analytische und tiefenpsychologisch fundierte Psychotherapien durchführen oder in psychotherapeutischen Institutionen arbeiten. Es behandelt die Probleme, die sich vor Beginn einer Therapie oder bei Fragen nach der weiteren Therapieplanung stellen. Dabei werden die Grundsätze der Psychotherapie-Richtlinien mit dem analytischen Theoriehintergrund und den konkreten Praxis-Bedingungen von analytisch orientierten Psychotherapeuten verbunden. Wegen seiner didaktischen Klarheit und der Verwendung von vielen klinischen Beispielen eignet sich das Buch besonders gut für die Ausbildung von Psychotherapeuten und Psychoanalytikern sowie als Ratgeber für niedergelassene Therapeuten.

Ein wichtiger Teil des Buches gilt den Schwierigkeiten bei der Abfassung von sogenannten Kassenanträgen bzw. von Beihilfeanträgen. Es geht dabei nicht nur um Formulierungshilfen im Bericht, sondern mehr noch um die Ableitung des Berichtes aus einer Behandlungskonzeption, in der die zentralen Fragen zur geplanten Therapie beantwortet werden:

- Was sind die spezifischen Therapieziele?
- Wie sieht die Struktur der Persönlichkeit aus?
- Was ist der psychodynamisch relevante Konflikt?
- Wie ist die Ätiologie dieser Störung zu verstehen?
- Welche Behandlungsform ist hier angemessen?

Ein Buch aus der Praxis eines erfahrenen Psychotherapeuten, Lehranalytikers und Gutachters für Psychotherapieanträge.

4., durchgesehene Auflage 2004. 213 Seiten, geb.
€ 39,95/CHF 63,90 · ISBN 3-7945-2315-6

Irrtum und Preisänderungen vorbehalten

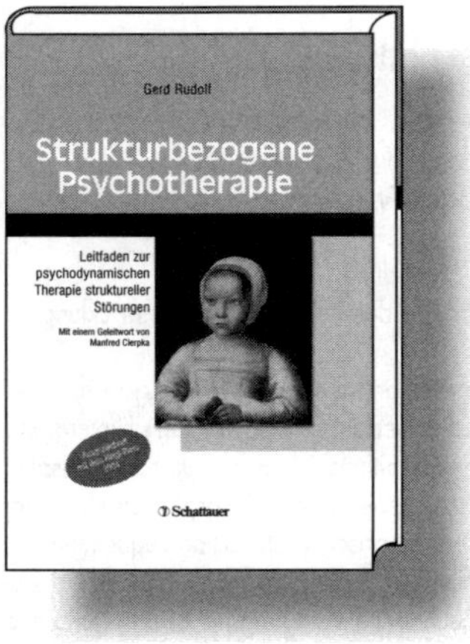

Rudolf

Strukturbezogene Psychotherapie

Leitfaden zur psychodynamischen Therapie struktureller Störungen

Geleitwort von Manfred Cierpka
Ausgezeichnet mit dem Heigl-Preis 2004

Das klinische Wissen über die Struktur der Persönlichkeit wächst sowohl mit der praktisch-therapeutischen Erfahrung (z.B. der Behandlung von Borderline-Persönlichkeitsstörungen oder von adoleszenten Entwicklungsproblemen) als auch mit der wissenschaftlichen Grundlagenforschung beständig. Dieses Buch trägt beiden Entwicklungen Rechnung: Es verankert zum einen den Strukturbegriff entwicklungsgeschichtlich und emotionspsychologisch und beschreibt zum anderen eine praxisrelevante substanzielle Modifikation psychoanalytisch-psychodynamischen Vorgehens bei Patienten mit strukturellen Problemen. Gestützt auf den Entwurf des diagnostischen Systems OPD (Operationalisierte Psychodynamische Diagnostik) wird der Bogen gespannt von der strukturellen Diagnostik bei Therapiebeginn zu der Fokus- und Therapiezielbestimmung bis hin zur behandlungspraktischen Realisierung der Therapieziele.

Das Buch schlägt die Brücke zwischen der Psychotherapieforschung, den Erkenntnissen aus der Entwicklungs- und Emotionspsychologie und den praktischen Notwendigkeiten in der Behandlung. Dem Praktiker gibt es einen Leitfaden an die Hand, wie strukturelle Defizite in der Persönlichkeitsentwicklung mit bestimmten psychotherapeutischen Methoden behandelt werden können. Dem Forscher ermöglicht es, Subpopulationen von Patienten mit schweren strukturellen Störungen vor dem Hintergrund einer überzeugenden Theorie reliabel zu untersuchen.

2004. 236 Seiten, 10 Abbildungen, 41 Tabellen, geb.
€ 34,95/CHF 55,90 · ISBN 3-7945-2367-9

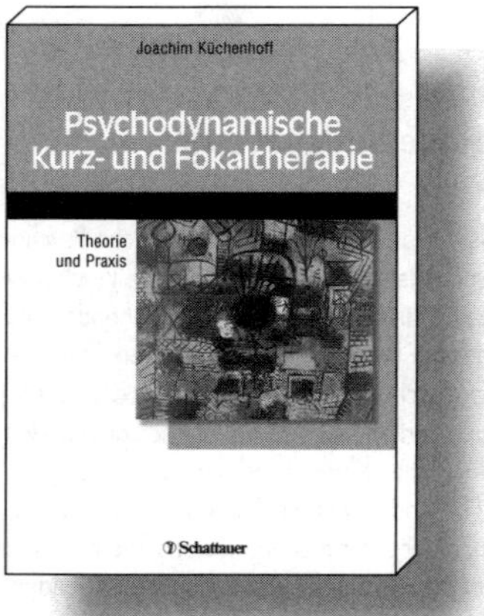

Küchenhoff

Psychodynamische Kurz- und Fokaltherapie

Theorie und Praxis

Psychoanalytisch fundierte Kurz- und Fokaltherapien spielen in der psychotherapeutischen Praxis und in teil- und vollstationärer Psychotherapie eine große Rolle. Sie sind wissenschaftlich gut erforscht und für ein breites Spektrum seelischer Störungen indiziert.

Kriterien, die allen psychodynamischen Kurz- und Fokaltherapien gemeinsam sind, insbesondere der Umgang mit der Zeit und der Fokus als Kernelement der therapeutischen Arbeit, werden vorgestellt. Die psychodynamische Technik kann mit Erfolg unter verschiedenen Rahmenbedingungen und bei verschiedenen Diagnosen – auch bei Patienten mit schweren Persönlichkeitsstörungen – eingesetzt werden. Das Buch aus der Praxis erfahrener Psychotherapeuten vermittelt hierfür einen einheitlichen psychodynamischen Ansatz.

Konzeptuelle Grundlagen und deren Umsetzung in der klinischen Praxis werden durch einen überzeugenden didaktischen Aufbau vermittelt:

- Geschichte, Konzepte und Ergebnisse zu psychodynamischen Kurztherapien im Überblick
- Klinische Theorie der psychodynamischen, adaptiven, konflikt- und strukturbezogenen Kurz- und Fokaltherapie (PAKT)
- Anwendungen der PAKT (bei Krisenintervention, bei strukturell gering integrierten Patienten, als Intervalltherapie, störungsspezifische Anwendungen)
- Synopse zum praktischen Vorgehen (in Form von Therapieregeln)
- Klinische Praxis mit Fallbeispielen (fokaltherapeutisches Beratungsgespräch, Kurztherapie, niederfrequente Fokaltherapie)

2004. 237 Seiten, 3 Abbildungen, 7 Tabellen, kart.
€ 29,95/CHF 47,90 · ISBN 3-7945-2354-7

http://www.schattauer.de

Irrtum und Preisänderungen vorbehalten